放射治疗质量控制系列丛书

肿瘤放射治疗临床质量保证规范

主 编 孙新臣 孙向东 戴圣斌
副主编 田大龙 马建新 于大海 陶光州 张西志

东南大学出版社
SOUTHEAST UNIVERSITY PRESS

内 容 提 要

本书分为上、下两篇共15章。上篇从基础方面，重点介绍临床辅助诊断技术在肿瘤放射治疗中的最新应用，如多模态技术、临床检验指标、组织标本、基因检测在肿瘤诊断中的应用。下篇从肿瘤放疗方面，重点介绍放疗前准备流程、临床靶区勾画规范、危及器官勾画规范、剂量分割模式推荐指南、治疗计划的设计和评估、立体定向放疗的QA和QC、放疗"禁飞区"及应急预案、放疗损伤处理规范、放疗护理的质量管理、科研入组流程及规范和国际标准解读（如正常组织放射耐受性、患者一般状况评分和肿瘤治疗疗效评价标准等）。

本书可作为医学类放射物理技术相关专业的本科教材，亦可以作为临床肿瘤医师、放射治疗医师、医学物理师、放疗技师、放疗护士等的专业参考书。

图书在版编目(CIP)数据

肿瘤放射治疗临床质量保证规范/孙新臣等主编.
—南京：东南大学出版社，2018.1
(放射治疗质量控制系列丛书)
ISBN 978-7-5641-7606-8

Ⅰ.①肿… Ⅱ.①孙… Ⅲ.①肿瘤—放射治疗学—规范 Ⅳ.①R730.55-65

中国版本图书馆CIP数据核字(2017)第325100号

出版发行：东南大学出版社
社　　址：南京市四牌楼2号　　**邮编**：210096
出 版 人：江建中
网　　址：http://www.seupress.com
电子邮箱：press@seupress.com
经　　销：全国各地新华书店
印　　刷：虎彩印艺股份有限公司
开　　本：787 mm×1092 mm　1/16
印　　张：22
字　　数：600千字
版　　次：2018年1月第1版
印　　次：2018年1月第1次印刷
书　　号：ISBN 978-7-5641-7606-8
定　　价：95.00元

《肿瘤放射治疗临床质量保证规范》编写委员会

主　　编　孙新臣　孙向东　戴圣斌

副 主 编　田大龙　马建新　于大海　陶光州　张西志

主编助理　曹远东

编委会成员　(按姓氏笔画顺序排)

于大海　南京中医药大学附属医院(江苏省中医院)
于长华　南京医科大学附属淮安第一医院
马建新　连云港市东方医院
王　聪　南京医科大学第一附属医院
田大龙　盐城市第一人民医院
成红艳　南京医科大学第一附属医院
朱红胜　苏州市立医院
刘　辉　盐城市第一人民医院
孙向东　中国人民解放军第八一医院
孙新臣　南京医科大学第一附属医院
杨　焱　南京医科大学第一附属医院
吴小进　徐州市第一人民医院
张西志　扬州大学临床医学院
张先稳　扬州大学临床医学院
张　胜　南京医科大学第一附属医院
周俊东　苏州市立医院
周　彬　中国人民解放军第八一医院
秦　嗪　南京医科大学第一附属医院
郭加友　连云港市东方医院
陶光州　南京医科大学附属淮安第一医院
曹远东　南京医科大学第一附属医院
程敏琼　南京医科大学第一附属医院
裴忠玲　南京医科大学第一附属医院

前 言

放射治疗是肿瘤治疗的三大手段之一，65%～75%的肿瘤患者需要接受放射治疗。近年来，三维适形调强放疗(IMRT)、容积旋转调强放疗(VMAT)、螺旋断层放疗(HT)、质子重离子放疗等新技术的推广和应用，使靶区的剂量"雕刻"(高适形度)得以实现。尤其是图像引导放疗(IGRT)的出现和发展，使放射治疗立体化、多维度、精确定点打击目标成为现实，也使大剂量、短疗程为特点的治疗新模式能够实施。但是如同外科手术会不可避免地损伤正常组织，药物治疗会不可避免地杀伤正常细胞一样，放射治疗也会损伤肿瘤附近的正常组织，导致放疗副作用的发生。若放疗设备应用不合理或者存在质量保证(QA)缺陷，更有可能增加放疗对患者造成损伤的概率。鉴于放射治疗的特殊性，必须有定期的、严密的、严格的QA和QC程序来确保放疗疗效和安全性。为此，美国、欧洲、日本等国家和地区，先后成立区域放疗质控中心，制定并出版相应的放疗规范和标准，希望将当地放疗水平提高到国家和国际标准。目前，国内也有少数地区开展了类似工作(如建立放疗质控中心等)，但质控的核心——放疗操作规范标准，大多数都是参照国际上的相关出版物，没有形成本地化的操作指南和标准。

为推动放疗的区域同质化发展，江苏省人民医院集团放射治疗协作组于2014年11月成立。自成立以来，协作组成员单位遵循"与时俱进、有所突破"的原则，为形成本地化放疗操作指南做出了不懈努力，协作组于2014年12月和2015年9月先后出版了《肿瘤放射治疗物理学》《肿瘤放射治疗技术学》等著作。在肿瘤放射治疗执行过程中，物理技术虽然起到了决定性作用，但是与大多数教科书和专著一样，把放射治疗QA的基本内容局限在物理技术方面是片面的、不完整的。放射治疗的QA应是经过周密计划而采取的一系列措施，保证放射治疗过程中的各个环节按照有关标准确切安全地执行，具体包括放疗临床、护理、物理、生物、技术、信息化、基建等方面。目前，我国关于放疗质控人才的培养还不完善，参考书籍较少，适用于临床工作者、本科生的教材更是缺乏。在肿瘤高发、放射治疗需求不断增加的情况下，人才培养和储备的不足，将严重制约放射肿瘤学的发展。南京医科大学特种医学系于2011年8月5日获国务院学位委员会批准设立一级学科"特种医学"博士学位授权点；2012年8月29日获国家人力资源和社会保障部批准设立一级学科"特种医学"博士后流动站。鉴于此，南京医科大学特种医学系根据肿瘤放射治疗及放疗质控教学的需要，组织“长三角”地区在放疗质控学界有相当影响力的同道们，共同编撰了“放射治疗质量控制系列丛书”，共计3本，分别是《肿瘤放射治疗临床质量保证规范》《肿瘤放疗设备与技术质量保证规范》和《放射治疗信息化建设与应用管理》。

放疗质控工作包含两个方面的重要内容：一是质量评定，即按一定的标准来评价和度量治疗的服务质量和治疗效果；二是质量控制，即采取必要的措施确保QA的正确执行，并不断修改服务过程中的某些环节，提高QA的等级水平。

《肿瘤放射治疗临床质量保证规范》分为诊断和治疗两个部分。明确诊断是针对肿瘤治疗的前提，本书上篇首先从肿瘤诊断与放疗密切相关的影像多模态技术在肿瘤中的应用开始，紧接着详细阐述了临床检验指标、病理诊断技术及基因检测在肿瘤诊断中的应用。下篇详细介绍了肿瘤放疗相关的质量控制与质量保证，包括放疗前的准备、临床靶区及危及器官勾画规范；详细阐述了目前常用的剂量分割模式及新技术应用后的非常规分割模式，并介绍了治疗计划的设计和评估；详细阐述了目前流行的立体定向放射治疗的质量保证和质量控制；介绍了放疗“禁飞区”提出的背景及其目前的放疗情况；详细阐述了放疗损伤及放疗相关护理的质量控制及质量保证；最后在以上规范的基础上，介绍了科研入组的流程规范及评价放疗相关的一系列国际标准的解读，如：正常组织放射耐受剂量、患者一般状况评分、放化疗损伤分级标准和疗效评价标准。本书对于肿瘤临床诊断和治疗的质量保证具有指导意义，可以作为肿瘤放射治疗专业医务人员的参考书。

本书在编撰过程中除了各位作者通力合作外，还得到了南京医科大学以及各参编单位领导的关心和支持。南京医科大学特种医学系和南京医科大学第一附属医院放疗中心在书稿编写出版的过程中做了很多协调、组织工作，谨对上述单位和个人表示衷心感谢。

放射治疗是多学科、多部门相互协作、相互融合、发展迅速的医疗技术，我们在组织编写中力求完善但总有缺憾，书中难免有不尽完善之处，望广大读者不吝指正。

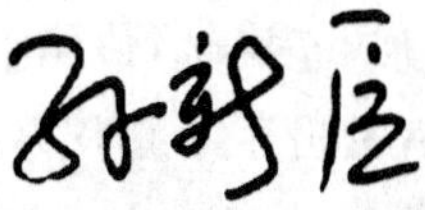

2017年12月8日于南京

目 录

上 篇

下 篇

上篇

第一章

多模态影像技术在肿瘤诊断中的应用

肿瘤是对人类健康有着巨大威胁的疾病之一。如何提升肿瘤的早期诊断水平是提高治疗效果的关键。自伦琴发现X射线以来，医学影像技术一直在不断地进步，特别是近30年来，随着计算机和数字信息技术的日新月异，医学影像技术取得了跨越式的发展。现代成像技术已由单纯的解剖形态学时代逐步跨入了形态影像与功能影像、数字化影像、分子成像等有机结合的时代。医学影像技术在肿瘤定位、定性及分期、分型中发挥着越来越重要的作用。

由于成像原理和设备不同，临床上通常需要利用多种模态影像技术成像的信息。从大的方面来说，可以分为描述形态的解剖成像技术和描述人体生理或病理代谢的功能成像技术。解剖成像主要包括X线、CT、MRI、超声成像和数字减影血管造影术(DSA)等。功能成像包括单光子发射计算机体层摄影术(SPECT)、正电子发射计算机体层显像技术(PET)、功能磁共振成像(fMRI)、扩散张量成像(DTI)、磁共振波谱(MRS)分析和灌注成像(PWI)等。不同的影像学技术和方法有着各自不同的特点和优点，具体如下：①X线透视检查技术简便而且费用较低，对骨骼系统及肺部等具有高自然对比结构及其病变的显示更加直观、可靠，同时可动态观察组织、器官的结构和功能，但其诊断效能受检查者的技术影响较大。而且较多的X射线暴露可能对被检查者的身体产生不利的影响。②CT成像速度快，对敏感组织在密度分辨率及空间分辨率上显示较清晰，通过横断位扫描及图像后处理，可对原发肿瘤和转移肿瘤进行各种评估，但其对软组织器官的分辨能力低于MRI，且没有功能成像功能，对检查者也有电离辐射影响。③磁共振成像(MRI)和磁共振波谱成像(MRS)也是一种可以显示解剖结构的断层成像技术。它利用磁共振的原理，通过对人体组织中水或脂肪中氢原子的检测，从人体中获得电磁信号，最终转换成人体组织信息显示出来。MRI可多方位、多参数成像，对软组织的分辨率可达到解剖级别的水平，在多数肿瘤的诊断上较CT有着明显的优越性，而且无电离辐射，敏感性高，可获得三维甚至四维的空间立体图像。同时磁敏感成像、功能成像、弹力成像等技术能为临床提供更丰富、准确的诊断信息。MRI经常被用于诊断脑肿瘤、椎管内肿瘤、原发性肝癌、子宫肌瘤等多种肿瘤疾病。MRS是在MRI基础上发展起来的一种功能显像技术，在肿瘤显像中体现出更大的优势。它能检测到肿瘤细胞与正常细胞的代谢产物并判断其差异，从而对肿瘤做到精确的诊断。④超声检查对检查者无放射性损伤，而且检查技术灵活、简便，检查费用相对较低，不用造影剂就可以动态观察器官的内部受累情况，组织图像层次清晰，对病灶可以做到测量精确。腔内超声在食管癌和直肠癌 T 分期的诊断上有着重要的价值。而且可在超声引导下可进行多个部位的介入诊断和治疗。缺点是对操作者的技术水平依赖性强、可重复性差、空间分辨率低以及对骨骼、脑部和肺部无法成像等。⑤正电子发射断层成像(PET)是一种同位素功能成像技术，其不同于常规解剖影像技术，原理是被同位素替代的代谢物进入人体后被各个组织的吸收水平不一样。同位素衰变后发出的正电子和组织中的负电子相遇发生湮灭，产生方向相反的一对光子，从而被扫描仪检测，形成能反应组织活性的图像。肿瘤治疗中常用的同位素是^{18}F 标记的脱氧葡萄糖(^{18}F-FDG)。PET 具有能显示细胞的代谢活跃性，实时性强、速度快、可重复等特点。可用于肿瘤特别是恶性肿瘤的早期诊断，但对肿瘤诊断仍存在一定程度的假阳性，以及存在不能精确定位肿瘤的问题，且检查费用高。⑥单光子发射断层成像(SPECT)的原理和 PET 相似。它是使放射性同位素在人体中进行代谢，由于不同组织细胞对同位素摄取量不同，发射出的 γ 光子数也不同，进而由探测仪检测，形成断层图像。与 PET 相比，它的空间分辨率稍低。

值得注意的是，即使拥有如此多的各种模态的医学影像技术，以及大量的功能和结构信息，临床医生在进行肿瘤的诊断和疗效评估时仍感到十分困难。最根本的原因在于，影像检查中所获取的信息都是孤立和分离的，而肿瘤是一种多因素的进展型疾病，单一时间点、单一模态的医学影像检查，无法揭示其本质及其发生和发展的过程。多模态影像技术是近些年的一种新兴技术，指通过对来自多个不同模态的医学影像进行智能化综合，充分利用不同种类医学影像对病灶描述能力的互补性和冗余性，从而得到比单纯依赖一种医学影像技术更可靠、更准确的病灶类别属性信息的过程。不同模态的医学影像学诊断技术可以从各个方面提供不同的信息，不同成像方法各有优缺点，且各种模态之间具有互补性，临床上通常需要采用多种模态成像，即对同一例患者进行多种模态或同一种模态的多次成像，以了解病变组织或器官的综合信息。因而成为揭示肿瘤机理、实现早期准确诊断和有效治疗的必然选择。

通过医学影像融合(image fusion)技术，可以把解剖影像和功能影像有机的融合起来，再结合各种识别技术，使人体内部器官的功能、结构等多方面信息可以直接反映在同一幅影像上，并对患者具体情况做出基本判断。所谓影像融合系指影像信息之间的相互融合，是信息融合技术在医学影像学领域内的应用，即利用计算机信息技术将各种影像学检查所获得的影像信息通过数字化综合性处理。多种数据协同应用，进行空间配准后，不同模态影像之间相互取长补短，融合成一种全新的信息影像，在同一帧影像上表现多种成像源的信息，以获得研究对象的一致性描述，同时融合各种检查方法的优势，以达到计算机辅助诊断的目的。从信息论角度上讲，影像融合不是简单的叠加，融合后的影像和各种子影像相比含有更多的可以利用信息，即达到“1+1>2”，甚至是远大于 2。从临床医学角度讲，融合后的影像综合表现出了病变局部组织器官的解剖和功能信息，影像的可靠性、稳定性及容错能力较融合前有了极大的提高，从而帮助临床医生更好地了解病变组织或器官的综合信息，做出更加准确的定位、定性诊断，制定更加合理的治疗方案，取得更加满意的治疗效果，这就是多模态医学影像技术的内涵和作用。

多模态医学影像技术在临床中的优势主要体现在 4 个方面：①可以清晰显示出检查

部位病灶的解剖结构及毗邻关系，有助于医生全面了解和熟悉正常组织、器官的形态学特征。例如可以利用 MRI 和 CT 影像融合来监测脑肿瘤手术或放疗后的变化和复发情况。②突出病灶在各种检查中的典型特征，帮助临床医生做出更加准确的定性结论。可以把 CT 和 PET 影像融合，应用到不同病理类型的肿瘤患者的分期、病灶定位以及疗效评估等方面。③可以显示出病灶的空间位置和复杂结构的完整形态，以及病变组织与周围正常组织的关系，有助于疾病的治疗。例如利用 PET/CT 影像可以提高医生对肿瘤的几何体积、大小范围和延伸部分进行勾画的准确性。利用 PET/CT 的融合影像可以定性单纯 CT 图像不能明确性质的小淋巴结，提高了肿瘤患者分期的准确性。④多模态医学影像技术可以测定单抗治疗淋巴瘤、肺癌和前列腺癌等恶性肿瘤的同位素剂量，并可详细确定其放射性分布。

目前，多模态医学影像技术在临床肿瘤诊疗过程中常见的应用是 PET/CT、PET/MR、SPECT/CT、多模态功能磁共振以及多模态超声检查技术。

（一）PET/CT

PET/CT(positron emission tomography/computed tomography)全称为正电子发射断层显像/X 线计算机体层成像仪，是一种将 PET(分子影像)和 CT(解剖结构影像)有机地结合在一起的影像检查设备，使用同一个检查床和同一个图像处理工作站，将 PET 图像和 CT 图像融合，以达到更好的诊断和定位作用。PET 使用正电子示踪剂，同位素衰变过程中正电子从原子核内放出后在人体组织内与自由电子碰撞湮灭，转化成两个方向相反、能量(0.511 MeV)相等的光子，在这对光子飞行方向上设置 2 个探测器，便几乎可以同时接收到这两个光子，并可推定正电子发射点在两探头间连线上，通过环绕 360°排列的多组配对探头，得到探头对连线上的一维信息，将信号向中心点反投射，就可形成断层示踪剂分布图像。CT 是用 X 射线从不同角度照射人体，由于人体内不同的组织或器官的不同密度和厚度对 X 线产生不同的衰减，由探测器接收转变为可见光，由光电转换器转变为电信号，再经过数字/模拟转换器转换为像素，并按矩阵排列，形成 CT 图像。PET/CT 显像是从分子水平上反映人体组织的生理、病理、生化及代谢等改变；凡代谢率高的组织或病变，在 PET 图像上呈明显的高代谢亮信号，凡代谢率低的组织或病变在 PET 图像上呈低代谢暗信号。同时应用 CT 技术为这些示踪剂分布情况进行精确定位和衰减校正。PET/CT 从根本上解决了核医学图像解剖结构不清楚的缺陷，同时又利用 CT 中的体内 X 线衰减信息对核医学图像进行衰减校正，使核医学图像真正达到定量的目的，明显提高诊断的准确性，很好地实现了分子代谢图像和解剖结构图像信息的互补。

PET/CT 在鉴别组织良恶性和发现亚临床病灶方面具有其他功能影像技术无法替代的独特优势，尤其在头颈部肿瘤、肺癌、恶性淋巴瘤、结直肠癌、妇科肿瘤等方面，具有较高的敏感性和特异性，对 6 mm 甚至更小的病灶有早期判别作用。^{18}F-FDG(^{18}F-2-氟-2-脱氧-D-葡萄糖)是目前临床应用最广泛的 PET 示踪剂。

1. *头颈部肿瘤*

对于来源于上皮组织的头颈部肿瘤病灶，其糖代谢是异常的，^{18}F-FDG PET/CT 显像可有较明显的特征，主要为 CT 显示头颈部软组织肿块或局限性软组织增厚，PET 显示相应部位活跃或异常活跃的高代谢灶，可表现为结节状、团块状或厚片状高代谢病灶。PET/

CT 可以全面直观地显示全身病变的累积范围。因此 PET/CT 对头颈部肿瘤原发灶、颈部淋巴结转移灶和其他部位转移灶的诊断以及分期具有较高的应用价值。而准确的分期是临床选择治疗方案的基础，直接影响治疗疗效和预后结果。

在 N 分期方面，头颈部肿瘤淋巴结转移率较高，准确判断淋巴结转移情况对临床分期、治疗以及预后判断有重要影响。MRI 和 CT 主要根据淋巴结大小进行判断，容易导致淋巴结诊断中出现假阳性和假阴性。MRI 因其在诊断颅底骨质破坏、软组织侵犯和咽后淋巴结转移等方面存在明显优势，从而替代 CT 成为头颈部肿瘤影像学检查中的主要手段。但 MRI 在诊断淋巴结性质上仍然依赖其形态特征来判断，而 PET/CT 依据淋巴结的糖代谢水平来判断其性质，可检出较小的阳性淋巴结，能够更准确地判断淋巴结性质。

在 M 分期方面，头颈部肿瘤（如鼻咽癌）其放疗效果较好，但远处转移的发生率较高。因此准确描述鼻咽癌治疗前的远处转移状况，对患者临床分期的制定以及治疗方案的设计具有重要的影响。鼻咽癌远处转移检测的常规手段主要包括骨扫描、胸部 X 线、腹部超声检查等，以上检查都具有较大的局限性。骨扫描较难检出早期出现的骨转移灶，胸片较难检出早期纵膈或肺门的转移灶，B 超依靠检查者的技术且不能有效区分病灶的良恶性。而 PET/CT 可对远处转移病灶做出较准确和全面的判断。

在预后判断方面，鼻咽癌对放疗敏感性较高，但仍有部分患者治疗后出现残留、复发或转移等情况，预后较差。所以需要寻找有效的预测因素来优化个体化治疗方案。

标准摄取值（standardized uptake value, SUV），是肿瘤诊断中常用的 PET 显像半定量指标，是指局部组织摄取显像剂的放射性活度与全身平均注射活度的比值。目前最大 SUV 值（SUV_{max}）已经在肿瘤的良恶性鉴别和疗效的评价中做出了广泛的应用，以便预测预后。国内外多项研究发现，SUV 可能是鼻咽癌患者预后分析的重要因素，原发肿瘤 SUV_{max} 和颈部淋巴结 SUV_{max} 是 DFS 的独立预测因素。SUV_{max} 仅仅代表肿瘤内某个点的代谢活跃程度，不能反映肿瘤整体的代谢状况，而肿瘤代谢体积（metabolic tumor volume, MTV）可能显示出更多的优势。多个研究显示，MTV 是鼻咽癌的预后因素之一，而代谢反应（complete metabolic response, CMR）、葡萄糖酵解总量（total lesion glycolysis, TLG）、肿瘤的异质性也是影响鼻咽癌的预后因素。总而言之，PET/CT 对鼻咽癌放疗后疗效评价、预后评估有着较高的应用价值。

2. 肺癌

临床上对于肺癌的诊断，影像学检查是最常用并具有诊断价值的检查方法，而细胞学检查和病理学检查则是肺癌确诊的金标准。影像学检查中临床医师通常最先选择 X 线胸片或 CT 检查来发现病变，但是胸片或 CT 检查只能显示病变在解剖和形态上的特征性变化，并不能完全区分病变的良恶性。纤维支气管镜检查则是临床上确诊肺癌的重要检查手段，其可以直视段以上支气管内的病变并且可以进行活检或刷检，而在 CT、超声等影像设备定位下还能对肺周边组织进行活检，从而获得病理学诊断，但是因为病变位置和大小的限制存在一定的局限性，其敏感性也只有 70%～80%。

随着影像学技术的不断发展，PET/CT 显像检查在肺癌的临床应用中逐渐增多，临床上常用 ^{18}F-FDG 作为示踪剂，与正常组织相比，恶性肿瘤组织对葡萄糖代谢摄取率更高，恶性肿瘤组织对 ^{18}F-FDG 高摄取后，病变部位 FDG 放射性异常浓聚可早期发现和诊断恶性肿瘤。虽然 PET/CT 检查在诊断方面存在一定的假阳性和假阴性结果及检查费用昂贵，但是对于全身状况差、不能耐受电子支气管镜检查或手术的患者，并且有心肺功能不全、出血倾向等支气管镜检查禁忌证时，其可作为替代检查方法。并且 PET /CT 对肺癌的 TNM 分期、确定治疗方案及治疗效果评价等方面具有较高的应用价值。

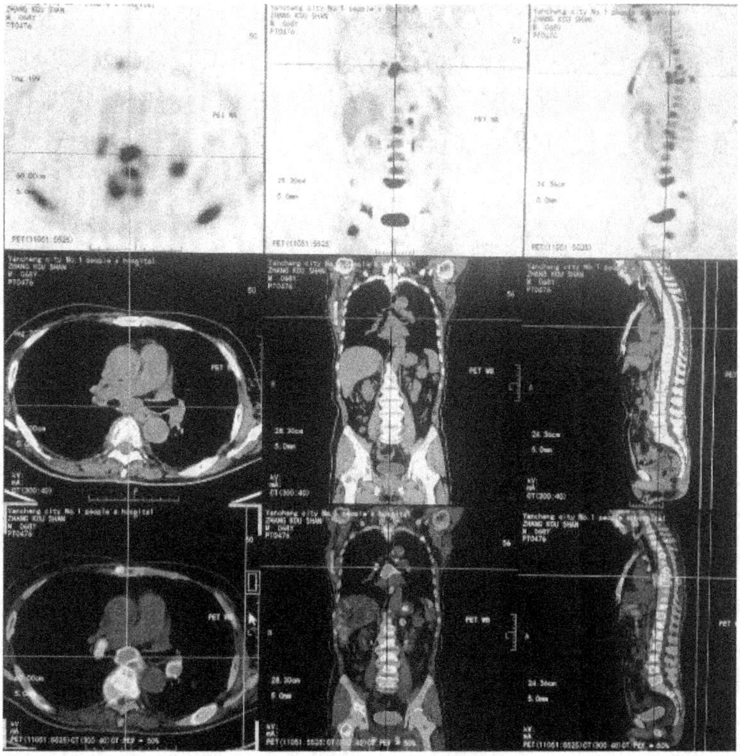

图 1-1　肺癌全身多发转移 PET/CT

3. 食管癌

食管癌是人类常见的消化道恶性肿瘤。食管癌是局部区域性疾病，又是全身性疾病。尸检证实，许多临床上认为局限的食管癌，70%以上有广泛淋巴结转移，50%以上有远处转移。食管癌的早期诊断和治疗前的准确分期对于选择制定合理的治疗方案并准确的评估预后和生存具有重要意义。以往食管癌影像学检查主要依赖消化道钡餐造影、增强 CT 扫描、多普勒超声以及食管超声内窥镜检查等。近年来，^{18}F-FDG 与 PET/CT 检查在食管癌诊断、分期、疗效监测及预后评估等方面得到了广泛的应用。

淋巴结转移是食管癌最常见的转移方式之一。准确评估淋巴结转移的范围是提高食管癌手术切除率及患者生存率的重要保证。增强 CT 是临床诊断食管癌淋巴结转移的主要方式。CT 发现转移淋巴结有一定的敏感性，但特异度不高。CT 通常以单一形态学信息来区分转移与非转移淋巴结，存在很大局限性和存在一定的假阴性与假阳性。而^{18}F-FDG PET/CT 显像主要反映肿瘤细胞的糖代谢情况，可以将肿瘤形态与代谢相结合，更有助于早期发现肿瘤侵犯程度，淋巴结转移及远处转移，从而能更精确地进行临床分期。但是 PET/CT 的空间分辨力有限，对小于 5 mm 的病灶往往不能显示，易造成假阴性。另外，由于^{18}F-FDG 不是肿瘤的特异性显像剂，同样存在假阳性。假阳性的原因主要是淋巴结结核、炎性淋巴结等也有 FDG 高代谢的表现，因而容易误诊为转移淋巴结。但总体而言，食管癌^{18}F-FDG PET/CT显像在诊断淋巴结转移的特异度、敏感度、准确度均高于其他影像学检查方式。

^{18}F-FDG PET/CT显像在食管癌放疗靶区勾画中起着重要的作用。多功能影像技术相结合勾画食管癌原发肿瘤已成为食管癌精确放疗靶区确定的主要途径。PET/CT图像综合了人体解剖结构及功能代谢信息，将诊断PET/CT与计划CT进行合理配准及融合可为食管癌靶区勾画提供借鉴。国内外大量研究表明，将定位PET图像的功能信息与定位CT图像结合，不仅可以更准确地定义肿瘤靶区，而且可以大大减少勾画者的差异。

^{18}F-FDG PET/CT显像已经广泛运用于评估食管癌的放化疗疗效检测及预后评估。多项研究表明食管癌治疗前PET/CT图像获得的原发灶代谢参数FDG的最大标准摄取值（SUV_{max}）与肿瘤代谢体积（MTV）已成为食管癌疗效检测和预后评估的重要指标。

4. 宫颈癌

宫颈癌是常见的妇科肿瘤，在全球范围恶性肿瘤中发病率位居第二位。淋巴结转移是影响其预后的重要因素，对治疗方案的制订也有重要意义。因此，选择合适的影像检查方法来准确地判断淋巴结及远处转移情况，对于宫颈癌治疗方案的选择和预后评估显得尤为重要。PET/CT不但能观察到器官和组织的结构改变，还能从分子水平检测器官和组织的代谢变化，具有传统影像学检查方法无法比拟的优势。

宫颈癌病灶在CT图像上显示为等密度影，肿瘤是否侵犯间质无法进行区分，肿块与正常组织的分界更是无法区分，而MRI具有良好的软组织分辨率，能够准确显示宫颈癌病灶及侵犯的范围，对治疗前分期的判断有着较高的准确率。而^{18}F-FDG PET/CT可以协助临床医师对宫颈癌进行治疗前的准确分期，主要是确认宫颈癌淋巴结转移、邻近脏器、盆壁软组织受累及远处的转移等情况。但是对于T分期，PET/CT的灵敏性不及MRI检查。PET/CT能够发现盆腔、腹腔、纵膈及锁骨上淋巴结等区域的转移情况，特别是CT、MRI高度怀疑但是不能确定者，这对于放疗靶区的界定有重要价值。因此，PET/CT显像对于制定晚期宫颈癌的治疗方案相当重要。其在宫颈癌N、M分期中的应用得到广泛的认可，而且灵敏度和特异性明显高于CT及MRI。目前NCCN已建议临床分期ⅠB及以上分期的宫颈癌患者进行^{18}F-FDG PET/CT扫描作为治疗前评估的影像学检查之一。但对于宫颈原位癌患者，PET/CT可能存在一定假阳性。

部分宫颈癌患者治疗后可出现复发，是治疗失败的主要原因之一。因此早期准确的检测与制定治疗方案和预后密切相关。传统的宫颈癌复发监测方法主要包括宫颈涂片、与临床症状相关的影像学检查，但是这些检查对宫颈癌复发的监测作用不大，不能有效地发现临床隐匿性复发病灶。而PET/CT显像为功能显像，对于诊断复发和转移病灶可以不依赖于病灶的大小和形态，就能辨别出坏死组织或纤维组织中的残余肿瘤病灶，判定治疗后是否有残留或复发。大多数宫颈癌复发患者都伴随相应临床症状的出现，但是也存在无症状的隐匿性复发患者。对于存在局部（区域）复发高风险患者，PET/CT可有助于发现有治愈可能的无症状复发患者。

5. 恶性淋巴瘤

恶性淋巴瘤是血液系统常见恶性肿瘤，近年来在全球的发病率呈逐渐上升的趋势。准确的分期是恶性淋巴瘤选择合适治疗方案的基础，以避免治疗过度或不足。多项研究证实

PET/CT 能降低 B 细胞淋巴瘤的死亡率。淋巴瘤可以发生在全身各个脏器，目前临床上常采用常规影像学检查方法如 B 超、CT、骨扫描等对多器官、多区域累及的淋巴瘤进行分期、疗效判断以及预后评价，但是常规影像学检查方法均存在一定的局限性。淋巴瘤有无结外侵犯、骨髓浸润对制定治疗方案有着重要的意义。^{18}F-FDG PET/CT 具有较高的敏感性，全身显像观察范围较广，同时将病灶的代谢信息和解剖结构融于一体，在淋巴瘤治疗前分期、治疗中评估与再分期、治疗结束后疗效评价等各个方面都起着重要作用。^{18}F-FDG PET/CT 目前已成为弥漫大 B 细胞淋巴瘤患者诊断及治疗过程中必需的检测项目之一。除常规用于分期及疗效评估之外，治疗结束后^{18}F-FDG PET/CT 的结果对患者生存具有明确的预测价值。大多数的恶性淋巴瘤病灶对^{18}F-FDG PET/CT 有着较高的摄取度，和周围的正常组织有着显著的差异，根据这一差异，可以进行淋巴瘤病灶的检出，提高了临床分期的准确率。

恶性淋巴瘤的患者放化疗后可导致病灶周围组织水肿、纤维化而形成肿块，而肿块形成的残余组织常被认为是疾病的持续状态，但仅有少数残余组织中可能会发现有活性的淋巴瘤病变组织存在。因此，需要明确残余组织的性质，才能对疾病状态做出正确的判断。残余组织的性质仅靠其临床表现、B 超、CT 及 MRI 所见很难与残留肿瘤相鉴别，PET/CT 显像可以更准确地鉴别疾病残留与纤维化和瘢痕组织，以减少不必要的治疗毒性。

（二）PET/MR

2011 年 6 月美国 FDA 批准了第一台 PET /MRI 系统（Siemens）。PET/MR 已经被证实在某些方面准确度高于 PET/CT。优势主要有以下几点：①CT 会导致高剂量的 X 线辐射，而 PET/MR 则避免了辐射，很大程度降低了对人体的放射性损伤；②MRI 改善了软组织图像质量，较好显示了组织器官的解剖结构；③CT 尚无法实现功能成像，而 MRI 有能力通过磁共振波谱技术、功能磁共振成像等技术提供功能性信息。研究表明，正电子标记 Annexin V 除可进行 PET 显像外，还可被 MRI 利用磁性纳米颗粒加以显像，为 MRI 和 PET 相互融合用来诊断肿瘤组织提供了理论依据。因此，PET/MRI 将在肿瘤等疾病的早期诊断过程中起相当重要的作用。

对于诊断评估而言，PET/MR 可能是最适合、最准确的成像方式。在 PET 中融入了 MRI 的诊断功能，包括磁共振血管造影、MRS、弥散加权成像、灌注成像、血液氧饱和水平监测和脑功能成像等。与 PET/CT 相比，同步 PET/MR 表现出更高的敏感性与特异性，对于恶性肿瘤、某些良性肿瘤具有良好的检出和鉴别能力，且在准确、敏锐地检出局部淋巴结转移和肿瘤分期方面都发挥着越来越重要的作用。PET/CT 中的 CT 并不能与 PET 同时采集图像，而最近研制的 PET/MR 将 PET 探测器植入 MRI 磁体腔内，实现了 MRI 和 PET 的同时采集、同步处理、同机融合的一体化 PET/MR；结合 Tim 技术的优势，不需要患

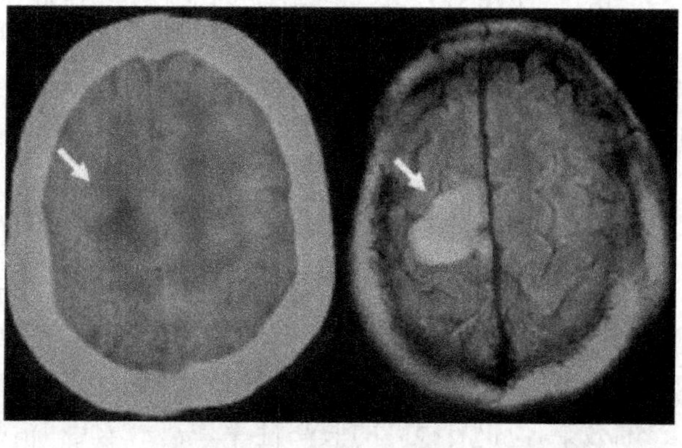

图 1-2　脑显像中 PET/CT 与 PET/MR 区别

者频繁定位和转运，改进了工作流程；MRI 部分和 PET 部分均可以单独使用；全身综合性扫描在 20～30 min 完成；以同一参考系为标准，不存在二次扫描所带来的定位偏差；通过 MRI 的门控技术冻结运动伪影；使用最小尺寸的 LSO 晶体确保高的空间分辨率；解决 PET 和 MRI 的干扰问题；指南针运动校正技术，实现 PET 和 MRI 功能上的融合。一体机使 PET 与 MRI 图像同步采集成为可能，能够实现两种图像在时间和空间上的完全统一，为肿瘤的疗效评估及复发监测提供更为敏感、精确的分子、功能信息，为肿瘤的早期诊断、定位、定性、治疗监测等提供全面的影像学支持。PET/MRI 在脑胶质瘤、肝恶性肿瘤、前列腺癌、骨转移瘤等方面，具有较高的敏感性和特异性。

1. 胶质瘤

PET/MR 能更加清楚的显示脑组织的精细解剖结构，并通过糖代谢测定观察脑组织的功能与代谢情况。PET 联合灌注功能磁共振成像（PWI）、弥散加权磁共振成像（DWI）、扩散张量成像（DTI）、磁共振波谱成像（MRS）等功能磁共振成像技术使神经和软组织对比度更加清晰，利用解剖和功能影像融合确定脑肿瘤靶体积可实现信息互补，对胶质瘤的诊断、鉴别诊断以及病灶对周围脑组织的浸润范围更加明确，同时也可以准确鉴别脑胶质瘤术后或放疗后复发与瘢痕、水肿等。

2. 肝恶性肿瘤

^{18}F-FDG PET 诊断肿瘤良恶性的依据是病灶内肿瘤细胞与正常组织细胞间的葡萄糖代谢活性差异，恶性肿瘤代谢常呈异常增高表现。^{18}F-FDG 是葡萄糖的同分异构体，其磷酸化后生成葡萄糖-6-磷酸，不能参与下一步代谢而滞留在细胞中。正常肝组织和高分化肝细胞癌（HCC）中的葡萄糖-6-磷酸酶水平较高，造成^{18}F-FDG 去磷酸化而游离出肿瘤细胞，HCC 细胞摄取 FDG 通常与正常肝组织相同，导致 PET 部分结果表现为假阴性，因此 PET/CT 对 HCC 的诊断敏感度较低。而肝脏转移瘤由于癌细胞去磷酸化水平较低，^{18}F-FDG代谢明显高于周围正常肝细胞，显像阳性率较高。PET 通过功能显像可以检测出 CT 或 MRI 不能发现的转移性病灶，而 CT 或 MRI 则亦可根据病灶形态学变化显示 PET 阴性的原发性肝癌病灶。

由于 MRI 对于软组织清晰的对比度，在此基础上加以 PET 功能性成像这一优点，PET/MRI 在这一疾病领域将更具应用前景。PET/MRI 其在原发性肝癌、肝转移病灶的检测和诊断上具有一定优势，能更清晰地显示肝脏肿瘤的边界并能提供更多信息，且对肝脏肿瘤的诊断准确度及敏感度均较 PET/CT 高。如加以弥散加权成像（DWI）与动态对比增强，则能得到更为理想的结果。

3. 前列腺癌

^{18}F-FDG PET 可以反映肿瘤的代谢情况，对良恶性肿瘤进行诊断与鉴别诊断。但是，由于原发的前列腺癌体积较小、生长缓慢、分化程度高，其 FDG 摄取较低。^{18}F-FDG PET 在原发前列腺癌方面的应用很有限。对于复发的前列腺癌，^{18}F-FDG PET 对转移灶有一定的诊断效果，但仍有很高的假阳性率，复发病灶和治疗后的反应难以进行鉴别。而对于去势难治性前列腺癌的疾病程度的评估和治疗反应的评估有一定作用。而胆碱 PET 对于各种形式复发的前列腺癌（包括前列腺窝、淋巴结、骨骼）灵敏度和特异性均较高，在诊断前列腺癌复发方面具有重要作用。^{11}C-choline PET/MR 可以结合 DWI、动态增强、MRS 以及 3D 高清解剖，对病灶做出准确的诊断，并指导临床进行穿刺。

前列腺特异性膜抗原(PSMA)是Ⅱ型细胞表面的一种跨膜糖蛋白(也称叶酸水解酶或谷氨酸羧肽酶)。它在前列腺癌中的表达明显升高,成为进行定位诊断和疗效检测的理想靶点。^{68}Ga-PSMA 相比胆碱类示踪剂具有高度特异性,PSMA 会大量累积在膀胱处,而一些小的肿瘤复发容易被 PET/CT 遗漏。临床高度怀疑原发性肿瘤,而前列腺特异性抗原(PSA)非常低时(<1 ng/ml),可行^{68}Ga-PSMA PET/MR 检查。

4. 骨转移瘤

目前国内外普遍采用骨转移瘤临床诊断标准,即依靠组织病理学检查、多种影像学方法相互借鉴,以及临床随访作为诊断骨转移肿瘤的标准,具体如下:① 局部骨病灶经组织病理学检查证实为骨转移肿瘤;② 有明确的原发恶性肿瘤病史;③ 至少两种影像检查方法均提示骨骼病变为恶性的可能性;④ 各种影像检查随访过程中骨骼病变病灶增大或数量增多。符合上述“①”或“②～④”中的任意 2 条即诊断为骨转移瘤。

临床常用的检测骨转移瘤的方法较多,普通 X 射线平片检查对早期骨转移瘤的灵敏度低;多层螺旋 CT 诊断骨转移瘤的灵敏度明显高于 X 线平片,能较准确地显示病变的范围和程度,但对于早期骨髓浸润转移的诊断价值有限。PET 不仅可以检查骨转移灶,同时可以对原发灶以及其他脏器的转移灶进行检测,但其空间分辨率较低、观察解剖结构受限。MRI 成像技术对早期骨髓浸润转移的诊断价值较高,优于 X 线平片、CT 及 PET,尤其适用于检测发生于脊柱的病灶;MRI 在显示软组织受累、硬膜囊、神经根及脊髓受压方面的灵敏度和准确率均超过 PET。PET 与 MR 相结合的检查方式不但可以有助于局部骨转移瘤的检测,同时检测到全身其他部位的转移灶。所以 PET/MR 一体化检查对于早期诊断发现骨转移瘤有着重要的作用。

(三) SPECT/CT

由于 PET/CT 昂贵的设备、药物成本较高以及检查费用较贵,使得其不能进行大范围的推广和使用,而传统的核医学显像设备 SPECT 并未被淘汰。SPECT/CT 即单光子发射计算机断层/X 射线计算机断层扫描仪,是指高端 SPECT 和多排螺旋 CT 结合成一体化的设备,不仅提供 SPECT 功能信息,而且提供诊断 CT 的解剖信息。SPECT 是一种通过探测器探测从活体内发出的单光子信号,经计算机图像处理,从而获得放射性示踪剂在体内组织分布的闪烁断层成像技术。诊断级 CT 带来了丰富的解剖学的信息,大幅地提高了 SPECT 显像诊断的灵敏度和特异度。SPECT/CT 具有扫描范围广、检查时间短、三维图像能为手术定位等优点,体现出诊断互补模式的优势,降低了骨显像假阳性,减少了溶骨性病灶的假阴性,提高了良恶病变的检出率及鉴别诊断能力。在骨骼、甲状腺、乳腺等肿瘤的诊断及评价预后等方面具有较高临床应用价值。

1. 骨骼肿瘤

^{99}Tcm-MDP 全身骨显像在诊断恶性肿瘤早期骨转移和骨骼疾病的方面的价值已获得临床的肯定。SPECT/CT 对单发脊柱、肋骨及顶骨病变诊断价值较高,其诊断的准确率及特异性均明显高于骨扫描及单独的 SPECT 或单独的 CT 扫描。SPECT/CT 同机融合骨显像能同时获得骨功能影像和解剖图像,提高了诊断特异性以及恶性病变的检出率和鉴别诊断能力,同时降低了骨显像中假阳性和假阴性的出现。若 SPECT 显示为放射性浓聚改变,而 CT 显示骨折破坏,则肿瘤骨转移的可能性相对较大。

SPECT/CT是各种恶性肿瘤(如乳腺癌、前列腺癌、肺癌等)骨转移癌筛查的首选方法。乳腺癌骨转移的早期诊断对患者治疗方案的确定、早期治疗以及生存率的提高至关重要。然而许多乳腺癌患者患病时正处于绝经期或围绝经期，接受化疗易导致骨折等并发症的发生，增加了常规检查方法(X片、CT等)诊断骨转移或骨折的难度，此时，进行SPECT/CT融合显像能发现各方位骨骼重叠、解剖结构复杂处的隐性骨折或应力性骨折。同机CT图像可提供骨纹理(模糊、紊乱、聚集)、骨密度(减低或增高)、骨皮质不连续等征象，实现影像信息互补，为鉴别骨转移和骨折提供足够有效的信息，提高骨转移的阳性检出率，降低假阳性率。前列腺癌骨转移以脊柱和骨盆的转移最常见，特别是对于骨显像时意外发现的膀胱放射性异常(尿潴留)患者，SPECT/CT显著提高了骶髂关节及髋关节等部位病灶诊断的准确率，减少了患者导尿后重新骨扫描的麻烦。

原发骨肿瘤多见于年轻人，SPECT/CT显像联合了^{99}Tcm-MDP。骨扫描对骨骼组织的特殊靶向作用与CT对成骨、溶骨、肿瘤边缘、病灶内钙化、骨化等成骨类骨肿瘤的诊断优势，使融合显像的特异性、准确度均得到提高，对肿瘤的定性诊断、侵袭范围、监测复发、治疗效果等方面的准确评估意义重大。但是SPECT/CT融合显像在软组织侵犯较强的骨肿瘤或肿瘤样病变(如:平滑肌肉瘤、软骨肉瘤、尤文肉瘤、骨神经鞘瘤或黑色素瘤等)疾病的诊断中准确性较弱。因此，在临床应用中应针对不同的情况具体对待。

2. 甲状腺癌

^{131}I-WBS(^{131}I-whole body scans, ^{131}I-全身显像)经过多年的临床实践，在诊断分化型甲状腺癌(DTC)上具有较高的灵敏度和特异性，该方法近来已发展成为DTC术后残留甲状腺组织、复发或转移灶的常规诊断手段。

^{131}I-WBS上表现为数目、大小、部位及浓聚程度不一的放射性浓集灶，根据病灶摄取^{131}I的差异可确定下一步的治疗方案，并及时调整^{131}I治疗剂量，避免患者接受不必要的辐射。但^{131}I-WBS为平面显像，由于位置重叠以及残余甲状腺摄碘伪影的干扰，很容易出现遗漏转移及复发病灶，同时也容易受到正常组织器官摄碘的影响，造成假阳性与假阴性显像，影响治疗方案的制定。^{131}I-SPECT/CT因具有功能影像和解剖图像的融合技术，较平面显像定位更精确。而且具有价格低廉，快速简便的优点，可排除由于器官重叠产生的假阴性显像，有利于排除残余甲状腺摄碘及唾液腺、食管、胃黏膜生理性摄碘，另外对污染造成的假阳性显像亦有较强的鉴别能力，从而提高对分化型甲状腺癌的准确诊断，精确临床分期，优化治疗方案，提高治疗效果。

3. 乳腺癌

腋窝淋巴结的转移情况是乳腺癌预后的重要因素之一，腋窝淋巴结阴性患者术后10年生存率约为70%～80%，而阳性者则在30%以下。判断腋窝淋巴结是否转移最可靠的方法是腋窝淋巴结清扫术，但为有创性，会导致上肢水肿、患肢运动障碍、皮瓣坏死、腋窝积液、感染、肢体麻木等并发症，大大增加了患者的痛苦。乳腺癌前哨淋巴结活检是一项兼具诊断和治疗意义的微创活检技术，安全、有效的乳腺癌前哨淋巴结活检，反映了乳腺癌的诊断和治疗向微创方向发展的趋势，已成为乳腺癌外科治疗的重要手段。前哨淋巴结的检测有助于评估淋巴结转移和指导外科对区域淋巴结的清扫。

^{99m}Tc-硫胶体可选择性作用于淋巴系统，^{99m}Tc-硫胶体SPECT/CT断层显像可准确、直观的定位前哨淋巴结，缩小活检范围，通过腋窝淋巴结显像可以明确淋巴引流途径，避免

术中探查的盲目性并减少活检失败而出现假阴性结果。

（四）多模态核磁共振成像

1. 磁共振成像技术的分类及原理

磁共振成像技术主要包括以下几种：灌注功能磁共振成像（PWI）、弥散加权磁共振成像（DWI）、扩散张量成像（DTI）、磁共振波谱成像（MRS）、血氧水平依赖性功能磁共振成像（BOLD-fMRI）。

PWI 主要是基于对比剂通过毛细血管进行分析，通过血管内外对比剂浓度梯度，引起局部微观磁场的均匀性发生改变，导致 T2 信号降低，通过 T2 信号“强度-时间”曲线下面积计算出组织的一些血流动力学参数，从而提供脑部血流动力学信息。灌注成像与肿瘤血管生成以及肿瘤侵袭性均存在一定的联系，可用来评价肿瘤血管生成、肿瘤侵袭性以及判定肿瘤的生物学行为和恶性程度，且有助于精确确定肿瘤的范围，对临床医生选择正确的治疗方案、确定准确的治疗部位和范围以及预后评价具有重要临床意义。

DWI 是利用水分子的扩散运动进行成像，是目前监测人体活体组织空间组成信息及病理状态下各组织成分之间水分子交换的功能状况最理想的无创性检查方法。首先在受检测的组织中增加一个扩散的梯度场，在人为作用下引起磁场分布不均，然后增加一个强度和持续时间相同，但方向完全相反的梯度场，通过测量组织信号强度的变化来表征微观的组织结构变化。利用 DWI 上组织信号强度变化检测到的不是真正的弥散系数，被称为表观弥散系数（ADC）。ADC 值直接反映组织水分子扩散的快慢，通过 ADC 值的测定可以区分肿瘤实性增强区域、囊变坏死区、瘤周水肿组织区及正常脑组织，有助于肿瘤的精确定位。

DTI 是 DWI 进一步发展和深化的特别应用领域。人体内水分子的运动受细胞内部结构的影响，在具有固定排列顺序的组织结构中，人体内的水分子在各个方向的弥散是不同的，由于细胞膜等超微结构的影响，在垂直于白质纤维束方向上的水分子运动程度要低于纤维束平行方向，这叫作弥散张量的各向异性。DTI 是在常规扩散成像的基础上，通过观察水分子扩散的各向异性的技术，部分各向异性（FA）及相对各向异性（RA）均为目前最常用的描述弥散各向异性的数值。这种各向异性的效应，可以用 DWI 方法得到，形成 DTI 图像。DTI 不但能够提供水分子扩散的幅度信息，还能够反映扩散的方向信息，因此能够很好地反映出人体生理及病理组织中水分子扩散的三维结构信息，也反映活体组织的空间结构以及细胞内外微环境中水分子的转运等变化。DTI 在显示胶质瘤及周围白质神经纤维束的关系方面具有巨大的优势，可清楚显示胶质瘤与白质纤维束之间的关系，确定皮质脊髓束与肿瘤间的距离，有助于术者避开重要神经纤维束，有效的保护重要的运动功能，也可用以评估脑部手术的术后评估。

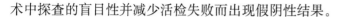

MRS 是目前唯一在分子水平无创地检测人体组织生化、病理生理变化的非侵入性影像学检查技术，利用磁共振技术探测到的原子核化学位移分析分子结构，进而观察细胞代谢变化的无创技术。人体内的原子核是由中子和质子组成，均具有自动旋转的特点，可在其周围产生一微弱磁场。当其置于外加磁场，原子核的旋转将朝着磁场方向平稳旋转。在此过程，增加射频脉冲，一些位于低能区域的原子将吸收能力而跃迁到高能状态。在射频脉冲停止后，高能态的原子核即弛豫为低能状态，并以射频脉冲信号的方式放出之前吸收的

能量。此信号将通过傅立叶转变，通过频率分布的类型，来表示不同时间信号强度的变化，最终形成波谱图。正常脑组织典型的 MRS 主要包括 NAA（N-乙酰天门冬氨酸）、Cho（胆碱）、Cr（肌酸）。MRS 能无创伤地研究机体生理或病理代谢变化，特异性强，与结构性 MRI 相结合能更接近胶质瘤的真实边界。

BOLD-fMRI 是一种研究脑功能活动的技术，它基于功能区神经元活动时对局部脑血流和氧耗量不匹配所致的局部磁场性质改变。而含氧血红蛋白和去氧血红蛋白对磁场的作用不同，因此会产生不同强度的信号。该技术多应用于功能区占位术前评估和功能区皮层的定位。

2. 多模态磁共振影像技术的应用

多模态磁共振是将不同功能的磁共振技术融合到为患者进行诊断和检查的一种新兴颅脑成像技术。它可以同时提供颅脑组织解剖、脑部代谢、细胞功能等信息，可在传统的磁共振技术的基础上进一步确定脑部疾病的影像学特征，从而达到疾病诊断的目的。多模态磁共振影像技术目前主要用于颅内肿瘤、前列腺癌、子宫颈癌等肿瘤的诊断。

（1）颅内肿瘤

大脑是人类思维的器官、心理意识的物质本体、生命机能的主要调节器，其结构复杂、功能完善。颅内肿瘤均可破坏、压迫甚至侵袭正常脑组织，引起高颅压症状、局灶定位体征等一系列临床表现，严重影响生活质量和寿命。颅内肿瘤的治疗方式和预后又各不相同，故治疗前进一步明确肿瘤性质对治疗方案和预后评估有重要意义。多模态磁共振影像技术在颅内肿瘤特别是胶质瘤的鉴别诊断中有着非常重要的应用价值。胶质瘤基本的生物学行为表现为向正常脑组织侵袭性生长，且生长快、无包膜形成，为间变程度高的肿瘤，由于出血、坏死等改变与周围组织形成界限，但并非肿瘤的真正边界。胶质瘤手术治疗强调最大安全范围切除肿瘤，所以确定肿瘤的真正边界尤其重要。而多模态功能性的磁共振技术与许多常规的传统的磁共振技术相比，在胶质瘤的诊断上，具有许多明显的优势。

高级别胶质瘤作为颅内原发肿瘤，具有沿白质纤维束的血管通道向周围脑实质浸润生长的病理特点，在灌注成像上表现为相对脑血容量明显高于脑转移癌；而脑膜瘤因为缺少血脑屏障，其血流灌注要高于胶质瘤；而原发性颅内淋巴瘤无显著血管增生，是乏血管肿瘤，故在 PWI 上呈低灌注。同时胶质瘤级别越高，其滋养血管增殖能力越强，因此可以通过灌注成像研究肿瘤微血管生成水平来评估胶质瘤病理级别。

由于高级别胶质瘤对周边区域的浸润增加了细胞和血管的密度，压迫邻近组织导致细胞、血管减少，并破坏白质纤维结构。所以在磁共振弥散张量成像中高级别胶质瘤，瘤周脑实质各向异性分数值比转移癌瘤周实质区高，而胶质瘤病理级别越高，其组织的细胞、血管密度越大，内部结构越无序，对白质纤维造成的破坏也越大。而颅内淋巴瘤 ADC 值较对侧正常脑组织显著降低，DWI 上多呈高信号；胶质瘤虽然也有高细胞密度，但瘤内较易发生微囊变及微出血，ADC 值较对侧正常脑组织升高，DWI 上多为低信号，两者以此相鉴别。同时在 DWI 和 DTI 上表现为 FA 值越高而 ADC 值越低，以此可以评估胶质瘤级别。

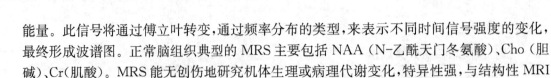

胶质瘤起源于神经上皮，由异常增生的胶质细胞组成。典型的胶质瘤在 MRS 上表现为 NAA 波显著降低，Cr 波中度降低，Cho 波显著增高；而转移癌由体内其他瘤灶转移而来，表现为脑外肿瘤的特点，常缺乏 NAA 波、Cr 波和 Cho 波升高；脑膜瘤为脑外肿瘤，不含神经元，故波谱中检测不到 NAA 波和 Cr 波，其 Cho 波明显升高；淋巴瘤在 MRS 上产生高

耸的 Lip 峰,其他表现为 NAA 峰中度降低,Cr 轻度降低,Cho/Cr 比星形细胞瘤更高。

放射性坏死与复发性胶质瘤最本质的区别为血管密度。在放射性坏死表现为广泛的血管损伤,而胶质瘤复发时会有新生血管生成,后者相对脑血容量(rCBV)明显高于前者。当然,我们不能排除在胶质瘤复发的初期,血管增加的较少,血管密度并不很高,因此 rCBV 值不会明显增高。所以当用 PWI 检测到的 rCBV 值不高时,并不能排除胶质瘤复发的可能性。

MRS 波谱图像中有无 Cho 波可以作为区别放射性坏死和胶质瘤复发的指标。但病理组织学上有可能出现二者并存,而 MRS 表现为所有波下降的情况,故不能依据此完全否定肿瘤复发。

(2) 前列腺癌

MRI 在三维空间及软组织对比上的高分辨率,以及多序列、多参数成像的优势,被认为是前列腺癌最佳影像学诊断技术之一。近年来,T2 加权成像(T2WI)被广泛用于常规前列腺 MRI 形态学检查,但其对肿瘤定性及定位诊断的敏感性和特异性仍有待提高。在 MR 功能成像方面,动态增强扫描(DCE-MR)、DWI 和 MRS 等技术有较大发展,进一步提高了前列腺癌 MR 诊断的准确性。

70%~75%的前列腺癌发生于外周带,T2WI 上通常表现为低信号,在外周带容易与正常组织的高信号相区别。而发生于中央腺体的前列腺癌则显示欠佳,因为癌与正常组织在 T2WI 上均表现为低信号,因此 T2WI 对于中央腺体肿瘤的检出则比较困难。

DCE-MR 在时间、空间分辨率上较常规磁共振有很大的提高,其在评价血液动力学和检出较小肿瘤方面具有较高的敏感度,其扫描数据可以进行定量分析进而可以有效地评价肿瘤微血管特性。然而,良性前列腺增生与前列腺癌的 DCE-MR 表现有类似之处,从而使 DCE-MR 诊断的特异性下降,所以 DCE-MR 在诊断前列腺癌时必须结合其他序列综合分析。

ADC 值是 DWI 的主要评估指标,能反映整体组织结构特征及组织内水分子扩散运动的信息。前列腺癌和良性前列腺增生的病理基础不同,水分子扩散也不同,表现在 DWI 和 ADC 图上即为信号的差别。癌组织的细胞密度更高,排列更加紊乱,细胞外液较少,因此其 ADC 值低于良性前列腺增生结节。此外,前列腺癌的细胞恶性程度也与 ADC 值有很高的相关性,通常恶性程度高的肿瘤细胞,其细胞密度较高,ADC 值较低。但前列腺良性增生和前列腺炎等疾病的 ADC 值亦下降,与前列腺癌的 ADC 值范围有重叠,这些重叠在移行带更明显,从而使 DWI 诊断的特异性下降,因此 DWI 在诊断前列腺癌时必须结合其他序列综合分析。

枸橼酸盐(Cit)、Cho 和 Cr 是前列腺 MRS 检查中最易观察到的代谢物,也是最有价值的指标。前列腺癌最显著的代谢变化是 Cit 明显下降和 Cho 升高。Cit 下降的原因有两方面:一是癌细胞不同程度减少或丧失了产生和分泌 Cit 的能力,Cit 净产生量减少;二是无法分化形成能浓缩和储存高浓度 Cit 的腺管,Cit 的浓缩和储存能力下降。两种因素作用的结果是在前列腺癌组织内 Cit 的浓度很低。Cho 升高是前列腺癌的 MRS 代谢变化的又一特征,是由于膜转换和细胞增殖的增加所致。MRS 的局限性首先表现在其采集时间长,后处理人为因素多及受干扰的因素多(受呼吸运动、磁场的均匀性)等,另外其空间分辨率及时间分辨率较低。

功能性 MRI 技术不但清楚地显示前列腺癌解剖结构，而且描述活体器官的功能状态，在前列腺癌诊断、鉴别诊断、分期和治疗后的检测上有其独特的作用。但每项功能技术均存在一些不足，所以多模态磁共振影像技术的综合应用在前列腺癌的诊断和鉴别诊断有着重要的应用价值。

(3) 子宫颈癌

MR 组织分辨能力，具有多方位、多序列的成像功能，在宫颈癌的诊断、分期中具有独特优势。

PWI 是通过观察对比剂在组织中的分布来了解组织血管化程度、血流灌注状况、毛细血管通透性等生理信息的功能成像方法，在显示器官形态学变化的同时反映血流动力学，提供有关微血管密度方面的信息。正常宫颈组织由于微血管壁较完整、间质腔隙较小，所以其 PWI 的"时间-信号强度"曲线(TIC)上升支相对平缓，首过最大灌注斜率最小，达峰值时间最长。而宫颈癌组织的微血管壁不完整、间隙腔隙较大，TIC 曲线较正常宫颈组织提前达峰值，达峰值后进入一个长的平台期。宫颈癌组织与正常宫颈组织的微血管密度存在差异，前者大于后者，TIC 曲线反映了这一点。

DWI 成像中宫颈癌组织较正常组织细胞密度的增加，水分子扩散受限，从而导致其在弥散加权图像上信号增高，ADC 值降低。常规 MRI 成像中肿瘤周围水肿和炎性反应呈 T2WI 高信号，存在较大误差。DWI 由于抑制了绝大部分的背景信息，肿瘤组织呈明显高信号，能够更敏感地显示周围组织受侵的情况，有利于突出病灶，易与正常子宫颈以及邻近结构区别。

(4) 食管癌

目前对食管癌的诊断常采用 X 线钡餐造影、胃镜、食管超声内镜及 CT 检查等方式。随着 MRI 技术的进一步发展，通过快速成像技术和背景脂肪抑制技术，以及平面回波成像(echo planar imaging，EPI)序列及 ASSET 等超快速成像技术，同时尽可能缩短检查时间，最大限度减少血管搏动、呼吸运动等造成的伪影，使平静呼吸下可采集图像。DWI 也逐渐应用于全身多个系统和器官(如消化系统、神经系统和乳腺等)，特别是在食管癌的诊断、分期、疗效检测以及预后评价有着较为广泛的应用。

食管癌病灶在 DWI 序列呈明显高信号，T2WI 序列可清晰辨别食管各层结构。多项研究认为 DWI 不仅能检测食管癌，而且在显示病灶长度及肿瘤细微结构方面较 CT 和 PET 更优。DWI 技术从分子水平上定量分析活体组织内水分子扩散运动，以此为依据分析细胞外间隙和细胞密度等微观环境的改变。该技术是目前唯一能够无创检测活体组织内部水分子扩散运动的成像方法，比常规 MRI 更早提供病理生理改变的信息，是早期在细胞水平上诊断及评价治疗疗效的检查手段。

DWI 也被应用于评价食管癌放化疗治疗效果上，通过 DWI 能够较好地监测肿瘤组织结构的改变，当治疗有效果时，肿瘤组织必然在结构上发生变化，从而能够通过 DWI 技术检测到。DWI 的信号衰减参数称为表面弥散系数(ADC)，通常结构致密组织中自由水的弥散程度低，信号衰减小，DWI 图像信号强度高，ADC 值低，恶性肿瘤因生长迅速细胞大而致密，使细胞内外可供水分子自由扩散运动空间变小，水的扩散运动受限，在 DWI 上呈高信号，这是 DWI 成像的肿瘤生物学基础。通过测量 ADC 值就能为探测组织细胞水平微观变化提供可能性，同时可间接反映组织细胞的增殖和灌注代谢的信息。有研究认为，放化疗后的 ADC 值与患者的预后是独立相关的，ADC 值可能是判断食管癌对化放疗疗效及预后非常重要的指标。由于 DWI 相比 PET-CT 费用较低，无辐射，在基层医院更易普及应用。

（五）多模态超声检查技术

超声检查是利用超声波的物理特性和人体组织器官在声学性质上的差异，从而生成不同组织器官相应的图像，以此进行疾病诊断的一种医学影像学诊断技术。超声的检查方法包括彩色多普勒血流显像（CDFI）、弹性成像（VTI）、声触诊组织量化（VTQ）及超声造影（CEUS）等。各种检查方法的综合应用，在甲状腺结节、乳腺癌、前列腺疾病的诊断中起着重要的作用。

1. 甲状腺结节

临床上甲状腺结节发病率较高，在颈部超声检查中约 50%受检者可发现甲状腺结节，其中临床确诊的结节中约 5%为恶性结节。以前超声判断甲状腺结节良恶性主要依据二维灰阶超声图像中结节的形态、内部回声、边界、晕环、包膜光带、钙化等特征进行综合判断，但其敏感度和特异度均不高。多模态超声检查区别于过去单一的二维灰度超声图像检查，加入了多普勒彩色超声、弹性成像等方法，可以全方位地显示出可疑病变部位的影像，为临床医生的诊断提供辅助。

使用彩色多普勒超声图像可以清晰地观测到彩色血流信号，并可准确地将超声成像区域定位于血流丰富的部位，进行血流方向、速度、血管分布等分析，有助于甲状腺结节良恶性的鉴别。但是某些甲状腺良性肿瘤的血流丰富，而某些甲状腺恶性肿瘤的血流却并非十分丰富，因此采用血流是否丰富这一点判断肿瘤的良恶性并不精确。

弹性成像是新近发展的医学影像学技术，其工作原理是不同组织的弹性性能不同，在受到外力或者振动时产生的形变反应也各不相同。超声弹性成像分级敏感性高，能较准确地评价甲状腺结节的相对弹性硬度，有助于甲状腺良恶性结节的鉴别。但良恶性结节硬度有一定程度的重叠，特别是恶性结节的周围组织合并弥漫性病变、良性结节发生特殊类型病理改变或纤维化、钙化时，实际操作中，仍需与常规超声结合进行综合判断，以提高甲状腺结节的诊断的准确率。

2. 乳腺癌

随着超声设备及超声新技术的不断发展，乳腺超声检查在临床应用中越来越受到关注。乳腺超声在乳腺癌的鉴别、诊断及分期中起到重要的作用，超声对乳腺组织具有较高的分辨力，不受腺体致密程度的限制，从而弥补了钼靶检查的不足，而且无辐射，对于孕妇患者，是首选的检查方法。而超声高频探头的分辨率、超声弹性成像技术和超声造影技术的发展为乳腺超声诊断带来了越来越多的影像学信息，使乳腺超声的诊断水平明显提高。

彩色多普勒超声能有效地观察病灶部位的血供情况。多普勒效应是利用移动的超声波信号产生频移或差频，探测人体的血流信号。但无造影剂增强的多普勒超声对低流量和低速的血流无法显示，仅适于显示较大的滋养血管。对肿瘤新生血管网无法显示全貌，对少血供的乳腺癌容易漏诊及误诊。

弹性成像则是通过彩色编码成像检测病灶的软硬度来对乳腺肿瘤进行良恶性区分。依据目前 VTI 的 5 分评分标准，对乳腺病灶良恶性诊断仍存在一定的假阴性或假阳性。同时弹性成像易受操作者的影响，导致评分的准确度下降。

超声造影能实时动态显示乳腺肿瘤组织的滋养血供情况，通过仔细观察病变处血管的轮廓、连续性、走行及分支等微血管灌注情况，可以反映出瘤体的活跃程度以及恶性肿瘤组织侵蚀的范围。应用超声造影可以提高超声在乳腺肿瘤中的敏感性和特异性，是乳腺良恶性病变诊断和鉴别诊断的有效手段。

在临床超声诊断时，对于较复杂的乳腺肿瘤病例，特别是对交叉重叠的不典型病灶联合采用 CDFI、VTI、VTQ、CEUS 等超声多项技术进行分析，互相补充，能明显提高乳腺肿瘤超声诊断的敏感性和特异性，降低假阳性率，为临床治疗方案的制定提供较为可靠的依据，但同时也对设备和操作者的个人经验提出更高要求。

（六）超声内镜

食管癌患者术前准确的分期对于合理临床治疗策略的选择至关重要。大量文献报道，超声内镜（endoscopic ultrasonography，EUS）在食管癌术前分期诊断中的应用越来越普及。EUS 是将微型高频超声探头安置在内镜顶端，当内镜插入体腔后，通过内镜直接观察腔内的形态，同时又可进行实时超声扫描，能够清晰显示消化道管壁的层次结构、肿瘤浸润深度及与邻近脏器的关系，准确评估 T 分期。EUS 是目前评估食管癌浸润深度以及术前临床分期的最常用和可靠的方法之一。

但亦有研究报道 EUS 在评估食管癌病灶中存在过高或过低分期的情况，EUS 对于肿瘤局部细微破坏的判断比病理学判断的精度差，可能与肿瘤周围炎性改变及纤维化，解剖位置导致的超声定位不当以及肿瘤体积较大时，超声频率相应衰减增加难以反映肿瘤全貌有关。研究认为术前 EUS 检查对食管癌 T 分期高估常见于肿瘤位置较低的患者。另外内镜医师在操作经验上的差别、超声波出现偏向扫描造成显影不良等均易造成 T 分期降期或分期过高。因此在临床诊疗中对食管癌患者行 EUS 检查，联合 CT/MR 和（或）PET 等多模态的影像技术进行临床分期，一方面能提高临床分期的准确性和可靠性，另一方面对制定最佳的治疗方案具有重要意义。

（七）结语

多模态影像技术可以实现信息互补和交叉验证，是揭示肿瘤机理、实现早期准确诊断和有效治疗的必然选择。近年来，大量分子影像学新探针和 PET/CT、PET/MRI 等新影像学技术的开发提高了在分子水平上对肿瘤发生、发展机制的研究深度及广度，并有效推进了肿瘤的临床诊断、治疗水平，显示出强大的生命力，同时不断拓展着多模态影像技术的应用范围。但多模态分子影像技术尚有诸多问题尚未解决，包括开发出更多安全可靠的新型分子探针应用于临床，加速分子探针从科研向临床应用的转换；患者的诊断费用将会增加；影像医师需要具备更高的解读水平。随着医学影像学及各交叉学科的不断发展，以及更先进、更优化、更安全可靠的分子探针，特别是多功能分子纳米探针的开发，多模态分子成像技术将为肿瘤影像技术带来一场重大变革，为肿瘤形成相关生化事件的研究和发现提供新技术，并成为肿瘤诊治的利器。

然而任何仪器、技术都有其局限性与不足，如何在充分熟悉各种技术优劣势及疾病特点的基础上选择有效的检测方法需要我们不断思考和总结。

第二章

临床检验指标在肿瘤诊断中的应用

第一节 概 述

肿瘤标志物在肿瘤的筛查、诊断和鉴别诊断、疗效判断、预后评估、复发监测等环节有重要的临床价值。应用肿瘤标志物辅助诊断恶性肿瘤时，既要选择合适的肿瘤标志物，又要将其应用于合适的环节。

一、肿瘤标志物的定义

肿瘤标志物(tumor marker，TM)是指在恶性肿瘤的发生发展和增殖过程中，肿瘤细胞产生或诱导产生的反映肿瘤生长和(或)活动的一系列分子(包括蛋白质、激素、同工酶、多胺及癌基因产物等)，存在于患者的血液、体液、细胞或组织中。肿瘤标志物的分类较难，很多推荐的定义主要依据肿瘤标志物的起源、生理生化特性、功能等，而非实际意义对肿瘤标志物分类。因此，根据肿瘤标志物的临床应用、敏感性或特异性进行分类将更有实际意义。

理想的肿瘤标志物应具有以下特性：①灵敏度高，使肿瘤能被早期发现，早期诊断；②特异性好，即恶性肿瘤为阳性，而非恶性肿瘤为阴性，能对良、恶性进行鉴别；③能对肿瘤进行定位，即具有器官特异性；④与病情严重程度、肿瘤大小或分期有关，即肿瘤越大或越晚期，肿瘤标志物浓度越高；⑤监测肿瘤治疗效果，即肿瘤标志物浓度增高或降低与治疗效果密切相关；⑥监测肿瘤的复发，即肿瘤治疗后肿瘤标志物浓度降低，肿瘤复发时明显升高；⑦预测肿瘤的预后，即肿瘤标志物浓度越高，预后越差，反之亦然。但至今还没有一种肿瘤标志物能完全满足上述要求。

TM 的含量很少，常用灵敏的化学发光免疫分析法(CLIA)、放射免疫分析法(RIA)、酶联免疫分析法(ELISA)等方法进行测定。检测肿瘤患者血液或体液中的 TM，对肿瘤的辅助诊断、鉴别诊断、疗效评估、疾病的监测以及预后评价具有较高的临床价值。

二、肿瘤标志物的分类

由于肿瘤标志物不是由肿瘤细胞唯一产生的指标，但良性疾病和恶性疾病之间的差别是可定量的，肿瘤标志物的灵敏度和特异度的相关因素如表 2-1 所示。

表 2-1　与肿瘤标志物灵敏度和特异度相关的因素

灵敏度	特异度
产生细胞的数目	分解代谢和分泌
细胞定位	分泌肿瘤标志物的组织受损
分泌或消除机制	
组织学类型	
细胞分化	
生长速率	
血管形成	
肿瘤结节的数量和位置	
血浆半衰期	

根据肿瘤标志物的生物化学特性可以分为以下几类。

1. 酶类肿瘤标志物

如神经元特异性烯醇化酶(neuron specific enolase, NSE)是一种糖酵解酶，其存在于神经组织等部位，在神经内分泌器官相关肿瘤中升高。又如激肽释放酶，是一类丝氨酸蛋白酶，其可以将激肽原催化为激肽，已经证实激肽释放酶家族中的许多成员可以作为肿瘤标志物，用于前列腺癌、卵巢癌、乳腺癌和睾丸癌等的诊断。

2. 胚胎抗原和蛋白类肿瘤标志物

如本周蛋白被认为是世界上首次发现的肿瘤标志物，用于多发性骨髓瘤的诊断，其化学本质是尿液中的游离免疫球蛋白轻链。胚胎抗原包括甲胎蛋白(α-fetoprotein, AFP)和癌胚抗原(carcinoembryonic antigen, CEA)，前者主要用于原发性肝细胞癌和胚胎细胞肿瘤的诊断，后者主要用于大肠癌的诊断。

3. 激素类肿瘤标志物

如人绒毛膜促性腺激素(human chorionic gonadotropin, HCG)可用于女性葡萄胎和绒毛膜癌的诊断，亦可用于男性睾丸癌的诊断。人降钙素(hCT)是用于诊断和监测甲状腺髓质癌的特异和敏感的肿瘤标志物。

4. 糖蛋白类肿瘤标志物

糖蛋白类肿瘤标志物是肿瘤细胞表面的抗原或者由肿瘤细胞分泌的糖蛋白，这类肿瘤标志物较多，如 CA125、CA15-3、CA19-9 等，其中“CA”是“糖链抗原(carbohydrate antigen)”的缩写，后面的数字代表生产该抗原的肿瘤细胞系编号。

5. 癌基因及其蛋白肿瘤标志物

主要包括癌基因蛋白标志物和抑癌基因蛋白标志物，前者如 ras 基因突变多见于神经母细胞瘤、消化道肿瘤、膀胱癌和乳腺癌；后者如视网膜母细胞瘤基因(RB 基因) 突变的个体易患视网膜母细胞瘤，结肠腺瘤性息肉病（APC）基因突变易导致遗传性结肠癌的发生。随着肿瘤遗传学研究越来越多，可用于肿瘤诊断的癌基因及其蛋白标志物必将越来越多。

三、实验检测在恶性肿瘤诊断中的意义

恶性肿瘤的诊断必须依赖于临床诊断、影像学诊断、实验室诊断和病理诊断的综合应用。近年来，随着实验诊断学的不断进展，其在肿瘤诊断中的作用也日益增大。几乎所有的实验诊断项目均可以在不同的肿瘤诊断中得到应用，这些实验诊断项目一些与肿瘤的发生发展关系较为密切的，专门用于肿瘤的实验诊断（如各种肿瘤标志物）；另一些不专门用于肿瘤的实验诊断，但可以用于判断肿瘤所引起的脏器功能状态的改变，肿瘤或其治疗所引起的并发症的诊断，如肝功能试验、肾功能试验、血细胞一般检验等。

实验诊断在肿瘤诊断中的作用主要有以下几种。

1．用于确定病因和发病机制

现已明确，许多肿瘤的生成与微生物的感染有关，如原发性肝癌的发生与 HBV 和 HCV 的感染有关，胃癌的发生与幽门螺杆菌感染有关，鼻咽癌的发生与 EB 病毒感染有关，宫颈癌的发生与人乳头瘤病毒感染有关。这些微生物在肿瘤发生中所起的作用，要确定肿瘤患者是否感染了有关的微生物，就需要对这些病原体进行检测。

2．用于肿瘤的诊断和鉴别诊断

实验诊断对恶性肿瘤的诊断和鉴别诊断有十分重要的价值。如 AFP 对于原发性肝癌有很高的诊断价值，亦有助于原发性肝癌与继发性或转移性肝癌的鉴别诊断。又如游离前列腺特异抗原（free prostate specific antigen，fPSA）与前列腺特异抗原（prostate specific antigen，PSA）的比值测定可以鉴别前列腺增生和前列腺癌。

3．用于恶性肿瘤的筛查

粪便的隐血实验虽然对大肠癌的诊断无特异性，但可作为大肠癌的普查和早期诊断的方法，尤其是对于 50 岁以上的人群。CA125 可用于卵巢癌的筛查。

4．用于肿瘤的预后判断和复发的监测

上述提及的 CA125 除了用于卵巢癌的筛查，对于已经确诊的卵巢癌患者的预后判断和复发的监测有一定作用，手术及治疗前 CA125 的血清浓度越高，患者的预后就越不好，治疗后 CA125 的浓度突然升高，提示肿瘤可能复发。除了肿瘤标志物本身，许多实验诊断指标对于肿瘤的预后及复发的判断有一定帮助，如血细胞检验和细菌检验有助于肿瘤患者术后感染的监测，肝脏功能状态有关的生物化学检验指标如 ALT、AST、γ-GT 等指标有助于监测肝癌患者术后的肝脏功能状态。

5．用于肿瘤的疗效判断

睾丸肿瘤患者的治疗过程中，应监测其血清的 hCG 和 LDH 的浓度，以判断疗效。而通过检测血清中 PSA 的浓度，亦可以判断前列腺癌的治疗效果。

四、肿瘤标志物的选择和应用

肿瘤标志物在肿瘤的诊断中起重要作用。同一种肿瘤可含一种或多种肿瘤标志物，而

不同肿瘤或同种肿瘤的不同组织类型既可有共同的肿瘤标志物，也可有不同的肿瘤标志物。因此，正确选择应用肿瘤标志物，正确将其应用于肿瘤的诊断、疗效判断和预后判断的某一环节才能真正提升肿瘤标志物的诊断价值，提高肿瘤诊断效率。表 2-2 列出了美国国家临床生物化学学会(National Academy of Clinical Biochemistry，NACB)对各种肿瘤标志物的使用建议。

表 2-2 Summary of current NACB recommendations for the use of tumor markers in specific malignancies

	screening/early detection	diagnosis/ case-finding	staging/ prognosis	detecting recurrence	monitoring therapy
testicular tumors	no tumor markers recommended	AFP, hCG, LDH	AFP, hCG, LDH	AFP, hCG, LDH	AFP, hCG, LDH
prostate cancer	PSA, cPSA, % fPSA [with DRE]	PSA, cPSA, % fPSA [with DRE]	PSA, cPSA,[with DRE & biopsy Gleason Grade]	PSA, cPSA	PSA, cPSA
colorectal cancer	FOB[in subjects > 50 years old; genetic testing in high risk subjects]	no tumor markers recommended	CEA	CEA	CEA
liver cancer	AFP[in high rick subjects]	AFP	AFP	AFP	AFP
ovarian cancer	CA125[only in combination with TVUS for early detection in hereditary syndromes	CA125 [post-menopausal women only] HE4	CA125	CA125	CA125
breast cancer	no tumor markers recommended	no tumor markers recommended	ER, PR, Her - 2, uPA, PAI-1	no tumor markers recommended	CA15-3, CEA [monitoring advanced disease]
gastric cancer	no tumor markers recommended	no tumor markers recommended	no tumor markers recommended	no tumor markers recommended	no tumor markers recommended
bladder cancer	no tumor markers recommended	no tumor markers recommended	no tumor markers recommended	no tumor markers recommended	no tumor markers recommended
pancreatic cancer	no tumor markers recommended	CA 19-9 [if used, only with CT or EUS and in an appropriate clinical context]	CA 19-9	no tumor markers recommended	CA 19-9[during palliative therapy with imaging tests or after potentially curative surgery]
cervical cancer	no tumor markers recommended	SCC[possibly in squamous cell cervical carcinoma]	SCC[possibly in squamous cell cervical carcinoma]	SCC[possibly in squamous cell cervical carcinoma]	SCC[possibly in squamous cell cervical carcinoma]
thyroid cancer	no tumor markers recommended	no tumor markers recommended	no tumor markers recommended	thyroglobulin; thyroglobulin antibodies	thyroglobulin; thyroglobulin antibodies

（续表）

	screening/early detection	diagnosis/case-finding	staging/prognosis	detecting recurrence	monitoring therapy
lung cancer	no tumor markers recommended	see manuscript [Tab. 2-3] for specific recommendations regarding the appropriate applications for tumor markers in small cell and non-small cell lung cancer if and when these tests are required			

注：CT，computed tomography；DRE，digital rectal examination；EUS，examination under ultrasound；FOB，fecal occult blood；LDH，lactate dehydrogenase；MIA，melanoma inhibiting activity.

（一）肿瘤标志物的应用

1. 高危人群中恶性肿瘤的筛查和早期检测

由于目前常用的TM在诊断恶性肿瘤时灵敏性和特异性大多不够高，故主要用于肿瘤的辅助诊断；不能仅凭TM阳性（或升高）进行确诊；也不提倡对无症状人群进行普查（除甲胎蛋白和前列腺特异性抗原外），但可用于高危人群（如60岁以上、有家族史、长期慢性乙型肝炎患者或肿瘤高发地区等）的筛查。有肿瘤家族史高危人群，肿瘤的发生率相对比较高，应进行肿瘤标志物的筛查，主要包括：①肝硬化患者检测甲胎蛋白；②疑有胚胎细胞肿瘤的患者检测AFP、hCG；③男性大于50岁的前列腺腺瘤患者检测PSA；④疑有甲状腺髓样癌或家族中出现过这类癌症的患者检测降钙素。

2. 初步诊断中的应用

通常，恶性肿瘤的诊断主要依赖临床诊断、影像学诊断、内镜检查、手术探查、病理诊断和肿瘤标志物的检测等，很少依赖单一的手段进行诊断。肿瘤标志物在诊断中的作用取决于其自身的诊断价值，一些肿瘤标志物可用于恶性肿瘤的诊断，如AFP可用于原发性肝癌的诊断。几种肿瘤的瘤体大小与术前肿瘤标志物的水平显著相关，如CEA和结直肠癌相关，CA125和卵巢癌相关，CYFRA 21-1和肺癌相关。但需注意各期肿瘤的TM浓度变化范围较宽，会有互相重叠。

3. 预后判断

一些肿瘤的预后与肿瘤治疗前肿瘤标志物的基础水平有一定的关系。通常，基础水平越高，越可能处于癌症晚期，且预后越差；基础水平正常或仅轻微升高，预示肿瘤患者预后较好，存活时间较长。

4. 疗效观察

恶性肿瘤治疗后TM浓度的变化与疗效之间有一定的相关性。治疗前TM浓度增高，治疗后浓度降低，常有3种类型：①TM浓度下降到参考范围内或下降95%以上，提示肿瘤治疗有效；②TM浓度下降但仍持续在参考范围以上，提示有肿瘤残留和（或）肿瘤转移；③TM浓度下降到参考范围内一段时间后，又重新升高，提示肿瘤复发或转移。

5. 肿瘤复发的监测

肿瘤标志物的测定可用于肿瘤复发的监测，如手术后肿瘤标志物降至正常，肿瘤复发后肿瘤标志物则升高。肿瘤标志物浓度增高的速度及程度提示肿瘤的发展情况，如果肿瘤标志物的浓度升高，有必要进行详细的检查以确定肿瘤是否复发。如果能准确测定肿瘤标志物，对于近 50% 的患者来说，其浓度将比其他检查至少提前 10 个月预示肿瘤的进展。恶性肿瘤治疗结束后，一般建议治疗后第 6 周作第 1 次检测，前 3 年内每 3 个月检测 1 次，第 4～5 年每半年 1 次，第 6～7 年每年 1 次。必要时随访监测时间应根据特定的肿瘤类型和 TM 半衰期做出调整，增加(或降低)随访的频率。随访中如发现明显升高(高出首次随访值 25%)，应在 1 个月内复测 1 次，连续 2 次升高，可预示复发或转移。此预示常早于临床症状和体征的出现。

(二) 肿瘤标志物的选择和应用原则

1. 正确定位肿瘤标志物的诊断价值和应用范围

随着肿瘤的基础和临床研究的不断深入，发现了许多与肿瘤有关的基因和蛋白，但要确定这些物质是否可以成为肿瘤标志物，应用于肿瘤的诊断，则需要详尽的临床评估，对其诊断性能进行详细的评价，切不可将一些诊断价值尚不明确的物质应用于临床诊断。

一些肿瘤标志物，甚至是广泛使用的肿瘤标志物，要结合肿瘤的诊断、预后判断、疗效判断和复发监测等各个环节，对其应用价值进行详细的评价，切不可将一些适合于预后和疗效判断的肿瘤标志物应用于诊断和初筛，甚至用于大范围的体检检验，否则既延误了诊断，又增加了患者的经济负担。

2. 治疗前应该确定肿瘤标志物与肿瘤的关系

在术前和首次治疗前，必须了解肿瘤标志物与肿瘤的关系，这是因为：①初次诊断时高表达的肿瘤标志物可能也适合用于治疗监测，可以作为治疗监测的基础水平；②一些肿瘤标志物可用于评估肿瘤的预后，如卵巢癌检测 CA125、乳腺癌检测 CA15-3 和 CEA；③治疗后肿瘤标志物的浓度下降可用于初步评估肿瘤是否完全消除及其残留量。

3. 注意肿瘤标志物的复查间隔时间

肿瘤标志物的复查间隔时间应以其生物半衰期为依据(表 2-2)。复查间隔时间太长，临床可能无法区分是肿瘤复发还是初次治疗效果不佳；复查间隔时间太短，肿瘤标志物浓度尚未下降，可能误解为肿瘤未完全切除。如 CEA 的半衰期为 3 天，术前 CEA 浓度为 100 μg/L，应在术后约 20 天进行复查，术后太长或太短时间均不合理。

4. 注意影响肿瘤标志物浓度变化的生理和病理因素

血液或体液肿瘤标志物的浓度及其变化受许多因素影响，应用肿瘤标志物时，应该注意这些影响因素：①产生肿瘤标志物的肿瘤细胞的总数量、肿瘤的质量、肿瘤的扩散以及肿瘤的分级；②肿瘤标志物的合成速度；③肿瘤细胞或细胞表面的肿瘤标志物的释放速度；④个别肿瘤不携带或不表达肿瘤标志物，则该肿瘤标志物不会升高；⑤一些肿瘤细胞能表达肿瘤标志物，但不释放入血；⑥肿瘤的血供，如果肿瘤的血供较差，则到达血液循环的肿瘤标志物减少；⑦肿瘤组织的坏死程度，如放射治疗致肿瘤细胞溶解可引起肿瘤标志物浓度增加，使肿瘤标志物的浓度与肿瘤的大小不成比例；⑧肿瘤标志物的分解和排泄速度，如果机体出现排泄障碍，如肾功能衰竭、肝功能不全或胆汁淤积，肿瘤标志物浓度将不成比例升高；⑨抗体的影响，抗体存在可能生成免疫复合物，其清除速度取决于复合物大小。

表 2-3 Biological half-life and upper reference limits of tumor markers

tumor marker	half-life(d)	upper reference limit
AFP	2～8	9U/ml
CA125	5	35U/ml
CA19-9	4～8	37U/ml
CA15-3	5～7	25U/ml
CA72-4	3～7	4U/ml
CEA	2～8	3ug/L
CYFRA 21-1	1	2ug/L
hCG	1/2～11/2	2U/L
NSE	1	10(20)U/L
PSA	2～3	4ug/L
SCC	1	1. 5ug/L
ProGRP	12～14	69. 2 pg/ml

* Biliary and/or renal excretion of tumor markers down to one half the level of the baseline concentration

5. 正确制定肿瘤复发的监测方案

由于同一肿瘤或不同类型肿瘤可有 1 种或多种 TM 浓度异常，同一项 TM 可在不同肿瘤中出现。为提高 TM 在治疗后随访监测的价值，可进行 TM 联合检测，但联合检测的指标须经科学分析、严格筛选。在上述前提下，合理选择 2～3 项灵敏性高和特异性相对较好的 TM 进行联合检测。表 2-4 列出了用于恶性肿瘤监测的肿瘤标志物的组合建议，特别强调的是，这些组合不是建议用于肿瘤的诊断和初筛的。肿瘤的监测可为一段时间内肿瘤的转移和复发提供依据，在肿瘤的监测期间，标志物检测的频率取决于肿瘤的特性、所推荐的监测计划、肿瘤标志物的浓度或肿瘤活动的可能变化。在肿瘤标志物阴性的病例中，大的原发性肿瘤或有远处转移的患者在晚期或经治疗后标志物阳性是不可能的，定时检查的意义不大。相反在肿瘤标志物阴性的小肿瘤患者，有可能存在肿瘤标志物的抗原表达，应定时监测其浓度变化以判断疾病进展。

表 2-4 监测恶性肿瘤的标志物组合建议

肿瘤类型	肿瘤标志物
肺癌	CYFRA21-1、CEA、SCCA、NSE、ProGRP、CA15-3、Creatinine
膀胱癌	CYFRA21-1
恶性黑色素瘤	S100、MIA、LDH
胰腺癌	CA19-9
神经内分泌肿瘤	Chromogranin、NSE、ProGRP（血清），5-hyroxyindoleacetic acid（尿检）
乳腺癌	CEA、CA15-3（组织中存在过表达的 HER-2/neu）
未知来源的肿瘤（女性）	CEA、CYFRA21-1、AFP、CA125、CA19-9，SCCA、NSE、ProGRP、TAG-72、Creatinine
未知来源的肿瘤（男性）	CEA、CYFRA21-1、AFP、CA125、CA19-9、SCCA、NSE、ProGRP、TAG-72、PSA、Creatinine
胃癌	CEA、CA19-9、TAG-72

（续表）

肿瘤类型	肿瘤标志物
结肠直肠癌	CEA、GGT
头颈癌	CEA、SCCA、CYFRA21-1、Creatinine
卵巢癌	CA125、HE4、CA19-9
子宫颈内膜癌	CEA、CA125、CA19-9、CYFRA21-1
子宫颈癌(腺癌)	CEA、CA125、CA19-9、CYFRA21-1
非精原细胞瘤睾丸癌	AFP、ß-HCG、LDH
子宫颈癌(鳞癌)	SCCA、CEA、CYFRA21-1、Creatinine
前列腺癌	PSA、free PSA
肝癌	AFP

表 2-5　The choice and use of tumor marker combination

tumor marker	CEA	AFP	CA19-9	CA125	CA15-3	PSA	PAP	NSE	SCC	AFU	hCG	TPA	CA72-4	VCA-lga
colon	★	☆												
pancreas	◎	★												
stomach	☆	◎											★	
esophagus	◎								◎					
liver		★								★				
biliary tract			★											
bresist	☆				★									
ovary				★									☆	
cervix	◎								☆					
chorion											★			
lung SCLC								★						
lung NSCLC	☆								◎					
germ cell		★									★			
prostate						★	★							
bladder													☆	
ENT	◎								☆					★

★primary choice marker　　☆Secondary choice marker　　◎Third choice marker

6. 注意检验方法的可比性

肿瘤标志物的浓度变化取决于检测方法，尤其是检验结果的可比性，同一样本使用不同生产商提供的试剂盒，甚至是检测原理相同的试剂盒可得到不同的结果。因此，为了不影响病情的评估和治疗监测，建议使用专门的检测方法检测肿瘤标志物，如果需要改变检测方法，建议一段时间内同时使用两种方法，或将旧方法检测的样本冻存，再用新方法检测。

7. 注意分析前变量对肿瘤标志物检测结果的影响

许多分析前变量可以影响检验结果的准确，主要是标本处理错误（如：采样时间不当、标本溶血、标本量不足或信息输入时的错误），可以通过完善的实验室操作规程和有效的审核机制避免。这些措施包括：建议临床医生选择正确的 TM 检测项目，避免不合理的项目要求，保证合适的标本采样时间，必要时要求临床医生再次送检标本以进行确证检测等。如采血后超过1小时未分离血清可致NSE从血小板中释放；一些药物可致PSA假性升高；嗜异性抗体可致肿瘤标志物假性升高。

8. 肿瘤基因诊断应该注意不同人群的差异

肿瘤的基因诊断在肿瘤的诊断、疗效判断、预后评估、复发和转移的监测等方面起到重要作用，甚至可以为肿瘤治疗药物的选择提供依据。肿瘤基因诊断正逐渐演变成肿瘤遗传学独立的学科。然而，由于中国人群的遗传物质基础和特点与国外其他人种存在不同，进行肿瘤基因诊断及分析基因诊断结果时，应充分注意中国人群的遗传特点，着重建立适合中国人群的基因诊断方法。

第二节　肿瘤标志物的常用实验检测

肿瘤标志物根据其生物化学特性分为胚胎抗原、蛋白类、糖蛋白类、酶类和激素类。通过检测恶性肿瘤患者外周血中的肿瘤标志物的浓度，可以对肿瘤进行诊断、鉴别诊断、疗效评估、预后判断，监测肿瘤是否复发和转移，为肿瘤的防治提供实验室依据。

一、胚胎抗原和蛋白类肿瘤标志物的检测

（一）甲胎蛋白(AFP)测定

甲胎蛋白是胎儿发育早期，由肝脏和卵黄囊合成的一种血清糖蛋白，由591个氨基酸构成的糖蛋白，分子量70kD，含有4%的碳水化合物，与白蛋白很相似，主要的差别是N端的片段。电泳时位于白蛋白和α1球蛋白之间，胎儿出生后不久即逐渐消失。AFP浓度在妊娠期间通常很高，达到成人正常值的25～30倍，也可用于21-三体的筛查。AFP的浓度在新生儿很高。有报道在胎儿脐带血中检测到AFP浓度高达正常参考值的4 000倍，出生后最初的几个月下降至成人正常值(< 10 ng/ml)。不同来源的人AFP具有一定的异质性，根据碳水化合物的唾液酸化作用和岩藻糖基化不同，可以通过免疫电泳和凝集素亲和电泳进行检测。与白蛋白相似，AFP也有转运不同物质的功能，如：非酯化脂肪酸、类固醇类激素、离子类(如锌、铜、胆红素)等。

1. 临床意义

(1) AFP升高的意义。AFP主要用于肝癌、睾丸肿瘤(非精原细胞瘤)和内胚窦肿瘤。大约15%的胃肠道肿瘤，主要是胃癌也发现AFP有中度增高，预后较差。

(2) 良性、急性或慢性肝脏疾病(肝硬化)、传染性肝脏疾病(肝炎)、中毒性肝脏疾病(对乙酰氨基酚、麻醉等)或者其他类型的肝脏疾病(肝脓肿、胆道闭锁等)。AFP通常中度增加，一般低于100 ng/ml。AFP升高的原因，主要是由于受损伤的肝细胞再生而幼稚化，此时肝细胞便具有重新产生AFP的能力，随着受损肝细胞的修复，AFP逐渐恢复正常。AFP阳性的肝脏疾病患者发展为原发性肝细胞癌的比例较高，且5年的预后较差。肝硬化、急性

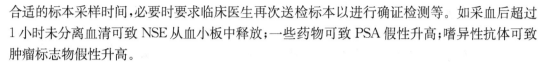

病毒性肝炎和慢性活动性肝炎患者 AFP 水平可升高，但只是短暂升高，肝硬化伴 AFP 浓度异常的患者发展为原发性肝细胞癌的风险更高。

(3) 生殖腺胚胎性肿瘤患者血清中 AFP 可见升高，如睾丸癌、畸胎瘤等。

(4) 妇女妊娠 3 个月后，血清 AFP 开始升高，7～8 个月时达到高峰，一般在 400 ng/ml 以下，分娩后 3 周恢复正常。孕妇血清中 AFP 异常升高，应考虑胎儿有神经管缺损畸形的可能性。

2. 评价

(1) AFP 不适合于肿瘤的筛查，其价值在于对患原发性肝细胞癌或胚胎细胞恶性肿瘤的高风险人群进行监测。

(2) 未经治疗的肿瘤早期 AFP 升高缓慢，随着肿瘤的生长速度加快，AFP 呈指数上升。在原发性肝细胞癌的晚期，AFP 的上升与肿瘤的生长不一定相关，有时反而明显不对称地增高，这是由于肝脏的代谢紊乱(肝衰竭)引起的。

(3) 引起 AFP 假阳性的主要原因是遗传性酪氨酸增多症和共济失调性毛细血管扩张症，AFP 水平可高于 1 000 ng/ml。

(二) 癌胚抗原(CEA)测定

癌胚抗原最初发现于成人结肠癌组织中，1965 年由 Gold 首先报道。CEA 是一个高分子量的糖蛋白，在转移性结直肠癌中发现，超过一半的分子由碳水化合物构成。分子量约为 180 kD，C-末端片段由 28 个高疏水性氨基酸构成，通过它连接在细胞膜上。CEA 的天然功能未知，由于与免疫球蛋白的相似性被认为与细胞识别机制或黏附机制有关。各种研究表明其他分子与 CEA 有很大的相似性统称为 CEA 家族，由位于 19 号染色体的两个部位约 10 个基因编码的糖蛋白构成。胚胎期主要存在于胎儿的胃肠管、胰腺和肝脏，出生后明显降低。胃肠道恶性肿瘤时可见血清 CEA 升高，在乳腺癌、肺癌及其他恶性肿瘤患者的血清中也有升高，因此，CEA 是一种广谱肿瘤标志物。血清 CEA 浓度低于 5 ng/ml 认为正常，5%～10%的吸烟人群 CEA 小幅升高(低于 15 ng/ml)。

1. 临床意义

(1) 血清 CEA 升高主要见于结肠癌、直肠癌、乳腺癌、胃癌、肺癌、胰腺癌等，其他恶性肿瘤也有不同程度的阳性率。在大肠癌中 CEA 阳性率与肿瘤分级有关，Dukes A＜20%；Dukes B 为 40%～60%；Dukes C 为 60%～80%；Dukes D 为 80%～85%。

(2) CEA 连续随访监测，可用于恶性肿瘤手术后的疗效观察及预后判断，也可用于对化疗患者的疗效观察。一般情况下，病情好转时血清 CEA 浓度下降，病情恶化时升高。

(3) 肠道憩室炎、直肠息肉、结肠炎、肝硬化肝炎和肺部疾病也有不同程度的升高，但阳性的百分率较低。

2. 评价

CEA 可在多种良性疾病升高，如肝硬化、肾功能衰竭、肺部疾病(慢性阻塞性肺病、肺炎、肺结核)、胃肠道疾病(溃疡性结肠炎、憩室炎、克罗恩病、胰腺炎)、卵巢囊肿或甲状腺功能亢进。CEA 不能作为诊断某种恶性肿瘤的特异性指标，其价值在于恶性肿瘤的鉴别诊断、病情监测和疗效评价等方面，其重要价值在于大肠癌术后的监测，连续测定血清 CEA 水平是原发性大肠癌切除术后局部或远处复发的最敏感的非创伤性诊断方法，如术后 CEA

水平稳定基本排除了复发的可能。

（三）前列腺特异性抗原测定

前列腺特异性抗原（prostate specific antigen，PSA）是在 1979 年由 Wang 首先报道的。它是一种由前列腺上皮细胞分泌的腺性激肽释放酶，为分子量 34 kD 的单链糖蛋白，参与精液液化的作用，正常人血清中含量极微。正常情况下 PSA 在前列腺上皮细胞的粗面内质网以前体形式合成 proPSA。剪切掉 17 个氨基酸后，proPSA 经细胞外分泌到前列腺腺泡和导管腔。在精液中，PSA 通过裂解两个赖氨酸残基失去活性，形成游离 PSA。前列腺癌患者的正常腺管结构遭到破坏，可见血清中 PSA 含量升高。目前，临床上已广泛将其用于前列腺癌的辅助诊断，但良性前列腺疾病时 PSA 也可轻度升高。血清总 PSA（tPSA）中有 80％的 PSA 以各种结合形式存在，称为复合 PSA（cPSA）；20％的 PSA 以未结合的形式存在，称为游离 PSA（fPSA）。

1. 临床意义

（1）PSA 是前列腺特异的肿瘤标志物，尽管可在其他腺体结构主要是肿瘤、乳腺囊肿、乳汁和羊水非常低水平的合成。PSA 的正常值为 4 ng/ml，因检测试剂的生产厂家不同会有一些变化。在无肿瘤情况下导致 PSA 增加的主要原因是前列腺炎和良性前列腺增生。在一些前列腺炎 PSA 浓度可以非常高（上限的 10 倍），所以在应用 PSA 之前最好治愈前列腺炎。

（2）25％～50％的前列腺良性增生（BPH）可检测到 PSA 水平的升高，尤其是急性尿潴留或尿路感染。治疗良性前列腺增生的雄激素治疗方法，如 5-α 还原酶抑制剂（非那雄胺）可以使 PSA 的水平降低 40％～50％，但不影响游离 PSA/总 PSA 比值，这种效应可以维持到治疗结束后 6 个月。其他良性前列腺增生的治疗方法，如 α 阻滞剂，并不影响 PSA 的水平。

（3）血液中 PSA 与蛋白酶抑制蛋白（α-1-抗胰凝乳蛋白酶，α-2 巨球蛋白）结合，少部分以游离形式存在。不同的前列腺疾病游离 PSA 的百分比不同，与正常人或良性疾病相比，前列腺癌的游离 PSA 水平较低。肝病 PSA 水平变化较大，原因目前尚不明确。血液透析可能对 PSA 水平产生影响。

（4）涉及前列腺的多种操作都会导致血清 PSA 浓度增加，如前列腺按摩、前列腺活检、膀胱镜检查或经尿道前列腺切除。直肠检查似乎并不影响 PSA 水平，但最好不要在检测 PSA 之前检查。

2. 评价

（1）PSA 认为是前列腺特异的肿瘤标志物，明确的是血清水平升高是前列腺癌特异性的，常与直肠指检及经直肠超声检查联合应用于无明显症状的大于 50 岁的男性。此外，在原发性和转移性前列腺癌患者中，PSA 还可以用于疾病的分期以及疗效和病程的监测。

（2）如 PSA 检测和直肠指检均为异常，则前列腺癌的阳性预测值达 50％，明显高于单独的 PSA 检测（20％）和直肠指检（10％）。此外直肠指检出的前列腺癌患者处于进展期的比例高于 PSA 检出的患者。

（四）人附睾蛋白 4（HE4）

HE4 是一个分子量为 11kDa 的蛋白质，参与免疫功能的蛋白酶抑制剂家族的一员。研究显示 HE4 存在各种组织中，主要在女性生殖系统、附睾和男性生殖系统的输精管、呼吸道上皮细胞、远端肾小管，唾液腺和结肠黏膜也具有不同浓度的 HE4。编码这种蛋白质的基因名称为 WFDC2，在卵巢癌表达。WFDC2 主要在浆液性癌和子宫内膜癌表达，而在黏液癌不表达。肺和乳腺的腺癌也存在 HE4 的低表达，胃肠道和泌尿系统的肿瘤通常不表达。

1. 临床意义

HE4 作为肿瘤标志物主要用于卵巢癌特别是非黏液肿瘤。其他恶性肿瘤主要是妇科恶性肿瘤和肺癌也可发现 HE4 水平的升高。HE4 在 33%的子宫内膜癌和宫颈腺癌阳性(鳞状细胞癌阴性)、在 25%的肺癌阳性，与组织学没有明确的相关性。

2. 评价

(1) 肾衰竭是引起 HE4 假阳性的主要原因，可达正常值上限的 10 倍。一项 HE4 和 CA125 的对比研究发现，肾功能衰竭被排除后 HE4 具有更好的特异性。

(2) 30%的积液出现 HE4 水平的中度升高(正常值的 2～4 倍)，5%的肝脏疾病升高(通常<200 pmol/L)，10%的肺部疾病升高(通常< 400 pmol/L)。

(3) HE4 在妇科疾病的特异性远高于 CA125 (升高比例< 5%)。

(五) 鳞状细胞癌抗原(SCCA)测定

鳞状细胞癌抗原(squamous cell carcinoma antigen, SCCA)是一种分子量为 42 kD 的糖蛋白，Kato 和 Torigoe 通过连续分离子宫颈癌组织发现了一种抗原称为 TA-4 抗原。随后 Kato 等用等分子聚焦将 TA-4 抗原细分为 14 个亚类，最中性的组分(PI6. 6)被命名为SCCA。

1. 临床意义

(1) SCCA 主要用于各种来源如宫颈、肺和头颈部的鳞状细胞癌的辅助诊断和预后。SCCA 主要在鳞状细胞癌检测，但也可在非鳞状细胞癌，如肺或胰腺癌检测到低水平的 SCCA。

(2) 肝脏疾病也会引起 SCCA 的中度升高。

(3) 常用的检测方法理论上认为总 SCCA 的正常值应低于 2 ng/ml。慢性肾脏疾病和皮肤病是造成 SCCA 假阳性的主要原因，建议不要在患有上述两种疾病或之一时检测 SC-CA。

2. 评价

(1) SCCA 不是鳞状细胞癌的特异性肿瘤标志物，其不适合于疾病的筛选。建议在原发性和复发性鳞状细胞癌中检测 SCCA 以监测病程和疗效。

(2) 在宫颈鳞状细胞癌中，SCCA(60%～74%)的临床灵敏度大于 CEA(31%～34%)，监测肿瘤复发的灵敏度分别为 70%～73%和 50%～51%。与此不同，SCCA 和 CEA 显示治疗有效的灵敏度分别为 2. 7%和 14%，小于肿瘤远处转移的灵敏度(分别为 56%和 89%)。

(六) 细胞角蛋白 19 片段测定

细胞角蛋白属于蛋白质家族，该家族蛋白先形成异二聚体、再形成四聚体，后形成中间丝，维持上皮细胞的稳定性并参与细胞内信号级联反应。目前已知有 54 个基因编码人类角质蛋白，分为两大类：28 个Ⅰ型和 26 个Ⅱ型。Ⅰ型（17 个编码鳞状上皮，11 个编码单层柱状上皮，K9-K10、K12-K28 和 K31-K40）由位于染色体 17q21.2 编码的相对小的酸性亚基（40～56 kD）构成。Ⅱ型（20 个鳞状上皮，6 个单层柱状上皮）由位于染色体 12q13.13 的基因编码的稍大的碱性亚基构成（53～67kD）。每种上皮组织都有一种细胞角蛋白的特性，在恶变后保护细胞。总之细胞角蛋白 k1-k6 和 k9-k17 存在于鳞状上皮，细胞角蛋白 k7-k8 和 k18-k20 存在于单层柱状上皮。

细胞角蛋白是一种支持蛋白，与肌动蛋白丝和微管共同构成了细胞支架，是上皮细胞的特征性标志。与细胞角蛋白相反，细胞角蛋白片段可溶于血清并能被检测到。细胞角蛋白 19 (CYFRA 21-1) 不是器官特异性或肿瘤特异性蛋白，但其经常出现于肺部组织且特别易于出现在肺部恶性肿。CYFRA 21-1 主要用于非小细胞肺癌的鉴别诊断和预后评估，以及肺癌患者的治疗效果和病程监测。

1. 临床意义

(1) CYFRA 21-1 是非器官特异性的，阳性见于所有的实体肿瘤，如非小细胞肺癌的阳性率为 40%～64%，小细胞肺癌的阳性率为 16%～52%，在肺的鳞状细胞癌、大细胞癌和腺癌中亦有较高的阳性率。此外，在膀胱癌、前列腺癌、卵巢癌、大肠癌、胰腺癌等亦有不到 50%的临床灵敏度。

(2) CYFRA 21-1 升高亦可见于良性疾病，在肺部疾病、胃肠道疾病、妇科疾病、泌尿系统疾病和肾功能不全患者中亦可见到 CYFRA 21-1 轻微升高。

2. 评价

(1) CYFRA 21-1 是非小细胞肺癌的首选标志物，NSE 是小细胞肺癌的首选标志物，提倡将 CYFRA 21-1 和 NSE 联合检测，以提高诊断的灵敏度，二者联合检测还可为肺内占位性病变定性（良性或恶性）提供依据，但这不适合于影像学检查无明显异常的患者。

(2) CYFRA 21-1 是监测肺癌患者的病程和疗效的敏感且特异的指标。首次治疗前应检测 CYFRA 21-1 浓度作为疗效评估的基础值，由于其半衰期短，在首次治疗（手术）后 48 小时就可检测 CYFRA 21-1 以评估疗效。

（七）甲状腺球蛋白(Tg)

甲状腺球蛋白（Tg）是一个具有高分子量（660 kD）的同源二聚体糖蛋白，是甲状腺的主要蛋白质（总蛋白质的 75%）。在甲状腺细胞特异合成，构成蛋白质基质，后者是甲状腺激素产生的场所，并储存了人体 80%的碘。Tg 在粗面内质网合成，后在高尔基体成熟。由分泌泡运输到顶端膜，经胞吐作用分泌到滤泡腔，然后在胶质膜表面碘化酪氨酸残基，水解后形成单碘酪氨酸和二碘酪氨酸，后形成 T4 和 T3 储存在胶质中。

1. 临床意义

(1) Tg 作为肿瘤标志物主要用于分化型甲状腺癌（DTC）。Tg 主要用于术后评估疗效，浓度变化与术后肿块是否存在有关。检测血清 Tg 在技术上是困难的。目前，放射免疫检测方法正逐渐被免疫检测代替，尽管有人怀疑这种方法可能受到 TgAb 的干扰，从而低估血清 Tg 水平。这种干扰根据免疫检测方法是竞争性的或非竞争性的有所不同。

(2) 甲状腺乳头状癌随访时，Tg 和 TgAb 需同时检测。同时检测 Tg 和 TgAb 有两方面的益处：一方面，在 TgAb 水平较高时可以避免低估 Tg；另一方面在 DTC 患者中 TgAb 水平较高，而 Tg 值有所偏低时，TgAb 可作为替代的肿瘤标志物应用于 DTC。

(3) 一般情况下，DTC 在第 1 和第 4 年（无病）之间 TgAb 水平可以从高水平降到阴性。另一方面，疾病在治疗后持续的仍可检测到 TgAb 水平。实际上 TgAb 水平的升高往往第一个提示为疾病复发。

(4) 尽管努力使各种检测方法的结果具有可比性，但结果之间仍存有差异。因此建议使用参照物 CRM-457 进行标准化，获得相似的功能灵敏度（<1 ng/ml）。

(5) Tg 的参考范围应根据地理区域确定，由于受碘摄入的影响，甲状腺功能正常、摄入适当碘及 TgAb 阴性的人群，Tg 的参考浓度在 3～40 ng/ml 之间。缺碘人群 Tg 水平可能略高。进行甲状腺切除术的患者 Tg 水平应低于 10 ng/ml，甲状腺几乎全切的患者 Tg 水平应低于 2 ng/ml。如果手术成功，TSH 浓度应保持低于 0.1 mIU/L。

2. 评价

(1) 血清 Tg 水平取决于 3 个因素：分化型甲状腺癌组织；甲状腺炎或损伤的存在（可导致 Tg 的释放）；促甲状腺激素（TSH）、人绒毛膜促性腺激素（HCG）或抗- TSH 受体抗体（TRAB）刺激 TSH 受体的程度。大多数良性疾病血清 Tg 不是甲状腺功能障碍的特异性指标。

(2) Tg 在脐带血和新生儿的血液中浓度非常高，成年之前逐步降低。妊娠的末 3 个月、Graves 病、亚急性甲状腺炎、毒性腺瘤或浸润甲状腺的其他肿瘤可检测到 Tg 水平升高。吸烟是甲状腺肿及血清 Tg 升高相关的因素。

（八）S100 蛋白

S100 蛋白属于低分子量的钙结合细胞内酸性蛋白家族，最初从牛脑分离出来。其结构是二聚体，由相等分子量的单体构成，其中 A1(α) 和 B(β) 是最普遍的形式。很多同型二聚体（S100αα、S100ββ）和异型二聚体（S100αβ）都是由这些单体经不同组合构成的。S100 蛋白存在于中枢神经系统、神经胶质细胞、施旺细胞（αβ）、黑色素细胞、朗格汉斯细胞、骨骼肌、心肌和肾组织（αα）。S100 功能尚未研究明确，但参与细胞的分裂和分化，在钙离子的参与下维持细胞骨架。根据检测方法的不同，S100 的参考上限在 0.10～0.20 μg/L 之间。

1. 临床意义

(1) S100 蛋白在肿瘤学的临床应用主要是恶性黑色素瘤，与肿瘤的分期、生存、预后和治疗疗效相关。

(2) 脑损伤在中枢神经系统损伤后的脑脊液中发现 S100 蛋白水平升高，可监测不同病因的脑损伤。当排除上述脑损伤疾病后，S100 鉴别诊断黑色素瘤和非恶性皮肤病的特异性很高。

(3) S100 蛋白也在肝脏疾病（63%）、神经系统疾病（10%）、非黑色素瘤（5%通常是肝转移）等出现中度升高（通常为正常值的 3 或 4 倍）。S100 蛋白也在 25%的妊娠女性小幅升高（<0.4 μg/L），虽然与妊娠没有明确的关系，在传染病、系统性自身免疫性疾病（主要累及脑损伤）有所升高。

2. 评价

造成 S100 假阳性的主要原因是肾功能衰竭，约 50%的患者存在异常值，在一些情况下 S100 浓度甚至达到正常值上限的 20 倍。

二、糖蛋白类肿瘤标志物检测

(一) 糖类抗原 15-3(CA15-3)测定

糖类抗原 15-3(carbohydrate antigen 15-3, CA15-3)是一种乳腺癌相关抗原,属糖蛋白,分子量超过 400kD,是 Kufe 和 Hilkens 等在 1984 年发现的。其对乳腺癌的治疗效果和病情监测有一定的价值。CA15-3 对蛋白酶和神经酰胺酶很敏感,因此血清标本应避免微生物的污染,以免影响测定结果。

1. 临床意义

(1) CA15-3 是乳腺癌的首选肿瘤标志物,但非特异性的。其他肿瘤如卵巢癌、子宫内膜癌、肺癌(主要是非小细胞肺癌),CA15-3 也可升高。乳腺癌患者常有 CA15-3 升高,但在乳腺癌的初期敏感性较低,小于 54%;转移性乳腺癌阳性率可达 80%,是手术后随访、监测复发和转移的指标。CA15-3 和 CEA 联合检测,可提高乳腺癌检出的灵敏度。

(2) 其他恶性肿瘤,如肺癌、肾癌、结肠癌、胰腺癌、卵巢癌、子宫颈癌、原发性肝癌等,也有不同程度的阳性率。

(3) 肝脏、胃肠道、肺、乳腺、卵巢等非恶性肿瘤疾病,也有不同程度升高,但阳性率较低。

2. 评价

(1) CA15-3 是转移性乳腺癌患者病程监测的有价值的指标。CA15-3 不宜作为筛查和诊断指标,主要是由于 CA15-3 对于局部疾病的临床灵敏度太低,而且在良性乳腺疾病和其他器官的癌症中也有相当数量的患者 CA15-3 水平增高。

(2) CA15-3 对乳腺癌的临床灵敏度与肿瘤的临床分期、肿瘤大小有关。CA15-3 检测肿瘤复发的临床灵敏度为 45%~77%,特异性为 94%~98%,阳性预测值为 41%~92%。

(3) 对于乳腺癌,CA15-3 优于 CEA,二者联合应用可显著提高检测肿瘤复发和转移的临床灵敏度,从 30%~50%升高到 80%。CA15-3 和 CEA 联合应用特别适合于局部或转移性乳腺癌。

(二) 糖类抗原 125(CA125)测定

糖类抗原 125(carbohydrate antigen 125, CA125)是很重要的卵巢癌相关抗原。CA125 是一种大分子多聚糖蛋白,分子量大于 200 kD,存在于上皮性卵巢癌组织和患者的血清中。CA125 在副中肾管(输卵管、子宫颈内膜和阴道上部)和间皮细胞(胸膜、心包、腹膜)衍生的结构存在。血清 CA125 低于 35 U/ml 认为是正常的,但与卵巢功能状态(绝经前更高)和种族相关,与白种人相比亚洲或非洲女性的水平较低。

1. 临床意义

(1) 卵巢癌患者血清 CA125 水平明显升高,但早期阳性率较低,小于 60%,Ⅲ期为 68%,Ⅳ期为 68%~100%。手术和化疗有效者 CA125 水平很快下降,若有复发时,CA125 升高可先于临床症状出现之前,因此是观察疗效、判断有无复发的良好指标。

(2) 其他非卵巢恶性肿瘤也有一定的阳性率,如乳腺癌 40%、胰腺癌 50%、胃癌 47%、肺癌 41.4%、大肠癌 34.2%、其他妇科肿瘤 43%。

(3) CA125是一个假阳性率较高的肿瘤标志物。患者CA125水平超过正常值上限的约有30.9%是正常的。肾功能衰竭和肝脏疾病是引起几乎所有的肿瘤标志物检测假阳性的常见原因。这两类原因引起的升高往往低于350 U/ml,有时是正常值上限的10倍。

(4) 积液是引起CA125假阳性的另一个主要原因,因为CA125在间皮合成。腹水在卵巢癌常见,而卵巢癌是CA125应用的主要疾病,所以需要进行鉴别诊断。

(5) 在许多良性和恶性胸腹水中发现有CA125升高。羊水中也能检出较高浓度的CA125。

(6) 早期妊娠的头3个月,孕妇可有CA125升高。

2. 评价

(1) CA125用于监测肿瘤的进展是非常有益的,但在某些情况下,由于治疗腹水使用的一些药物会引起CA125水平发生变化,因此易引起错误的解释。

(2) 卵巢上皮癌的术前CA125水平与预后明显相关。临床早期常出现轻微的增高,可见于肿瘤体积小的患者,预示治疗效果佳和复发率低。相反,术前CA125水平高表明疾病持续进展,化疗效果差。87%~94%的卵巢癌患者血中CA125浓度与疾病进程有很好的相关性。

(3) CA125可作为卵巢癌的肿瘤标志物,在其他肿瘤如子宫内膜癌、肺癌等肿瘤中也有CA125水平升高。间皮转移瘤也可检测到CA125的显著升高。

(三) 糖类抗原19-9 (CA19-9)测定

CA19-9是1979年从大肠癌细胞株SW 1116的培养基分离获得,命名为结肠特异性抗原(CSA)。随后从一个特异的单克隆抗体获得并获批准,因此这个抗体改名为CA19-9 (1116 NS 19.9)。该抗体识别一种由神经节苷脂构成的黏蛋白样抗原决定簇,该神经节苷脂是Lewis血型抗原唾液酸化的衍生物。Lewis a-b的个体约占人口的5%,不表达CA19-9抗原。CA19-9主要由碳水化合物构成,约占85%,主要包括唾液酸、岩藻糖、唾液酸化的乳酸-N-岩藻五糖。蛋白质部分包括丝氨酸、苏氨酸和脯氨酸,占所有氨基酸组成的35%,分子量>36 kD。在正常人的分泌物如唾液、精液、乳汁、消化液中也存在。胎儿和新生儿的胃肠道通过免疫组化方法可以检测到CA19-9的表达。血清CA19-9正常参考值上限是37 U/ml。

1. 临床意义

(1) CA19-9作为肿瘤标志物主要应用于消化道肿瘤,适用于胰腺癌。卵巢肿瘤(黏液腺癌)和支气管肿瘤,主要是腺癌,未分化的大细胞癌也可出现CA19-9水平的升高。

(2) 胃癌阳性率约为50%,大肠癌阳性率约为59%,肝癌的阳性率约为51%。

(3) 肝脏疾病是造成CA19-9假阳性的主要原因,如黄疸和胰腺炎患者CA19-9浓度超过1000 U/ml。尽管如此,如果CA19-9浓度超过1 000 U/ml,我们必须告知临床医生患者患有癌症的概率非常高(>95%),且极有可能是胰腺癌。因此有必要进一步检查以确诊或排除疑似诊断。这与其他辅助诊断如影像学检查的情况相同,当怀疑有包块或高度怀疑恶性肿瘤时均需要进一步确认。在有疑问的情形下需要考虑进行胆管炎治疗和胆道减压,治疗后CA19-9的水平会降低,不管降低原因是什么,该疾病都倾向于非恶性疾病,但进行随访是必要的。

(4) 肾功能衰竭也会引起CA19-9的轻微升高，一般不超过150 U/ml。排除肝、肾疾病，在18%的积液、黏液囊肿或支气管扩张等患者中CA19-9略有升高，一般中度升高。

2. 评价

(1) CA19-9是既无肿瘤特异性又无器官特异性的抗原。它主要用于胰腺、肝胆和胃等癌患者的诊断、治疗监测和预后判断。亦可以用于大肠癌(CEA之后的次选肿瘤标志物)和卵巢癌(CA125之后的次选肿瘤标志物)的诊断和病情监测。

(2) 在胰腺癌中，CA19-9浓度升高的程度和发生率与肿瘤位置、肿瘤范围有关，与是否转移有关，但与组织学分型无关。

(四) 糖类抗原72-4(CA72-4)测定

CA72-4是一个高分子量(>106kD)的黏蛋白，由两个单克隆抗体CC49和B72.3确定。第一个抗体是通过纯化的黏蛋白样糖蛋白抗原TAG-72(分子量220-400kD)作为免疫抗原获得的。第二个单克隆抗体，是用人类转移性乳腺癌的膜富集片段作为免疫抗原杂交后获得的。随后被纯化获得了第二代抗体，称为TAG-72CC，在结直肠癌占优势。在上皮起源的许多恶性肿瘤也可以通过免疫组化方法检测到CA72-4，正常值低于6 U/ml。

1. 临床意义

CA72-4主要用于消化道肿瘤，也可在乳腺癌、卵巢癌或肺癌检测到水平升高。

2. 评价

(1) CA72-4特异性较高，很少有假阳性结果，是监测胃癌的首选肿瘤标志物，灵敏度优于CA19-9和CEA，若三者联合检测效果更好。卵巢癌时CA72-4含量也明显增加，且有助于监测病情。

(2) 结肠癌、胰腺癌和非小细胞性肺癌，CA72-4含量也可见增高。

(3) CA72-4是监测胃癌患者病程和疗效的首选肿瘤标志物。作为CA125之后的次选标志物，对于黏蛋白型卵巢癌有较高的临床灵敏度。相对于CEA和CA19-9，CA72-4在良性疾病中有较高的临床特异性。

(4) 胃癌中，CA72-4的临床灵敏度显著高于CA19-9和CEA，手术后患者CA72-4和CA19-9联合检测的临床灵敏度增加，明显高于CA72-4和CEA联合检测。对于大肠癌，CA72-4和CEA联合检测可明显提高初步诊断的临床灵敏度。对于卵巢癌，CA125和CA72-4联合检测可明显提高临床灵敏度。

三、酶类肿瘤标志物检测

(一) 神经元特异性烯醇化酶测定

烯醇化酶或磷酸合酶(EC4.2.1.11)是一种糖酵解酶，催化2-磷酸化丙酮酸为磷酸烯醇式丙酮酸。该烯醇化酶有5种同工酶由3个亚基α、β和γ结合形成。α-α同工酶在动物中分布最广，主要存在于肝脏和肌肉组织等。γ同工酶(两个γ亚基)或神经元特异性同工酶(NSE)主要在(中央及外周)神经元和神经内分泌细胞合成。NSE水平低于25 ng/ml被认为是正常的，依据采用的方法不同结果可能有所变化。

现有检测 NSE 的免疫学技术主要是检测样品中的 γ 同工酶，包括二聚体 NSE 和与其他亚基结合的。红细胞含有丰富的 α-γ 混合体，因此，必须在 1 h 内从血清分离出红细胞和血小板以避免假阳性的发生，溶血是造成 NSE 假阳性的主要原因。样本溶血时 NSE 可增加到正常浓度的 20 倍，所以必须排除溶血样本，用新鲜样本进行检测。

1. 临床意义

(1) NSE 主要用于神经外胚层起源的肿瘤，如小肠类癌、神经母细胞瘤和未分化的小细胞癌(USCC)。针对 NSE 的特异性存在不同的意见。NSE 主要在神经内分泌肿瘤和未分化的小细胞癌(USCC)升高，但也在其他类型的肿瘤升高(如：淋巴瘤)。50%出现 NSE 显著升高的患者确诊为神经内分泌肿瘤或 USCC。

(2) 小细胞肺癌(SCLC)患者 NSE 水平明显高于肺腺癌、肺鳞癌、大细胞肺癌等非小细胞肺癌 (NSCLC)，可用于鉴别诊断，监测小细胞肺癌放疗、化疗后的治疗效果。治疗有效时 NSE 浓度逐渐降低至正常水平，复发时血清 NSE 升高。

(3) 神经母细胞瘤患者 NSE 水平异常增高，而 Wilms 瘤升高较少，因此测定 NSE 的水平可用于上述疾病的诊断和鉴别诊断，也可用来监测神经母细胞瘤的病情变化，评价疗效和预测复发。

(4) 神经内分泌细胞肿瘤(如：嗜铬细胞瘤、胰岛细胞瘤、甲状腺髓样癌、黑色素瘤等)患者血清内 NSE 也可增高。转移性精原细胞瘤 NSE 显著升高。

2. 评价

(1) NSE 检测有助于监测神经内分泌肿瘤患者的疗效和病程，尤其适合于小细胞肺癌和神经母细胞瘤。

(2) NSE 是特异性最高的肿瘤标志物之一，是小细胞肺癌的首选肿瘤标志物，各肿瘤标志物的临床灵敏度分别为：NSE 77%，CYFRA 21-1 36%，SCC 32%，CEA 28%。

(二) α-L-岩藻糖苷酶(AFU)测定

α-L-岩藻糖苷酶(alpha-L-fucosidase，AFU)是一种溶酶体酸性水解酶，广泛分布于人体各种细胞的溶酶体内以及血液和体液中。AFU 参与体内糖蛋白、糖脂和寡糖的代谢，以往主要用于遗传性 AFU 缺乏引起的岩藻糖储积病的诊断。Deugnier 等 1984 年首先发现原发性肝癌患者血清中 AFU 活性升高。多年来的研究表明，血清 AFU 测定有助于原发性肝癌的辅助诊断、疗效观察、术后随访，可作为原发性肝癌的标志物。

1. 临床意义

(1) 原发性肝癌患者血清中 AFU 活性明显升高，AFP 阴性的肝癌患者中 AFU 也可见升高，特别是小肝癌患者，AFU 阳性率显著高于 AFP，说明 AFU 活性与 AFP 浓度无相关性。

(2) 其他恶性肿瘤(如肺癌、结肠癌、乳腺癌等)也有部分病例 AFU 升高。

(3) 慢性肝炎、肝硬化患者中部分病例 AFU 升高，随病情好转 AFU 下降，动态监测有助于与肝癌的鉴别。

(4) 妊娠期间，AFU 升高，分娩后迅速下降。

2. 评价

(1) AFP 和 AFU 检测有较好的互补作用，二者联合应用可显著提高原发性肝癌的诊断阳性率。

(2) 虽然 AFU 检测在理论上有诊断价值，但是目前 AFU 的检测试剂盒质量欠佳，严重影响其诊断价值的发挥。

(三) 前列腺酸性磷酸酶测定

前列腺酸性磷酸酶(prostatic acid phosphatase, PAP)是前列腺分泌的一种酶，属糖蛋白，分子量 102kD，在酸性环境中活性最强，能水解有机磷酸酯。1936 年 Gutmann 首次在前列腺癌骨转移的患者中发现有酸性磷酸酶活性升高。与 PSA 类似，PAP 是诊断前列腺癌，监测前列腺癌疗效以及前列腺癌术后是否复发、转移的辅助指标。

1. 临床意义

(1) 前列腺癌可见血清 PAP 浓度升高，特别是在前列腺癌中晚期时。PAP 测定诊断前列腺癌的特异性比 PSA 高，可达 96%，但敏感性较 PSA 低，约为 57%。

(2) 前列腺肥大、前列腺炎和泌尿生殖系统疾病，也可见到 PAP 升高。

(3) 某些肾脏和前列腺检查可导致血清 PAP 升高，在判断测定结果时要予以考虑。

2. 评价

血清 PAP 浓度与前列腺癌的分期有关，联合检测 PAP 和 PSA 可提高前列腺癌诊断的阳性率。

四、激素类肿瘤标志物检测

(一) 人绒毛膜促性腺激素(HCG)测定

HCG 是由胎盘合体滋养层细胞合成的一种糖蛋白激素。主要功能维持黄体酮的分泌，并维持黄体在妊娠最初阶段的功能。HCG 由 α 和 β 两个亚基构成，分子量分别为 15 000 Da和 22 000 Da。α 亚基由 92 个氨基酸构成，与卵泡刺激素、促甲状腺激素和促黄体激素的 α 亚基相同。另一方面，β 亚基由不同的氨基酸组成(主要是在羧基端)，具有特异性和生物活性。β 亚基可以检测，并与其他激素无交叉反应。HCG 从排卵的第 8 天开始合成，每2～4 天水平升高 1 倍，在妊娠的第 10～12 周达到高峰，然后在妊娠的末期开始降低。少量的总 HCG 和 β-HCG(比胎盘水平低 1 000 倍以上)可在各种组织合成，如乳房、脑垂体、前列腺、睾丸和骨骼肌。甚至在子宫、结肠、肾脏、甲状腺及膀胱等正常组织也检测到低水平的 HCG。

1. 临床意义

(1) β-HCG 作为肿瘤标志物主要应用于滋养细胞瘤、生殖细胞卵巢癌和睾丸癌。其他晚期未分化肿瘤主要是胃肠道、乳腺、肺、肾脏肿瘤或淋巴瘤也存在 β-HCG 水平的升高，但相对水平较低。

(2) 非妊娠女性 β-HCG 增高应怀疑肿瘤的存在，但由于嗜异性抗体导致的假阳性应排除在外。已在 24%的系统性红斑狼疮检测到 β-HCG 增加，这可能是由于各种卵巢或子宫内膜抗体的干扰。肾衰竭也可导致 β-HCG 中度增加(高达正常值的 10 倍)。素食妇女的绝经期或早停经期，或在使用大麻的患者 β-HCG 也略有增加。

2. 评价

(1) HCG 和 β-HCG 主要用于胚胎细胞肿瘤的诊断、随访和疗效监测。HCG +β-HCG

适合于罹患胚胎细胞瘤风险增高的患者的筛检。

(2) 在睾丸母细胞瘤患者中 HCG、β-HCG 应该与 AFP 联合检测,因为两种肿瘤标志物都是独立分泌且分别与不同类型肿瘤有关。最初一种或两种肿瘤标志物呈阴性的肿瘤可能会由于改变了肿瘤类型,而使标志物呈阳性。

(二) 胃泌素释放肽前体测定

胃泌素释放肽(GRP)是从猪内脏分离的 27 氨基酸肽,与铃蟾肽的羧基端有很大的同源性。GRP 可能通过自分泌或细胞-细胞相互作用在恶性肿瘤的转移扩散中发挥重要作用,在血液中不稳定存在。胃泌素释放肽前体有一个区域在血液中稳定存在并可以通过酶免疫方法检测,这个区域在 3 种类型胃泌素释放肽前体(ProGRP)均常见。ProGRP 的正常浓度小于 69.2 pg/ml。ProGRP 在 9.1%的患者升高,肾功能衰竭是造成假阳性的主要原因,22%的肾功能衰竭患者 ProGRP 水平异常但均低于 200 pg/ml, ProGRP 在肾功能衰竭患者中浓度超过 350 pg/ml 时需要引起注意。肝脏疾病和胸腔积液,也可以导致 ProGRP 的少量增加,通常小于 100 pg/ml。ProGRP 很少在其他良性疾病升高,在一项研究中不到 6%(17/301),且通常低于 100 pg/ml(99.7%),这些疾病包括肺、传染性、神经或心脏疾病,与其他研究者的研究结果一致。

1. 临床意义

(1) ProGRP 主要与 NSE 联合应用于小细胞肺癌。ProGRP 的特异性优于 NSE。在 5%~10%未出现肺转移的上皮性肿瘤,ProGRP 可能会出现小幅升高(<100 pg/ml),30%的非小细胞未分化肺癌也会升高,通常低于 150 pg/ml。

(2) 神经内分泌肿瘤也可发现 ProGRP 升高。

2. 评价

根据一般临床经验,如果 ProGRP 超过 150 pg/ml 就有高度的概率(98%)是小细胞未分化肺癌或神经内分泌肿瘤。但在临床应用时需要注意排除肝肾功能异常对检测结果的影响。

(三) 降钙素测定

成熟的降钙素(CT)是一个由 32 个氨基酸组成的单链多肽并伴有一个二硫键和脯氨酰胺,是滤泡 C 细胞分泌的一个超过 141 个氨基酸的前体(降钙素原前体)翻译后修饰的结果。其他内分泌细胞也可以合成低浓度的降钙素。目前的检测方法可以特异的检测成熟形式的降钙素,不同的检测方法降钙素的正常值不同,正常健康人(女性低于男性)和除甲状腺髓样癌(MTC)外的 90%的甲状腺功能不全患者,降钙素一般低于 10 pg/ml (ng/L)。更灵敏检测技术的发展有必要重新定义正常值。

1. 临床意义

(1) 降钙素主要用于 MTC 的诊断和随访。甲状腺髓样癌患者血清降钙素明显升高,而且由于降钙素的半衰期较短,因此可作为观察临床疗效的标志物。

(2) 部分肺癌、乳腺癌、胃肠道癌及嗜铬细胞瘤患者可因为高血钙或产生异位分泌而使血清降钙素增加,另外肝癌和肝硬化患者偶见血清降钙素增高。

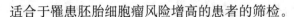

(3) 自身免疫性甲状腺疾病(桥本氏甲状腺炎和 Graves 病)可出现降钙素的升高。其他非甲状腺疾病包括重度肾功能衰竭、高钙血症和高胃泌素血症。急性炎性肺病和其他局

部或全身的脓毒血症也可出现降钙素升高。一些使用血清降钙素原(ProCT)、降钙素和降钙素蛋白特异的血清抗体,应用高效液相色谱法和凝胶过滤技术的研究显示,具有高水平降钙素且与非甲状腺疾病相关的患者血清中 ProCT 显著的升高。不同的神经内分泌肿瘤(如:小细胞肺癌)也可观察到降钙素的增加。

2. 评价

降钙素是用于诊断和监测甲状腺髓样癌的特异而敏感的肿瘤标志物。甲状腺髓样癌手术前降钙素浓度高,手术后数小时内 降钙素下降,如手术后降钙素长期持续增高,提示肿瘤切除不完全或有可能转移。

第三节　恶性肿瘤的常用基因检测

正常细胞恶变,直到最后扩散转移的过程涉及许多基因的改变。借助分子生物学技术,对细胞恶变及肿瘤生成过程进行深入研究,寻求新的恶性肿瘤的基因标志物有助于填补传统生化和免疫学标志物的空白。

肿瘤的产生与癌基因和抑癌基因有关。凡能参与或直接导致正常细胞发生恶性变的任何基因序列均称为癌基因;而存在正常细胞内,发生恶变后转变为癌基因的基因序列称为原癌基因。原癌基因或细胞癌基因本质是一类控制细胞生长分化的基因组。原癌基因编码的产物可在细胞膜、细胞质、细胞核及细胞外,对细胞生长及分化进行调控。与临床诊断有关的癌基因可以分为两大类:①肿瘤非特异性癌基因:如 c-myc、nm23、k-ras 等存在于多种组织,在肝癌、膀胱癌、乳腺癌、大肠癌、肺癌等许多肿瘤中都可检测到;②肿瘤特异性癌基因:如 c-sis 与淋巴结肿瘤转移有关,c-abl 与慢性髓性白血病有关。凡可抑制细胞生长并能潜在抑制癌变作用的基因均称为抑癌基因,如 p53、Rb、APC 等。抑癌基因必须具备以下条件:在癌组织细胞中,该基因有明显改变,如点突变、DNA 片段或全基因的缺失或表达缺陷;而在相应的正常组织中基因表达正常;该基因可部分或全部抑制肿瘤细胞的恶性表型。

一、视网膜母细胞瘤基因

视网膜母细胞瘤基因(retinoblastoma, Rb)定位于人类染色体 13ql4,全长约 200 kb,有 27 个外显子,26 个内含子,编码具有 928 个氨基酸残基的 Rb 蛋白,85% 的 Rb 蛋白质产物存在于细胞核中,约 10%在细胞膜上,在胞质和间质中几乎没有 Rb 蛋白质。

Rb 蛋白磷酸化是 Rb 基因调节细胞分化的主要形式,在细胞周期的 G1 期 Rb 基因蛋白为去磷酸化状态,在 G2 期、S 期、M 期为磷酸化状态。Rb 基因的抗癌性有两层含义:一是在正常细胞中 Rb 基因具有抑制细胞生长的作用;二是在肿瘤细胞内 Rb 基因具有抑制其生长及致瘤性作用。正常人体组织 Rb 基因的结构及表达均正常,而相应的肿瘤组织中的基因常缺失突变,缺乏正常的 Rb 蛋白。Rb 基因可以完全抑制视网膜母细胞瘤的发生,表明基因功能失活是视网膜母细胞瘤发生的主要机制 ;而 Rb 基因只能部分抑制前列腺癌、膀胱癌及乳腺癌的发生,说明 Rb 基因失活在这些肿瘤的发生、发展中起着一定作用。

Rb 基因突变也与骨肉瘤和小细胞肺癌有关。

二、BRCA1 和 BRCA2 基因

遗传性乳腺癌为常染色体显性病，与 BRCA1 和 BRCA2 基因有关。BRCA1 位于染色体 17q 上，BRCA2 位于染色体 13q12-13 上。BRCA1 编码含 1863 个氨基酸残基的蛋白，这种蛋白可以作为一种转录因子。检测体细胞 BRCA1 和 BRCA2 的突变，能鉴别带有突变基因的乳腺癌家族个体。

现已查明，2%的乳腺癌，最多 5%的卵巢癌是由于 BRCA1 基因突变引起。不到 2%的女性乳腺癌，10%的男性乳腺癌和 1%的卵巢癌由 BRCA2 基因突变引起。

三、Her-2/neu 基因

Her-2/neu 原癌基因编码产生一种跨膜的酪氨酸激酶受体，具有刺激生长的活性，在调节细胞生长、生存和分化中起重要作用。Her-2/neu 基因的过度表达可导致细胞过度增殖和表型恶性转化。临床研究发现 25%～30%的乳腺癌患者 Her-2/neu 基因过度表达，这些患者具有病理类型多为低分化型、激素受体往往阴性、易发生淋巴结转移、预后不良、总生存期及无病生存期较短等特点。现已明确，Her-2/neu 基因过度表达与治疗效果密切相关，具有预测疗效的作用。近来发现，Her-2/neu 癌蛋白胞外结构可通过蛋白水解的方式从细胞表面脱落，形成可溶性的 Her-2/neu。可溶性 Her-2/neu 是肿瘤转移和负荷增加的标志，血清可溶性 Her-2/neu 水平升高，预示着病情进展、预后不良。

四、ras 基因

ras 基因首先在大鼠肉瘤病毒(rat sarcoma virus)中发现而得名，编码酪氨酸激酶。目前已发现人基因中有 Ha-ras、Ki-ras 和 N-ras 三种，三者核酸序列同源高达 85%，均有 4 个外显子。不论什么种族 的 m 基因编码的磷蛋白 p21 都具有与鸟苷酸结合的能力，并具有 GTP 酶的活性，它们都定位于细胞内侧起作用，这些作用与 G 蛋白十分相似。

目前，多数学者认为 ras 基因参与诱发肿瘤的可能机制有：① ras 基因的过度表达，形成过多与 GTP 结合状态的 ras 蛋白，或 ras 蛋白异常使与 GTP 结合状态居多；②ras 基因突变影响 ras 蛋白 GTP 酶活性。

ras 基因突变多见于神经母细胞瘤、膀胱癌、急性白血病、消化道肿瘤、乳腺癌，患这些疾病时 ras 基因突变后的表达产物 p21 蛋白增加并和肿瘤的浸润及转移有关。大约有 30%的人类肿瘤中可以发现 ras 突变。乳腺肿瘤中有 21%～63.6% ras 癌基因的表达，且其表达与肿瘤恶化程度、淋巴结转移情况等有关。

五、EGFR 基因

表皮生长因子受体(epithelial growth factor receptor，EGFR)本身具有酪氨酸激酶活

性，一旦与表皮生长因子(EGF)结合可启动细胞核内的有关基因，从而促进细胞分裂增殖。EGFR 在肿瘤细胞的增殖、损伤修复、侵袭及新生血管形成等方面起重要作用。胃癌、乳腺癌、膀胱癌和头颈部鳞癌的 EGFR 表达增高。

近年来，靶向 EGFR 药物已成为肿瘤治疗的新热点。靶向 EGFR 药物主要有两类：一类是作用于受体胞内区的小分子酪氨酸激酶抑制剂(TKI)，如吉非替尼等；另一类是作用于受体胞外区的单克隆抗体(MAb)，如西妥昔单抗等。

肺癌细胞中 EGFR 酪氨酸激酶编码区基因突变是靶向药物奏效的一个必要的前提条件，对 EGFR 基因的外显子进行检测，能从晚期肺癌患者中筛选出最适合治疗的对象进行有针对性的治疗。文献报道，中国人肺癌的 EGFR 基因突变主要发生在外显子 19 和 21，突变率较高，理论上讲是 EGFR 酪氨酸激酶抑制剂合适的应用对象。

六、结肠多发性腺瘤样息肉病基因

结肠多发性腺瘤样息肉病基因(adenomatous polyposis coli，APC)的突变在遗传性大肠癌的形成中起着关键的作用。APC 基因定位于染色体 5q21 5q22，共有 15 个外显子，编码具有 2 843 个氨基酸的蛋白质。APC 基因存在于细胞质中，参与 c-myc 基因表达的调节，它没有信号肽、穿膜区和核靶信号。APC 基因在正常结肠黏膜、胎儿肌肉、肝、皮肤、成人外周血白细胞、结肠癌及部分其他肿瘤细胞系中表达。

APC 基因的突变主要包括点突变和框架移动突变。前者包括无义突变、错义突变和拼接错误；后者包括缺失和插入。点突变似乎分散在整个基因中，而且半数以上表现在核苷酸 C 向其他核苷酸的改变，大部分集中在 CpG 和 GpA 位点；大部分缺失发生在外显子 15，所有的缺失都改变了阅读框，且形成了下游的终止密码子。

在大肠肿瘤细胞中，除存在 APC 位点杂合性丢失外，还有体细胞突变，结果与胚系突变的情况类似。未分化性胃癌 APC 基因的点突变和缺失均位于第 15 外显子，而在食管癌中的 APC 等位基因呈杂合性丢失。

七、家族性结肠息肉易感基因

家族性结肠息肉易感基因(mutated colorectal cancer，MCC)定位于 5q21，有 17 个外显子，16 个内含子，mRNA 全长 4181 个核苷酸，编码 829 个氨基酸的蛋白，分子量为 93 kD。结肠癌中发现有 MCC 的重排，也有 MCC 的点突变。现研究表明 MCC 不仅与结肠癌有关，而且与小细胞肺癌、非小细胞肺癌等肿瘤有关。

八、大肠癌缺失基因

大肠癌缺失基因(deleted in colorectal carcinoma，DCC)定位于 18 号染色体(18q21. 3)，DNA 约 370 kb，转录成 10～12 kb 的 mRNA，编码 750 个氨基酸蛋白，分子量为 190 kD。DCC 编码产物作为受体的一部分在轴索中发挥作用。现研究表明它与结肠癌等肿瘤有关，DCC 在大肠癌中是作为一种肿瘤抑制基因起作用，表达减少或丢失和肿瘤的分期增加及预后较差有关。

九、其他基因

1. myc 基因

最早在 B、T 淋巴细胞瘤、肉瘤、内皮瘤患者中发现 myc 基因的激活，后来发现小细胞肺癌、幼儿神经母细胞瘤的临床进展和 myc 基因表达扩增有关，而且多见于转移的肿瘤组织，目前 myc 基因蛋白标志主要用在判断肿瘤的复发和转移上。

2. p53 基因

野生型 p53 是一种抑癌基因，它通过控制细胞进入 S 期控制细胞的分化，监视细胞基因组的完整性，阻止具有癌变倾向的基因突变的发生。突变型 p53 基因编码的 p53 蛋白是一种肿瘤促进因子，它可以消除正常 p53 的功能，导致细胞转化或肿瘤形成。p53 基因突变主要是点突变，另有少量插入和缺失突变。70％恶性肿瘤中存在 p53 基因的突变（如肺癌、乳癌、肝癌、胃癌、卵巢癌、鼻咽癌、脑瘤、肉瘤、白血病和淋巴瘤等），分别存在相应的突变热点。

3. nm23 基因

nm23 基因是一种与恶性肿瘤转移有关的基因，人基因组中有两个 nm23 基因 nm23-H1 和 nm23-H2，分别编码核苷二磷酸激酶（NDPK）的 A、B 两种亚基，分子量均为 17kD。这两种亚基随机地组合成等电点不同的系列同工酶，广泛存在于机体内。NDPK 通过参与调节细胞内微管系统的状态而抑制癌的转移。在无转移鼠黑色素瘤细胞株中发现 nm23 基因的过度表达，nm23 基因产物在转移性乳腺癌、结肠癌和前列腺癌中出现升高，被作为一种新的肿瘤转移标志。

第四节　常见恶性肿瘤的实验诊断

恶性肿瘤的诊断依赖于临床诊断、实验诊断、影像学诊断、内镜检查和病理诊断等手段的综合应用。实验诊断时，既要学会应用肿瘤标志物，合理地选择合适的肿瘤标志物将其应用于适当的环节，又要学会应用常规的实验室检验项目，为肿瘤的诊断和治疗提供帮助。

一、消化系统肿瘤

（一）肝癌

全球每年新诊断肝细胞癌病例 50 万例，在癌症引起死亡的病因中占第 3 位。在发展中国家，肝细胞癌的患者多数具有慢性乙型肝炎病毒（hepatitis B virus，HBV）感染病史。与非肝硬化患者相比，肝硬化患者具有更高的肝细胞癌发病风险，每年肝细胞癌的发生率约 2.0％～6.6％，而前者的发生率约 0.4％。采用肝脏超声和标志物检测对无症状的高危人群进行肝细胞癌的筛查，有助于早期发现肿瘤。

1. 肝癌的常规实验室检验

肝细胞发生癌变时可见生化指标的异常，在乙型肝炎或丙型肝炎基础上发展成的肝癌患者，血清 HBsAg、抗 HCV 可阳性。其他如血清铁蛋白、α1 酸性糖蛋白、β-2 微球蛋白等浓度在肝癌时均可升高。

2. 肝癌的肿瘤标志物检验

目前多数实验室采用的健康人群参考范围上限为 10～15 μg/L。有报道表明，AFP 检测值在成年人中随年龄增加而升高，在 40 岁以下人群中，其参考范围上限为 11.3 μg/L，40 岁以上人群参考范围上限增加到 15.2 μg/L。建议对于各种不同的检测方法，建立相应的参考范围，以减少方法学之间的差异。①AFP：常用作肝细胞癌的检测和肝癌高危人群的监测，70%～90%的原发性肝癌患者 AFP 升高，约 60%的肝癌患者血清 AFP 增高(特异性为 75%)；②对于 AFP 阴性的肝癌患者，γ-GT、ALP 等常规生化指标的检测具有一定的参考价值；③一般以 AFP≥400 ng/ml 为原发性肝癌的诊断临界值，但部分原发性肝癌患者 AFP 浓度也可正常；④转移性肝癌 AFP 浓度亦可见升高；⑤检测 GGT 同工酶和 ALP 同工酶对于肝癌的诊断有一定的帮助。

3. 肿瘤基因及其表达产物检测

肝癌时 N-ras 癌基因过量表达并具有转化活性，抑癌基因 p53 可丢失。

(二) 大肠癌

大肠癌是指大肠黏膜上皮在环境或遗传等多种致癌因素作用下发生的恶性病变，预后不良，死亡率较高。结直肠癌是全球第 3 大常见恶性肿瘤，是最常见的消化道恶性肿瘤之一，每年新增病例约 100 万例，每年死于结直肠癌的患者达到约 50 万例。虽然目前临床采用了各种结直肠癌根治手术，但仍有 40%～50%患者出现复发或转移。对术后患者的随访监测手段包括：临床体检、影像学检查、内镜检查、临床生化检查、TM 的检测。

1. 大肠癌的常规实验室检验

粪便隐血试验对大肠癌的发现有重要意义，应对高危人群定期进行检验；大肠癌时，肠黏膜发生不同程度的渗血和出血，致失血性贫血，血红蛋白、铁蛋白、铁浓度均降低；血清 ALP、LDH 活性升高可能是大肠癌肝转移的第一指征。

2. 大肠癌的肿瘤标志物检验

(1) CEA 升高常见于大肠癌的中晚期，用于肿瘤的疗效判断、预后判断、监测复发与转移；不建议 CEA 用于对健康人群进行早期结直肠癌的筛查。术前 CEA 水平可与其他因素一起联合用于手术方案的选择。对于 CEA 水平升高的患者需评估是否存在远处转移。不建议根据术前 CEA 水平选择患者辅助化疗方案。对于临床分期为Ⅱ期或Ⅲ期的结直肠癌患者在接受手术治疗或因转移灶接受全身性治疗后，应每 3 个月检测 1 次 CEA 水平，持续 3 年。对于进展型结直肠癌患者进行全身性治疗时，需常规定期监测 CEA 水平。在排除了治疗等因素引起的假阳性升高后，CEA 浓度的增高(如：>30%)提示肿瘤进展。

(2) CA19-9 常与 CEA 联合用于监测大肠癌的复发。目前不推荐 CA242、TIMP-1 用于结直肠癌的常规检测。

3. 肿瘤基因及其表达产物检测

有遗传倾向的患者应进行 APC 和 DCC 基因检测；p53 基因突变可发生在良性腺瘤转变为癌的阶段，检测 p53 基因可了解腺瘤的癌变倾向，有助于早期发现大肠癌。目前不推荐胸苷酸合酶、MSI、uPA/PAI-1、p53 基因突变检测作为预后判断和疗效监测的常规检测项目。但是，推荐 K-ras 突变状态检测作为 EGFR 抗体治疗前的疗效预测。对于怀疑有家族性腺瘤性息肉病的患者，基因检测（APC 基因）将有助于确认诊断和对家族中其他无症状患者进行风险评估。

（三）胰腺癌

胰腺癌在消化系统恶性肿瘤中发病率相对较低，但其恶性程度高、发展较快、预后极差。胰腺癌包括胰头癌、胰体尾部癌和胰腺囊腺癌等，约 90%的病例为胰腺导管细胞腺癌，胰头癌最为常见。

1. 胰腺癌的常规实验室检验

（1）黄疸是胰腺癌的最主要临床表现，大部分患者出现黄疸时已属中晚期，血清胆红素升高，以结合胆红素为主，重度黄疸者尿胆红素阳性，尿胆原阴性，粪便为灰白色。

（2）胰腺癌时胰腺组织破坏，淀粉酶释放入血，血清淀粉酶可见升高。此外，胰腺癌时，肿瘤压迫引起梗阻造成导管内压力增高，淀粉酶释放入血致血清浓度增高，但如果肿瘤引起梗阻的时间过长，腺体组织纤维增生、分泌功能降低亦使淀粉酶反而降低，胰腺癌时血清脂肪酶浓度亦可见升高。

（3）血清 ALP、γ-GT、LDH 等可升高。

2. 胰腺癌的肿瘤标志物检验

（1）CA19-9 可用于胰腺癌的诊断、预后及疗效判断，术前 CA19-9 低，提示预后较好。CA19-9 浓度与肿瘤的生长阶段有关。

（2）胰腺癌时 CEA 浓度可见升高。

3. 肿瘤基因及其表达产物检测

约 70%的胰腺癌患者 p53 基因突变，96%的胰腺癌患者 K-ras 基因突变。p53 蛋白表达可能与胰腺癌进展有关，可作为反映胰腺癌生物学行为和预后的重要标志物。

（四）胃癌

胃癌是常见的消化系统肿瘤，虽然其发病率有下降趋势，但是预后不佳，有机会接受手术治疗的患者，胃切除术后 5 年生存率低于 30%。胃癌可发生于任何年龄，但以 40～60 岁多见，男多于女，约为 2∶1。在胃癌的发生过程中，幽门螺旋杆菌（helicobacter pylori，HP）感染导致的慢性胃炎与胃癌发病风险的增加密切相关。在对胃癌患者进行初期评估时，HP 感染的检测是必要的。

1. 胃癌的常规实验室检验

胃癌患者粪便隐血试验可为阳性，约半数患者呈反复阳性，由于本试验方便、快速，临床可作为胃癌的筛查试验，持续阳性者应进一步做肿瘤标志物检查，并结合胃镜、病理活检等检查；胃癌可致失血性贫血，患者血红蛋白、铁蛋白、铁等可降低，部分患者因维生素 B_{12} 吸收障碍致大细胞贫血，对近期出现原因不明贫血伴粪便隐血试验持续阳性者应进一步检查；幽门螺杆菌的检测可辅助胃癌的诊断。

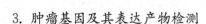

2. 胃癌的肿瘤标志物检验

临床常用的肿瘤标志物包括 CEA、CA19-9、CA72-4、CYFRA21-1、β-HCG 等。有研究表明 CEA、CA-19-9、CA72-4 可作为胃癌的预后评估和术后监测的标志物，而 CYFRA21-1、β-HCG 则主要用于预后评估。在胃癌的早期筛查时，常用的肿瘤标志物如 CEA 等对胃癌的诊断价值不高，CA72-4 是相对价值较高的标志物，主要用于监测胃癌患者治疗效果。此外，CEA 和 CA19-9 亦可用于胃癌治疗效果的监测。

3. 肿瘤基因及其表达产物检测

K-ras 基因激活，早期胃癌阳性率为 11%，晚期可达 50%，K-ras 基因激活还与肿瘤侵犯的深度和淋巴结转移有关；p53 基因可出现丢失、突变现象。

二、呼吸系统肿瘤

（一）肺癌

肺癌多起源于支气管黏膜上皮，是全世界最常见的恶性肿瘤之一，在我国已成为男性发病率第一位，女性发病率第二，死亡率最高的恶性肿瘤。大部分的原发性肺癌可以分为 4 种组织类型：鳞状上皮癌、腺上皮癌、大细胞癌、小细胞肺癌（small cell lung cancer，SCLC）。SCLC 的发病率占肺癌的 20%～25%，且与其他 3 种组织类型的肺癌在临床表现和生物学行为方面不同，另 3 种被统称为非小细胞肺癌（non-small cell lung cancer，NSCLC）。

1. 肺癌的常规实验室检验

包括血液一般检验、血清蛋白质和酶类测定等常规的检验。

2. 肺癌的肿瘤标志物检验

根据 2015 版中国原发性肺癌诊疗规范推荐：常用的肺癌血清学标志物包括：NSE、CEA、CYFRA21-1、SCC、ProGRP、CA125 等。现有的肺癌标志物均不推荐用于无症状人群或高危人群的肺癌筛查。在肺癌的首次诊断时，可根据已知的组织学类型选择 CYFRA21-1、SCC、CEA、NSE 和 ProGRP 中的几种进行检测，对于无法手术或无法得到组织学分型的肺癌，应同时检测多种标志物，以辅助诊断组织学类型。CYFRA21-1 是 NSCLC 最敏感的标志物，检测值在肾功能衰竭的患者中可出现假性升高。ProGRP 被广泛应用于临床 SCLC 的诊断、预后评估及疗效监测，它对于 SCLC 的诊断特异性优于 CEA、NSE、CYFRA21-1。ProGRP 的血清标本在 2～8 ℃保存 7 天，浓度降低33%～60%，在室温保存 24 h，降低 38%～50%，肾功能障碍会显著影响检测结果。对于无法进行手术切除的肺癌患者，在不能获得肿瘤的组织学类型的情况下，血清 NSE 水平的升高可提示 SCLC 的存在。在 SCLC 的全身性治疗中，可监测 NSE 水平以反映患者对治疗的应答情况和疾病的进展情况。NSE 标本需在采样后 1 h 内进行离心分离血清，标本应避免溶血。

3. 肿瘤基因及其表达产物检测

癌基因和抑癌基因的检测有助于肺癌的诊断，并可从基因水平来判断癌的存在与否、预后和肺癌组织学类型等，也可利用癌基因和抑癌基因检测肺癌高危人群。检测肺癌患者 EGFR 基因外显子突变，可为靶向药物的疗效判断提供依据。

（二）鼻咽癌

鼻咽癌是指发生于鼻咽黏膜的恶性肿瘤。中国的广东、广西、福建、湖南等地为多发区，男性多于女性。发病年龄大多为中年人，亦有青少年患者。病因与种族易感性（黄种人较白种人患病多）、遗传因素及 EB 病毒感染等有关，鼻咽癌恶性程度较高，早期即可出现颈部淋巴结转移。鼻咽癌的组织类型包括鳞状细胞癌、腺癌和未分化癌。

1. 鼻咽癌的常规实验室检验

包括血液一般检验、常规生物化学检验等。

2. 鼻咽癌的肿瘤标志物检验

EB 病毒有许多抗原，主要包括衣壳抗原、早期抗原和核抗原，其中病毒衣壳抗原的 IgA 类抗体 EB-VCA-IgA 常见于鼻咽癌患者血清，是鼻咽癌筛查的主要指标。EB-VCA-IgA 抗体阳性亦可见于鼻炎、咽炎和淋巴结炎等良性疾病。为了提高 EB-VCA-IgA 的诊断价值，可以同时检测 EB 病毒其他抗原的抗体，如早期抗原的 IgA 类抗体。

SCC 作为鳞癌的标志物，可用于鼻咽癌的辅助诊断，可监测肿瘤的疗效及预后。血清中游离的 EB 病毒 DNA 浓度被用作鼻咽癌的疗效监测。

三、泌尿生殖系统肿瘤

（一）前列腺癌

前列腺癌是男性生殖系统最常见的恶性肿瘤，发病随年龄而增长，其发病率有明显的地区差异，欧美地区较高。我国以前发病率较低，但由于人口老龄化，近年来发病率有所增加。98%为腺癌，大多数前列腺癌为激素依赖型，其发生、发展与雄激素有关。

1. 前列腺癌的常规实验室检验

前列腺液常规检验对前列腺癌的诊断有一定帮助。正常前列腺液为乳白色液体，前列腺癌时，前列腺液中出现较多红细胞；其他实验室常规检验如尿液常规检验、血液一般检验和常规生物化学检验也应该进行。

2. 前列腺癌的肿瘤标志物检验

前列腺癌时患者正常腺管结构遭到破坏，血清中 PSA 含量升高。PSA 检验的局限性在于前列腺癌和前列腺良性肥大之间有一个较宽的交叉带，如以＞4 ng/ml 作为前列腺癌阳性诊断临界值，近 30%的前列腺癌患者 PSA 正常，但却有 20%的良性前列腺肥大的患者高于此值。现已明确，fPSA/tPSA 比值比单纯的 PSA 诊断价值更大，fPSA/tPSA＜10%，可考虑诊断前列腺癌，fPSA/tPSA＞25%提示前列腺增生，其特异性达 90%，诊断准确率＞80%。PSA 及 fPSA 在前列腺癌的诊断、疗效判断、预后判断及是否复发的监测中均具有重要作用。

酸性磷酸酶（ACP）可由前列腺、红细胞、血小板等生成，由前列腺上皮细胞合成的酸性磷酸酶称为前列腺酸性磷酸酶（PAP），前列腺癌患者血清 ACP 活性显著升高，转移性癌患者更是高至正常人的几十倍。PAP 是前列腺癌疗效及是否复发的重要监测指标。

（二）宫颈癌

宫颈癌是最常见的妇科恶性肿瘤。患者年龄呈双峰状分布。33～39 岁和 60～64 岁，平均为 52.2 岁。宫颈癌分为宫颈上皮内瘤样病变和宫颈浸润癌。

1. 宫颈癌的常规实验室检验

（1）阴道分泌物俗称“白带”，宫颈癌时可出现血腥白带，有特殊臭味。

(2) 人乳头瘤病毒(HPV)根据同源性可分为60型,其中HPV16、18型与宫颈癌的发生高度相关,被称为"高危型"HPV,高危型HPV感染使患宫颈癌的风险增加250倍,99%以上的宫颈癌患者可出现高危型HPV,而在一般正常妇女中,HPV感染者低于4%。

2. 宫颈癌的肿瘤标志物检验

SCC对宫颈癌有较高的诊断价值,可用于宫颈癌的疗效判断、监测复发。已经明确,SCC可以在早期监测到宫颈癌的复发病灶,SCC首次升高时间较临床上发现复发病灶的时间提前6个月。

3. 肿瘤基因及其表达产物检测

检测宫颈标本的Her-2癌基因,发现其阳性表达率随病情发展、病理分级、临床期别的增高而上升,正常宫颈为阴性。Her-2阳性者对放疗敏感。

(三) 卵巢癌

卵巢癌是女性生殖系统三大恶性肿瘤之一。卵巢肿瘤组织类型分为卵巢上皮性肿瘤、卵巢生殖细胞肿瘤、卵巢性索间质肿瘤和卵巢转移性肿瘤。

1. 卵巢癌的常规实验室检验

卵巢癌患者可进行血液一般检验、常规生物化学检验等。

2. 卵巢癌的肿瘤标志物检验

(1) CA125诊断卵巢癌的灵敏度不高,尤其是早期的卵巢癌患者。但是,CA125可用于卵巢癌的筛查、诊断、预后及疗效判断、复发监测等各个方面,故其检测意义重大。

(2) CA72-4可与CA125联合用于监测卵巢癌的疗效和预后。

(3) CEA对上皮性肿瘤较敏感,尤其是卵巢黏液性囊腺癌,其血清水平与卵巢肿瘤的分期、分级、类型及预后有关。

(4) 人附睾蛋白4(HE4)是近年来新的卵巢癌标志物,与CA125联合应用,对于卵巢癌的早期发现有更多临床价值。其中两者联合绝经状态计算的上皮性卵巢癌的罹患风险指数(ROMA)可以用来评估女性盆腔包块上皮性卵巢癌的风险。

3. 肿瘤基因及其表达产物检测

卵巢癌与p53基因突变和过度表达有明显相关性。

四、其他系统恶性肿瘤

(一) 乳腺癌

乳腺癌是女性常见的恶性肿瘤,乳腺癌的病理类型分为非浸润性癌、早期浸润性癌、浸润性特殊癌、浸润性非特殊癌等。

1. 乳腺癌的常规实验室检验

与乳腺癌有关的女性激素有人胎盘催乳素,此激素在正常男性和未妊娠的女性循环血中不存在,乳腺癌患者循环血中可以检测到人胎盘催乳素;常规的血液一般检验和生物化学检验对于乳腺癌患者也是必需的。

2. 乳腺癌的肿瘤标志物检验

(1) CA15-3是乳腺癌的重要标志物,主要用于乳腺癌的疗效监测,治疗后CA15-3浓度下降，提示治疗有效；CA15-3 亦可以用于乳腺癌的复发监测。

(2) CEA 与 CA15-3 联用监测乳腺癌的疗效价值更大。它们与影像学检查和临床检查一起，可用于监测进展期乳腺癌患者化疗的疗效。

3. 肿瘤基因及其表达产物检测

对于所有的乳腺癌患者均应检测 ER 和 PR，其首要目的是挑选出可以采用激素治疗的患者。ER 和 PR 与肿瘤分期、分级、淋巴结转移等因素一起可用于新发乳腺癌患者的短期预后评估。Her-2/neu 过度表达是预后不良的标志，其基因及蛋白的检测在乳腺癌预后判断、随访监测、乳腺癌治疗效果监测等方面有重要作用。对于所有侵袭性乳腺癌的患者均应检测 Her-2/neu 基因，其首要目的是选择可接受曲妥珠单抗治疗的患者。检测 BRCA1 和 BRCA2 基因对于遗传性乳腺癌的诊断十分重要，亦可评估患者亲属的患癌风险。p53 基因是乳腺癌预后的可靠指标，40%的乳腺癌患者 p53 基因突变。

(二) 甲状腺癌

甲状腺癌发病率低，但发病率呈快速上升趋势，是最常见的内分泌肿瘤。过去几年，欧盟国家甲状腺癌的发病率已经增加到男性 2.6/100 000，女性 7.4/100 000。应用最多的分类标准依据来源是细胞株分类。最常见的甲状腺癌是甲状腺分化癌(DTC)，占 90%～95%，甲状腺分化癌最常见的组织学类型是乳头状甲状腺癌(85%)，其次是滤泡状甲状腺癌(10%)，Hurthle 细胞癌和嗜酸性肿瘤占剩余的 5%。5%～10%的甲状腺癌以髓样甲状腺癌(MTC)为主，80%髓样甲状腺癌是偶发型，20%是家族遗传型。少数不能分类的甲状腺癌是未分化甲状腺癌或低分化甲状腺癌。

1. 甲状腺分化癌

(1) 甲状腺癌的常规实验室检验

常规的甲状腺功能指标；常规的血液一般检验和生物化学检验对于甲状腺癌患者也是必需的。

(2) 甲状腺癌的肿瘤标志物检验

DTC 的肿瘤标志物主要有血清甲状腺球蛋白(Tg)。2/3 的 DTC 术前可检测到 Tg 的增加。然而 Tg 不能用于甲状腺癌与其他甲状腺疾病的鉴别诊断，因为在良性疾病(如：亚急性甲状腺炎、中毒性腺瘤、毒性弥漫性甲状腺肿)或者其他恶性肿瘤导致的甲状腺渗出性疾病也可出现 Tg 的升高，上述疾病 Tg 的水平升高幅度较低。尽管如此，一些学者建议将 Tg 作为一个辅助诊断指标。

复发的早期监测：连续监测 Tg 的主要价值在于早期发现甲状腺癌的复发，如果肿瘤完全切除，则 Tg 快速转阴(半衰期 2～4 天)。术后两个月 Tg 水平可能反映患者的基线水平，因为此时 Tg 来自剩余甲状腺组织。作为复发早期监测的指标，患者应当持续监测 Tg，据报道有些甲状腺癌在术后 30 年发生复发，同时需要检测 TSH(Tg 的主要调节激素)，缺少 TSH 检测值对某些结果很难解释。随访期间，由于左甲状腺素(LT4)的治疗使得 TSH 水平保持稳定，但 Tg 的持续增长提示肿瘤复发，尤其术前 Tg 高水平的肿瘤患者。TSH 刺激试验导致 Tg 升高的程度也可作为复发早期发现的有效指标。重组 TSH 刺激试验后，血清 Tg 水平的改变使残余瘤或转移瘤检测的敏感性增加，使 Tg 成为一个对 TSH 敏感肿瘤的标志物。总体来说，TSH 刺激试验可导致血清 Tg 的增加超过基线值的 3 倍。

2. 甲状腺髓样癌

甲状腺髓样癌占甲状腺癌的5%～10%，来源于甲状腺滤泡旁C细胞。25%属于家族遗传性，是常染色体显性遗传，与多腺体综合征多内分泌性腺瘤2型(MEN2)有关。也有甲状腺髓样癌变体家族与任何其他的内分泌疾病无关。

(1) 甲状腺癌的常规实验室检验

常规的甲状腺功能指标。

(2) 甲状腺癌的肿瘤标志物检验

降钙素(CT)是甲状腺髓样癌的肿瘤标志物，用于辅助诊断和治疗随访。大部分的甲状腺髓样癌(80%～90%)CT呈高分泌，而未分化甲状腺癌则不存在CT的高分泌。通过使用钙剂、注射五肽胃泌素或者两者同时使用来刺激CT的分泌，增加CT的敏感性，髓样甲状腺癌或癌前病灶中CT的水平更高，尽管该项检测现已被基因分析替代。

连续检测CT主要用于监测疾病进展，早期发现复发。CT在基线水平或刺激试验后的水平，敏感性和特异性较好。然而，必须注意CT也可在神经内分泌疾病(Zollinger-Ellison综合征，类癌)、肺肿瘤(主要是鳞状细胞癌和小细胞癌)、胃癌、肾癌、乳腺癌高表达。有学者提议CEA作为甲状腺癌的肿瘤标志物，敏感性为60%～70%，CEA的改变反映了肿瘤的发展。即使存在上述结果，与敏感度和特异性更高的肿瘤标志物CT比较时，CEA的优势也不明显。

(3) 肿瘤基因及其表达产物检测

多年来推荐使用刺激试验检测甲状腺髓样癌患者的家属，但是现采用原癌基因RET的突变检测，如果结果阳性，推荐对患者家属也进行检测，如果检测异常，则进行甲状腺切除术。

第三章

肿瘤诊治中常用病理诊断的规范

肿瘤病理学是外科病理学的一个重要分支。明确肿瘤性质主要依赖病理学诊断，病理诊断是临床医生确定患者临床诊断、治疗方案和评估预后的重要依据。通常分为组织病理学和细胞病理学两大部分。

一、病理检验的一般程序

(1) 标本的验收登记。

(2) 标本的大体检查，组织学取材。病理诊断不仅包括熟知的显微镜下观察明确肿瘤性质，在得到一张可以放在显微镜下观察的切片之前，病变组织的大体检查（又称巨检）同样非常重要，它是获得能够真正代表肿瘤性质的病变组织的极其关键步骤。

(3) 切片的制备。

(4) 显微镜检查。

(5) 相关诊断技术的选用。

(6) 病理诊断报告。

二、常见的病理检查及诊断方法

1. 细胞病理学

细胞涂片、组织印片和压片。

2. 组织病理学

(1) 常规石蜡切片：是病理学中最常用的制片方法，取材可以广泛而全面，制片质量比较稳定，阅片相当习惯。

(2) 快速石蜡切片：是将上述过程简化，可适用于各种标本的快速诊断，尤其是软组织肿瘤或宫颈锥形切除标本，但是有时制片质量不易掌握。

(3) 冰冻切片：对手术治疗有极大的帮助和指导意义。

(4) 印片和刮片：此法一般作为应急措施或其他诊断方法的辅助手段，与其他方法联合使用。

3. 常用肿瘤病理辅助诊断方法

(1) 特殊组织化学：为了显示与确定组织或细胞中的正常结构或病理过程中出现的

异常物质、病变及病原体等，需要分别选用相应的显示这些成分的染色方法进行染色，进行辅助诊断。

(2) 免疫组织化学：主要应用于肿瘤的鉴别诊断、功能分类、病因和发病机理研究、组织起源和指导临床治疗等。

(3) 原位杂交：目前在国内已用于检测乳腺癌 Her-2 基因扩增，淋巴瘤相关 EB 病毒，以及泌尿和软组织等多个系统肿瘤、一些罕见肿瘤的特异性融合基因；在肝炎、肝硬化和肝癌组织中的用于乙型肝炎病毒检测。

(4) 流式细胞分析(FCM)：常用于淋巴瘤的辅助分型、细胞核 DNA 含量的测定等。

(5) 电子显微镜：电子显微镜对疑难肿瘤的诊断、鉴别和探讨肿瘤组织发生等有一定的帮助。

(6) 分子病理：近年来，分子生物学肿瘤研究领域的技术日新月异，如 Southern 印迹杂交技术、重组 DNA 技术、核酸分子杂交技术、聚合酶链反应(polymerase chain reaction, PCR)和 NGS 测序等新技术在肿瘤病理的基因分析和基因诊断上已经开始应用，从而协助病理形态学进行诊断，以及为临床治疗、预后判断等提供依据。

三、病理诊断的作用

病理学诊断不仅可判断肿瘤的良、恶性及其预后，而且还能根据世界卫生组织制定的《肿瘤国际组织学分类》中标准化指标进行分类，以寻求肿瘤诊断和命名的统一，使肿瘤诊治有统一的交流“语言”。

肿瘤学国际疾病分类编码(ICD-O)：生物学行为编码：良性肿瘤(/0)；交界性或生物学行为未定肿瘤(/1)；原位癌或上皮内肿瘤 3 级(/2)；恶性肿瘤(/3)。

四、与放疗相关常见肿瘤病理诊断规范

(一) 乳腺癌

1. 组织学分类(2012 年版)

乳腺癌的组织形态较为复杂，类型众多，同一肿瘤中可见两种或两种以上的病理学类型共存。

(1) 微小浸润癌

(2) 浸润性乳腺癌

① 浸润性乳腺癌，非特殊型：多形性癌；伴破骨细胞样间质巨细胞的癌；伴绒癌特征的癌；伴黑色素细胞特征的癌。

② 浸润性小叶癌：经典型小叶癌；实性型小叶癌；腺泡型小叶癌；多形性小叶癌；小管小叶癌；混合型小叶癌。

③ 小管癌。

④ 筛状癌。

⑤ 黏液癌。

⑥ 伴髓样特征的癌：髓样癌；不典型髓样癌。

⑦ 伴髓样特征的非特殊型浸润性癌。

⑧ 伴有大汗腺分化的癌。

⑨ 伴有印戒细胞分化的癌。

⑩ 浸润性微乳头癌。

⑪ 非特殊型化生性癌：低级别腺鳞癌；纤维瘤病样化生性癌；鳞状细胞癌。

⑫ 梭形细胞癌。

⑬ 伴间叶分化的化生性癌：软骨分化；骨分化；其他间叶分化；混合性化生性癌。

⑭ 肌上皮癌。

(3) 少见类型

① 伴神经内分泌特征的癌：高分化神经内分泌肿瘤；低分化神经内分泌癌(小细胞癌)；伴神经内分泌分化的癌。

② 分泌型癌。

③ 浸润性乳头状癌。

④ 腺泡细胞癌。

⑤ 黏液表皮样癌。

⑥ 腺样囊性癌。

⑦ 多形性癌。

⑧ 嗜酸细胞癌。

⑨ 富脂癌。

⑩ 富于糖原透明细胞癌。

⑪ 皮脂腺癌。

⑫ 伴有癌的腺肌上皮瘤。

(4) 原位癌

① 小叶原位癌。

② 导管原位癌。

③ 导管内乳头状癌。

(5) 乳头状病变

① 导管内乳头状瘤：伴非典型增生的导管内乳头状瘤；伴导管原位癌的导管内乳头状瘤；伴小叶原位癌的导管内乳头状瘤。

② 导管内乳头状癌。

③ 包裹性乳头状癌：伴有浸润的包裹性乳头状癌。

(6) 实性乳头状癌

① 原位实性乳头状癌。

② 浸润性实性乳头状癌。

2. 组织学分级

非特殊型浸润性癌和其他浸润性乳腺癌通常根据分析小管/腺体形成、细胞核多形性和核分裂像计数进行分级。组织学的分级评估越来越客观，从最初的 Patey & Scarff 法和 Bloom & Richardson 法，修订为 Elston & Ellis 法。经过这些改变，浸润性乳腺癌的组织学分级与患者预后显示出明显的相关性。分级成为重要的预后因素，是乳腺癌报告的最基本组成部分，也是临床决策的重要依据，例如 Nottingham 预后指数和 Adjuvant! Online。

WHO 推荐的分级方法主要内容如下。

要评估肿瘤的 3 项指标：小管和腺体分化程度；细胞核多形性；核分裂像计数。每项指标都独立评估，分别给予 1～3 分（表 3-1）。腺管分化程度的评估要涵盖整个肿瘤，需要在低倍镜下评估。细胞核多形性的评估要选取多形性最严重的区域。核分裂像计数要选取增殖最活跃的区域。在评价小管和腺体分化时，只计数有明确显示中心腺腔且由有极向肿瘤细胞包绕的结构，计分截点分别是腺管/肿瘤区域比为 75% 和 10%。

表 3-1　半定量法评估乳腺癌组织学分级

特　征		评　分
腺管和腺体形成	占优（大于 75%）	1
	中等（10%～75%）	2
	少或无（小于 10%）	3
细胞核多形性	小、规则、一致	1
	中等大小、不一致	2
	差异显著	3
核分裂计数（根据显微镜视野）		1～3（见表 3-2）
最终分级：将腺体形成、核多形性和核分裂计数的得分相加	1 级	总分 3～5
	2 级	总分 6 或 7
	3 级	总分 8 或 9

细胞核多形性的评估要参考周围正常乳腺上皮细胞的核大小、规则性和形状。细胞核轮廓不规则性的增加，以及核仁的数目和大小均作为有用的辅助指标。细胞核多形性 1 分者，其大小与周围正常乳腺上皮细胞相似（大小差异不足 1.5 倍），多形性极其轻微，染色质结构和核仁不清晰。细胞核多形性 2 分者，细胞核较大（为良性上皮细胞核的 1.5～2 倍），具有轻-中度多形性，具有小而可见的核仁。细胞核多形性 3 分者，细胞核明显增大（为良性上皮细胞核的 2 倍以上），染色质呈泡状，细胞核大小、形状差异很大，具有明显核仁。核分裂像计数的评估要谨慎，需要最佳的组织固定和切片制备。观察者只计数明确的核分裂像，不要计数核感染和核碎屑，因为它们更可能代表凋亡，而非核分裂。核分裂像计数需要固定视野，计数 10 个高倍视野的核分裂像数目，计数的截点取决于视野的大小。因此，核分裂像计数必需要根据显微镜高倍视野的直径进行校正（40 倍的物镜，见表 3-2）。核分裂像计数区域要选择肿瘤前沿且核分裂最活跃的区域。如果存在异质性，要选择核分裂像多的区域。在选定区域内随机移动来确定视野，只对能充分代表肿瘤细胞负荷的视野进行评估。最后，将这 3 项指标的得分相加：3～5 分为 1 级，属于高分化；6～7 分为 2 级，属于中分化；8～9 分为 3 级，属于低分化。根据质控原则，除报告最终分级外，建议将各项得分分别报告。

表 3-2 核分裂计数的评分阈值

视野直径(mm)	核分裂计数(得分)			视野直径(mm)	核分裂计数(得分)		
	1	2	3		1	2	3
0.40	≤4	5～9	≥10	0.55	≤8	9～17	≥18
0.41	≤4	5～9	≥10	0.56	≤8	9～17	≥18
0.42	≤5	6～10	≥11	0.57	≤9	10～18	≥19
0.43	≤5	6～10	≥11	0.58	≤9	10～19	≥20
0.44	≤5	6～11	≥12	0.59	≤9	10～19	≥20
0.45	≤5	6～11	≥12	0.60	≤10	11～20	≥21
0.46	≤6	7～12	≥13	0.61	≤10	11～21	≥22
0.47	≤6	7～12	≥13	0.62	≤11	12～22	≥23
0.48	≤6	7～13	≥14	0.63	≤11	12～22	≥23
0.49	≤6	7～13	≥14	0.64	≤11	12～23	≥24
0.50	≤7	8～14	≥15	0.65	≤12	13～24	≥25
0.51	≤7	8～14	≥15	0.66	≤12	13～24	≥25
0.52	≤7	8～15	≥16	0.67	≤12	13～25	≥26
0.53	≤8	9～16	≥17	0.68	≤13	14～26	≥27
0.54	≤8	9～16	≥17	0.69	≤13	14～27	≥28

3. TNM 分期

(1) TNM 分期系统包括 4 种分类形式

① 临床 TNM 分期(cTNM)，是为手术治疗提供依据，所有资料都是原发瘤首诊时经体检、影像学检查和为明确诊断所施行的病理活检获得的。

② 病理 TNM 分期(pTNM)，用来评估预后和决定是否需要辅助治疗，它综合了临床分期和病理学检查结果。

③ 复发瘤 TNM 分期(rTNM)，是当患者无瘤生存一段时间后，复发时所收集到的信息，是为进一步治疗作依据。

④ 尸检 TNM 分期(aTNM)，用于生前未发现肿瘤，尸检时才发现的病例。

此外，在 cTNM 或 pTNM 前面添加前缀“m”，表明是多发癌的分期。添加前缀“y”表明这个分期是在放、化疗过程中或放、化疗后做出的。

(2) AJCC 乳腺癌 TNM 的分期标准

目前临床分期采用的是美国癌症联合会(American Joint Committee on Cancer，AJCC)第 7 版(2009 年)的分期标准。2016 年 10 月，AJCC 第 8 版癌症分期系统更新出版，并确定于 2018 年 01 月 01 日在全球启动执行。

(3) AJCC 乳腺癌 TNM 的分期标准(第 7 版)

① 原发瘤(T)

ⅰ T_X 原发瘤无法评估。

ⅱ T_0 无原发瘤证据。

ⅲ T_{is}原位癌；T_{is}(DCIS) 导管原位癌；T_{is}(LCIS) 小叶原位癌；T_{is}(Paget) 乳头派杰病，

乳腺实质中没有浸润性癌和(或)原位癌(注:对于乳腺实质有癌且伴有派杰病者,应按照乳腺实质肿瘤的大小分期,并注明派杰病的存在)。

ⅳ T_1 肿瘤最大直径≤20 mm:T_{1mi}微小浸润最大直径≤1 mm(注:对于多发浸润灶,以单个最大浸润灶的大小为准,不以所有浸润灶的总和为准,但是要注明多灶微浸润,因为与多发浸润癌相关);T_{1a}肿瘤最大直径>1 mm,而≤5 mm;T_{1b}肿瘤最大直径>5 mm,而≤10 mm;T_{1c}肿瘤最大直径>10 mm,而≤20 mm。

ⅴ T_2 肿瘤最大直径>20 mm,而≤50 mm。

ⅵ T_3 肿瘤最大直径>50 mm。

ⅶ T_4 不论肿瘤大小,直接侵犯胸壁或皮肤(注:仅有真皮侵犯不属于T4;胸壁包括肋骨、肋间肌和前锯肌,不包括胸肌):T_{4a}侵犯胸壁(不包括单独侵犯胸肌);T_{4b}乳房皮肤水肿(包括橘皮样变)、溃疡或同侧乳房皮肤卫星结节,但不满足炎症型乳腺癌诊断标准;T_{4c}:T4a+T4b;T_{4d}炎症型乳腺癌[注:炎症型乳腺癌以皮肤弥漫硬结伴类丹毒样红斑边缘为特征,其下通常没有肿块。对于临床所认为的炎症型乳腺癌(T_{4d}),如果皮肤活检呈阴性,且局部未发现原发癌,病理归为 p_{TX}。除见于T_{4b}和T_{4d}病例外,皮肤凹陷、乳头内陷以及其他皮肤改变可见于 T_1、T_2、T_3 病例,并不改变 T 分类]。

② 区域淋巴结临床分类(N)

ⅰ N_X 区域淋巴结无法评估(已切除)。

ⅱ N_0 无区域淋巴结转移。

ⅲ N_1 同侧Ⅰ、Ⅱ级腋窝淋巴结转移,淋巴结可活动。

ⅳ N_2 同侧Ⅰ、Ⅱ级腋窝淋巴结转移、固定或融合,或有同侧内乳淋巴结转移临床征象[注:临床征象为临床检查或影像学检查发现的淋巴结转移(不包括淋巴闪烁造影术);高度怀疑存在转移;或者根据针吸细胞学推定存在淋巴结宏转移。通过针吸细胞学而非切除活检证实转移存在者,应添加后缀(f),例如 cN_{3a}(f)。在缺少 pT 的情况下,淋巴结切除活检或前哨淋巴结活检应视为临床 N(例如,cN_1)。病理学 N 分类(pN)仅与 pT 一起使用,来分析切除的淋巴结或前哨淋巴结活检],而没有Ⅰ、Ⅱ级腋窝淋巴结转移临床征象。N_{2a}同侧Ⅰ、Ⅱ级腋窝淋巴结转移,淋巴结彼此间或与其他组织结构固定、融合;N_{2b}有内乳淋巴结转移临床征象,而没有Ⅰ、Ⅱ级腋窝淋巴结转移临床征象。

ⅴ N3 同侧锁骨下淋巴结(Ⅲ级腋窝淋巴结)转移,伴或不伴Ⅰ、Ⅱ级腋窝淋巴结转移;或有同侧内乳淋巴结转移临床征象,并且显示Ⅰ、Ⅱ级腋窝淋巴结转移;或同侧锁骨上淋巴结转移,伴或不伴腋窝或内乳淋巴结转移。N_{3a}同侧锁骨下淋巴结转移;N_{3b}同侧内乳淋巴结转移伴腋窝淋巴结转移;N_{3c}同侧锁骨上淋巴结转移。

③ 远处转移(M)

ⅰ M_0 无远处转移

ⅱ M_1 有远处转移

④ 区域淋巴结病理分类(pN)

病理学分类至少要求切除腋下组(Ⅰ级)淋巴结,这种切除通常至少包括 6 枚淋巴结。如果淋巴结呈阴性,但是淋巴结数目不足,分类为 pN_0。

ⅰ pN_X 区域淋巴结无法评估(淋巴结未切除或此前已切除)

ⅱ pN_0 组织学检查无区域淋巴结转移[注:孤立肿瘤细胞(ITC)是指通过常规 HE 切片

或免疫组织化学发现，单个肿瘤细胞或成团的肿瘤细胞病灶大小不超过 0.2 mm；对于分散不融合的肿瘤，每个淋巴结单张组织切片中肿瘤细胞数量不超过 200 个。仅含有 ITC 的淋巴结，不能算作阳性淋巴结，但要计入淋巴结总数]。

ⅲ pN_1 微小转移：1～3 枚同侧腋窝淋巴结转移和(或)经前哨淋巴结活检发现内乳淋巴结镜下转移，但无临床征象[无临床征象为临床检查或影像学分析(不包括淋巴闪烁造影术)未查到转移]。pN_{1mi}微小转移(>0.2 mm，或单个淋巴结单张组织切片中肿瘤细胞数量超过 200 个，但最大直径≤2 mm)；pN_{1a} 1～3 枚腋窝淋巴结转移，至少 1 处转移灶>2 mm；pN_{1b}经前哨淋巴结活检发现内乳淋巴结镜下转移(包括微转移)，但无临床征象；pN_{1c}：pN_{1a}＋pN_{1b}。

ⅳ pN_2 转移情况描述如下：pN_{2a} 4～9 枚腋窝淋巴结转移，至少 1 处转移灶>2 mm；pN_{2b}有临床转移征象的同侧内乳淋巴结转移*，但不伴有腋窝淋巴结转移。

ⅴ pN3 转移情况描述如下：pN3a ≥10 枚同侧腋窝淋巴结转移(至少 1 处转移灶>2 mm)，或锁骨下淋巴结(Ⅲ级腋窝淋巴结)转移；pN3b 有临床转移征象的同侧内乳淋巴结转移*，并且有≥1 枚腋窝淋巴结转移，或存在≥3 枚腋窝淋巴结转移，通过检测前哨淋巴结发现内乳淋巴结转移，但无临床征象；pN3c 同侧锁骨上淋巴结转移。

⑤ 治疗后 ypN

治疗后 ypN 应按照临床(术前)的 N 分类法进行评估。治疗后前哨淋巴结的评估要加修饰语 sn，如果没有这个下标，代表所评估的是腋窝淋巴结切除术。

如果治疗后没有前哨淋巴结活检或腋窝淋巴结切除，使用 ypNX。

按照 pN 分类法进行 N 分类。

表 3-3 分期组(Stage Grouping)

0 期	T_{is}	N_0	M_0
ⅠA 期	T_1	N_0	M_0
ⅠB 期	T_0，T_1	N_1 m_i	M_0
ⅡA 期	T_0，T_1	N_1	M_0
	T2	N_0	M_0
ⅡB 期	T_2	N_1	M_0
	T3	N_0	M_0
ⅢA 期	T_0，T_1，T_2	N_2	M_0
	T_3	N_1，N_2	M_0
ⅢB 期	T_4	N_0，N_1，N_2	M_0
ⅢC 期	任何 T	N_3	M_0
Ⅳ 期	任何 T	任何 N	M_1

⑥ TNM 分期系统应用中常遇到的几个问题

① 肿瘤大小的测量

原发瘤大小的临床测量(T)：最好在没有实施任何治疗前进行，如果患者实施了多点粗针活检，要根据影像学和组织学所见进行重建。

原发瘤大小的病理测量(pT)：仅计算浸润成分，要把原位癌部分去除掉。例如，导管内癌(原位癌)成分是 40 mm，而浸润癌成分仅为 12.5 mm，肿瘤应按照浸润癌的大小归类为 pT_{1c}。

原位癌不论大小，只要没有浸润成分就归为 T_{is}。再划分为导管原位癌(DCIS)或小叶原位癌(LCIS)。既有 DCIS 又有 LCIS 的病例归为 DCIS。

当存在多个微小浸润病灶时，以测量最大病灶的大小为准(各病灶直径均<1 mm)，不是将各浸润灶大小叠加。

如果显微镜下见到分离的浸润癌巢，要结合影像学所见判断是单一癌还是多发癌。如果是单一癌，要把这些癌巢看作是一个整体，沿最大径测量肿瘤大小。如果是多发癌，则按照最大肿瘤的大小进行 T 分类，不是将各肿瘤的大小叠加。保守意见，只有发生在不同象限的肿瘤才被看作是独立原发癌。

双侧同时乳腺癌要各自分期。

皮肤侵犯的定义是全层受累，包括表皮。如果表皮完整，仅有局灶真皮受累，不能算作真正的皮肤侵犯，要根据原发瘤的大小划分。

ⅱ 区域淋巴结转移的测量

除前文所述外，尚需注意以下情况：目前将仅由 RT-PCR 检测发现的转移归为 pN_0，尚没有足够的证据说明它具有临床重要性；如果在同一淋巴结发现多个转移灶(包括孤立肿瘤细胞)，深切后没有发现病灶有连接，根据最大转移灶的大小来归类，如果无法确定，则归入较低的级别；如果原发瘤是浸润性小叶癌，其淋巴结转移灶会很分散、孤立，不要误认为是孤立肿瘤细胞；腋窝脂肪中的每个肿瘤结节(>2 mm)，即使看不到残余淋巴结结构，也等同于一个转移性腋窝淋巴结。

ⅲ 远处转移的测量

临床病史和检查阴性足以说明该病例是 M_0，并不需要过于精细的影像学或其他检查。目前的分期系统并不考虑隐性转移灶，要尽量少用 MX。

4. 乳腺癌病理诊断常用规范性引用文件

《WHO 乳腺肿瘤分类(2012)》《乳腺癌 TNM 分期(第 7 版)》《乳腺癌 NCCN 指南》《2015 年 St Gallen 早期乳腺癌国际共识》《中国乳腺癌雌、孕激素受体免疫组织化学检测指南》《乳腺癌新辅助化疗后的病理诊断专家共识》《中国抗癌协会乳腺癌诊治指南与规范(2017)》《中国乳腺癌 HER2 检测指南》(注：规范性引用文件的不同版本中部分诊断标准不同，请引用时采用最新版本并注明日期及引用版本)。

(二) 鼻咽癌

1. 组织学分类

(1) 鼻咽癌：非角化性癌；角化性鳞状细胞癌；基底样鳞状细胞癌。

(2) 鼻咽部乳头状腺癌

(3) 涎腺型癌

2. 鼻咽癌分期

目前有 AJCC 癌症分期(第 7 版)，以及国内使用较广泛的是中国鼻咽癌 2008 分期，分别介绍如下。

(1) 鼻咽癌 TNM 分期(AJCC 第 7 版)

解剖划分:前方是鼻后孔,沿着气道平面延伸至软腭的游离缘水平。包括穹隆、外侧壁(咽隐窝和覆盖在咽鼓管开口处圆枕部的黏膜)和后壁。底部是软腭的鼻腔面。

① T 分期

ⅰ T_1:局限于鼻咽,或蔓延至口咽和(或)鼻腔 但未侵及咽旁组织。

ⅱ T_2:蔓延至咽旁组织。

ⅲ T_3:累及颅底骨性结构和(或)鼻窦。

ⅳ T_4:蔓延到颅内和(或)累及脑神经、颞下窝、下咽、眶或咀嚼肌间隙。

ⅴ 咽旁:肿瘤向后浸润超过咽颅底筋膜。

② N 分期

ⅰ N_0:区域淋巴结无转移。

ⅱ N_1:同侧单个转移淋巴结,最大径≤3 cm 。

ⅲ N_2:N_{2a}:同侧单个转移淋巴结,3 cm<最大径≤6 cm;N_{2b}:同侧多个转移淋巴结,最大径均≤6 cm; N_{2c}:双侧或对侧淋巴结转移,最大径均≤6 cm。

ⅳ N_3:转移淋巴结最大径>6 cm。

以环状软骨下缘为界,分为上颈部(U)和下颈部(L),中线淋巴结视为同侧淋巴结。

③ M 分期

ⅰ M_x:远处转移不能评价。

ⅱ M_0:无远处转移。

ⅲ M_1:有远处转移。

④ 临床分期

ⅰ Ⅰ期:$T_1N_0M_0$。

ⅱ Ⅱ期:$T_2N_0M_0$。

ⅲ Ⅲ期:$T_3N_0M_0$,T_1-$3N_1M_0$。

ⅳ Ⅳ期:ⅣA:$T_{4a}N_0$-$2M_0$、T_1~$3N_2M_0$;ⅣB:N_3 或 T_{4b}、M_0、任何 T;ⅣC:M_1。

(2) 中国鼻咽癌 2008 分期

① T:原发病灶

ⅰ T_1:肿瘤局限在鼻咽部。

ⅱ T_2:鼻腔、口咽、咽旁间隙。

ⅲ T_3:侵犯颅底、翼内肌。

ⅳ T_4:侵犯颅神经、鼻窦、翼外肌及以外的咀嚼肌间隙、颅内(海绵窦、脑膜等)。

② N:区域淋巴结转移

ⅰ N_0 影像学及体检无淋巴结转移证据。

ⅱ N_1:N1a:咽后淋巴结转移;N_{1b}:单侧ⅠB、Ⅱ、Ⅲ、ⅤA 区淋巴结转移且直径≤3 cm。

ⅲ N_2:双侧ⅠB、Ⅱ、Ⅲ、ⅤA 区淋巴结转移,或直径>3 cm,或淋巴结包膜外侵犯。

ⅳ N_3:Ⅳ、ⅤB 区淋巴结转移。

③ M:远处转移

ⅰ M_x:远处转移不确定。

ⅱ M_0:无远处转移。

ⅲ M_1:有远处转移(包括颈部以下的淋巴结转移)。

④ 组织病理学分级

ⅰ G:组织病理学分级。

ⅱ G_x:组织分级不确定。

ⅲ G_1:高分化。

ⅳ G_2:中度分化。

ⅴ G_3:低分化。

⑤ 临床分期

ⅰ Ⅰ期:T_1 N_0 M_0。

ⅱ Ⅱ期:T_1 $N_{1a\text{-}1b}$ M_0;T_2 $N_{0\text{-}1b}$ M_0。

ⅲ Ⅲ期:$T_{1\text{-}2}$ N_2 M_0;T_3 $N_{0\text{-}2}$ M_0

ⅳ ⅣA期:$T_{1\text{-}3}$ N_3 M_0, T_4 $N_{0\text{-}3}$ M_0。

ⅴ ⅣB期:任何T、N, M_1。

(三) 食道癌

1. 组织学分类

(1) 癌前病变

① 鳞状上皮:上皮内瘤变(异型增生),低级别;上皮内瘤变(异型增生),高级别。

② 腺上皮:上皮内瘤变(异型增生),低级别;上皮内瘤变(异型增生),高级别。

(2) 癌

鳞状细胞癌;腺癌;腺样囊性癌;腺鳞癌;基底细胞样鳞状细胞癌;黏液表皮样癌;梭形细胞(鳞)癌;疣状(鳞)癌;未分化癌;神经内分泌肿瘤;神经内分泌瘤(NET):NET G_1(类癌),NET G_2;神经内分泌癌(NEC):大细胞NEC,小细胞NEC;混合性腺神经内分泌癌。

2. TNM分期(第8版)

目前临床上采用的食管癌TNM分期标准是国际抗癌联盟(UICC)2009年第7版,最新版食管癌TNM分期(第8版)已在Journal of Thoracic Oncology(2017)上发布。

(1) T分期

① T_x:原发肿瘤不能确定。

② T_0:无原发肿瘤证据。

③ T_{is}:重度不典型增生。

④ T_1:侵犯黏膜固有层、黏膜肌层或黏膜下层。

ⅰ T_{1a}:侵犯黏膜固有层或黏膜肌层。

ⅱ T_{1b}:侵犯黏膜下层。

⑤ T_2:侵犯食管肌层。

⑥ T_3:侵犯食管纤维膜。

⑦ T_4：侵犯食管周围结构。

ⅰ T_{4a}：侵犯胸膜、心包、奇静脉、膈肌或腹膜。

ⅱ T_{4b}：侵犯其他邻近结构，如：主动脉、椎体、气管。

(2) N 分期

① N_x：无法评估。

② N_0。

③ N_1：1～2 枚区域淋巴结转移。

④ N_2：3～6 枚区域淋巴结转移。

⑤ N_3：大于 7 枚区域淋巴结转移。

(3) M 分期

① M_0：无远处转移。

② M_1：有远处转移。

3. 食管鳞癌位置分类(位置定义以肿瘤中心为参考)

L 分类

L_x：无法评估。

上段：颈部食管下至奇静脉弓下缘水平。

中段：奇静脉弓下缘下至下肺静脉水平。

下段：下肺静脉下至胃，包括食管胃交界。

4. 食管腺癌分化程度

(1) G_x：分化程度不能确定。

(2) G_1：高分化癌：大于 95%肿瘤细胞为分化较好的腺体组织。

(3) G_2：高分化癌-中分化癌：50%～95%肿瘤细胞为分化较好的腺体组织。

(4) G_3：低分化癌：肿瘤细胞呈巢状或片状，<50%肿瘤有腺体形成。

5. 食管鳞癌分化程度

(1) G_x：分化程度不能确定。

(2) G_1：高分化癌：角质化为主伴颗粒层形成和少量非角质化基底样细胞成分，肿瘤细胞排列成片状、核分裂少。

(3) G_2：中分化癌：组织学特征多变，从角化不全到低度角化。通常无颗粒层形成。

(4) G_3：低分化癌：通常伴有中心坏死，形成大小不一巢状分布的基底样细胞。巢主要由肿瘤细胞片状或路面样分布组成，偶可见角化不全或角质化细胞。

(四) 肺癌

1. 组织学分类

(1) 腺癌

① 浸润前病变：不典型腺瘤样增生；原位腺癌(非黏液性、黏液性、黏液/非黏液混合性)。

② 微浸润性腺癌：非黏液性；黏液性；黏液/非黏液混合性。

③ 浸润性腺癌：贴壁为主型(以前的非黏液性细支气管肺泡癌，浸润灶>5 mm)；腺泡为主型；乳头为主型；微乳头为主型；实性为主型伴黏液产生；浸润性黏液腺癌；胶样型腺

癌；胎儿型腺癌；肠型腺癌。

④ 鳞癌：角化型；非角化型；基底样；浸润前病变（原位鳞癌）。

⑤ 腺鳞癌。

⑥ 大细胞癌。

⑦ 神经内分泌肿瘤：高级别（小细胞癌、大细胞神经内分泌癌）；低级别（典型类癌、不典型类癌）；癌前病变（肺弥漫性特发性神经内分泌细胞增生）。

⑧ 大细胞癌。

⑨ 腺鳞癌。

⑩ 肉瘤样癌：多形性、梭形细胞和巨细胞癌；癌肉瘤；肺母细胞瘤。

⑪ 其他及未分类的癌：淋巴上皮样癌；NUT 癌。

⑫ 涎腺源性的癌：黏液表皮样癌；腺样囊性癌；上皮肌上皮癌。

2. TNM 分期（第 8 版）

国际抗癌联盟（UICC）最新版肺癌 TNM 分期（第 8 版）标准，计划于 2017 年 1 月颁布实施。

(1) T 分期

① T_X：未发现原发肿瘤，或者通过痰细胞学或支气管灌洗发现癌细胞，但影像学及支气管镜无法发现。

② T_0：无原发肿瘤的证据。

③ T_{is}：原位癌。

④ T_1：肿瘤最大径≤3 cm，周围包绕肺组织及脏层胸膜，支气管镜见肿瘤侵及叶支气管，未侵及主支气管。

ⓘ T_{1a}：肿瘤最大径≤1 cm，

ⓘⓘ T_{1b}：肿瘤最大径>1 cm，≤2 cm；

ⓘⓘⓘ T_{1c}：肿瘤最大径>2 cm，≤3 cm。

⑤ T_2：3 cm<肿瘤最大径≤5 cm；侵犯主支气管（不常见的表浅扩散型肿瘤，不论体积大小，侵犯限于支气管壁时，虽可能侵犯主支气管，仍为 T_1），但未侵及隆突；侵及脏胸膜；有阻塞性肺炎或者部分肺不张。符合以上任何一个条件即归为 T_2。

ⓘ T_{2a}：3 cm<肿瘤最大径>3 cm，≤4 cm；

ⓘⓘ T_{2b}：4 cm<肿瘤最大径≤5 cm。

⑥ T_3：5 cm<肿瘤最大径≤7 cm。直接侵犯以下任何一个器官：胸壁（包含肺上沟瘤）、膈神经、心包；全肺肺不张肺炎；同一肺叶出现孤立性癌结节。符合以上任何一个条件即归为 T_3。

⑦ T_4：肿瘤最大径>7 cm；无论大小，侵及以下任何一个器官：纵膈、心脏、大血管、隆突、喉返神经、主气管、食管、椎体、膈肌；同侧不同肺叶内孤立癌结节。

(2) N 分期

① N_X：区域淋巴结无法评估。

② N_0：无区域淋巴结转移。

③ N_1：同侧支气管周围及（或）同侧肺门淋巴结以及肺内淋巴结有转移。包括直接侵犯

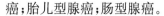

而累及的。

④ N_2：同侧纵膈内及(或)隆突下淋巴结转移。

⑤ N_3：对侧纵膈、对侧肺门、同侧或对侧前斜角肌及锁骨上淋巴结转移。

(3) M分期

① M_X：远处转移不能被判定。

② M_0：没有远处转移。

③ M_1：远处转移。

ⅰ M_{1a}：局限于胸腔内，包括胸膜播散（恶性胸腔积液、心包积液或胸膜结节）以及对侧肺叶出现癌结节（许多肺癌胸腔积液是由肿瘤引起的，少数患者胸液多次细胞学检查阴性，既不是血性，也不是渗液，如果各种因素和临床判断认为渗液和肿瘤无关，那么不应该把胸腔积液纳入分期因素）。

ⅱ M_{1b}：远处器官单发转移灶为 M_{1b}。

ⅲ M_{1c}：多个或单个器官多处转移为 M_{1c}。

表 3-4　肺癌分期表

	N_0	N_1	N_2	N_3	M_{1a}	M_{1b}	M_{1c}
T_{1a}	ⅠA1	ⅡB	ⅢA	ⅢB	ⅣA	ⅣA	ⅣB
T_{1b}	ⅠA2	ⅡB	ⅢA	ⅢB	ⅣA	ⅣA	ⅣB
T_{1c}	ⅠA3	ⅡB	ⅢA	ⅢB	ⅣA	ⅣA	ⅣB
T_{2a}	ⅠB	ⅡB	ⅢA	ⅢB	ⅣA	ⅣA	ⅣB
T_{2b}	ⅡA	ⅡB	ⅢA	ⅢB	ⅣA	ⅣA	ⅣB
T_3	ⅡB	ⅢA	ⅢB	ⅢC	ⅣA	ⅣA	ⅣB
T_4	ⅢA	ⅢA	ⅢB	ⅢC	ⅣA	ⅣA	ⅣB

(五) 宫颈癌

1. 组织学分类(WHO 2014版)

(1) 鳞癌和前驱病变

① 鳞状上皮内病变：低度鳞状上皮内病变、高度鳞状上皮内病变。

② 鳞状细胞癌，非特殊型(NOS)：角化型癌；非角化型癌；乳头状癌；基底样癌；湿疣性癌；疣状癌；鳞状-移行细胞癌；淋巴上皮瘤样癌。

(2) 腺癌和前驱病变

① 原位腺癌。

② 腺癌：子宫颈管腺癌，普通型；黏液性癌，非特殊型(胃型、肠型、印戒细胞型)；绒毛状腺癌；子宫内膜样腺癌；透明细胞癌；浆液性癌；中肾管癌；混合性腺癌-神经内分泌癌。

(3) 其他上皮性恶性肿瘤

① 腺鳞癌：毛玻璃细胞癌。

② 腺样基底细胞癌。

③ 腺样囊性癌。

④ 未分化癌。

(4) 神经内分泌肿瘤

① 低级别神经内分泌肿瘤：类癌；非典型类癌。

② 高级别神经内分泌肿瘤：小细胞神经内分泌癌；大细胞神经内分泌癌。

2. TNM 及 FIGO 分期(见表 3-5)

表 3-5　宫颈癌的 TNM 及 FIGO 分期

TNM		FIGO	解释
T：原发肿瘤	T_X		原发肿瘤不能被评估
	T_0		无原发肿瘤证据
	T_{is}		原位癌
	T_1	Ⅰ	肿瘤局限子宫颈(不应扩散至宫体)
	T_{1a}	ⅠA	仅在显微镜下才能诊断的浸润性癌。从视频基底测量，间质浸润的最大距离：5.0 mm；水平扩散≤7.0 mm
	T_{1a_1}	ⅠA_1	间质浸润深度≤3.0 mm；水平扩散≤7.0 mm
	T_{1a_2}	ⅠA_2	间质浸润深度>3.0 mm，但<5.0 mm；水平扩散≤7.0 mm
	T_{1b}	ⅠB	临床可见病变局限子宫颈，但进行超过 T_1a_2
	T_{1b_1}	ⅠB_1	临床可见病变最大径：≤4.0 cm
	T_{1b_2}	ⅠB_2	临床可见病变最大径：>4.0 cm
	T_2	Ⅱ	肿瘤浸润超出这个，但尚未达盆腔壁或阴道下 1/3
	T_{2a}	ⅡA	宫颈无肿瘤浸润
	T_{2a_1}	ⅡA1	临床可见病变最大径：≤4.0 cm
	T_{2a_2}	ⅡA_2	临床可见病变最大径：>4.0 cm
	T_{2b}	ⅡB	宫旁无肿瘤浸润
	T_3	Ⅲ	肿瘤浸润至真骨盆，累及阴道下 1/3，或导致肾积水或肾无功能
	T_{3a}	ⅢA	肿瘤累及阴道下 1/3
	T_{3b}	ⅢB	肿瘤浸润至真骨盆，导致肾积水或肾无功能
	T_4	ⅣA	肿瘤浸润至膀胱黏膜或直肠黏膜，或浸润超出真骨盆外
N：区域淋巴结	N_X		区域淋巴结无法评估
	N_0		无区域淋巴结转移
	N_1		区域淋巴结转移
M：远处转移	M_0		无远处转移
	M_1		有远处转移(包括腹股沟淋巴结，腹膜内，肺、肝、骨，但除外主动脉旁、阴道、盆腔浆膜及子宫附件)

注：FIGO 分期不再包括 0 期(T_{is})；所有肉眼所见的病变均为 T_{1b}/ⅠB，即使是浅表浸润性，脉管间隙浸润(淋巴管或静脉)并不影响分期；出现大疱性水肿不足以做为 T4 的证据；根据 FIGO 共识，膀胱黏膜或直肠黏膜浸润需经活检证实；浸润深度不能超过其起源的表面上皮或腺体基底部 5 mm，浸润深度测量需从这里附近最表浅上皮乳头的上皮间质交界处至肿瘤浸润最深处的距离，脉管侵犯(血管或淋巴管)对分期无影响。

第四章

基因检测在肿瘤诊断中的应用

一、什么是基因诊断

利用分子生物学技术从基因水平检测人类遗传性疾病的基因缺陷，从而对疾病做出诊断或辅助诊断。

二、肿瘤的分子诊断

肿瘤的分子诊断是指用分子生物学手段，通过检测肿瘤相关基因的存在，分析肿瘤相关基因的缺陷、表达及其功能，以达到肿瘤诊断的目的。

三、肿瘤发生发展的分子机制

肿瘤由于其高致死率以及其难治愈的特点，一直是困扰人类生命健康的重要原因。为了能早日治愈这一疾病，人们一直在致力于研究和阐述肿瘤发生发展的机制。分子生物学的出现与发展，提供了肿瘤发生发展最为重要的线索。在分子生物学中，恶性肿瘤属于基因疾病，是因某些分子水平的损伤致使基因发生突变的结果。具体表现为肿瘤细胞的生长失控、缺乏分化而异常增生，并可侵犯正常组织和器官，最终可散布全身。而肿瘤的发生以及后续的发展都不是仅仅基于分子水平的单独或个别改变，这一过程需要积累一系列的基因突变，这可能涉及不同染色体上多种基因的变化，比如：癌基因、肿瘤抑制基因、细胞周期调节基因、细胞凋亡基因及维持细胞基因组稳定性的基因等。这些基因的变化，有的是从种系细胞(germ-line cells)遗传得来，有的则是由环境因素引起的体细胞(somatic cells)发生突变而后天获得的，故癌症有遗传性(hereditary)和散发性(sporadic)之别。遗传因素与环境因素往往又会互相影响，二者的交互作用说明肿瘤的分子机制不能靠简单的DNA因果论来阐述其过程。多种转录、表达调控因子以及基因随机事件，RNA的选择性剪切，DNA甲基化修饰都会在分子水平影响肿瘤的发生发展。

四、肿瘤相关基因

(一) 原癌基因与癌基因

原癌基因是细胞内与细胞增殖相关的基因,是维持机体正常生命活动所必需的,在进化上高度保守。当原癌基因的结构或调控区发生变异,基因产物增多或活性增强时,使细胞过度增殖,从而有可能形成肿瘤。原癌基因编码的蛋白通常是可以调节细胞生长或分化的蛋白家族,藉由这些蛋白,原癌基因可以调控重要的生物信号通路和细胞进行有丝分裂的执行过程。这类基因一旦出现突变,原癌基因就会变成强力的促癌因素,比如 RAS、WNT、MYC、ERK、TRK。因此原癌基因向癌基因的转变过程是肿瘤发生的关键一步,比如 burkitt 淋巴瘤的发生就和原癌基因 MYC 的突变密切相关,经过研究发现,MYC 基因附近的一个重要的增强子发生改变时,原癌基因 MYC 就会变为 burkitt 淋巴瘤的癌基因 myc。图 4-1 为我们更为具体地阐述了原癌基因向癌基因转变的形式。

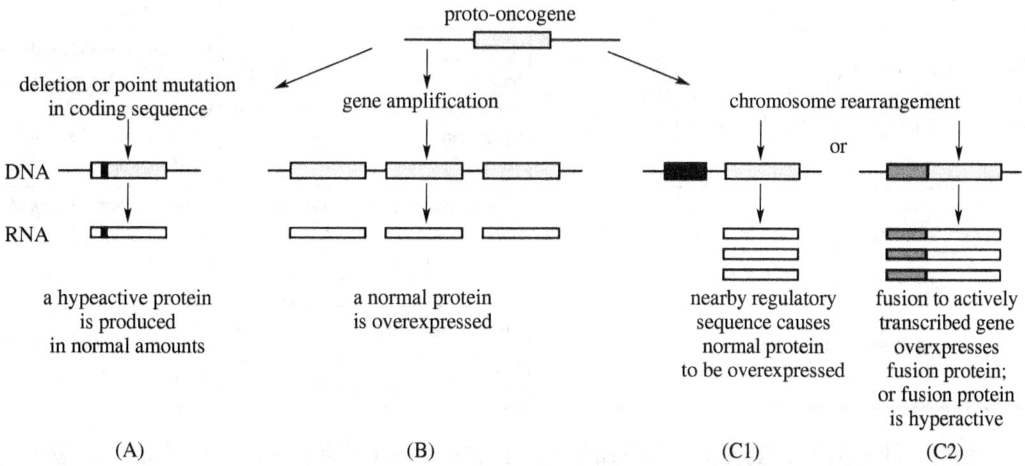

图 4-1　原癌基因向癌基因转变

根据图 4-1,我们可以看出主要的激活形式可以归纳为:①获得启动子与增强子。当逆转录病毒的长末端重复序列(含强启动子和增强子)插入原癌基因附近或内部时,启动下游基因的转录,导致癌变。②基因易位。染色体易位重排,导致原来无活性的原癌基因移至强启动子或增强子附近而活化。③原癌基因扩增。原癌基因扩增是原癌基因数量的增加或表达活性的增加,产生过量的表达蛋白也会导致肿瘤的发生。④点突变。原癌基因在射线或化学致癌剂作用下,可能发生单个碱基的替换,从而改变了表达蛋白的氨基酸组成,造成蛋白质结构的变异。这种单个碱基的替换改变,我们称作点突变。

除了完成原癌基因向癌基因的转化,癌基因的致癌作用还要配合其他基因的突变或者环境因素的刺激才能完成。此外还有一类癌基因来源于外界病毒,被称为病毒癌基因,存在于病毒(大多是逆转录病毒)基因组中能使靶细胞发生恶性转化的基因。它不编码病毒结构成分,对病毒无复制作用,但是当受到外界的条件激活时可产生诱导肿瘤发生的作用。

1970 年第一次确定癌基因 src 至今,目前已识别的原癌基因有 100 多个。癌基因的发现对抗肿瘤药物靶点的研究和发展贡献最为显著。目前对癌基因的分类方式还是存在争议,表 4-1 给出的分类方式是按照基因调控的功能范畴对其进行了分类。

表 4-1 基因调控功能分类

category	examples	cancers	gene functions
Growth factors, or mitogens	c-Sis	glioblastoms, fibrosarcomas, osteosarcomas, breast carcinomas, and meianomas	induces cell proliferation.
Receptoy tyrosine kinases	epidermal growth factor receptor (EGFR), platelet-derived growth factor receptor (PDGFR), and vascular endothellal growth factor receptor (VEGFR), HER2/neu	Breast cancer, gastrointestinal stromal tumours, non-small-cell lung cancer and pancreatic cancer	transduce signals for cell growth and differentiation.
Cytoplasmic tyrosine kinases	Src-family, Syk-ZAP-70 family, and BTK family of tyrosine kinases, the Abl gene in CML-Philadelphia chromosome	colorectal and breast cancers, melanomas, ovarian cancers, gastric cancers, head and neck cancers, pancreatic cancer, lung cancer, brain cancers, and blood cancers	mediate the responses to, and the activation receptors of cell proliferation, migration, differentiation, and survival
Cytoplasmic Serine/threonine kinases and their regulatory subunits	Raf kinase, and cyclin-dependent kinases (through overexpression).	malignant melanoma, papillary thyroid cancer, colorectal cancer, and ovarian cancer	lnvolved in organism development, cell cycle regulation, cell proliferation, differentiation, cells surival, and apoptosis
Regulatory GTPases	Ras protein	adenocarcinomas of the pancreas and colon, thyroid tumors, and myeloid leukemia	involved in signalling a major pathway leading to cell proliferation
Transcription factors	myc gene	maligant T-cell lymphomas and acute myleojd leukemias, breast cancer, pancreatic cancer, retinoblastoma, and small cell lung cancer	They regulate transcription of genes that induce cell proliferation

另外一种常见的分类方式是按照家族进行分类:①src 家族,它们都含有相似的基因编码结构,产物具有使酪氨酸磷酸化的蛋白激酶活性,定位于胞膜内面或跨膜分布。②Ras 家族,家族成员基因序列差异大,但所编码的蛋白质是 p21,位于细胞质膜内面,p21 可与 GTP 结合,有 GTP 酶活性,并参与 cAMP 水平的调节。③myc 家族,编码核内 DNA 结合蛋白,有直接调节其他基因转录的作用。④Sis 家族,只有 Sis 基因一个成员,编码 p28,与人血小板源生长因子结构类似,刺激间叶组织细胞分裂增殖。⑤myb 家族编码核蛋白,能与 DNA 结合,是核内的一种转录因子。

(二)抑癌基因

抑癌基因也称为抗癌基因。正常细胞中存在抑癌基因,在被激活情况下它们具有抑制细胞增殖作用,但当其被抑制或丢失后,则可减弱甚至消除抑癌作用。正常情况下它们对细胞的发育、生长和分化的调节起重要作用,并可抑制细胞增殖和肿瘤发生。许多肿瘤均发现抑癌基因的两个等位基因缺失或失活,失去细胞增生的阴性调节因素,从而对肿瘤细胞的转化和异常增生失去抑制作用。

位于染色体 13p14 的 Rb 基因是第一个被发现和鉴定的抑癌基因,它是在研究少见的儿童视网膜母细胞瘤中发现的。后来也在成人的某些常见肿瘤(如膀胱癌、乳腺癌及肺癌)

中发现它丧失或失活。有些抑癌基因的突变是导致人类肿瘤发生的最常见的分子改变。如第二个被鉴定的抑癌基因 p53 在大多数的人类癌症(如白血病、淋巴瘤、肉瘤、脑瘤、乳腺癌、胃肠道癌及肺癌等)中都常呈失活现象。p53 的突变可见于高达 50%以上的人类癌症中,它是人类恶性肿瘤中最常见的基因改变。新的抑癌基因正在不断涌现,如与乳腺癌发生有密切关系的 BRCA1 和 BRCA2,与胰腺癌有关的 DPC4,与肾细胞癌有关的 VHL 等抑癌基因已被发现;还有与肝癌有关的 M6P/IGF2r 基因,位于染色体 3p14.2 上的 FHIT 基因等也是抑癌基因的候选者。

抑癌基因的产物是抑制细胞增殖,促进细胞分化和抑制细胞迁移,因此起调控作用,通常认为抑癌基因的突变是隐性的。不同于癌基因,研究认为抑癌基因的激活一般遵从"二次突变假说",这说明细胞的恶性转化需要两次或两次以上的突变。第一次突变可能发生在生殖细胞或由父母遗传得来(合子前突变),也可能发生在体细胞。第二次突变则均发生在体细胞本身。这是因为只有一个等位基因发生突变时,另外一个等位基因依然能够转录、翻译正常的蛋白。也就是说不同于癌基因的显性遗传,抑癌基因更多的是隐性遗传模式。当然并不是所有的抑癌基因都完全遵循"二次突变假说",p53 就是例外,其突变型 p53 编码的蛋白产物就可以抑制正常 p53 的蛋白产物。这也被称作抑癌基因的显性副作用。再比如 DCC 基因一个拷贝缺失就可能使细胞黏膜附功能明显降低,进而丧失细胞接触抑制,使细胞克隆扩展或呈恶性表型。这也不完全符合异性遗传的规律,这可以通过"单倍体不足假说"来进行解释,某些抗癌基因的表达水平十分重要,如果一个拷贝失活,另一个拷贝就可能不足以维持正常的细胞功能,从而导致肿瘤发生。

抑癌基因的产物主要包括:①转录调节因子,如 Rb、p53;②负调控转录因子,如 WT;③周期蛋白依赖性激酶抑制因子(CKI),如:p15、p16、p21;④信号通路的抑制因子,如 Ras GTP 酶活化蛋白(NF-1),磷脂酶(PTEN);⑤DNA 修复因子,如 BRCA1、BRCA2;⑥与发育和干细胞增殖相关的信号途径组分,如:APC。

在正常细胞基因组中的原癌基因、抑癌基因具有调节细胞分化的功能,当其受到某些致癌因素的作用激活或失活时,才能促使细胞发生癌变。Rb 和 p53 等抑癌基因的抑癌机理涉及许多不同的调控分裂和分化途径,这些基因的产物可能调节着不同的过程,或者是几个抑癌基因共同调节同一过程。弄清癌细胞基因组的改变,哪些是属于抑癌基因的范畴,各种抑癌基因在不同肿瘤中的改变,不同肿癌涉及哪些基因等,都需继续研究。

(三)肿瘤转移相关基因

大多数肿瘤患者的致死因素往往就是因为发生了转移性疾病。因此在分子水平阐述肿瘤转移的分子机制,对恶性肿瘤的诊断、预后评估和治疗都有着极为重要的意义。

癌症转移的发展取决于癌细胞固有的遗传和/或表观遗传学变化,以及肿瘤微环境提供的外在因素。转移是指恶性肿瘤细胞从原发部位,经淋巴道、血管或体腔等途径,到达其他部位继续生长,称肿瘤转移。癌细胞从一个原发部位扩散至远端的次级器官,需要一些不同的步骤,包括肿瘤上皮细胞的上皮-间充质转变(EMT),浸润性生长、侵袭到邻近组织,从而进入循环系统(内渗),外渗到周围组织实质,并最终从微观生长扩散到肉眼可见的继发性肿瘤。在肿瘤细胞到达远端组织之前,在那里会形成转移前微环境。因此,研究调控肿瘤细胞-肿瘤微环境相互作用的分子机制是我们能尽早发现肿瘤的转移,并进一步抑制肿瘤转移性发展的关键一步。

研究发现某些基因的表达变化或基因结构的改变以及编码蛋白的异常都可能导致肿瘤细胞的侵袭性和转移性发展。1988 年，Steeg 等首先分离鉴定了 nm23 基因。他们发现 nm23 在肺转移瘤中优先表达，并在多种实验性肿瘤和人类肿瘤（恶性黑色素瘤、乳腺癌、卵巢癌、大肠癌、肝癌、胃癌、肺癌、甲状腺癌、前列腺癌、骨肿瘤、子宫颈癌等）的转移中起抑制作用，分为 nm23-hl 和 nm23-h2，均定位于 17p21 染色体区域。由 5 个外显子和 4 个内含子组成。其编码产物为二磷酸核苷激酶，在体内有多种生物学功能，可通过参与微管聚合影响细胞有丝分裂和细胞运动，并参与通过 G 蛋白的信号传递。研究显示，nm23-hl 在一些肿瘤基因组存在丢失、扩增和突变，并与淋巴转移关系密切。之后的研究也在结肠癌，肝癌中发现其与肿瘤的转移关系密切。随着对肿瘤转移分子机制研究的深入，越来越多的肿瘤转移相关基因被陆续发现和证实。CD44 是单基因编码的多形性整合膜糖蛋白家族，在淋巴细胞发育、归巢、肿瘤转移、细胞激活信号传导中有重要作用。CD44 突变体在多种高转移性癌细胞中呈高表达，它的活化和表达，赋予癌细胞更强的运动性，能使癌细胞表面覆盖一层“保护”作用的糖蛋白，令机体免疫细胞（自然杀伤细胞）不能识别并消灭它们。先后有研究报道其与结肠癌、肾癌、肺癌、乳腺癌、胆囊癌等许多肿瘤转移密切相关。S100A4 基因具有促肿瘤作用，该基因编码一种钙离子结合调节蛋白，通过与钙离子结合在肿瘤发生发展中发挥重要作用。S100A4 可能通过降低肿瘤细胞间黏附力，促进细胞外基质的降解和重塑，增加肿瘤细胞的运动能力，抑制细胞凋亡，促进细胞异常增殖和促进血管生成这些途径来参与了细胞的异常增殖、恶变、浸润转移。另外一些重要的基因还有 TIAM 1、TGFβ、MMP-2、MMP-9 等。

肿瘤转移相关基因的发现及其相关的研究已经为肿瘤的转移机制提供了新的讯息，然而一些肿瘤转移相关基因的确切生化特性和具体生理功能尚未完全明了，许多肿瘤转移相关基因与其他转移相关因子、酶类和蛋白质等的相互作用还有待研究。

（四）肿瘤耐药基因

化疗是目前临床上治疗恶性肿瘤的重要手段之一，然而由于肿瘤细胞常常会对化疗药物产生耐药而导致患者对治疗不再敏感，最终导致化疗失败甚至疾病复发。近年来科学家们针对肿瘤耐药机制开展了大量的研究工作，研究结果表明肿瘤耐药与药物摄取减少，排出增多，活化减少，失活增加，DNA 损伤修复增加，DNA 甲基化以及信号传导通路异常等多种机制相关。因此与这些机制相关的基因都有可能成为肿瘤耐药相关基因，如：MDRl 基因。MDR 基因家族是一组 ATP 结合盒式载体超家族的一种亚家族或一种交通性 ATP 酶。人类 MDR1 基因定位于染色体 7q21.1，其 cDNA 含有 4669 个碱基对，转录产物为 4.5 kb 的 mRNA。其编码产物 P-糖蛋白就与膜糖蛋白介导的药物外排机制密切相关，研究发现该基因与卵巢癌的耐药具有密切关系。新近的研究还发现 FBW7 基因与肿瘤的耐药机制也具有重要的关系。研究发现通过检测 FBW7 基因有助于肿瘤学家预测化疗患者将对紫杉醇及类似活性药物产生的药物反应，并为癌症治疗指明了新的研究靶点。紫杉醇是目前临床上应用最广泛的一类化疗药物。紫杉醇可通过促进微管聚合和稳定已聚合微管导致细胞内大量微管积聚，从而最终干扰细胞的各种功能，使细胞分裂停止于有丝分裂期，阻断细胞的正常分裂。大量研究表明紫杉醇对于卵巢癌、乳腺癌、肺癌、大肠癌、黑色素瘤、头颈部癌、淋巴瘤、脑瘤等多种肿瘤有着广谱的疗效。然而近年来临床亦有不少病例报道患者在接受紫杉醇治疗后显示药物耐受，最终导致治疗失败。研究证实 FBW7 缺陷与多种癌症(如乳腺癌和结肠癌)相关。研究者观察到 FBW7 缺陷的卵巢癌和结肠癌细胞中表达高水平的 MCL1 蛋白,并且更易于对抗微管药物产生耐受。美国柏斯以色列狄肯尼斯医学中心(Beth Israel Deaconess Medical Center)针对 FBW7 在 T 细胞急性淋巴细胞白血病(T-ALL)细胞中的效应进行的研究也发现 FBW7 缺陷的 T-ALL 细胞中 Jun、myc 及 notch 1 蛋白呈高水平表达。正常情况下这些蛋白高表达通常会诱导细胞发生凋亡,而 FBW7 缺陷的 T-ALL 细胞却未表现出这一效应,进一步的研究中证明在缺失 FBW7 蛋白的情况下,细胞无法降解 MCL1,从而使得细胞逃逸了凋亡。

五、基因检测在肿瘤诊断中的应用

(一) 肿瘤基因在诊断中的应用

基因检测是通过血液、其他体液或组织细胞对被检者 DNA 进行检测的技术。取被检测者外周血细胞或其他组织细胞,扩增其基因信息后,通过特定设备对被检测者细胞中的 DNA 分子信息作检测,分析所测的基因情况,了解其相关致病的基因信息,评估身体患疾病的风险,从而通过改善自己的生活环境和生活习惯,避免或延缓疾病的发生。除了用于疾病风险的预测,基因检测也可以诊断疾病,尤其是在遗传性疾病方面。疾病诊断是用基因检测技术检测引起遗传性疾病的突变基因,目前应用最广泛的基因检测是新生儿遗传性疾病的检测、遗传疾病的诊断和某些常见病的辅助诊断。目前有 1000 多种遗传性疾病可以通过基因检测技术做出诊断。随着近些年各项基础研究通过转化医学的大力推进,基因检测已经从单一的遗传疾病专业范畴扩展到复杂疾病和个体化应用更加广阔的领域,其临床检测范围包括高危疾病的新生儿筛查、遗传疾病的诊断和肿瘤疾病的诊断以及用于指导个体化用药的基因药物检测等诸多方面的应用。目前,基因检测在临床诊断的应用正越来越受到医生的普遍重视。

1. *早期诊断肿瘤*

癌基因、抗癌基因及其产物已成为肿瘤的基因标志物。基因突变和表达异常等肿瘤基因标志，由于能反映细胞处于癌前启动阶段的变化，故有利于临床监视的早期诊断。比如,K-Ras 突变常见于 90%的导管性胰腺癌,通过对 43 例胰腺癌患者组织样本以及 86 例活检胰腺癌样本的分析,K-Ras 的基因检测和细胞学检查的联合应用不仅可以增强导管性胰腺癌的诊断准确率,还有助于建立一种胰腺癌遗传学分析的平台用于今后的胰腺癌遗传机制和环境机制的进一步研究。p53 由于可以通过诱导细胞的凋亡,因此在许多肿瘤中都扮演着极为重要的角色。正常情况下,p53 基因处于不活跃状态,表达量水平也较低,当 DNA 损伤等细胞应激状态下时,p53 就可能被激活并发挥作用。作为最著名的抑癌基因，至今已证实在 51 种不同类型肿瘤中都存在 p53 基因突变。在结肠癌病例中，约 70%发生 p53 突变，肺癌为 50%,乳腺癌为 40%。血液系统肿瘤和淋巴系统肿瘤也有较高的突变率。一项研究就将超声内镜、内窥镜刷细胞学检查、K-Ras 和 p53 基因检测联合应用于恶性胆道肿瘤的早期诊断。通过对 84 位研究对象的分析研究发现,联合 K-Ras 和 p53 基因检测能明显地提高早期诊断的成功率。相似的结果在肝癌、肺癌等早期诊断的相关研究中也有报道。

2. 基因筛选

BRCA1/BRCA2 两基因在细胞的损伤修复、正常生长方面有重要作用。二者出现基因水平的遗传性突变，那么突变基因的携带者就容易患上乳腺癌或卵巢癌。已有研究证明，大约 80%以上的 BRCA1/BRCA2 基因突变携带者将发展成乳癌患者。如果能尽早进行该基因的检测评估，这对于那些由于遗传缺陷而易于患乳腺癌或卵巢癌的妇女具有重要意义。基因检测可以在人群中发现高风险人群，做到尽早预防，避免环境刺激，做好随诊，属于预防医学中零级预防的范畴。另外，全基因组关联分析(genome-wide association study GWAS)的快速发展对应用基因筛选预防肿瘤提供了更为有利的依据，GWAS 是指在人类全基因组范围内找出存在的序列变异，即单核苷酸多态性(SNP)，从中筛选出与疾病相关的 SNPs。GWAS 为人们打开了一扇通往研究复杂疾病的大门，将在患者全基因组范围内检测出的 SNP 位点与对照组进行比较，找出所有的变异等位基因频率，从而避免了像候选基因策略一样需要预先假设致病基因。GWAS 研究发现了很多与肿瘤发病风险相关的 SNP 以及它们所在的基因，魏庆义教授团队通过对 993 例喉鳞状细胞癌患者和 1995 例正常人群，进行 GWAS 的分析研究，并将新发现的易感位点在其他 3 组人群中进行验证，最终证明新发现 3 个中国人群的鳞状细胞癌易感位点。通过检测这些基因的位点，对人群进行有效的分级管理评估，并建立风险预测模型，这对于肿瘤的筛查和早期诊断有着极为重要的意义。

3. 肿瘤的预后判断

肿瘤基因的突变、扩增及过表达等改变，常与肿瘤的预后密切相关。一项将 54 例结直肠癌患者作为研究对象，术前取血检测结直肠相关抗原血清癌胚抗原(CEA)、CA19-9 水平，同时取手术切除标本，应用聚合酶链反应-单链构象多态性法(PCR-SSCP)检测 p53 基因第 5～8 外显子。结果发现 p53 基因突变率为 44.4%(24/54)，在 p53 基因突变患者中，CEA 阳性率明显高于 p53 基因未突变者($P<0.05$)，而术前 CEA(+)及肿瘤标本 p53 基因突变者多发生复发或远处转移($P<0.05$)。结论证明术前 CEA(+)及肿瘤标本中 p53 基因突变者临床预后差。

研究发现从分子水平上判断肿瘤的生物学行为及预后具有较高的准确性。如 Vogelstein根据结肠癌相关基因的变化，提出了结肠癌癌变和演进的分子模型，阐述了癌基因激活、抑癌基因失活与肠上皮细胞增生、癌前状态、癌变和转移各阶段基因变化的特征。此外，文献中对胃癌、肝癌、肺癌等也提出了类似的分子模型。基因检测在肿瘤的监测方面也具有重要的作用，如通过检测肿瘤转移相关基因可以提高对肿瘤转移、复发监测的准确性，有助于及时采取适当的治疗措施。

4. 寻找分子靶位

所谓的分子靶向治疗，是在细胞分子水平上，针对已经明确的致癌位点(包含基因位点)，来设计相应的治疗药物，药物进入体内会特意地选择致癌位点来相结合发生作用，使肿瘤细胞特异性死亡，而不会波及肿瘤周围的正常组织细胞，所以分子靶向治疗又被称为“生物导弹”。肿瘤发生、发展的不同时期，可能涉及不同基因的不同变化形式，而基因的变化及基因间的信号传递与肿瘤临床治疗的敏感性密切相关，如能在分子水平对肿瘤基因变化提供指标，将对肿瘤的个体化和预见性治疗具有指导意义。如在 90%的胰腺癌、50%的结肠癌、30%的非小细胞肺癌中存在 Ras 基因的激活，50%左右的肿瘤有 p53 基因不同形式的突变，这些基因的异常，使肿瘤对某些放疗或化疗的方法具有抵抗性，如能从基因水平上改变异常基因的状态，则可提高放、化疗的特异性和敏感性。

进入 21 世纪以来，肿瘤的靶向治疗已取得了长足的进步，使得一些肿瘤得到了有效的控制。如，对 Her-2 表达的深入认识和相应药物赫赛汀(Herceptin)的使用，使约 1/4 的顽固乳腺癌患者得到挽救和生命延长。又如，对胃肠间质肉瘤(GIST)支配性基因 C-Kit 的认识和相应靶向药物伊马替尼的应用，使这一放化疗高度抗拒的肿瘤获得 60%的缓解率和 80%的临床受益率。但是，由于肿瘤疾病的分子机制尚未阐述清楚，目前的靶向药物应用于临床的成功案例相对还是太少。希望不久的将来，随着对人类基因组学中功能性基因组和支配肿瘤的基因组的深入了解，以及结合高新技术(如高通量药物筛选等)手段的有效运用，能够发现更多有效地基因靶位和成功转化更多有效地靶向药物，这必将使肿瘤的治疗跨入一个全新的时代。

(二) 肿瘤基因检测的常用方法

目前基因检测的方法主要有荧光定量 PCR、基因芯片、液态生物芯片与微流控技术等。另外一些重要的技术手段还有:荧光染色体原位杂交检测(FISH)、基因芯片和基因测序。

1. 基因过表达的检测

癌基因的激活和抑癌基因的失活是肿瘤发生过程中的关键因素。癌基因的激活有多种表现形式，其中基因产物过表达为重要形式之一，可表现为 mRNA 和蛋白质量的增加，此外，基因扩增可表现为基因拷贝数的增加，这些基因表达的异常，均可加以检测。

首先是基因翻译水平表达产物的检测。检测最常用的方法为免疫组化技术，也可应用酶联免疫吸附和 Western 蛋白印迹法。新一代测定方法为流式细胞仪法(flow cytometry)，更新的影像细胞测试法(image cytometry)则可应用特定波长的光密度进行积分，进行特定蛋白质的定性定量分析。

其次是基因转录水平的检测。该过程主要体现为基因拷贝数和转录产物 mRNA，检测的经典方法为 DNA 和 RNA 的印记杂交。但在科研和临床应用更普遍的为组织细胞原位核酸分子杂交，其中发展较快的荧光原位杂交和对比基因组杂交在肿瘤分子诊断中具有重要的应用价值。另外原位 PCR 技术作为一种敏感性高、特异性强、能在组织细胞原位进行低拷贝数基因定位的研究方法，在分子诊断中发挥了重要作用，其灵敏度比原位杂交高出 2 个数量级，是形态学和分子生物学前沿交叉的产物，对前沿研究和学科发展起着巨大作用。

2. 基因突变的检测

癌基因和抑癌基因突变是肿瘤发生中出现频率较高的分子事件，不仅在肿瘤细胞中可检测到突变基因，在一些癌前病变或癌前状态的组织细胞中也存在不同形式和程度的基因突变，基因突变的检测对研究肿瘤发生机制、诊断和鉴别诊断、预后评估及治疗方案选择等都有重要价值。基因突变形式主要有点突变、基因缺失(1～2 个碱基缺失，一个片段或一个外显子缺失)、基因易位或重排、基因插入、甲基化及染色体非组蛋白改变等。

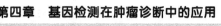

基因突变及其检测方法研究已成为生命科学研究的热点。目前大部分基因突变检测技术都是以 PCR 为基础，已达 20 余种，比较成熟的技术包括 PCR-SSCP 法、杂合双链分析法、突变体富集 PCR 法、变性梯度凝胶电泳和温度梯度凝胶电泳法、化学切割错配法、等位

基因特异性寡核苷酸分析法、DNA 芯片技术、连接酶反应、等位基因特异性扩增法、RNA 酶 A 切割法、荧光原位杂交、寡核苷酸引物原位 DNA 合成法、比较基因组杂交法和 DNA 序列分析等。此外还有就是发展迅速的基因芯片和基因测序技术平台。

(三) 测序技术与精准诊断

在这些众多的技术手段中,应用前景最广泛、最令人期望的是高通量测序技术,我们可以预见该技术平台在将来新生儿遗传性疾病的检测、遗传疾病的诊断和肿瘤疾病的辅助诊断等领域将发挥巨大的实践作用,为精准医疗的实现提供最为可靠的技术支持。从 1977 年第一代 DNA 测序技术(Sanger 双脱氧链终止法),发展至今 30 多年时间,测序技术已取得了相当大的发展,从第一代到第二代乃至第三代,测序技术的每一次变革,都对基因组研究、肿瘤的基因诊断起着非常重要的推进作用。其中二代测序技术(NGS)目前还是该技术平台的主流,极大地降低了测序成本的同时,还大幅提高了测序速度,并且保持了高度的准确性。以前完成一个人类基因组的测序需要 3 年时间,而使用二代测序技术则仅仅需要 1 周,但在序列读长方面比起第一代测序技术则要短很多。其核心原理是:利用超声波或酶切技术,将长链 DNA 打断成所需要长度的 DNA 片段,再进行文库构建,以及桥式 PCR 扩增与变性,最后利用边合成边测序的方法进行测序。三代测序与前两代相比,最大的特点就是单分子测序,测序过程无需进行 PCR 扩增。基本原理是:DNA 聚合酶和模板结合,4 色荧光标记 4 种碱基(即 dNTP),在碱基配对阶段,不同碱基的加入,会发出不同光,根据光的波长与峰值可判断进入的碱基类型。

测序技术最大的优势在于,目前研究者对于疾病分子机制的探索都是基于人类基因组序列,所有这些研究成果的最终应用,还是需要我们能够简便、快捷、准确、低成本的检测基因组及分子差异,测序技术因此就显得尤为重要。随着精准医学时代的到来,基础研究的成果向临床应用转化逐渐加快,测序技术会迎来进一步发展创新。比如使用新一代测序仪的临床试验目前正在日益增多,这些临床试验开展的测序工作几乎覆盖所有的测序方式:全基因组测序、全外显子组测序、RNA 测序和定向测序。这些临床试验都是为了发现致病的异常基因,根据这些异常基因信息来指导临床诊疗工作。

(四) 肿瘤基因诊断的发展前景

目前,肿瘤基因组学的不断发展,基因检测技术水平的提升和检测费用的不断降低,已经为发展大规模个体化基因检测诊断提供了理论和技术上的可能。同时,随着肿瘤易感基因检测和治疗药物易感性基因研究的深入,研究成果不断转化,相信个体化医疗必将在基因检测的基础上得以实现,基因检测在未来肿瘤诊断和肿瘤治疗中一定有着无可替代的作用。

下篇

第五章

放疗前准备

放射治疗得以精确实施需要有一整套严格的质量保证和质量控制体系，而其中，规范、有效地放疗前准备是保证精确治疗的重要环节之一。目前，由于放射治疗技术的日益复杂，放疗设备的种类繁多，以及从业人员医疗水平的参差不齐，从而导致放射治疗在临床实施过程中会有较大的差异。不同的放疗前准备，带来不同的治疗精度和患者的依从性，并最终影响到治疗疗效及患者的生存质量。如何规范地开展放疗前准备，本章节将针对不同部位肿瘤放疗前准备的共性和特殊性措施进行详细论述。

第一节 一般性准备措施

(一) 患者心理准备

随着科学技术的发展，医学模式已经由单一的生物医学模式转变为生物-心理-社会医学模式。科学研究表明，心理因素与肿瘤存在着密切地关系。因此在注重精确放疗的同时，加强患者健康宣教尤为重要。

在现阶段，多数肿瘤患者及其家人对外科手术治疗肿瘤相对接受程度较高，而对放疗、化疗比较抗拒。由于对放射治疗认识不足，没有信心，因而情绪消极、抑郁、焦虑、恐惧，甚至不能很好配合治疗，不利于健康。因此十分有必要运用心理护理宣教知识对患者进行正面教育，提高他们对疾病的认识，消除负面情绪，缓解心理压力，适应角色转变，树立起对疾病斗争的决心和信心。

心理治疗可以运用暗示、自我放松法、音乐配合疗法缓解患者负性情绪。支持性心理治疗、以问题为中心的心理干预能够显著降低癌症患者的抑郁情绪。出现严重的心理障碍时还可以采用心理治疗及氟西汀等辅助药物来帮助患者走出心理障碍，更加积极地接受治疗。

(二) 健康宣教

根据患者的接受程度，用通俗易懂的语言介绍与疾病相关的知识，如病因、临床表现、疾病的进展和转归特点等；更为重要的是要详细讲解放疗的一般流程及注意事项、自我护理方法、并发症的防护等。如患者需要穿着宽大、柔软的棉制内衣，上衣最好是低领、开襟的，保持良好的卫生习惯、注意保持照射野皮肤的清洁干燥、照射野内禁贴胶布、禁涂药膏。

不用刺激性的洗涤剂以保护照射野皮肤、适度功能锻炼等，并针对患者饮食及生活中需要注意的事项进行说明及监督。对于特定部位肿瘤，如：鼻咽癌患者注意加强张口锻炼、坚持鼻咽部冲洗、保持口腔清洁；食管癌患者在治疗过程中进食流质半流质饮食，防止食物堵塞食道；盆腔肿瘤放疗阶段进食易消化的食物，减少肠道负担、保持大便通畅等。根据各人情况制定宣教手册及随访手册，并不断强化，指导患者完全理解掌握。责任护士在放疗期间不定期检查了解患者掌握情况，及时纠正不足之处，防止知识缺乏造成并发症的加重。

（三）知情同意

向患者和其家人宣讲放疗的基本知识，使其明白放疗的目的和可能出现的并发症以及这些并发症的处理和防范措施，解除其顾虑，能采取积极的心态对待放疗，积极配合完成放疗。下面列举了部分放射治疗所导致的毒副作用，其发生的概率和级别会因为放疗方案不同、综合治疗强度以及患者本身合并的其他疾患而大不相同。

全身反应：乏力、食欲下降、恶心、呕吐；造血系统反应：骨髓抑制（包括：白细胞减少、血小板减少）；

心脏损害：心律失常、心肌炎、心衰、心脏病加重、心肌梗死概率上升；

气管损害：咳嗽、咳血、放射性气管炎、气管狭窄、气管瘘；

肺脏损害：放射性肺炎、肺纤维化、肺功能损害；

食管损害：放射性食管炎、食管穿孔、食管-气管瘘、食管出血、纵膈血管破裂出血；

肝脏损害：肝功异常、放射性肝炎、放射性肝坏死；

胃肠损害：胃炎、放射性直肠炎、肠狭窄、肠梗阻、胃肠穿孔、肠出血、肠粘连；

泌尿系统损害：尿道炎、放射性膀胱炎、肾功异常、放射性肾炎、膀胱出血、穿孔、挛缩、尿道狭窄、梗阻；

骨损害：骨质疏松、放射性骨髓炎、骨折、放射性骨坏死；

唾液腺及口腔反应：唾液腺分泌抑制，口腔黏膜急性反应、急慢性溃疡，口干；

皮肤和肌肉损害：急性放射反应、放射后纤维化、充血、肿胀、糜烂、溃疡甚至形成窦道、经久不愈、纤维变、萎缩及皮肤花斑样改变和色素沉着，软组织红肿、疼痛、水肿、蜂窝组织炎、坏死、肌肉萎缩、肌痉挛、软组织纤维变、活动受限；

脊髓损害：放射性脊髓炎、截瘫；

脑损伤：急性放射性脑水肿、颅内压升高、脑疝、慢性放射性脑损伤、脑坏死、生长发育障碍；

内分泌功能低下：垂体、甲状腺、性腺；

眼耳损害：放射性中耳炎、听力障碍，放射性颞下颌关节功能障碍、下颌骨坏死，放射性白内障、眼底损伤、视神经损伤、眼球萎缩、失明。

放射治疗是对肿瘤病灶的局部治疗，治疗期间或治疗后可能会出现肿瘤的远处转移。放疗区域内在放疗期间或放疗后仍有可能出现肿瘤进展或复发。

（四）患者身体条件的准备

患者是否能耐受一个疗程的放疗，在很大程度上取决于放疗前的全身状况。部分患者由于长期疾患或进食困难从而造成营养状态较差，因此积极补充营养，包括从静脉滴入高能量营养，胃管置入经胃肠道给予营养，改善其一般状况，才有可能帮助其完成治疗。

化疗后的患者常合并骨髓抑制，对于贫血、血小板和白细胞低下者予以输注红细胞悬液、血小板、皮下注射集落刺激因子等，尽快改善骨髓抑制状态，才能开始放疗；中枢神经系统肿瘤患者常有头痛、呕吐、视乳头水肿等颅内压增高症状和其他神经系统定位症状及体征，要予以甘露醇、利尿剂和/或者激素脱水降颅压，减轻颅高压症状，防止脑疝的发生；另外一些合并有急性心衰、心包积液、炎症、活动性结核、活动性肝炎、较明显的甲状腺功能亢进、糖尿病等时，要将病情先控制到一定程度才能进行放疗。

（五）建立良好的护患关系

入院时要消除患者的陌生感，介绍病区环境、主管的医护人员、同病室患者。建立联系卡，记录患者详细家庭地址、家庭和个人电话，告知患者主管医护人员的联系电话及方式，有需求时及时联系。

总之，心理辅导以及医护人员的健康宣教有助于帮助患者顺利地完成整个治疗过程。而有效的心理指导、健康宣教与完备的检查及精确的放疗定位构成了放疗前准备工作的 3 个重要因素。实施全面的放疗前准备工作是进行精准放疗的必要工作，也为整个治疗计划的实施奠定了基础。

第二节　常用体位固定设备

体位固定在放射治疗中有不可忽视的作用。机体是一个活体，器官运动、呼吸运动以及患者不自主运动都可能导致治疗的偏差，如何减少这些因素导致的偏差是体位固定中重要的问题所在。目前由于高精度放疗治疗机，如模拟定位机、治疗计划系统（TPS）、CT 及 MRI 等先进设备的使用，使得放疗定位更加精确，治疗计划也趋于更高精确度。

治疗体位的确定的基本原则为患者的舒适性、稳定性及可重复性，另外还要考虑放射治疗野的设置。但是治疗环节应该为主要的考虑内容。体位固定，是用一些特殊的装置限制患者的身体移动，使得治疗过程中患者的器官运动及体位改变达到最低。常用的体位固定装置有以下几种。

1. 热塑膜

放疗定位膜厚为 2～3 mm，X 射线通透性好。放入 60～70 ℃热水中即可完全透明软化，可随意适当拉伸、塑形。根据固定部位不同可分为面膜、三角膜、颈肩膜、头颈肩膜、胸膜、胸腹膜、腹膜等（图 5-1～3）所示，操作简便、快捷。

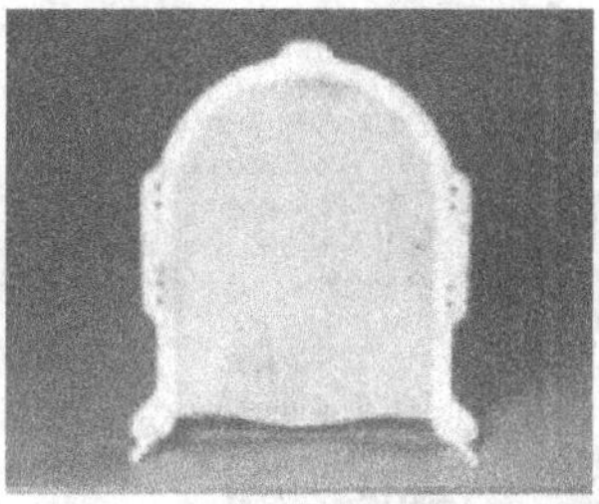

图 5-1　头膜

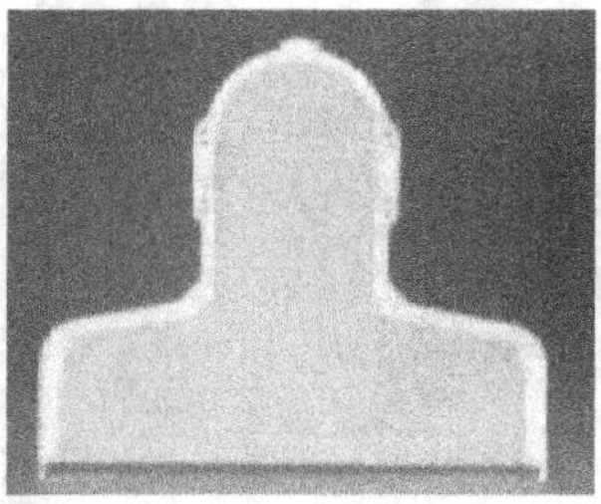

图 5-2　头颈肩膜

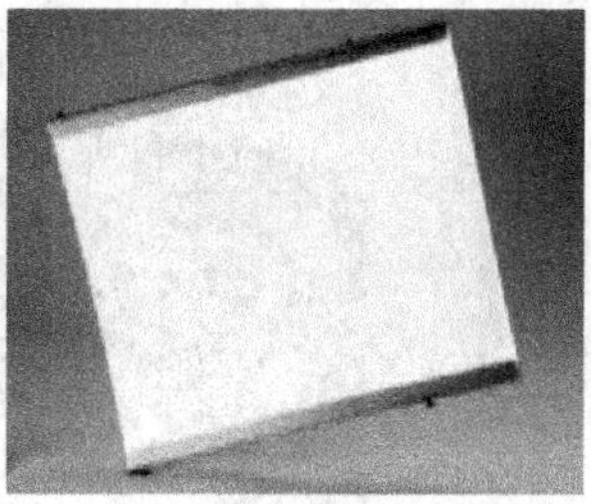

图 5-3　热塑体膜

2. 头部固定设备(图 5-4~8)

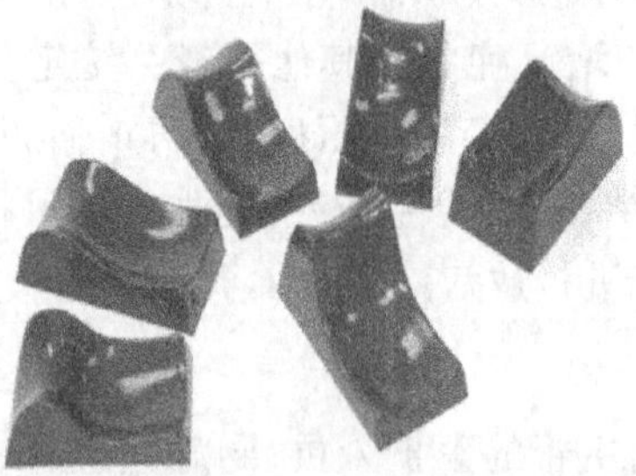

图 5-4　仰卧位头枕,有 A、B、C、D、E、F 六个型号

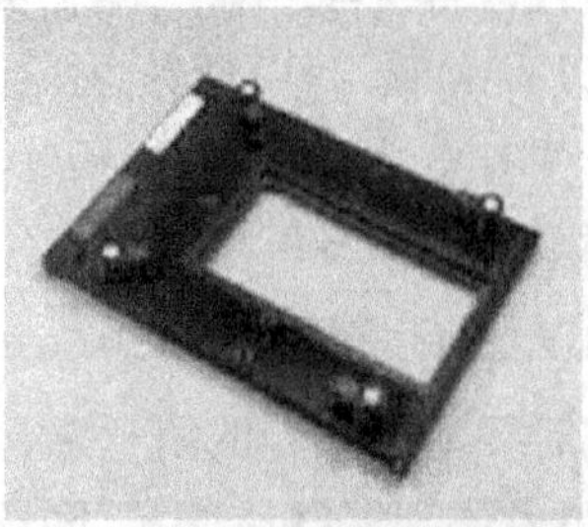

图 5-5　头枕固定底板(不可调节)

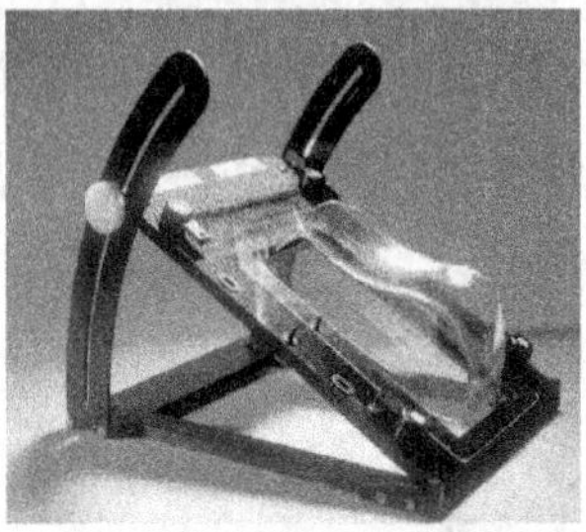

图 5-6　头枕固定底板(可调节)

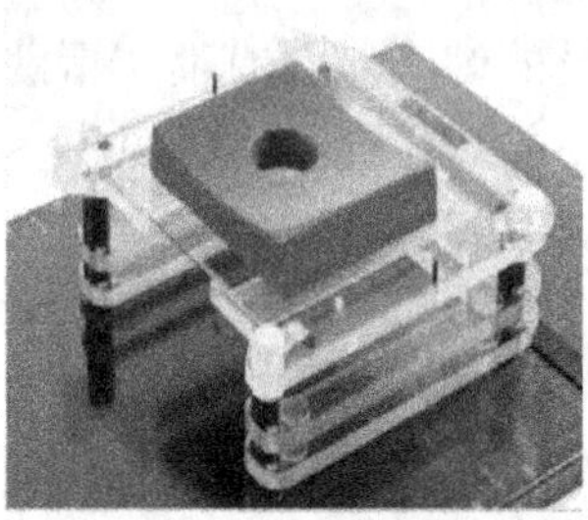

图 5-7　侧卧位头枕

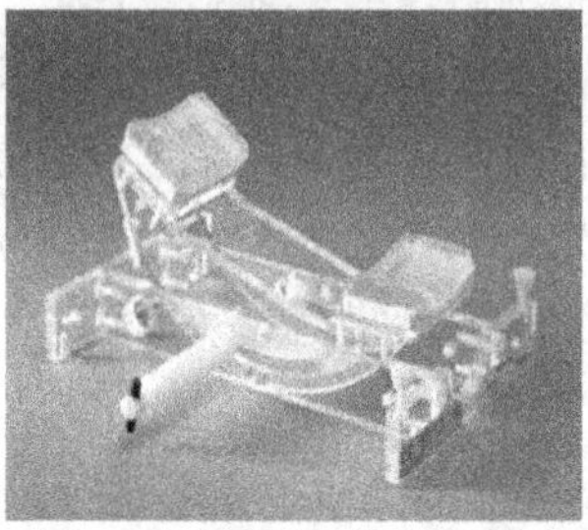

图 5-8　侧卧位头枕(可调节)

3. 头颈部固定设备(图 5-9)

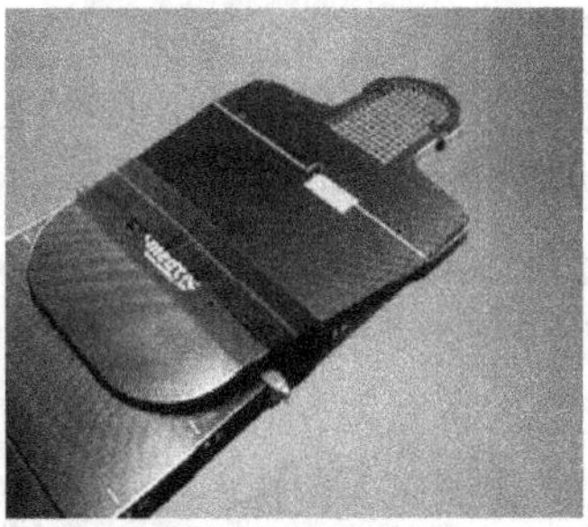

图 5-9　头颈肩固定板

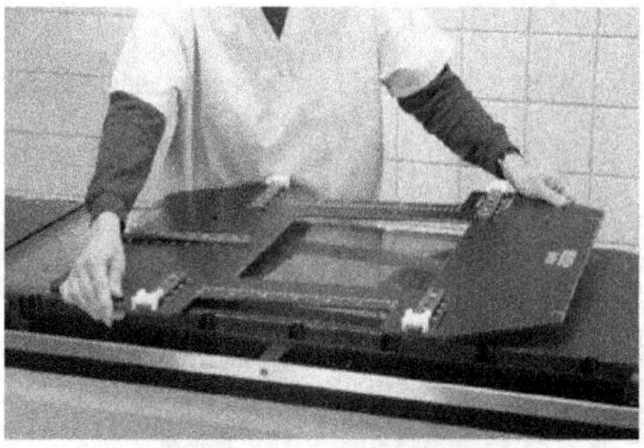

图 5-10　体部固定体板

4. 体部固定体板

可用定位杆固定在床板上,配合热塑体膜,适用于胸部、腹部和下肢固定,可配合真空垫一起使用。在中部开窗,可进一步减少射线的衰减,如图 5-10.

5. 俯卧位板

有些患者需要采取俯卧姿势,可采用腹板,使小肠由于重力作用下移,减少小肠的受照射体积(图 5-11、12)。

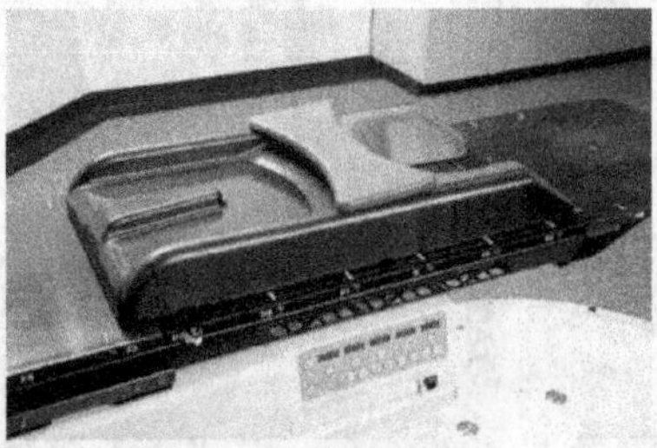

图 5-11　俯卧位腹板

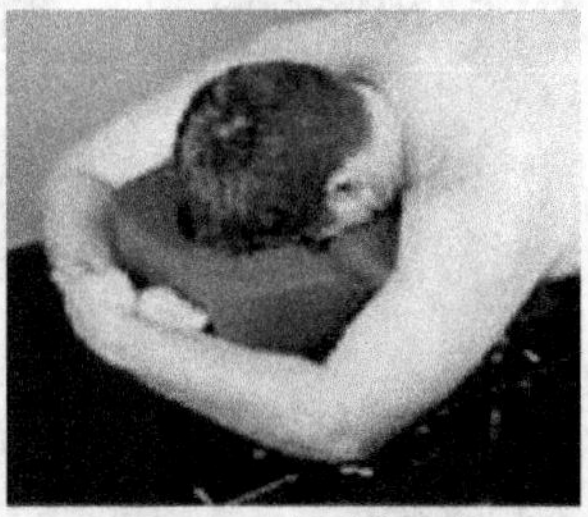

图 5-12　俯卧位抱枕

6. 上肢固定设备

提供舒适的头部支撑定位，用于上肢摆位与固定，借助高臂支撑架，可以将手臂固定在头部上方，或者借助带双挂臂支架固定在两侧(图 5-13～15)。

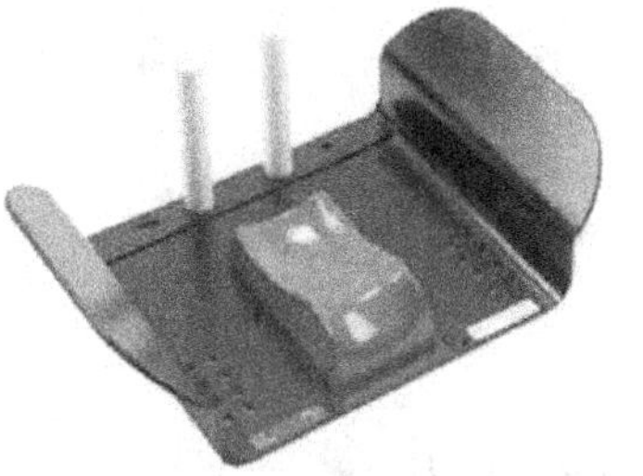
图 5-13　翼形板

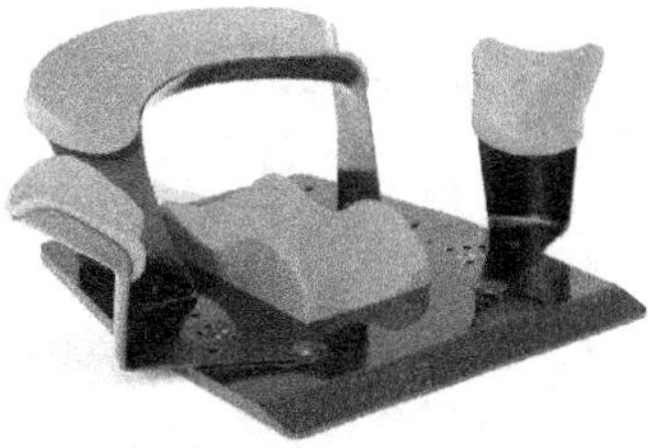
图 5-14　手臂上举装置

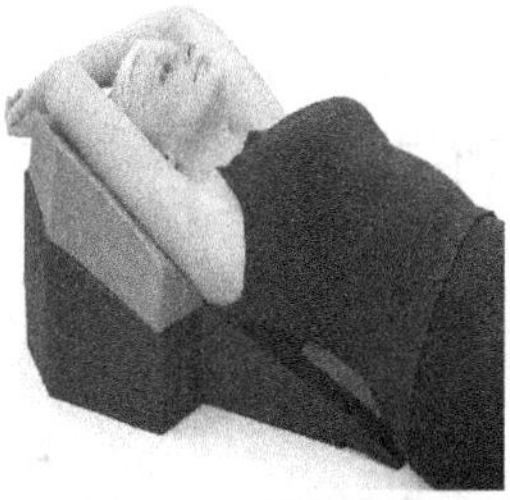
图 5-15　楔形胸板

7. 乳腺托架

乳腺托架对胸部和头部的固定平板可以调节，平板上可安装头枕，上臂和前臂均固定装置，有握柄固定手。为了满足患者的需要，臂托的位置、角度和高度均可以调节。大多数的乳腺托架可支持上躯干背托高度的调节(图 5-16)。

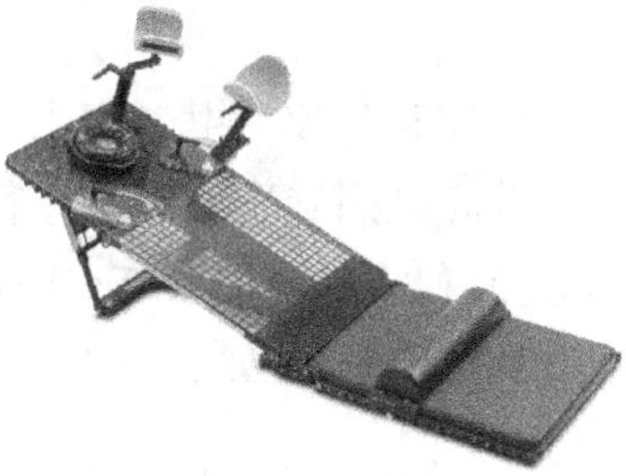
图 5-16　乳腺托架

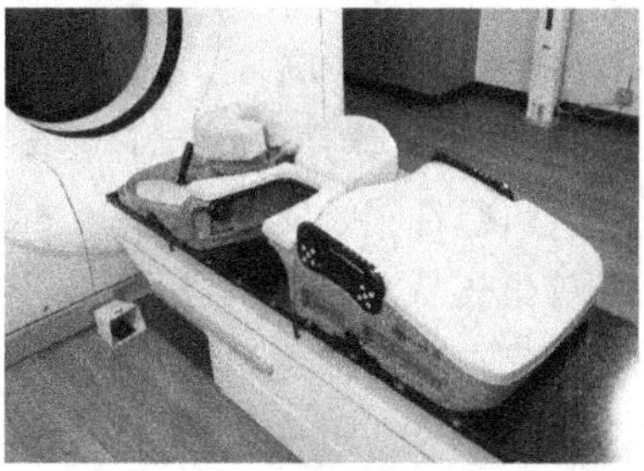
图 5-17　乳腺俯卧位板

8. 乳腺俯卧位板

乳腺俯卧位板可以适用于保乳术后的患者，可提高乳房较大的患者的体位重复性，减少心脏和患侧肺的受量(图 5-17)。

9. 下肢固定设备

膝部固定，增加了仰卧位和俯卧位的稳定性和重复性，放松了膝部，降低了其紧张性，配合脚部固定装置一起使用效果更佳(图 5-18、19)。

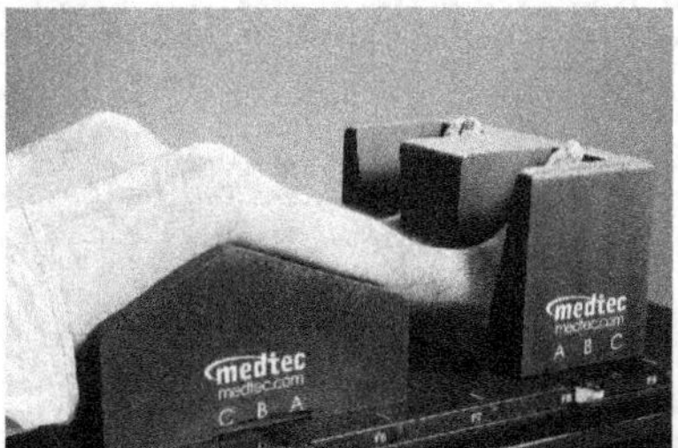

图 5-18　膝部脚部固定系统

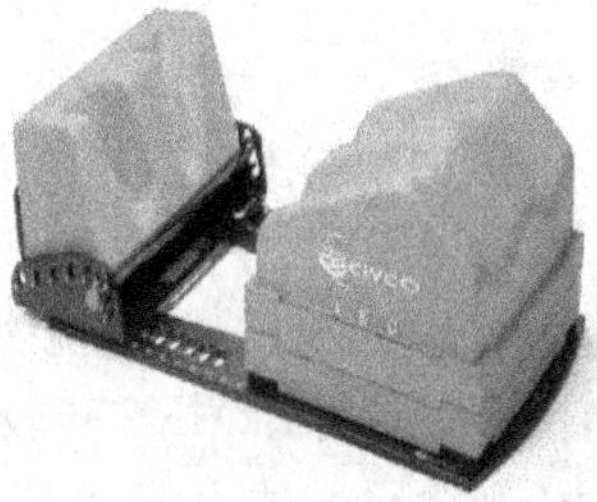
图 5-19　膝部脚部固定系统

10. 真空枕、真空垫

由小的聚苯乙烯珠填充的聚氨酯袋和抽真空泵组成，袋子有不同的尺寸和形状。真空泵通过一个密闭的管子和聚丙烯袋阀门连接。空气抽走后，袋子被塑形成刚性的模具形状。真空垫可以重复使用。在搬运和治疗的过程中，要观察和保护，一旦发生漏气，袋子形状改变，就需要重新制作，整个治疗方案必须重新开始(图 5-20)。

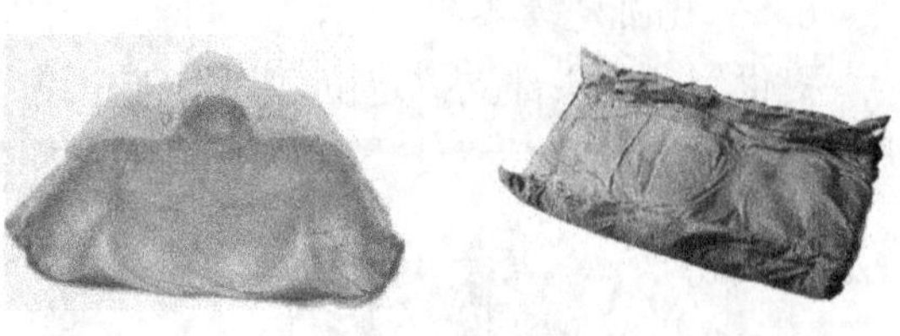

图 5-20

第三节　不同部位肿瘤的放疗前准备

一、头颅和头颈部肿瘤

(一) 中枢神经系统肿瘤

中枢神经系统肿瘤常用的治疗方法有手术治疗、放疗和化疗。由于颅内结构和功能的重要性和复杂性，往往很难实施肿瘤广泛切除。特别是高级别胶质瘤有扩张性、浸润性、弥漫性、多灶性等生长特点，手术难以切除干净；并且由于血脑屏障的存在，化疗作用也较为局限。因此，放疗在中枢神经系统肿瘤治疗中的作用显得越来越重要。

1. 完善相关检查

(1) 一般检查

全身体格检查、眼底检查、中枢神经系统专科检查、认知能力及判断力评估等。相应的实验室检查：如血常规、生化(LDH)、激素检测(PRL、ACTH、T3、T4、TSH)等。

(2) 病理检查

外科手术切除后的肿瘤组织病理学检查是明确诊断的金标准。未行手术的患者可行立体定向穿刺活检术取得病理。对于大脑胶质瘤患者，明确分子分型可指导治疗。对于胶质母细胞瘤患者还应明确 MGMT 甲基化状态，有利于指导治疗。松果体区生殖细胞瘤如果难以取得病理证实，由于其对放疗的高度敏感性，进行诊断性放疗也是常用的方法。

(3) 影像学检查

MRI、MRS：颅内肿瘤患者行颅脑 MRI 平扫＋增强扫描，为颅内肿瘤的首选检查方式。放疗科医师须参考手术前、手术后/放疗前的 MRI 片，通过综合判断指导靶区勾画。MRI 与 CT 相比的优点有：信噪比好、干扰伪影小、多层面、多序列，T1 像显示解剖结构清晰，T2 像显示水肿范围明显。另外 MRS 能较好地显示肿瘤与坏死，是否有残存及复发等。MRI 灌注成像有助于观察肿瘤的血管情况，波谱分析对脑组织的代谢物 N－乙酰天门冬氨酸(NAA)、胆碱(Cho)、肌酸(Cr)的含量和比值(Cho/ Cr、NAA/ Cr、NAA/ Cho)进行比较分析，有助于判断检测点的残留情况及恶性程度。但是缺点是 MRI 检查时间长，部分患者有 MRI 检查禁忌证。高级别胶质瘤在 MRI 增强上为不均匀强化，并可以显示肿瘤的占位效应、水肿范围。疑有脊髓受累考虑做脊髓 MRI。

CT:优点包括检查时间短,显示钙化清晰,模拟定位 CT 层面常用。高级别胶质瘤在 CT 增强上显示为花环样强化。全身 CT 扫描是原发中枢神经系统淋巴瘤重要的分期方法。MRI 与 CT 融合可以得到更准确的定位及定性诊断,并且有利于指导靶区的勾画。

PET-CT:近年来,PET-CT 应用较前增多,对于鉴别良恶性肿瘤有一定的临床意义,同时可有助于判断分期。由于肿瘤的 SUV 值较高,有条件者也可以应用 PET-CT 定位及指导靶区的勾画。但是需要注意的是,PET-CT 有一定的假阳性率,不能作为金标准。

(4) 脑脊液检查

脑脊液检查包括脑脊液生化、细胞学、流式细胞表型分析等,脑脊液检查有助于判断脊髓内有无肿瘤侵犯、播散及种植。但是颅内压较高及小脑占位的患者不宜行腰穿检查,防止脑疝的发生。

2. 放疗定位

(1) 颅内肿瘤

患者需要理发剃须,使头发尽量短,防止头膜固定时产生的偏差。

体位:颅内肿瘤放疗时常用的体位有仰卧位、俯卧位、侧卧位等,根据肿瘤部位、侵犯范围、需要照射的区域,来选择相应体位以利于方便设野。如何选择放疗体位,其中一个十分重要的考虑因素是以患者舒适、稳定、重复性好为原则,此外还要考虑到放疗设野要求以及患者的健康条件。一般来说,颅脑放疗的患者首先采用仰卧位,垂体瘤采用下颌内收的仰卧位。必要时采用简单的辅助设备(如小毛巾或者枕头)使患者体位更加舒适。

固定方法:头颅固定可采用热塑料面罩、真空枕、俯卧枕(船型枕),或多种固定方法结合使用,以确保体位的高重复性。

定位技术:①局部野照射根据病灶位置、大小、需要避开的重要器官选择体位和射野;②全脑照射多采用仰卧位,体中线与床轴一致,选用合适角度的枕头,热塑膜头颈肩面罩固定头、颈等。常规放疗时采用等中心技术,取眉弓结节与外耳孔连线为颅底基线,也可以按照颅底、颅窝自然走行设计基线,包括部分颈髓设野。三维适形或三维适形调强放疗时采用 CT 增强扫描定位,扫描范围包括整个头颅,上界至头顶,下界达上颈,与激光线辅助对位,扫描层间距为 3 mm。

(2) 全中枢神经系统照射

全中枢神经系统照射技术主要应用于松果体生殖细胞瘤、髓母细胞瘤、恶性室管膜瘤、脑膜白血病以及脊髓 MRI 检查或脑脊液细胞学检查阳性的中枢神经系统淋巴瘤等。常规放疗技术进行全中枢神经系统照射时,患者一般采用俯卧位,垂直固定野照射。

定位具体操作为:患者俯卧于 10 cm 厚的泡沫板或真空垫上,额头和下颌置于船型枕头架上,调节头架的角度,使颈髓呈水平位,用面罩固定,双手置于体侧。在透视下进一步调节患者体位,使头与脊髓呈一条直线。全颅照射野一般将射野中心放于头颅中心,上界在颅顶上方开放 3～4 cm,下界位于 C4 下缘,与脊髓野上界相隔 1～1.5 cm,前后界开放,采用两侧野(机架角度分别为 90°和 270°)等中心照射。脊髓照射野常取源皮距为 100 cm,在照射野过长时也可相应增加源皮距,以避免照射野过多。脊髓野上界在全脑野下界下 1～1.5 cm,下界至 S3 下缘。上段脊髓野宽度为 4cm,腰骶段野宽 8 cm 左右,两侧界包骶孔。野间距1.0～1.5 cm,一般采用单后野源皮距垂直照射。每周移动一次,防止射野衔接处剂量重叠或过低。

由于调强放疗和螺旋断层放疗越来越多地应用于全脑全脊髓照射，从而使放疗定位更为便捷、剂量分布更加均匀。这种情况下患者多采用仰卧体位，热塑体模或真空垫固定技术。CT 扫描层间距为 5 mm，定位后利用放射治疗计划系统（TPS）优化计划，并对射野剂量进行调整，使靶区剂量更加均匀。

全脑全脊髓照射技术涉及的两个主要问题是射野形状和射野衔接，为了达到最佳的肿瘤控制，需要在靶区体积的确定、重要正常组织的保护、剂量均匀度、射野交接区域以及剂量测定方面都特别注意。常规技术全中枢照射存在的缺点有：俯卧位难以长时间固定，精确性和重复性难以保证；中心点多，需要移动射野，摆位难度大；多野间衔接可能存在剂量冷热点；患者舒适度低、顺应性差、下颌骨等正常组织受量高。而对比之下，调强技术全中枢照射的优点有：仰卧位照射舒适性好，精确性和重复性提高；靶区设计准确，多野衔接剂量均匀；每次治疗不需多次摆位；正常组织受量减少等。因此推荐：在有条件的单位，尽可能采用三维适形/调强放疗技术开展全中枢神经系统照射。

（二）鼻咽癌及其他头颈部肿瘤

1. 病史及体格检查

鼻咽癌及其他头颈部肿瘤其局部症状、颅神经症状和颈部淋巴结情况，结合影像学检查在指导分期、制定治疗方案和判断预后方面有着十分重要的价值，所以患者初诊时一定要详细询问病史和体格检查。除了针对肿瘤所在部位的体检外还要注意检查认下项目：头颈部皮肤检查，了解有无皮肤破损；面部及耳的检查，包括听力状况、有无耳道分泌物等；口腔检查：包括口腔有无异味，齿间距检查，牙齿及牙龈检查；口咽检查：任何的咽反射减弱和不对称显示存在舌咽神经损害等。

2. 实验室检查和影像学检查

（1）鼻咽镜检查和病理检查

间接鼻咽镜检查和/或电子鼻咽纤维导光镜检查能全面观察鼻咽部，了解病变所在部位和病变累及范围，并可以照相、录像及活检，是检查鼻咽部最有效的工具之一。

（2）EB 病毒检测

EB 病毒相关标志物在鼻咽癌患者和非鼻咽癌患者之间具有显著差异，而且在进展期鼻咽癌患者中其浓度明显高于无进展的患者，在肿瘤复发的鼻咽癌患者中，EBV-DNA 检测的阳性率明显高于无复发患者。一般认为，在 NPC 患者的血浆或血清中 EB 病毒相关抗体或 DNA 可以作为鼻咽癌的肿瘤标记物，不仅有助于鼻咽癌的诊断，还可以反映出疾病的进程和预后。

EB 病毒的衣壳抗原（VCA）、早期抗原（EA）、核抗原（EBNA）的浓度检测均有利于指导鼻咽癌的诊断、治疗和预后。目前认为，VCA-IgA 抗体的检测有助于筛选早期的鼻咽癌患者，其敏感性较高，鼻咽癌患者血清 VCA-IgA 阳性率达 94%；而 EA-IgA 抗体在鼻咽癌的诊断中比 VCA-IgA 的特异性更高，更有早期诊断价值；同样 EBNA 的浓度检测也有利于鼻咽癌的诊断和预后。EB 病毒抗体滴度随病情变化而改变，如癌肿进展、复发或转移则其抗体滴度上升。

（3）CT 扫描

CT 扫描有较高的分辨率，不仅能显示鼻咽部表层结构的改变，还能显示鼻咽癌向周围结构及咽旁间隙浸润的情况，对颅底骨质及向颅内侵犯情况亦显示较清晰、准确。

(4) 磁共振(MRI)检查

MRI 对软组织的分辨率比 CT 高。MRI 检查可以确定肿瘤的部位、范围及对邻近结构的侵犯情况。对放疗后复发的鼻咽癌，MRI 有独到的作用。它可以鉴别放疗后组织纤维化和复发的肿瘤。复发肿瘤呈不规则的块状，可同时伴有邻近骨或(和)软组织结构的侵犯以及淋巴结肿大。放疗后的纤维化呈局限性增厚的块状或局限性的不规则的斑片状结构，与邻近组织的分界不清。在 T1 加权像上，复发的肿瘤和纤维化组织多呈低信号；在 T2 加权像上，复发肿瘤为高信号，而纤维组织呈低信号。

3. 明确分期

根据以上资料我们可以进行分期，这在治疗前是极其重要的，明确分期可以指导治疗，例如对于 $T_{1-2}N_0M_0$ 患者就直接行鼻咽和(或)颈部放疗；T_{1-2}，$N_{1-3}M_0$ 和 $T_{3-4}N_{any}M_0$ 在患者身体状况允许的情况下需行同期放化疗，根据患者具体情况决定诱导化疗或辅助化疗；对于 M_1 患者可行顺铂方案为基础的全身化疗，然后根据肿瘤退缩情况及患者全身状况决定是否行鼻咽及颈部的局部放疗。

4. 妊娠鼻咽癌

育龄期妇女须询问月经史，排除妊娠。如果被诊断为妊娠鼻咽癌应先终止妊娠才能放化疗。

5. 放疗前准备

口腔处理：由于鼻咽癌放疗中唾液腺不可避免受到照射，唾液腺萎缩，唾液分泌减少，口腔内环境紊乱，菌群失调，导致放疗后容易发生龋齿，如果放疗后对龋齿进行拔除，可能造成口腔感染，导致颌骨坏死这种严重的并发症。所以我们放疗前要进行口腔处理，清洁牙齿，治疗牙周炎、齿根感染等口腔炎症，拔除患牙、残根牙、阻生牙、拆除金属牙冠等，拔牙 1 周后创面愈合开始放疗。另外要交代患者放疗中保持口腔卫生，戒烟酒，用软毛牙刷及含氟牙膏刷牙，生理盐水漱口。

颞颌关节功能锻炼：放疗后颞颌关节及咀嚼肌受照射影响，可发生退行性病变及纤维化，最初表现为张口时颞颌关节发紧、疼痛，如果继续发展则颞颌关节活动受限，张口门齿距缩小，口齿不清，中度者进干食困难，重度者牙关紧闭，进软食困难，须进流质或鼻饲。张口困难一旦发生，则呈渐进性发展，很难阻止，且大多数张口困难的患者都伴有不同程度的咀嚼肌痉挛，张口活动诱发咀嚼肌痉挛时的剧烈疼痛，常常使得患者被迫放弃张口锻炼，所以预防显得尤为重要。为避免患者出现颞颌关节强直，放疗前培训患者进行颞颌关节功能锻炼，主张从放疗即日起开始进行早期康复训练，包括局部张口训练、有氧运动、轻柔按摩以及心理治疗，放疗结束出院后继续训练。

鼻咽冲洗：鼻咽肿瘤组织若浸润大血管的管壁，放疗后肿瘤组织坏死、溃烂，大血管壁破裂而引起鼻咽大出血，这在再程放疗患者表现尤为明显。此外，放疗患者的鼻咽黏膜干燥，自洁能力差，且免疫力低下，易发生感染，一旦感染易导致黏膜糜烂、溃疡而造成大出血。为避免鼻咽大出血及鼻咽部感染，需教会患者进行鼻咽冲洗，放疗开始即进行。鼻咽冲洗器最好选择电动鼻腔冲洗器，在 CT 上量出患者鼻孔到鼻咽长度，将硅胶管(可以用导尿管，两端剪断)剪成需要长度，接在电动鼻腔冲洗器上，用温生理盐水每日冲洗。这样可以避免只冲洗鼻腔，而没冲到鼻咽腔。

6. 放疗定位

目前鼻咽癌的放疗已迈入了精确治疗时代。国内大部分医院购买了能开展适形或调强计划的直线加速器，而且，与适形放疗相比，调强放射治疗（IMRT）剂量分布更为合理，靶区内剂量更加均匀，靶区外危及器官剂量进一步降低。但是我们也应该看到，由于IMRT治疗精度高，稍有偏差就会导致治疗区低剂量，危及器官高剂量，因此要求摆位非常准确，这就需要精确的体位固定技术及精确的定位技术来支持。除此之外，还需要EPID系统或CBCT进行在线或离线摆位误差纠正。同时，我们还要随着治疗过程中患者体重减轻随时调整治疗计划。

（1）调强放疗体位固定

定位前对患者做好拉膜、定位前的解释工作，让患者做好思想准备，避免恐慌情绪，身体放松，有利于每次放疗前体位重复性。

（2）摆位

适形及调强放疗等精确放射治疗，保证患者整个治疗过程中具有较好重复性和准确性显得尤为重要。摆位时，患者采取仰卧位，下颌略抬起，模拟定位机透视观察患者是否自然，鼻中膈与颈椎棘突是否在同一中线上，选择最合适体位，同时肩尽量下垂，减少热塑膜面罩虚位，提高重复性。摆位时患者躺下后重新坐立，嘱患者眼看前方，再自然躺下，患者习惯后会自然放松而取得舒适位，避免颈椎旋转和侧弯。对于自身有椎体侧弯的患者可在制作热塑膜面罩时在体中线处做好标志，提高重复性。然后利用模拟定位室的激光定位器对患者仰卧位的头颈部及体部位置进行体位确定。要求定位室内两侧激光灯的水平激光线经过患者双耳屏，垂直激光线应过患者双耳屏下缘或双外耳道孔。若患者面颊部有不对称或畸形，垂直激光线可改为过双耳根上缘。而纵向激光线需经过患者头部及体部正中矢状线。

（3）面罩固定

鼻咽癌一般采用头颈肩热塑面罩进行体位固定。其主要的优点有制作简单、固定容易、重复性好、患者易于接受并避免了在患者头颈部体表描画标志线。头颈肩膜的固定成型还可以适当地限制患者的呼吸幅度和缩小患者上半身的不自主运动，有利于鼻咽癌患者锁骨上野的照射。有的放疗中心用个体化头颈肩部的真空垫代替固定枕头，可获得更舒适可重复性体位。

面罩固定往往都要求3个或以上技师共同参与，以确保热塑面罩紧贴患者皮肤表面，把患者鼻尖、下巴、颈部、肩部等形状尽量表现出来，使摆位重复性更好、误差更小。当热塑面罩塑型完成后，根据临床医师的要求选择下一步定位方式。另外，有条件的单位可在有X线模拟机下完成，其优点是定位前能根据治疗技术需要，了解体位的对称性，更好且更准确地选择治疗体位，这对放射治疗的质量控制和质量保证起到很好地帮助。如果出现面罩有虚位，须重新制作面罩。如果面罩太紧，呼吸困难，嘱咐患者放松后重新摆位，尝试几次如不能忍受，需重新制作面模。

（4）标记参考点

CT模拟定位时，目前主要采用两种不同参考点，分别是：正中参考点选取人中，两侧为面颊部；正中参考点选在下颌骨颏突的位置，两侧为第2颈椎水平。福建省肿瘤医院放疗中心赖国静认为选取人中为参考点比选取下颌骨为参考点更可靠，患者的摆位误差更小。各放疗单位可根据自己的习惯选取参考点，然后用细头记号水笔在胶布上描记 3 个激光灯“十”字，贴上定位 MARK 点。

(5) CT 扫描

扫描参数：平扫范围：头顶至锁骨下 3 cm，管电压 120 kV，管电流 250 mAs，层厚、层距均为 3 mm。增强扫描范围同平扫，使用高压注射器，非离子型对比剂用量为 85 ml，护士通过穿刺后回血情况确定推注速度(1.8～2.5 ml/s)。自动扫描时间为 32～38 s。

先平扫后观察 CT 图像如无异常再增强，出现虚位或颈椎旋转等情况，应重新摆位和扫描。如重复多次后没有改善时应在病历上做好记录，证明已经是自然舒适体位。准备好各种抢救药品和物品，有抢救预案，一旦出现过敏反应，立即停止注射药物，展开抢救。检查完成后嘱患者多喝水，并观察 30 min 后无不良反应方可离开，以免迟发不良反应发生。确认图像无误后，将 CT 图像传送到放疗科网络。

二、胸部肿瘤

(一) 食管癌

近十几年来，由于科技的发展，放疗已从二维进入三维、从模糊进入精确时代。放射治疗是目前食管癌主要、有效且安全的手段之一，可提高患者的生存期。放疗前的准备工作如下。

1. 详细检查，全面评估疾病分期，确定治疗方案

(1) 内镜检查

在食管内镜下可直接观察到病变的特征并获得病变组织以行病理检查。此外，还可以通过内镜在食管癌病变的上下界放置银夹，来帮助放疗科医师在 CT 定位图像上确定肿瘤的边界。

(2) X 线钡餐检查

食管 X 线钡餐是食管癌放疗前不可忽略的检查项目，钡餐片既可以指导放疗科医师在勾画靶区时确定大体肿瘤的上下界，也可以帮助估计食管癌的放射敏感性及判断预后。

(3) CT/MRI 检查

正常食管壁厚度为 3～5 mm，若存在食管肿瘤，管壁可呈环形或不规则增厚。食管癌患者行 CT/MRI 扫描时，可在横截面上显示肿瘤最大前后径及左右径、肿瘤最大浸润深度及肿瘤与周围器官的关系，同时可以显示区域淋巴结情况，从而帮助医师确定食管癌临床分期、确定治疗方案和治疗后随访。

(4) 食管内镜超声技术(EUS)

能够更准确地观察肿瘤外侵程度，提高 T 分期准确率。

(5) 血液生化检查

包括血常规、生化、肿瘤标志物等。若食管癌患者血钙或血液碱性磷酸酶升高，考虑骨转移可能；血液碱性磷酸酶、门冬氨酸氨基转移酶、乳酸脱氢酶或胆红素升高，考虑肝转移可能。

2. 改善营养状况、控制局部炎症

许多食管癌患者存在不良饮食习惯，并由于疾病导致进食困难，因此很多患者都有不

同程度营养不良。不良营养状况会增加治疗并发症，降低对治疗的耐受性，并最终影响放疗疗效。对于食管癌患者存在的营养问题，予膳食营养原则如下：①流食为主，每日少食多餐，保证优质蛋白、高能量的摄入；②补充维生素和多种微量元素，尤其保证维生素B族及维生素C的摄入；③饮食多样，丰富营养，经常饮水；④尽量少吃有刺激性和粗糙的食物，避免刺激加重症状和划破患处引起出血。

晚期食管癌患者可能合并食管返流，多因肿瘤糜烂、溃疡或近端食管炎等，可适当使用抑酸药物及消炎药物，减轻返流症状，控制局部炎症。

3. 预防食管穿孔、出血

食管癌穿孔前征兆有：①发热，多为低热；②胸背部疼痛或胸背部不适；③血常规化验显示白细胞升高，尤其是中性粒细胞数值升高；④食管钡餐造影片上见穿孔前征象，如尖刺、龛影等。

食管癌穿孔患者预后差，应高度警惕食管癌穿孔可能，并积极给予预防措施：①使用抗生素加强抗感染治疗；②加强营养、补充蛋白，纠正贫血，促进食欲等，以促进正常组织修复能力。经过积极对症处理，多数患者能顺利完成放疗。

4. 放疗定位

(1) 布野原则

依据目的和时机不同，可将食管癌放疗分为根治性、姑息性、术前、术后放疗等形式。行根治性放疗时，射野包括原发病灶、转移淋巴结及亚临床病灶。姑息性放射治疗目的常为缓解进食梗阻及骨转移，仅予病灶部位照射。术前放疗范围与根治性放疗范围接近，但在剂量分割上存在差异。术后放疗范围包括原发病灶瘤床和淋巴引流区照射。

(2) 体位和固定

选择合适型号的头枕，患者仰卧体板或真空垫。对于颈段和上胸段食管癌宜双肩放松，双手置于体侧，用头颈肩热塑膜固定；对于胸中、下段或腹段食管癌宜双手上举置于上肢固定架上或双手抱肘置于额头，用体部热塑膜固定。

(3) X线模拟机定位

X线模拟机定位简单、方便。但无法显示食管管腔外肿瘤的大小及最大浸润深度；且食管肿瘤多呈偏心性生长，食管照射野宽度多为5～6 cm宽，如果以食管钡餐显示的管腔为射野中心，可能会造成部分肿瘤漏照或者处于低剂量区域。目前已很少用于食管癌根治性放疗，可用于小野姑息放疗。

① 前后对穿野照射

ⅰ 调好钡剂，嘱患者吞咽钡剂，再口含钡剂。

ⅱ 透视下，嘱患者咽下口中钡剂，观察其吞钡时透视系统荧光屏显示食管充盈缺损位置，确定肿瘤中心，调整模拟机床的纵向和横向位置，使射束中心轴与肿瘤中心重合。

ⅲ 机架角转至90°(或270°)，调整模拟机床的高度，使射束中心再次与肿瘤中心重合，机架转至0°，用模拟机“井”字线确定照射野上下左右界，并于体表做标记，此即为前照射野，记录垂直源皮距、床高、射野大小、准直器角度、机架角度。根据源皮距、床高计算前野和后野的靶区中心的照射深度。

ⅳ 机架角转至180°，基本按前野的方法定后野。姑息治疗时也可采用单前野放疗。

② 斜野照射

前后对穿野剂量达到 40Gy 后由于脊髓的剂量限制，需要改为右前左后野追加剂量 20Gy；或从一开始就尽量采用三野等中心照射。因大多数人食管偏左，右前左后野能更好地避开脊髓，而对于食管偏右者，则采用左前右后野照射来避开脊髓，因此重点介绍一下右前左后野的定位方法。

ⅰ 调好钡剂，嘱患者吞咽钡剂，再口含钡剂。

ⅱ 透视下，嘱患者咽下口中钡剂，观察其吞钡时透视系统荧光屏显示食管充盈缺损位置，确定肿瘤中心，调整模拟机床的纵向和横向位置，使射束中心与肿瘤中心重合。用模拟机“♯”字线测出肿瘤长度，一般在肿瘤上下各放 3 cm 为照射野长度，野宽则根据患者 CT 片或食管 X 线片，一般为 7～8 cm。注意中心定好后，机床不可再左右移动。

ⅲ 机架角转至 310°(即－50°，患者右前方)，调整模拟机床的高度，使射束中心再次与肿瘤中心重合，根据需要调整机头角，注意照射范围避开脊髓，确定射野长短、宽窄，记录垂直源皮距、床高、射野大小、准直器角度、机架角度、各射野深度。此为右前野。

ⅳ 机架角转至 130°(患者左后方)，调整机头角，注意照射范围避开脊髓，记录各数据，此为左后野。一般情况下，避开脊髓的情况与右前野相同，如需要再升降床，定完左后野应重新定右前野。但有时会出现无论怎样调整两个野，均有其中 1 个野无法避开脊髓的情况，原因可能是照射野的中心不在肿瘤中心，此时需要把机架及机头转回 0°，通过左右移床来调整中心位置，然后再重新定右前野和左后野。如果这样依然无法达到定位要求，则需要改用他法定位。

③ 两侧对穿野

少用，可用于治疗食管癌术后患者。

ⅰ 调好钡剂，嘱患者吞咽钡剂，再口含钡剂。将模拟机灯光指示野中心置于体表相应位置上。

ⅱ 透视下，嘱患者咽下口中钡剂，观察其吞钡时透视系统荧光屏显示食管充盈缺损位置，确定肿瘤中心，调整模拟机床的纵向和横向位置，使射束中心与肿瘤中心重合。

ⅲ 机架角转至 90°(或 270°)，调整模拟机床的高度，使射束中心再次与肿瘤中心重合，用模拟机“井”字线确定照射野上下左右界，并于体表做标记。注意照射范围避开脊髓。射野范围包括术后吻合口、瘤床及胃左淋巴结，野宽一般为 5～6 cm；

ⅳ 机架角转 180°，方法同前，定对侧照射野。记录垂直源皮距、床高、射野大小、准直器角度、机架角度、各射野深度。

④ CT 模拟定位

CT 定位能准确显示病灶范围，尤其是对不规则病变以及周围器官侵犯、淋巴结转移等情况。随着三维适形放射治疗、IMRT 新技术的开展，极大提高了食管癌放疗的准确性。目前 CT 定位已成为常规。

ⅰ 确定参考等中心点 头脚方向一般置于肿瘤区的几何中心处；术后患者则参照术前瘤床位置为基准；前后水平一般以腋中线为准，左右方向置于体中线或稍偏左 1～2 cm 处。

ⅱ 画体位标记线：确定参考等中心点后，通过两侧墙和顶墙的激光定位“十”字线在患者皮肤上标记 3 组“十”字体位标记线。当用热塑体模进行体位固定时，需把激光定位线画在体模及皮肤表面。在等中心参考点，其左、右、前“十”字体位标记线交叉处放置直径约 1 mm的 CT 可成像标志物(金属铅标志点)。

ⅲ 扫描范围:在正位定位像上,设定扫描上下界,扫描范围一般比常规 CT 扫描范围要大。上界一般设在环甲膜水平,下界一般在包全双肺的基础上,设在第 12 胸椎水平,可根据食管病灶的分段进行微调。

ⅳ CT 扫描:按治疗计划的要求对相应部位进行平扫+增强扫描。扫描参数:层厚 5 mm,层间距 5 mm。扫描后重建图像,须留意观察 CT 图像是否包含有金属标志点,如没有则需重新扫描。扫描结束后通过网络传送所有 CT 图像到治疗计划工作站。

ⅴ 将写有患者姓名、病案号、头枕型号、体位等参数的标签贴于体模或真空垫上,留待复位和治疗用。

ⅵ 医师勾画靶区及危及器官。

(二) 肺癌

放射治疗是肺癌治疗的重要手段之一。从立体定向放射消融治疗可手术的Ⅰ期肺癌,到术后辅助放疗 N_2 阳性ⅡB、ⅢA 期,放、化同步治疗Ⅲ期,乃至寡转移Ⅳ期的根治性放疗,甚至多发转移的姑息放疗,其适用范围十分广泛。如何做好肺癌的放疗,前期准备工作是十分重要的。

1. 全面评估疾病分期,确定治疗方案

(1) 纤维光导支气管镜检查或 CT 引导下经皮针吸活检

纤维支气管镜是获取组织学诊断的可靠手段。如果肿瘤位于支气管镜不能到达的部位,可以采用经皮 CT 引导下针吸活检,此法简易便行,阳性率高,并发症少。

(2) 胸部 CT 检查

胸部 CT 是肺癌诊断的重要手段,也是目前应用最广泛的肺癌分期诊断方法。CT 扫描也有一定局限性,比如不能准确区分 T_3 或 T_4 病变;对合并肺不张的病变,不易区分肿瘤和肺不张组织界限等。

(3) MRI 检查

MRI 检查对肺内病灶的分辨清晰度不如 CT,但能很好的诊断纵膈病变,且对纵膈病变能够分辨血管、神经受侵,心包心脏的受侵范围,是对 CT 检查的补充。

(4) PET-CT 检查

PET-CT 在肺癌的诊断、分期以及放疗的靶区勾画中扮演着越来越重要的角色。PET-CT可直接诊断小于 1 cm 的淋巴结的性质,可发现远处转移病灶,从而显著提高了肺癌分期诊断的敏感性和特异性;PET-CT 能够较好区分肿瘤与肺不张、阻塞性炎症,从而帮助放疗科医师勾画 GTV。此外,PET-CT 可鉴别治疗后肿瘤未控、复发,在肺癌治疗后随诊过程中起到一定的作用。

(5) 肺功能检查

肺是肺癌放疗重要的风险器官之一。在临床工作中如何兼顾照射体积和肿瘤照射剂量,同时预防放射性肺炎的发生,放疗前进行肺功能检查就显得十分必要。掌握了患者肺功能状况,既可以适当调整放疗方案,又可以作为基线肺功能水平进行留存。

2. 放疗定位

近年来随着计算机及影像技术的发展,放疗技术也不断发展提高,三维适形放疗和立体定向放疗技术也逐渐显示其在肺癌治疗中的价值。肺癌放疗可根据治疗目的分为根治性、姑息性、术前、术后等形式。

(1) 体位固定

选择合适型号的头枕，患者仰卧体板或真空垫，双手上举置于上肢固定架上或双手抱肘置于额头，用体部热塑膜固定。

(2) 常规模拟定位技术

现在已经很少采用常规放疗来治疗各期肺癌，只有在憋喘症状较重，或合并有上腔静脉压迫综合征，患者不能平卧，或不能用体模固定，或不能耐受长时间准备工作时，才会考虑应用常规放疗。肺癌常规定位法具体步骤如下：

① 患者仰卧，根据 X 片或 CT 片上肿瘤位置，把模拟机灯光野中心置于胸部体表相应位置。

② 结合 CT 片，运用模拟机透视，确定肿瘤部位，或需要照射部位，并设定射野位置及大小。

③ 机架角转至 90°，参照肿瘤中心或其他解剖标志，调整床高至等中心的中心平面。

④ 机架角转至 0°或 180°，再次观察和确定照射范围。如果需要避开脊髓，转机架和机头至满意照射角度。

⑤ 挡铅：即根据情况把照射野范围内需要保护的部分划分出来。用铅丝在照射野中适当位置，通过透视调整所挡范围，符合要求后和所定照射野在皮肤上一起画出。

⑥ 在体板或真空垫上标记射野边框和摆位激光线。读取并记录各射野面积、机架角、射野深度、摆位源皮距。

(3) CT 模拟定位技术

三维适形放射治疗、IMRT 新技术的开展，极大提高了肺癌放疗的准确性，其放射治疗计划实施及工作流程如下。

① CT 模拟摆位：患者按体位固定要求摆位后，仰卧于 CT 平面床上，使用体部热塑膜或真空垫进行固定，同常规模拟一样。

② 确定参考等中心点：最好在透视下确定，或根据 CT 或其他影响检查结果综合考虑。参考中心点可为肿瘤中心，也可把照射区域中心设为参考中心点。但考虑到治疗摆位时如移床过多可能会增加系统误差，所以定位时确定的参考等中心点不宜离将来的计划中心点太远。

③ 画体位标记线：确定参考等中心点后，运用 CT 两侧墙和顶墙的激光定位“十”字线在患者皮肤上标记三组体位标记线。使用热塑膜行体位固定时，需要把激光定位线画在皮肤表面及热塑膜表面。在等中心参考点，其左、右、前“十”字体位标记线交叉处放置可在 CT 成像的标志物。

④ CT 扫描：在正位 CT 定位像上设定扫描上下界，扫描范围通常比常规 CT 扫描检查范围大。按治疗计划要求对相应部位行平扫＋增强扫描。扫描层厚 5 mm。扫描结束后通过局域网传送图像至 TPS 系统。

(4) 肺癌定位呼吸动度问题

ICRU 62 号报告针对肺癌呼吸动度引起肿瘤运动问题提出 ITV 的概念，指由于运动导致 CTV 体积和形状变化的范围。可以运用以下方法生成 ITV：普通模拟定位机上测量运动范围；合成“运动 GTV”：慢速（4s/层）CT 扫描，通过延长扫描时间获得肿瘤病灶在呼吸过程中的轨迹，形成“移动 GTV”，以此为基础勾画 CTV 形成 ITV；运用四维 CT 获取 ITV。

四维 CT 是在呼吸不同时相获得的 CT 图像，可以观察到肿瘤在三维状态下的运动情况，且图像质量比胸透高。但四维 CT 扫描时间长、数据多、辐射过多，使用仍有争议。以上方法，各单位可根据自身情况选择使用。

由于呼吸运动明显增加靶区体积，目前有很多旨在减小呼吸影响的研究。常用方法：网罩固定（可减小呼吸幅度，但幅度有限）；浅呼吸法；腹部压迫法（部分患者难以耐受）；深吸气屏气法（很多患者难以忍受且难以排除心血管搏动的影响）；主动呼吸门控系统；靶区跟踪技术（目前在头颈部肿瘤运用比较成熟，但胸部呼吸运动没有规律，尚待进一步研究）。

（三）纵膈肿瘤

常见的纵膈肿瘤主要包括胸腺肿瘤、神经源性肿瘤、畸胎瘤、甲状腺肿瘤及各类囊肿等，其中以胸腺肿瘤最为多见。

胸腺瘤是放射敏感性肿瘤，对于浸润性生长胸腺瘤术后、胸腺瘤未完全切除者及晚期患者、复发性胸腺瘤、胸腺癌患者，应予以放疗。随着放疗技术突飞猛进，适形及调强放疗可以更好地提高局部剂量、减少周围正常组织受量，降低放疗并发症，同时可以提高局部控制率、改善生存率。

1. 放疗前注意事项

放疗前即使没有肌无力症状，也应行血清抗乙酰胆碱受体抗体水平测定，来确定患者是否合并重症肌无力，同时慎重实施放疗。如若患者合并重症肌无力，放疗前应当运用抗胆碱酯酶药物（如新斯的明）控制肌无力后实施放疗。放疗初期剂量应小，可从 1 Gy/次起，缓慢增加至 2 Gy/次。即使肌无力症状已经完全消失，也应当口服抗胆碱酯酶药物维持一段时间。在治疗过程中，应当密切关注肌无力症状病情变化，如若出现肌无力症状加重，应及时予以处理。重症肌无力危象发生率约 25%，指重症肌无力病情加重或治疗不当而引起呼吸肌无力导致的严重呼吸困难。确诊重症肌无力危象后，滕喜龙试验阳性为重症肌无力危象；滕喜龙试验阴性、阿托品试验阳性为胆碱能危象；两种试验均阴性，则为反拗性危象。重症肌无力危象治疗包括急救及危象治疗。

（1）一般急救：①紧急气管插管或切开，予正压呼吸支持；②纠正水、电解质失衡；③预防、控制感染，维持营养。

（2）各类危象处理：①肌无力危象：加大胆碱酯酶用量，同时予以糖皮质激素；②胆碱能危象：停用胆碱酯酶，静注阿托品 1～2 mg/h 直至轻度阿托品化；③反拗性危象：发病机制不详，主要是对症治疗。

2. 放疗定位

纵膈肿瘤放疗前 CT 模拟定位实施工作流程基本同肺癌，具体如下。

（1）CT 模拟摆位：患者按体位固定要求摆位后，仰卧于 CT 平面床上，使用体部热塑膜或真空垫进行固定。

（2）确定参考等中心点：最好在透视下确定。

（3）画体位标记线：在患者皮肤上或热塑体模上标记 3 组体位标记线。

（4）CT 扫描：扫描层厚 5 mm，扫描后通过局域网传送图像至 TPS 系统。

三、腹部肿瘤

(一) 胃癌

完善胃癌放疗前的相关辅助检查，进行 TNM 准确分期，指导选择正确的治疗模式。

1. 影像学检查

(1) 胸部 X 线检查

必须同时拍胸部正位和侧位片，目的是排除有无肺转移，对于胸片发现病灶而难以定性的，依患者的经济条件可选用胸部 CT 检查。

(2) 上消化道造影检查

可作为胃癌诊断首选常规检查，有助于观察肿瘤在胃腔内浸润范围、肿块部位及胃腔狭窄程度、有无幽门梗阻等，并可通过其观察胃黏膜的形态、胃壁的柔软程度等，有助于与胃炎性病变、胃癌及胃淋巴瘤等相鉴别。

(3) 超声检查

超声检查简单易行、价格便宜，可作为胃癌患者的常规检查，主要用于发现腹盆腔重要器官及淋巴结有无转移，也可用于锁骨上、颈部淋巴结检查。

(4) CT 检查

CT 检查已广泛应用于临床，有助于观察胃部肿瘤对胃壁的浸润深度、与周围脏器的关系、有无淋巴结转移和远处转移(如肝脏、卵巢、腹膜、网膜等)。

(5) 骨扫描(可选)

有助于骨转移诊断，依据临床需求合理选择。

2. 腔镜检查

(1) 内镜检查

是胃癌诊断中最重要的手段之一，对于胃癌的定性定位诊断和手术方案的选择有重要的作用。对拟行手术治疗的患者为必需的常规检查项目。

(2) 超声内镜检查(可选)

不仅可直接观察病变本身，而且可以通过超声探头探测肿瘤浸润深度及胃周肿大淋巴结，是一种较为可靠的胃癌术前分期方法，有助于胃癌的诊断、临床分期及制定最佳手术方案。

(3) 细胞学检查

① 内镜细胞学检查：在纤维镜直视下，用冲洗、擦刷及印片 3 种方法取细胞，其阳性率较高，或插入胃管用缓冲液反复冲洗胃壁，再收集缓冲液，沉渣后作涂片进行细胞学检查，两种细胞学检查阳性率均可达 90%以上。

② 腹水细胞学或术中腹腔冲洗或灌洗细胞学：可明确是否存在腹腔游离癌细胞(FCC)，对指导临床分期具有重要意义。

③ 穿刺细胞学检查：对锁骨上淋巴结转移明确诊断。

(4) 血液生化检查

治疗前需行血常规、生化、肿瘤标志物等检查，如有Ⅱ度以上骨髓抑制，需对症处理后再进行放射治疗。治疗前行 CEA、CA199、CA125 等肿瘤指标检查，作为基线参数，以对肿瘤的进展作动态观察。

3. CT 定位

(1) 定位前准备

先空腹 3～4 h，于定位前 30 min 饮水 300～400 ml(其中含造影剂碘化醇 10 ml)，显影小肠。另将 300 ml 于 CT 模拟定位体膜固定前口服。口服造影剂有助于勾画食道和胃黏膜以凸显黏膜的连续性中断。

(2) CT 模拟定位要点

① 仰卧位，B 枕，身下垫胸腹平板，双手抱肘上抬，置于额前，体模固定。

② 扫描范围：膈上 5 cm 左右至脐水平(贲门癌上界需包括全肺)，层厚 5 mm。行增强 CT 扫描。

③ 为确定靶区运动情况，可行 4D-CT。同时训练患者平静呼吸。4D-CT 捕捉多个呼吸周期的 CT 数据，评估器官和肿瘤在每个呼吸阶段的位置，帮助确定靶区边界。

④ 亦可以利用 ABC 技术减少靶区呼吸运动。根据患者肺功能情况，以能屏气 30 s 为标准，确定患者深吸气末关闭呼吸通道时吸入肺内空气的体积，把这个空气的体积(l)设定为关闭气道的阈值(如 2.0 L)，即当患者吸入 2.0 L 空气时，ABC 装置将立刻关闭气道，强制患者于屏气状态。ABC 监控计算机能记录患者屏气时相、吸入气体的阈值以及屏气的时间，建立每个患者各自的 ABC 文件，备模拟定位和放疗实施时使用。

⑤ 如行常规 CT 扫描，平静呼吸状态下肝脏随呼吸运动的观察：患者体位固定后行透视检查，以呼吸周期中横膈的最高位置与最低位置之差作为肝脏头脚方向的运动幅度和左右方向上的移动。上述观察用于确定在平静呼吸状态下放疗需要设置的 PTV 边界。

⑥ 每次治疗前均重复上述准备(饮食、进食与治疗的间隔时间，但仅清水即可)。

(3) 结合上消化道造影及定位 CT 进行靶区勾画。

(二) 肝癌

肝癌放疗前需行详细检查，全面评估疾病分期，确定治疗方案。

1. 影像学检查

(1) 胸部 X 线检查

必须同时拍胸部正位和侧位片，目的是排除有无肺转移，对于胸片发现病灶而难以定性的，依患者的经济条件可选用胸部 CT 检查。

(2) 超声检查

超声检查简单易行、价格便宜，可作为肝癌患者的常规检查，主要用于发现腹盆腔重要器官及淋巴结有无转移，也可用于锁骨上、颈部淋巴结检查。

(3) CT 检查

上腹部多期增强 CT 检查已广泛应用于临床，有助于观察肝癌的形态和边界，观察是否有门脉癌栓、是否有卫星灶、有无淋巴结转移。

(4) MRI 检查

MRI 的软组织分辨率较 CT 高，能进一步显示病灶数目、大小及边界。

(5) 各种检查诊断报告均应体现出国际 TNM 分期理念。

2. 血液生化检查

治疗前需行血常规、生化、肿瘤标志物等检查，如有Ⅱ度以上骨髓抑制，需对症处理后再进行放射治疗。治疗前行 CEA、AFP、CA199 等肿瘤指标检查，作为基线参数，以对肿瘤的进展做动态观察。

3. CT 定位

(1) 定位前准备

① 向患者做好解释工作，并解释扫描过程，消除患者疑虑。

② 空腹 3～4 h，于定位前 30 min 饮水 300～400 ml(其中含造影剂 10 ml)，显影小肠。另将 300 ml 于 CT 模拟定位体膜固定前口服。

③ 进行呼吸训练，一般要求患者在定位和治疗过程保持平静呼吸。

(2) CT 模拟定位要点

① 仰卧位，B 枕，身下垫胸腹平板双手抱肘置于前额，用体部热塑膜固定；利用三维激光系统进行患者体位摆位。摆位时尽量选择患者能重复的舒适体位，防止空位、虚位的发生。摆位结束后，扫描正位定位像，观察并利用 CT 机图像处理软件协助判断患者体中线是否摆正，体位是否符合放射治疗要求。通过三维激光定位系统的指示，在体位固定器及体位上画出激光定位标志线，作为零位参考点，并在参考点上放置直径约 1 mm 的可成像标志物(如：金属铅标志点)。肝癌放射治疗时金属标志点大致放于剑突与脐之间的水平。零位参考点必须放置在扫描范围内，为了保证 CT 定位参考标志点能较为有效地发挥定位作用，除了主管医生的特别要求外，在选择 CT 定位参考标记点的位置时应注意：ⓐ尽量接近靶区；ⓑ尽量接近骨性标志；ⓒ尽量避开呼吸幅度较大的位置；ⓓ尽量避开较为明显的疤痕位置。进床时将拟定的参考标记线与内置激光垂直线重合，并将此处 CT 床位设置为“0”。移动床位，确定定位图像扫描的起始线。

② 签署知情同意书，注射静脉造影剂(非碘过敏者)。如果患者对造影剂过敏或高龄有并发症时，可以不做增强扫描，仅进行平扫。静脉注射含碘造影剂 100 ml，以 2.5 ml/s 的速度推注。严密观察患者反应及高压注射器的运作情况。CT 扫描结束后对患者进行 30 min 的观察，没有出现不良反应才可以拔针离开。

③ 使用 4D-CT 在固定的呼吸时相进轴位触发扫描。

④ 以 5 mm 层厚和层间距行连续 CT 扫描。

⑤ CT 扫描范围自膈顶上 3 cm 至右肾下极。扫描后重建图像，须留意观察 CT 图像是否包含有金属标志点，如没有则需重新扫描。

⑥ 将写有患者姓名、病案号、体位等参数的标签贴于体模上，留待校位和治疗用。

(3) 结合 MR 增强扫描及定位 CT 进行靶区勾画。

(三) 胰腺癌

1. 影像学检查

(1) 胸部 X 线检查

必须同时拍胸部正位和侧位片，目的是排除有无肺转移，对于胸片发现病灶而难以定性的，依患者的经济条件可选用胸部 CT 检查。

(2) 超声检查

超声检查简单易行、价格便宜，可作为胰腺癌患者的常规检查，主要用于发现腹盆腔重要器官及淋巴结有无转移，也可用于锁骨上、颈部淋巴结检查。

（3）CT和MR检查

CT和MR检查已广泛应用于临床，有助于观察胰腺癌的浸润深度、与周围脏器的关系、有无淋巴结转移和远处转移（如肝脏、肺等）。

（4）骨扫描（可选）

有助于骨转移诊断，依据临床需求合理选择。

2. 血液生化检查

治疗前需行血常规、生化、肿瘤标志物等检查，如有Ⅱ度以上骨髓抑制，需对症处理后再进行放射治疗。治疗前行CEA、CA199、CA125等肿瘤指标检查，作为基线参数，以对肿瘤的进展做动态观察。

（1）定位前准备

先空腹3～4 h，于定位前30 min饮水300～400 ml（其中含造影剂10 ml），显影小肠。另将300 ml于CT模拟定位体膜固定前口服。

（2）模拟定位步骤

① 仰卧位，B枕，身下垫胸腹平板，双手抱肘上抬，置于额前，热塑体膜固定。

② 签署知情同意书，注射静脉造影剂（非碘过敏者）。如果患者对造影剂过敏或高龄有并发症时，可以不做增强扫描，仅进行平扫。于造影剂注射后25 s左右进行CT扫描。

③ 双手抱头置额，体模固定（胸中1/2至双侧髂前上棘以下）。

④ 待热塑膜成形后，激光灯下放置前野、两侧侧野中心（大致放于剑突与脐之间的水平），并用铅点标记。

⑤ CT扫描 膈肌上3 cm水平至髂前上棘水平，层厚3 mm。

⑥ 扫描图像传至计划工作站。

⑦ 将写有患者姓名、病案号、体位等参数的标签贴于体模上，留待校位和治疗用。

⑧ 将MR图像和CT图像进行融合进行靶区勾画。

四、盆腔肿瘤

（一）直肠癌

1. 完善与放疗有关的检查：

影响直肠癌放疗靶区和照射方法的主要因素有：①肿瘤所在部位：腹膜返折以上和腹膜返折以下的直肠癌在选择放疗与否，以及放疗靶区常常有着明显的不同；②T分期：即肿瘤外侵的范围；③N分期：即淋巴结转移的部位和数目。T分期和N分期也是直肠癌分期的基础，决定着患者的预后。目前，局部分期较晚的低位直肠癌多采用术前新辅助放、化疗＋手术治疗＋术后辅助化疗，所以治疗前完善相关检查，准确进行分期，无论对于放疗科医师，还是外科医师都是十分重要的。

（1）直肠指检

直肠指诊简单、实用，花费低、无创伤。可以早期发现距肛门 6～7 cm（腹膜返折以下）的直肠肿物。通过直肠指诊可测知肿瘤的上下界、外侵的大概范围及肠道外的软组织受累情况，结合其他影像学检查可以确定肿瘤与前列腺的关系，女性通过行阴道双合诊，查明是否侵犯阴道后壁。

虽然有研究报告直肠指检作为筛检手段对于直肠癌的死亡率降低无统计学意义。但定位前的肛门指诊是非常重要的环节，从某种意义上讲，经肛门指诊定位甚至可以优于目前所有的器械检查定位法。

(2) 肠镜检查

肠镜检查也是直肠癌治疗前必备检查项目。内镜检查不仅可以在直视下肉眼做出诊断，而且可取材行病理检查。另外，由于有 5%～10%为多发癌，还有部分位置较高的直肠癌指诊不能触及，都需要通过肠镜检查来明确诊断。直肠镜或乙状结肠镜操作简单，无需肠道准备，但检查部位有限；纤维结肠镜可以检查整个结肠，但检查前需行肠道准备，检查时有不同程度的不舒适感。在临床上可以根据需要选择合适的肠镜检查。

(3) 腔内超声检查

直肠腔内超声（endoscopic ultrasound, EUS）目前是确定 T 分期最为准确的方法，但对淋巴结转移的检出率低于 MRI 检查。但由于盆腔 MRI 检查也可以精确进行 T 分期，而且腔内超声对超声科医师经验要求高，在其加上对 N 分期的局限性，现在许多单位不愿意常规开展术前腔内超声检查。

(4) CT 和 MRI 检查

直肠癌的 CT 主要表现为局部肠管增厚。但很难区分黏膜层、肌层、直肠系膜等结构。但肿瘤 T 分期较晚时，CT 对判断肿瘤与周围脏器之间的关系，如前列腺、精囊、阴道或膀胱、坐骨直肠窝及骶骨，可以通过与周围脏器之间的脂肪层是否消失来判断。

与 CT 相比，MRI 具有更高的分辨率，可以清楚地显示肿瘤位于黏膜层、肌层、直肠系膜受侵与否，以及盆内软组织和脏器的毗邻，从而可以精确进行 T 分期。此外，MRI 可以清晰显示盆腔内淋巴结状况，因而对直肠癌的术前分期有更大指导意义。

2. *确定放疗方案：*

直肠癌治疗以手术为主，但在根治性手术后盆腔内复发依然是治疗失败的重要原因。局部失控率随病期的变晚而增加：$T_{1-2}N_0M_0$ 期局部复发率＜10%，$T_3N_0M_0$ 期局部复发率则要增加到 15%～30%，而在 $T_{3-4}N_{1-2}M_0$ 期局部复发率则高达 45%～65%。为进一步提高疗效，降低术后复发率，优化放疗和化疗方案是近年来研究得较多的内容。目前常用的放疗方案有：长程放疗（术前放疗、术后放疗和单纯放疗）和术前短程放疗。

(1) 长程放疗

① 术前放疗

术前放疗的优点主要是减少手术中肿瘤的种植，使肿瘤缩小降低分期，增加施行保肛手术的机会，同时术前放疗与术后放疗相比较，毒性反应较低，肿瘤的富含氧细胞较多，可能更敏感，其主要的缺点是对早期或已有远处转移患者的过度治疗。然而，随着影像诊断技术的不断发展，术前诊断的准确性提高，可能会部分地纠正这个不足之处。

术前放疗加同步化疗联合治疗：随机研究资料显示术前新辅助放化疗能进一步提高术

前放疗的疗效。同步化疗推荐采用周一至周五希罗达口服，对于是否使用草酸铂联合化疗方案，目前还有争议。

在单纯术前放疗后，手术切下的标本中，病理上完全退缩仅发生在6%～11%的患者，而在联合5-Fu为主的术前化疗后，病理上完全消退的发生率增加至20%～29%，由此推测有可能增加了局控和生存率，但病理完全消退与局控率和生存率的确切关系尚需进一步研究。

② 术后放疗

对于没有采用术前放疗，但术后病理为T3或N+的患者建议接受术后放、化疗。术后放化疗与术前新辅助放化疗相比疗效相似，但术后放疗的主要缺点是放射野内的小肠容积较大，所以相对放疗毒性增大。

③ 单纯放疗

对于部分合并有心肺疾患或其他不能耐受手术或不愿手术的患者，放疗是其可能的治疗的选择。对于此类患者照射剂量与和手术联合的放疗剂量一般有所不同，为提高疗效或延长肿瘤进展时间，适当提高照射剂量是十分必要的。另外还有部分Ⅳ期患者，以全身治疗为主，但为了防止因直肠肿瘤过大而出现梗阻症状，采取局部放疗也是可以获益的，但此时的照射剂量一般不会太高。

(2) 短程术前放疗

短程术前放疗(intensive short-course preoperative radiation)的研究主要在欧洲进行。25 Gy/5次/周，结束后1周手术。研究结果显示术前短程放疗可以取得和长程放疗相似的生存率，但没有提高保肛率和手术切除率。所以短程放疗也可以作为术前放疗的方法之一。最新资料显示短程放疗后给予联合方案化疗，将手术时间延长至放疗后6～8周，也可取得和长程放疗相同的病理缓解率。

3. 减轻盆腔放疗反应的考虑

正如其他部位放疗一样，盆腔放疗并发症的发生与放射的体积、总疗程时间、分次剂量、总剂量、射线能量和放疗技术有关。盆腔放疗的最主要的剂量限制器官是小肠。受照小肠的容积和照射剂量是最主要的影响因素。为了降低放疗的并发症，最大限度地减少受照小肠的容积，采用了多种方法加以研究(如手术方法行网膜的盆腔重建，用可吸收溶解的网兜圈离小肠到盆腔外，术中对肿瘤大小进行确切的标记等)，但这些方法均需手术，因而对术前放疗或局部晚期无法手术的肿瘤情况不适用。

目前，放疗时一般采取相对简单的方法如俯卧位照射，把床板的中央挖空使患者在俯卧位时，其肠子由于重力而下垂，以减少在侧野照射时的剂量，也有用腹部压板装置(belly-board device, BBD)，把小肠压向上腹部。也可用膀胱充盈法使小肠上抬。其他如多野照射技术也有助于小肠的保护，实践已证实，多野照射技术较前后野放疗可降低放射并发症。

4. 定位方法

(1) 定位前准备

定位前排空大便，定位前1 h依据个人的情况间断饮水约500～800 ml使膀胱充盈，后续治疗期间仍保持同样的直肠排空和膀胱充盈状态。

体位：俯卧位，推荐使用腹部定位板，或其他腹部掏空的床板或真空垫；如果患者俯卧困难，也可采取仰卧位、使用热塑体膜固定或真空垫固定。肛缘放置不透光标记点。

(2) 定位方法

常规放疗一般采用普通 X-线模拟机,行直肠钡剂灌肠后,从前后位和侧位方向对直肠癌部位进行投照定位,可按照骨盆的骨性标记定出需要照射的范围。

有条件的地区,推荐使用三维适形放疗或三维适形调强放疗技术。定位时强烈建议采用增强 CT 扫描,以清晰显示髂血管及其分支,便于靶区勾画。

(二) 宫颈癌

1. 放疗前完善相关检查

(1) 一般检查

除一般的系统查体外,还应检查浅表淋巴结。淋巴结是妇科肿瘤远处转移的常见部位。检查腹股沟淋巴结、双颈部淋巴结等有无增大,增大淋巴结的数量、直径、质地、活动度、有无压痛、和周围组织是否融合、粘连、固定等。

(2) 妇科检查

① 外诊

应在充分照明的条件下进行。观察外阴部、阴道口和尿道口情况,有无水肿、炎症、溃疡、皮肤色泽变化、萎缩、畸形、肿瘤、子宫脱垂或膀胱直肠膨出等,注意大小阴唇、尿道口、阴道口及会阴其他部分有无癌侵犯表现及异常情况。

② 内诊

ⅰ 窥阴器检查

将窥阴器两叶并拢,侧向沿阴道后侧壁缓慢放入阴道内,然后向上向后推进,同时将窥阴器转平并张开两叶,暴露宫颈与阴道壁。观察宫颈大小、颜色、外口形状、有无糜烂、腺体囊肿、息肉,观察肿瘤的位置、范围、形状、体积、质地或接触性出血与周围组织关系。并注意阴道壁有无肿瘤、结节等。

ⅱ 双合诊检查(阴道腹部联合检查)

检查阴道:检查者一手戴无菌手套,先用拇指和无名指分开小阴唇,然后以食、中二指沾无菌肥皂液或石蜡油少许后轻轻伸入阴道内,触摸了解阴道的深度、弹性、通畅度,有无触痛,畸形、肿物、后穹窿结节及饱满感。如做阴道细胞学涂片检查,用窥阴器不涂润滑剂,以清水或生理盐水湿润,在宫颈外口鳞柱状上皮交界处,以宫颈外口为圆心,用木质刮板,轻轻刮取 1 圈,不要过分用力,以免刮伤。

触扪宫颈:大小、软硬度、活动度、有无痒痛、肿物大小、质地或接触性出血等。

检查子宫及附件(未手术者):在阴道内手指将子宫颈推向后上方,使子宫体向前移位,同时另一手的四指放耻骨联合上方向盆腔内按压,将子宫夹在两手之间,来回移动,可查清子宫的位置、大小、形状、软硬度、活动度及有无压痛。然后将阴道内二指移向侧穹窿,在下腹部的手也移向盆腔的一侧,在内外两手之间检查宫旁组织、卵巢、输卵管,正常输卵管难以扪清,卵巢有时可触及,压之有酸胀感。注意附件有无增厚、压痛或肿块,如有肿块,应进一步查清肿物的大小、形状、软硬度、活动度、有无压痛以及与子宫的关系。

ⅲ 三合诊检查(阴道、直肠及腹部联合检查)

以一手指伸入阴道、中指伸入直肠,另一手置于下腹部协同触诊,可查清后倾后屈子宫的大小、子宫后壁情况、主韧带、子宫骶韧带、子宫直肠窝、阴道直肠隔、盆腔内侧壁及直肠等情况，了解宫旁组织有无浸润。对子宫肿瘤患者必须作三合诊检查，从而确定临床分期，选择治疗方法。

(3) 宫颈/阴道细胞学涂片检查

目前临床上常用的有常规巴氏涂片、液基薄片等。为了保证涂片质量，在刮取标本时要先擦净宫颈黏液、分泌物，刮取部位要准确，避免出血，涂片要薄而匀，涂片后要立刻固定，以提高阳性率。

(4) 相关检查

① 实验室检查

血常规、尿常规、粪常规、肝肾功能、凝血功能，肿瘤相关指标 SCC、CA125、CEA、CA199 等，评估全身一般状况。

② 影像学检查

ⅰ 盆腔 CT 或盆腔核磁共振增强扫描，观察肿瘤部位、大小、向宫旁和盆壁播散情况，并可以显示增大的淋巴结。

ⅱ 头颅 CT、胸部 CT、腹部 B 超、骨扫描等，排除全身远处转移。

ⅲ 静脉肾盂造影 检查输尿管及肾盂有无积液，同时了解肾脏排泄情况，以帮助临床分期。晚期妇科肿瘤患者可选择进行。

ⅳ 放射性核素肾图　可以检查输尿管梗阻及肾脏排泄情况。

2. 放疗定位

(1) 定位前常规准备

① 定位前 1 h 排空膀胱，于 1 000 ml 水加入造影剂碘普罗胺 20 ml，定位前 1 h 和 0.5 h，分别饮水 500 ml。

② 排空大便。

(2) 盆腔盒式等中心照射定位方法

① 患者仰卧位，用真空垫或热塑体膜固定，患者双手交叉置于额上。俯卧位，用俯卧板固定。用激光定位灯调整好体位，患者的体表中线要呈一条直线，身体的左右两边要在一个水平面，以防身体旋转。

② 透视下把照射野的上界放在 L4 下缘，下界在闭孔下缘，前后界侧缘在骨盆边缘旁开 1.5～2 cm，前后野一般为 16 cm×16 cm，两侧野一般为(10～12)cm×16 cm，此后床不可左右移动。

③ 转机架到 90°或 270°，透视下调整床的高度，将野的前界放在 L5 椎体前缘 2 cm 处或股骨头 1/2 处，后界在骶骨 1/2 处或尾骨后缘后 1cm，微调照射野的上下界，可适当调整光栏角度。

④ 转机架 180°到对侧，观察射野情况并做适当调整。

⑤ 转机架及机头角度到 0°，再次确定垂直野的照射范围。

⑥ 拍各射野的定位片设计挡铅，记录各野的面积、机架及机头角度、肿瘤深度和摆位源皮距，在患者皮肤上画上摆位激光中心线。

(3) 外照射 CT 模拟定位方法

① 定位前常规准备

ⅰ 定位前 1 h 排空膀胱，于 1 000 ml 水加入造影剂碘普罗胺 20 ml，定位前 1 h 和 0.5 h，分别饮水 500 ml。

ⅱ 排空大便。

ⅲ 用钡剂涂子宫颈肿瘤和阴道壁，术后患者涂手术残端和阴道壁。

② CT 模拟摆位

在 CT 平面床上，将患者按体位固定时要求的体位进行摆位，大多采用热塑体膜或真空垫进行固定。

③ 确定参考等中心点

头脚方向一般定在肿瘤区几何中心处(约耻骨联合下缘上 5 cm 处)，如为术后的患者，则以术前瘤床的位置为基准；前后水平方向一般以腋中线为准，左右方向在体中线处。

④ 画体位标记线

确定参考等中心点后，通过 CT 两侧墙的激光定位“十”字线和顶墙的激光定位“十”字线在患者皮肤上标记 3 组“十”字体位标记线。当用体模进行体位固定时，需把激光定位线画在体模及皮肤表面。在等中心参考点，其左、右、前“十”字体位标记线交叉处放置 CT 可成像标志物。

⑤ 扫描范围

在正位 CT 像上，设定扫描上下界，扫描范围一般比常规 CT 检查范围要大。上界在胸 10 水平上缘，下界在坐骨结节下 3 cm。

⑥ CT 扫描

按治疗计划的要求对相应部位进行平扫＋增强扫描。扫描层数一般根据照射范围决定，肿瘤区域层厚最好是 5 mm。扫描结束传输所有 CT 图像到治疗计划工作站。

(4) 近距离腔内照射

近距离腔内放射治疗是指在子宫腔及阴道内放置放射源，针对肿瘤原发区域进行照射。腔内照射需要将放射源放入施源器内对肿瘤进行照射，腔内放射治疗容器包括宫腔和阴道两部分。放射治疗容器有多种规格和形状，为了剂量分布均匀合理，应根据肿瘤情况选择不同的容器、放射源强度、合理布局和照射时间。

① 准备工作：向患者解释内照射的作用和必要性，使其了解后装治疗的可能产生的不适，更好的配合医生。治疗前会阴部备皮，冲洗阴道，必要时可灌肠。准备好施源器及消毒物品。治疗前应行阴道视诊及盆腔检查，将检查结果详细记录，然后拟定治疗方法和计划。

② 放置施源器：患者脱去裤子，仰卧于妇科检查床。对外阴和阴道进行消毒后铺洞巾，选择并安放合适的阴道窥器探测宫腔深度，根据宫腔深度、肿瘤范围、阴道情况及病情需要，选择施源器及排列方式，然后放置宫腔管及阴道容器，施源器放置后，纱布条填塞固定，以防施源器移位，并可减少直肠和膀胱的受照射量。如初次腔内照射探测宫腔有难度，或是为了放置局部止血，或为了缩小局部肿瘤，可暂时不上宫腔管。

③ 制定照射剂量：施源器放置完毕后，认真填写病情及治疗记录，确定治疗剂量和各容器的剂量分布，填写治疗单和医嘱。

(三) 前列腺癌

放射治疗是局限期前列腺癌根治性治疗的重要手段，也是前列腺癌根治术后切缘不净或高危前列腺癌根治术后辅助治疗的必要手段。随着放疗技术的不断发展,以及 IGRT 方法的广泛应用,精确投照使得直肠、膀胱等正常组织的受照体积越来越小,放射治疗在前列腺癌治疗中的应用日益成熟。

1. 完善与放疗相关检查

(1) CT 检查

CT 不能显示前列腺内早期肿瘤,判断早期肿瘤包膜外侵的敏感性和特异性也较低。精囊受侵早期,CT 多显示正常,只有在受侵明显时才表现为双侧不对称、精囊三角变钝或精囊周围脂肪间隙消失。CT 对盆腔淋巴结转移的评估同样有一定难度,判断淋巴结性质只能依赖于对其大小和形态学特征的判断,如疑似转移者可能表现为圆形肿大,不规则的轮廓或含有脂肪的淋巴门消失,然而因为缺乏客观统一的诊断标准,常规 CT 检查并不能排除淋巴结转移,其敏感度仅为 7%。因此,CT 检查在前列腺癌的诊断中作用有限。

(2) MRI 检查

MRI 因其较高的空间分辨率和对比度,尤其是在分辨软组织方面明显优于 CT 检查。目前,除了 T1WI、T2WI 等传统序列,扩散加权 (diffusion weighted imaging, DWI)、动态对比增强 (dynamic contrast enhanced, DCE) 等功能序列已成为常规序列,这一改进极大地提高了高危前列腺癌的检出率。MRI 的 T2 加权像(T2WI)可清楚显示包膜在内的前列腺解剖结构,包膜外侵犯的常见表现包括不规则的凸起,非对称分布的神经血管束以及前列腺直肠角消失的敏感度和特异度分别达到 83%和 99%。

对诊断淋巴结转移,除了根据淋巴结大小、形态特征等,在 DWI 像上,转移淋巴组织的表观扩散系数(ADC 值)低于正常,借此可利用 MRI 判断有无区域淋巴结的转移。但仍有报道部分 MRI 表现淋巴结大小正常而诊断为 N0 的患者最终证实转移。因此,对判断淋巴结转移上,MRI 和 CT 有着相同的局限。

(3) 骨显像

骨,特别是中线骨,是最常见的前列腺癌远处转移部位,无论是新发还是 PSA 复升患者的评估,或是对确诊转移者的治疗监测,骨显像都是最常用且简便有效的检查方式,其检出率随 PSA 和 Gleason 评分的提高而增高。但是骨显像的明显不足是其空间分辨率较低,对于部分早期病变或仅出现溶骨性改变者可能造成漏诊。当检查结果难以鉴别时,通常需要结合 CT 以证实是否存在骨质硬化或溶骨等表现并排除骨外病变。此外,结合 SPECT 亦有助于提高其诊断准确性

(4) PET-CT/MRI 检查

随着 PET 技术的日益发展,为前列腺癌的影像学诊断提供了更多选择。但总的来说,PET 技术当前仍较少用于初发肿瘤的诊断,而多用于对治疗后 PSA 复升者局部复发的监测及指导转移性癌的挽救性放疗等。对区域淋巴结转移的评估,尽管有部分研究显示相比 CT 和 MRI,PET-CT 有着微弱的优势,但学界普遍认为它依旧没能摆脱低敏感高特异的特征。对于诊断骨转移,PET-CT 比起骨显像及 SPECT 等传统检查方法,PET-CT 的运用大大地提高了骨转移的特异性,特别是^{18}F-NaF-PET-CT 已被推荐为诊断前列腺癌骨转移的备用检查方法,遗憾的是这项检查尚未能在多数医疗机构广泛运用。

PET-MRI 是结合了 PET 的分子成像功能和 MRI 高分辨率、高对比度特性的新型影像技术，这一结合弥补了以上二者的不足之处，它的优势在于既准确体现了肿瘤的代谢特征和生物学特性，也可清楚地观测到肿瘤大小和形态学特点。然而目前 PET-MRI 推广的最大障碍仍然是其高昂的费用。

(5) Clean 评分、PSA 水平

T 分期、Clean 评分和 PSA 水平共同决定了前列腺癌淋巴结转移的发生率，需不需要进行淋巴结预防照射要结合此 3 种因素综合考虑。所以在制定放疗计划前完善这些检查也是必不可少的。

2. 确定放疗方案

(1) 根治性放疗

根治性手术和放射治疗是局限期前列腺癌最重要的治疗方式，已有研究表明早期前列腺癌放疗疗效与根治性手术切除疗效相当。应用得当可使早期低危前列腺癌根治性外照射 5 年无复发生存率接近 90%，而 10 年无复发生存率也接近 80%；70%～80% 的局限期中低危前列腺癌患者的肿瘤得到长期控制；局限高危前列腺癌经外照射综合内分泌治疗后 5 年无复发生存率达 50%，而总生存率则超过 80%。

(2) 前列腺癌切除术后辅助和挽救性放疗

对于前列腺癌切除术时发现有不良病理表现(包括精囊浸润，手术切缘阳性或前列腺外延伸)的患者应提供辅助放疗，此时辅助放疗可降低生化复发、局部复发及临床进展的风险。术后辅助放疗能使 $pT_3N_0M_0$ 或切缘阳性前列腺癌病例 5 年无进展生存率提高20%～30%，5 年总生存率提高近 10%。

对于前列腺癌骨转移疼痛或前列腺局部肿瘤进展引起的尿频、尿急、尿痛、尿血以及双下肢水肿等症状，通过姑息减症放疗可减轻或缓解 80%以上的骨转移疼痛，能明显减轻或缓解 60%～80%的局部肿瘤进展所引起的症状。因此放射治疗适用于各期前列腺癌的治疗，并且疗效肯定。

3. 定位

(1) 放疗前准备

应告知患者，除控制疾病复发的获益之外，放疗还可能对尿道、肠道及性功能方面造成短期或长期的副作用。远期并发症包括直肠出血、前列腺炎、直肠或肛门狭窄、膀胱炎、尿道狭窄、膀胱挛缩等，严重的放疗并发症发生率一般低于 5%，尿道狭窄主要发生在经尿道前列腺切除的患者。部分患者放疗后出现性功能障碍。毒副反应的发生与放射治疗技术、放疗剂量和范围以及患者体质等因素有关。

有人建议模拟定位和治疗时要排空膀胱和直肠，以减少前列腺的活动。但也有人建议充盈膀胱和直肠，以尽量保护正常组织。也有研究显示膀胱充盈状态，增加了 IMRT 治疗局部高危前列腺癌患者盆腔放疗后的急性毒性反应

(2) 治疗体位

对于老年和肥胖和患者，仰卧比俯卧更舒适，并且可以应用超声定位(BAT)系统做等中心位置的校正。前列腺癌治疗体位的研究中，Bayley 等进行了一项随机分组试验，评价和比较了仰卧位与俯卧位在器官运动、摆位误差和危及器官受照射剂量之间的差异。结果显示，俯卧位时前列腺的运动显著大于仰卧位，所以其 PTV 也大于仰卧位，危及器官受到

照射的体检增加。

另外，热塑体膜或真空垫固定有助于有效减小摆位误差。

(3) 模拟定位

前列腺癌放疗野应包括前列腺及精囊。普通X线机模拟定位时应采用多野照射技术。前后-后前照射野下界为坐骨结节下缘，有盆腔淋巴结转移或肿瘤超出前列腺，应先进行盆腔大野照射、后再采用缩野的技术，照射范围应到髂总淋巴结，上界在L5上缘，两侧边界在盆壁骨缘内界外1～1.5 cm。两侧野的上下界与AP-PA相同，前界在耻骨后外，后界在股骨头后1～2 cm。

3D-CRT/IMRT放疗时应采用增强CT扫描定位，将影像资料传送至TPS，在根据CT、MRI的影像确定肿瘤位置、形态和体积，利用计算机得到治疗计划靶体积。

五、躯干和四肢肿瘤

(一) 乳腺癌

1. 放疗和其他治疗的时序

乳腺癌术后辅助放疗应在术后辅助化疗完全结束后进行，也可以采用化疗＋放疗＋化疗的“三明治”疗法。如乳腺癌局部或区域复发，放疗应在手术后进行。

2. 放疗前完善相关检查

(1) 全面体格检查

注意两侧乳房情况，包括有无乳头溢液、脱屑、糜烂等，乳房皮肤有无水肿或扩张的静脉，皮肤有无凹陷。记录乳房内肿块的部位、大小、活动度等，记录两侧腋窝及锁骨上区有无淋巴结肿大，增大淋巴结的数量、直径、质地、活动度、有无压痛、和周围组织是否融合、粘连、固定等。

(2) 实验室检查

血常规、尿常规、粪常规、肝肾功能、凝血功能，肿瘤相关指标CA153、CA125、CEA等。

(3) 影像学检查

行头颅CT、胸部CT、乳腺及腋窝B超、腹部B超、盆腔CT、骨扫描等，排除全身远处转移。

3. 放疗定位

(1) 定位装置

目前一般采用乳腺托架、乳腺俯卧板、真空垫、热塑体膜或真空垫加模型板的方法来辅助固定患者的体位，相对来说，乳腺托架的应用较广，也可以和其他方法配合使用。

① 乳腺托架

乳腺托架对于改良根治术后和保乳术后的患者都可以使用。嘱患者裸露上身，先坐在托架上坐直，目视前方，人垂直往后仰卧在乳腺托架上，调节背托的高度至患者的胸壁和定位床平行，调节膝垫避免患者下滑，尽量使患者舒适，固定重复性好。用激光灯核对患者的体中线，以保证头脚方向无扭曲。根据患者术后上肢运动功能恢复情况，分别调节患者的双侧上臂和前臂上举和外展的角度大于等于90°，以充分暴露胸壁，避免手臂受到照射。也可让患者的健侧手臂自然放于托架上或手臂弯曲，拇指置于脐部。如需照射锁骨上野，则让患者的头偏向健侧。

② 乳腺俯卧板

乳腺俯卧位板适用于保乳术后的患者，可提高乳房较大的患者的体位重复性，减少心脏和患侧肺的受量。采用俯卧位碳纤维乳腺托架固定，要求患者上身裸露，双手前伸俯卧于托架上，腰骶联合位于托架下缘，根据乳房大小选择合适的乳托，并使患侧乳房置于乳托内，前额与托架前缘平面相接触，口鼻置于托架前端的口鼻凹槽内，保持呼吸通畅，观察并调整体位，直到耻骨联合与椎体连线成一条直线，体中线垂直于两髂前上棘连线，双侧锁骨处于同一平面且骨盆无旋转。

(2) X线模拟机定位

① 固定源皮距全野定位法

此法现在已经很少应用，主要在没有半野技术的放疗设备上开展。

ⅰ 锁骨上野：将中心对着患者锁骨上区，升床至源皮距 100 cm，透视下将内界放于椎体边缘，外界在肱骨头内缘，上界包括整个锁骨或放于环甲膜下(可视病情而定)，下界在第二前肋下缘。为了更好地保护脊髓和气管，可将机架向健侧旋转 10°，同时也可以更充分地包锁骨头内缘区。再次调节源皮距，在患者皮肤上画上射野边界即可。

ⅱ 乳腺切线：先将两根铅丝根据病情需要分别贴于预设的内外切线的边界上，一般内切线的铅丝放于体中线或偏健侧 1 cm 处，如果内切野包括内乳区淋巴结，则放在内乳野外界的内缘 1 cm 处(即和内乳野重叠 0.5～1 cm)，外切线的铅丝贴于腋中线或腋后线。

贴好铅丝后向内切野方向转动机架至 50°左右，将内切野的内缘放在铅丝处，调床至源皮距 100 cm。透视并转动机架，同时调节治疗床使两根铅丝与射野内界重叠并切肺1.5～2 cm。在患者体表用虚线画上内切野。转机架 180°到相应的外切野，将外切野的外界与预置的外切铅丝重合，调床至源皮距 100 cm。透视并适当调整机架角度(一般在 182～185°)使两根铅丝重叠，做好记录并在患者的胸壁上画上外切野的射野即可。记录切线板刻度的参数。

ⅲ 内乳野：升床至源皮距 100 cm，上界与锁骨上野下界间隔 0.5 cm(如锁骨上野是半野则可接上)，下界放于第 3 或第 4 肋间隙，内界在体中线或体中线健侧 1 cm，外界在体中线患侧 4 cm 或 5 cm。

② 锁骨上半野＋乳腺 1/4 切线野定位法

锁骨上野利用全野的上 1/2 进行照射，乳腺切线野利用全野的下外 1/4 进行照射。此定位法是将射野的中心线束放于两野交界处，减少扩散角对照射野衔接的影响。一般用于同时有锁骨上野和胸壁切线野的患者，可避免由于入射角度不同而引起的低剂量或高剂量。但受到机器面积和患者身高的限制，选择性的使用。此法宜先定乳腺 1/4 切线野，再定锁骨上野。

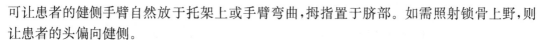

ⅰ 乳腺 1/4 切线野：先将两根铅丝根据病情需要分别贴于预设的内外切线的边界上，方法同上(固定源皮距全野定位法)。调节进、出床，使 y 轴等中心位于锁骨上野的下界，下界在乳房皱襞下 2 cm。对称打开 x_1、x_2 轴，使其分别于内外切线的两根铅丝上，此时的射野中心即为初步的中心。此后治疗床可升降，不可左右移动或进出治疗床。透视下调整床的高度和机架角度，使 x 轴中心线与代表内外切线的两根铅丝重叠。观察肺的切线情况，一般以 1.5～2 cm 较理想，不超过 3 cm。如不理想可适当调节两根铅丝位置，然后重复上

述步骤，直至满意为止。查看射野的上下界和射野的体表投影是否理想，调节 x 轴(1/4 野)，使射线外界开放于皮肤外 1 cm，如果是保乳术后放疗的或需加填充物的，要游离出皮肤外 1.5～2 cm。治疗床保持原位不动，转动机架 180°至相应的外切野，做好标记点，透视满意后在患者的皮肤上画上外切线野，纪录外切线野的角度和深度。治疗床不动，将机架转回内切野的角度，画上射野边框并记录射野面积、角度、深度。将机架复零，打开光距尺，读取射野中心源皮距。

ⅱ 锁骨上野：机架 0°，射野中心点不变(和乳腺切线野等中心点相同)，也不升降床。透视下分别调节 x_1、x_2 使内界放于椎体边缘，外界在肱骨头内缘；调节 y_1，使上界包括整个锁骨或放于环甲膜下(可视病情而定)，下界同乳腺切线野上界。同理，可将机架向健侧旋转 10°，以更好地保护脊髓和气管。

注意锁骨上野采用的也是等中心照射，目的是技术员无需再次进机房调整源皮距。定位完成后，患者离开治疗床，记录切线板各调节参数。

③ 锁骨上半野＋乳腺半野切线定位法

ⅰ 锁骨上半野：锁骨上野采用全野的上 1/2，定位法同上。

ⅱ 乳腺癌半野切线等中心定位法：此法与乳腺 1/4 切线野定位法基本相同，只是乳腺切线野采用全野的下 1/2(半野)照射，两者之间仅仅是技术差异，优缺点相同。

先将两根铅丝根据病情需要分别贴于预设的内外切线的边界上，方法同前。调节进、出床，使 y 轴等中心位于锁骨上野的下界，下界在乳房皱襞下 2 cm。对称打开 x_1、x_2 轴，使其分别于内外切线的两根铅丝上。此时的射野中心即为初步的中心。此后治疗床可升降，不可左右移动或进出治疗床。透视下调整床的高度和机架角度，使 x 轴底边与代表内外切线的两根铅丝重叠。观察肺的切线情况，一般以 1.5～2 cm 较理想，不超过 3 cm。如不理想可适当调节两根铅丝位置，然后重复上述步骤，直至满意为止。查看射野的上下界和射野的体表投影是否理想，调节 x 方向，使射线外界开放于皮肤外 1 cm，如果是保乳术后放疗的或需加填充物的，要游离出皮肤外 1.5～2 cm。治疗床保持原位不动，转动机架 180～185°至相应的外切野，使 x 轴底边与代表内切线的铅丝重叠。做好标记点，透视满意后在患者的皮肤上画上外切线野，纪录外切线野的角度和深度。治疗床不动，将机架转回内切野的角度，画上射野边框并记录射野面积、角度、深度。将机架复零，打开光距尺，读取射野中心源皮距。定位完成后，患者离开治疗床，记录切线板各调节参数。

ⅲ 乳腺癌半野切线源皮距定位法：此法适用于乳腺托架过宽，或患者过胖，以至于外切线照射时机架不能通过。

方法：先将两根铅丝分别贴于预设的内外切线的边界上，向内切野方向转机架角度 45～60°。将射野中心对准预置内切线的铅丝，将源皮距调至 100 cm，调节射野的 y 轴至需照射范围。透视下转动机架，将两根铅丝和射野中心重叠，看胸壁是否垫平和切肺是否满意，可做适当调整。满意后进机房再次微调源皮距和上下界，查看外界，保证有足够的开放，在皮肤上画上内切野，记录射野的面积和角度。治疗床保持原状不动，将机架转动 180°至相应的外切线处，读乳间距(100 cm-源皮距)并在皮肤上做标记点，根据标记点调床至源皮距 100 cm。透视下确定外切野，在患者体表画上外切野的边框即可。记录各切线板的各调节参数。

(3) CT 模拟定位法

① CT 模拟摆位

在 CT 平面床上，将患者按体位固定时要求的体位进行摆位，绝大多数采用乳腺托架、翼型板、乳腺俯卧板进行固定。

② 确定参考等中心点

头脚方向一般定在乳头水平处，如需同时照射锁骨上淋巴引流区，可适当向头侧移位约 2 cm；前后水平方向一般以腋前线为准，左右方向定在锁骨中线处。

③ 画体位标记线

确定参考等中心点后，通过两侧墙的激光定位“十”字体位标记线，当用热塑体模进行体位固定时，需把激光定位线画在热塑体模及皮肤表面。在等中心参考点，其左、右、前“十”字体位标记线交叉处放置 CT 可显像标记点。保乳术后患者，在乳腺手术疤痕处标记铅丝。

④ 扫描范围

CT 定位像设定扫描上下界，扫描范围一般比常规 CT 扫描范围要大。上界一般设在上颌部水平，下界在健侧乳腺皱襞下 5 cm 水平。

⑤ CT 扫描

按治疗计划的要求对相应部位进行扫描（如有条件，尽量使用增强扫描）。扫描参数：层厚 0.5 cm，层间距 0.5 cm。扫描范围：上至上颌部，下至健侧乳腺皱襞下 5 cm 水平，扫描结束后通过网络传送所有 CT 图像到治疗计划工作站。

（二）软组织肿瘤

软组织肉瘤（STS）是一种起源于间叶组织的少见恶性肿瘤，组织学上具有多样性，来源较为复杂，其发病率约占全部恶性肿瘤的 0.7%。软组织肉瘤可发生于身体各个部位，最常见于肢体，约占 59%，其次为躯干（19%）、腹膜后腔（15%）及头颈部（9%）。软组织肉瘤常根据组织学类型或细胞形态学特征进行分类，最常用的分类标准为基于组织学发生来源的 WHO 颁布的软组织肉瘤的分类细目，共包括超过 100 种以上的软组织肉瘤的分类细目，其中也包括一些至今尚不清楚组织来源的肉瘤。20 世纪以来，辅助性放射治疗仍作为软组织肉瘤术后标准治疗措施，接受保肢手术的四肢软组织肉瘤患者行术后放疗能明确改善其无病生存率，如联用化疗，则可明确提高总生存率。近年来，随着放疗设备的更新和方法的进步，软组织肉瘤的术前、术中、术后及姑息放疗疗效均有了较大提高，目前软组织肉瘤治疗以综合治疗为主，根据肿瘤组织学分类、级别及分期，可选择手术、放疗、化疗。若患者准备行四肢或躯干软组织放射治疗之前，要进行以下几个方面的准备工作。

1. 充足的影像学资料准备

肿瘤的良、恶性鉴别对手术方案的选择至关重要。四肢软组织肿瘤种类繁多，组织起源不同，临床表现各异，诊断较困难。影像学检查不仅可以发现病变，并能做出病灶定位、定量，判别病灶与周围组织的关系，尤其是 MRI、CT 均具有较高的组织密度分辨率，弥补了 X 线的不足，目前已成为骨与软组织肿瘤或肿瘤样病变的诊断和术后复查的重要手段。

(1) CT 检查

检查软组织肿瘤的主要目的不是确定肿瘤的组织类型，而是明确病变，以及有无累及骨与关节，以利于制定治疗方案。CT 较 X 线具有较高的密度分辨率和空间分辨率，可敏锐的发现肿瘤位于皮肤、皮下组织、肌肉、肌间隙、关节囊、血管或神经，以及肿瘤的生长方式或形态、边缘、密度、有无包膜。实际上仅有少数肿瘤具有特征性CT表现，脂肪瘤有典型的低密度，CT值80～120 Hu，脂肪肉瘤因肿瘤基质内脂肪含量不同，密度差异较大，分化良好的脂肪肉瘤，也显示脂肪密度。囊肿样病变为水样密度、边界清楚、包膜完整，可显示有无骨质破坏，对判断肿瘤的良恶性有重要价值。增强检查可显示肿瘤血供，CT三维重建能立体观察肿瘤与正常组织器官之间有否包绕、浸润。但大多数软组织肿瘤，CT定性诊断仍有一定困难，由于软组织肿瘤，CT缺乏特异性，难以确定其组织生物学行为和类型，而MSCT灌注成像可以提供比传统CT增强更为准确的肿瘤血供信息，对软组织肿瘤良恶性鉴别有较大帮助。

(2) MRI检查

具有较高的软组织密度分辨率，可任意方向成像，从而可以了解肿块累及范围，有无血管、神经束包绕、骨与关节受侵。同时MRI信号基本上反映了病变的组织学特点。血管源性肿瘤，T1WI呈等或稍高混杂信号，T2WI均为高信号，血管流空信号为其特征性改变，有别于其他软组织肿瘤。神经源性肿瘤沿神经走向，呈菱形或纺锤状。良性者，信号均匀、边缘清楚，恶性反之。脂肪瘤具有短T1长T2信号，STIR序列与皮下脂肪同步降低。囊肿类病变呈长T1长T2信号特点。MRI对肿瘤局部术后复发或术后残留的敏感性为78%，特异性86%。由于STIR序列不仅提高病灶信号强度，并可抑制脂肪，使对比度明显提高，与SET2WI比较更可显示肿瘤形态特征，STIR显示病灶大小与T2WI显示病灶相似，多提示良性。同时STIR抑制脂肪显示肿瘤边缘细小的病理改变和肿瘤内混杂信号特点，有利提高恶性肿瘤检出率。

MRI、CT检查与判读：手术前后均进行平扫＋增强扫面，每次扫描序列、层面尽可能保持一致，肿瘤大小的测量以增强序列肿瘤最大截面为准，并由影像专业同一名副主任医师按照实体肿瘤疗效评价标准进行判读。MRI对软组织肿瘤的定位、定性作用均较好，对于某些肿瘤(如脂肪瘤、淋巴管瘤等)完全定性。根据T1WI、T2WI及增强扫描信号特征，MRI能对软组织肿瘤良、恶性做出较准确诊断；对于多数软组织肿瘤的起源，也有一定的特征性。但有些软组织肿瘤并无特异性表现，做出准确的定性尚需结合临床、影像、病理等资料。

2. 放疗前常规准备

(1) 一般检查

患者入院全面体检，血常规、尿便常规、生化、凝血等实验室检查；腋窝、腹股沟区浅表淋巴结B超，患肢肿瘤及血管B超，全身骨显像，患肢增强MRI，胸部、腹部CT平扫＋增强，患肢CT平扫＋增强＋CTA，患肢MRI平扫＋增强，必要时患肢DSA。

(2) 术前活体组织病理检查

穿刺活检：B超引导下穿刺毗邻血管、神经和骨骼部位的肿瘤组织(外科边界制作区)，包括假包膜、肿瘤边缘至瘤内，长约1 cm；切取活检：肿瘤边缘由假包膜到瘤内1 cm，该区域可代表外科边界特性。首选穿刺活检，若穿刺活检困难或失败，则选择切取活检。

(3) 标记

用铅丝标记的体表可见肿瘤区域，由于铅丝标记以外的皮肤及皮下组织为保护的危及器官，此处放射剂量相对较小，这样可以减少放射性损伤，便于伤口愈合。对于术后患者CT定位前，术后疤痕区域皮肤上用铅丝标记，标记疤痕上下内外界，若有引流口疤痕亦应予以标记，以便包括在照射靶区以内，同时尽量减少放射性皮肤损伤，降低术后伤口并发症发生率。

(4) 注意事项

放疗前观察并记录肢体周径，以备作为放疗中及放疗后肢体周径对比之用。

3. 体模制作与固定

在恶性肿瘤放射治疗中，体位固定是治疗过程与治疗计划设计中的一个极其重要的环节。固定体位可使患者在接受放射治疗过程中减少放疗部位的偏移，以使实际靶区范围与原计划尽量保持一致。体位固定是保证疗效、减轻放疗副作用的关键技术之一。体位重复的精确程度，是实施精确放疗的根本保证。可以说是差之毫厘，失之千里。

目前放疗前定位基本是以 CT 定位为主，结合 MRI 全面使用计算机断层仿真摄影，以获得治疗计划所需之医学影像，可以增加治疗计划的精确度。此时基于辐射防护，家属需在外等候。在患者身上有画黑线做标记，此为机器瞄准的依据，请小心保护，洗澡时划线部位可用清水小心冲洗，并用毛巾吸干皮肤上水分，但切勿用肥皂搓洗或用力擦拭，如果划线部位模糊也不可以自行补划线。

肢体作为放射靶区，由于它相对于躯干活动范围较大，所以定位的精确性和稳定性至关重要。为确保在放疗过程中精确的体位固定和立体定位，制作体模时务必小心，必要时使用石膏限制肢体活动，以保证放疗过程中，肢体位置的稳定，使得放射靶区位置相对固定以避免摆位误差。根据肿瘤部位的不同，小腿与上臂放疗应予以患者特殊体位。小腿：仰卧位，健侧下肢屈髋、屈膝，充分暴露患肢小腿，以减少靶区受健肢遮挡；上臂：俯卧位，肩关节外展，屈肘，前臂背后，以减少躯干和对侧肢体的遮挡，便于布野减少内脏等器官的放射损伤。再次强调：CT 定位前在放疗区皮肤上用铅丝标记手术切口，便于皮肤和皮下组织保护靶区的勾画。

4. 计算机断层扫描定位

IMRT 前患者行 CT 扫描定位（大孔径螺旋 CT），根据肿瘤部位的不同，摆好预先设计的体位，安置体模或真空垫。在体模上病变中心放置 3 个铅丝标记，CT 扫描前行碘造影剂静脉注射，扫描范围包括肿瘤近、远端关节，层厚 0.5 cm，CT 扫描的窗宽为 350 Hu，窗位为 50 Hu。CT 扫描后将图像通过局域网传输至治疗计划系统（TPS）。

5. 四肢、躯干常见体位

仰卧位：头部垫枕，仰卧于治疗床面上，两臂置身旁，两髂前上棘水平对称。

俯卧位：头部垫枕，俯卧于治疗床面上，两前臂交叉置于颌下，腹部紧贴治疗床面上，两腿平伸，两髂前上棘水平对称。

6. 摆位要点

① 必须有基准线、基准面作为摆位投照的标准，为正中线、矢状面、冠状面、颅基线（外眦与外耳道的连线）等。

② 在摆位时必须使患者体位舒适和正确。

③ 摆位时医师要站在适当的位置，以利于观察患者体位是否正确，摆位完毕，再站到便于操作治疗机的工作位置。

④ 摆位前对新患者要进行宣教，以消除患者顾虑，避免紧张；在治疗过程中技术员必须随时仔细观察监视器中患者的体位是否移动，如有移动必须中断治疗，重新摆位。

第六章

肿瘤靶区勾画规范

中国的癌症发病率和死亡人数一直在上升，从2010年起已经成为主要的致死原因。放射治疗是癌症的一种重要治疗手段，大约70%的肿瘤患者在病程的某个时期需要接受放疗。放射治疗的目的是给一定的肿瘤体积准确的、均匀的剂量，而周围正常组织剂量很小，即在正常组织损伤很小的情况下，达到根治恶性肿瘤的效果。

20世纪90年代以来，由于放疗设备、影像技术、计算机和软件技术的快速发展，使得调强适形放射治疗在临床上应用成为现实，并成为21世纪初放射治疗技术的主流。与此同时，随着放疗技术的飞速发展，对放疗专业工作者的要求也越来越高，目前的精确治疗，其主要体现在“精确定位、精确计划和精确照射”。在放射治疗实施过程中，放射线在杀伤肿瘤细胞的同时，肿瘤细胞周围的正常组织也不可避免地受到不同程度的照射。如何安全有效地增加肿瘤区放射剂量，提高肿瘤局部控制率，同时降低肿瘤周围正常组织照射剂量，保存重要器官的正常功能，提高患者的生存质量成为放疗专业研究的主要方向。随着计算机技术、医学影像技术和图像处理技术的不断发展，放射治疗设备不断开发和更新，放射治疗新技术，如立体定向放射治疗、三维适形放疗、调强放疗、图像引导放疗、生物调强放疗、重离子治疗技术等先后问世并不断发展完善，如何充分利用现有的这些技术手段，精确地将肿瘤勾画出来并提交给物理师，是每位放疗医师必须面对的问题。

根据肿瘤细胞与正常细胞放射生物学特性的不同，有针对性地选择理想的、科学合理的剂量分布和治疗的技术，达到临床剂量学四原则所要求的最终目的，从而取得既保留功能又根治肿瘤的临床治疗效果。实现这一目标的主要手段之一就是设计更好的精确治疗计划，而其前提条件是肿瘤靶区勾画的准确性和可重复性，即肿瘤靶区勾画标准。

国际放射单位和测量委员会（International Commission on Radiation Units and measurements, ICRU）在2010年的83号报告中，对调强放射治疗的处方、记录和报告进行了规范和定义，其中大体肿瘤体积即肿瘤靶区（gross tumor volume, GTV）指可触及、可见的或可证明的恶性病变的范围，包括原发灶、转移淋巴结和其他转移灶，如果肿瘤已被切除，则认为没有GTV。临床靶区（clinical target volume, CTV）：肿瘤的临床病灶、亚临床病灶以及可能侵犯的范围；内靶区（internal target volume, ITV）：在患者坐标系中，由于呼吸或器官运动引起的CTV外边界运动的范围；计划区（planning target volume, PTV）：指包括临床靶区CTV本身、照射中患者器官运动（由ITV表示）和由于日常摆位、治疗中靶位置和靶体积变化等因素引起的扩大照射的组织范围，以确保临床靶区CTV得到规定的治疗剂量；治疗区（treatment volume, TV）：80%等剂量曲线所包括的范围；照射区（irradiated volume，IV）50％等剂量曲线所包括的范围。

ICRU 83 号文件只是对放疗中各靶区给了一个定义，如何准确勾画则无法获得一个统一的标准。对于 CTV 的勾画，除不同部位、不同肿瘤及其不同的生物学行为等肿瘤方面的影响因素，导致肿瘤侵犯的范围不一致外，不同医生（即使同一医生）在不同时间勾画的同一个患者，CTV 也会相差很大，其主要因素与具体肿瘤相关，故 CTV 勾画将在具体疾病中分别讲述。本章主要讲述 GTV 的勾画规范。

对于 GTV，医生间勾画存在着差异性，这主要取决于肿瘤的显示程度。临床上可通过临床体检（视诊、触诊、内窥镜等）和影像技术（X-ray、CT、MRI、MRSI、PET、SPECT 等）来确定 GTV 的范围。肿瘤生长的不同部位以及各种检查方法对肿瘤不同的显示程度，直接导致勾画出 GTV 的形状和大小是不一样的，因此放疗医师必须掌握并科学利用目前技术手段来确定 GTV。值得注意的是，即使同一种检查方法、相同的部位、不同观察者勾画 GTV 的轮廓差异也可能很大。世界卫生组织曾组织 12 人（8 名放射肿瘤学家、2 名放射诊断学家和 2 名脑神经学家）画出了极不相同的 GTV。这 12 位国际专家勾画的脑瘤靶区图（图 6-1），体积差别近于 1 倍，故即使治疗计划做得再好，后果也是可以想象得到的。如何最大程度规范地、精确地勾画出 GTV 的范围，增加 GTV 勾画的可操作性和重复性，这要求临床医师必须要在充分掌握影像诊断技术的基础上充分合理地利用现有的影像技术进行靶区的勾画。

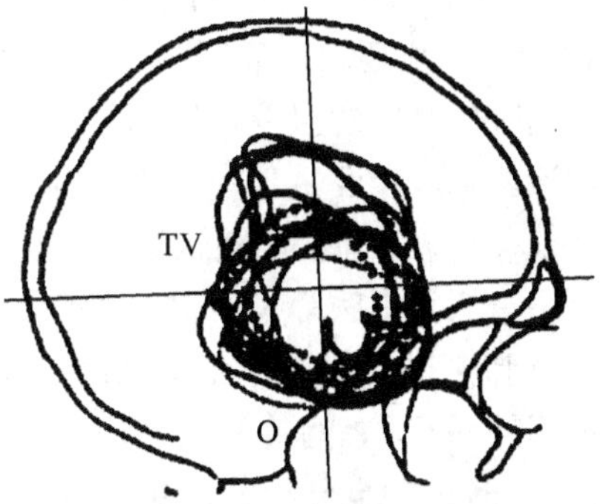

图 6-1　12 位国际专家勾画的脑瘤靶区图

第一节　模拟定位的影像学技术

一、CT 模拟

影像学中靶区的准确与否直接影响到肿瘤治疗成败。CT 模拟定位是目前最普遍、最基本的精确定位方法，也是目前放疗剂量模拟计算的依据。

常规 CT 只能提供二维的信息，利用二维图形上的病变（靶区）、器官和组织在治疗计划系统中进行简单的坐标叠加和勾画形成三维结构，或者通过立体定位框架模拟放疗体位进行 CT 扫描，然后通过扫描仪传入计划系统进行靶区勾画及计划制定，这样形成的三维结构的精确性随 CT 扫描层厚和间距的加大而变劣，不能给出准确的三维影像，造成病变（靶区）定位的失真与畸变，只是初步达到位置的精确，很难达到目前调强放疗的要求。现代螺旋 CT 的出现，为治疗计划提供了直接且准确的病变（靶区）、器官和组织的三维信息，使三维放疗有了准确的目标。多层螺旋 CT 采集影像数据时间短，受呼吸运动的影响小，减少了影像变形，提高了影像空间分辨力，且 CT 值与组织密度值呈线性对应关系，可直接应用 CT 值大小进行放疗计划计算，所以目前临床放疗计划设计是以 CT 影像来确定肿瘤临床靶区，而且螺旋 CT 已经被列入治疗计划 CT 扫描的常规。

为了能比较清楚地分辨出肿瘤病灶，在患者无影像增强剂禁忌的情况下，模拟 CT 增强扫描是目前准确勾画靶区的基本要求。对于不同的部位，模拟 CT 扫描层厚要求有所不同。对于头颈部肿瘤，听觉器官、视神经层面扫描层厚 1 mm 或 3 mm，重建 1 mm；肿瘤靶区及其他层面选择 3 mm 薄层扫描，准确显示肿瘤靶区信息；体部肿瘤一般层厚在 5 mm，而对于 SBRT 技术，则要求肿瘤区扫描层厚 3 mm，重建 1 mm。

靶区勾画中的误差在精确放疗中占最主要位置。Giraud 等召集来自多家医院的多位影像诊断和放疗医生分别对 10 例肺癌的 GTV 进行勾画，结果显示不同医师勾画的 GTV 之间也存在差异，但是影像诊断医师之间的差异性要小于放疗医师，高年资医师之间的差异要小于低年资医师。而 Bowden 等通过多位医师对 8 例肺癌进行 GTV 勾画，结果发现肺部病灶与纵膈病灶 GTV 之间的最大与最小容积的比值可达 1.1～7.6，进一步分析其产生该差异的原因主要是肺不张的存在等。GTV 勾画基于单一影像学资料（目前主要是 CT 影像）进行，CT 图像显示肿瘤的局限性，以及勾画医师肉眼阅片时的不确定性，增加了 GTV 体积变异性。放疗科医师勾画 GTV 时，一般会将肿瘤周围可能存在的亚临床病灶区以及可能造成的放射性损伤同时考虑在内，而不同医师的侧重点又不同，因此，放疗科医师所勾画的 GTV 变化范围较大。不同医师在临床经验、肿瘤诊断学以及肿瘤学知识等方面存在差异，导致肿瘤区域确定差异。因此，如何缩小肿瘤靶区勾画之间的不同认识，即提高肿瘤靶区勾画的一致性，又是确定肿瘤靶区工作的重中之重。为了达到该目的，除了每位从事相关专业的医师需要接受规范的肿瘤学和影像学方面的教育外，靶区勾画应该高年资临床医师与高年资影像医师共同完成。相关科室特别是肿瘤放疗科需要建立和完善 QA 与 QC 系统，使每例患者肿瘤靶区的勾画都体现出集体的智慧。

对于胸部肿瘤，根据定位的增强 CT 影像（参考纵隔窗和肺窗），一般都能比较容易的勾画出 GTV，如图（图 6-2a、b、c）中红线所示（参考封面）。

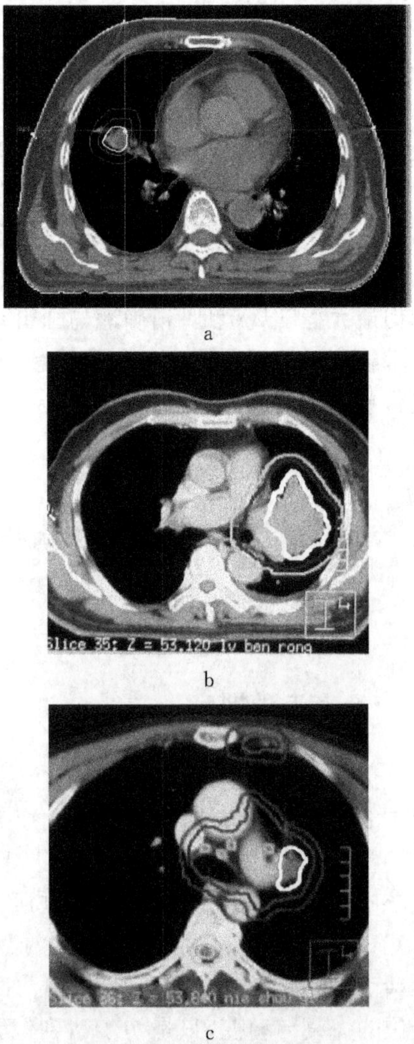

图 6-2　GTV 靶区的勾画（图中红线）

CT 具有一些先天的局限性——它只对具有不同的电子密度或 X 线吸收特征的组织结构具有较好的分辨率（如空气对骨、水、软组织），但如果没有明显的脂肪或空气界面，则对具有包括肿瘤在内的相似电子密度的不同软组织结构区分较差(如：四肢软组织肿瘤、头颈部肿瘤、颅内肿瘤、腹盆腔肿瘤等)，CT 图像在这些软组织结构侵犯与否和正常重要器官的确定存在很大困难，故很难准确勾画出 GTV 的真正范围。例如，对于肺癌，若存在肺不张，肺部病灶与塌陷萎缩的正常肺组织边界同样很难区别开来，这种情况下，很难准确的勾画出 GTV 来，MRI、PET 等影像手段则可在一定程度上弥补 CT 的不足。

二、PET-CT 模拟

PET 是核医学领域比较先进的临床检查影像技术，它是将某种物质，一般是细胞代谢中必需的物质(如：葡萄糖、蛋白质、核酸、脂肪酸等)，标记上短寿命的放射性核素(如^{18}F、^{11}C等)，注入人体后，通过对于该物质在代谢中的聚集，来反映生命代谢活动的情况，从而达到诊断的目的。当前各医院主要使用的物质是氟代脱氧葡萄糖，简称 FDG。其机制是不同组织的代谢状态不同，在高代谢的恶性肿瘤组织中葡萄糖代谢旺盛，聚集较多，这些特点通过图像反映出来，从而对病变进行诊断和分析。

PET-CT 将(正电子发射计算机断层显像 PET)与(计算机断层显像 CT)技术整合为一体，其高灵敏的特性可以观察到清晰的解剖结构和分子水平的功能改变。早期参照 PET 或 PET-CT 图像结果在模拟 CT 上进行靶区勾画，后来利用计算机技术进行 PET 和 CT 图像融合，这种融合方式利用体表标志或解剖轮廓进行自动或人工融合，存在体位固定、图像转换等因素造成的误差，有时这些误差可能相当大，与精确放疗的基本要求相违背，从而极大影响精确放疗计划的精确制定与实施。PET-CT 模拟则是将模拟 CT 和 PET 安装在同一扫描机架上，共用同一定位坐标系统的同机融合，或 PET-CT 与定位 CT 共用同一定位坐标系统进行扫描，则可很好地解决图像融合带来的系统和人为误差，从而保证精确放疗的要求，为恶性肿瘤放射治疗计划设计过程中的靶区(GTV)勾画提供了极大的帮助。

应用 PET-CT 勾画靶区，可减少不同医师之间勾画 GTV 的差异。不同肿瘤使用 PET-CT图像勾画靶区造成的靶区改变：绝大部分头颈部肿瘤放疗靶区会发生改变，少数鼻咽癌病例放疗靶区增大或减少在 45%～50%。研究结果显示，超过 50%的食管癌患者由于 PET 和 CT 的融合影像改变了大体肿瘤体积，从而改变了计划治疗靶区。国外在 PET 或 CT 应用非小细胞肺癌放疗计划设计的研究进行荟萃分析后发现，有些病例应用 PET 图像后放射治疗靶区扩大，这主要是因为 PET 检测淋巴结转移的敏感度和特异性均高于 CT；而靶区缩小主要是因为当存在肺不张、阻塞性肺炎等情况时 CT 不能很好地区分肿瘤和正常肺组织，应用 PET-CT 勾画靶区，可减少不同医师之间勾画放射治疗靶区的差异。

PET-CT 显影剂并不限于^{18}F-FDG，随着^{18}F-FLT(胸腺嘧啶)、^{18}F-FES(雌二醇)、^{18}F-FMISO(乏氧细胞显像剂)、^{11}C-蛋氨酸、^{11}C-胆碱、凋亡示踪剂^{18}F 标记的 2-(5-氟-2-戊基)-2-甲基丙二酸(^{18}F-ML-10)等新型正电子放射性药物不断投入临床使用，这些显像剂显现的功能影像能够确定靶区内癌细胞分布以及靶区内不同区域放疗敏感度的差异，为肿瘤放疗医师从肿瘤的生物敏感度和功能代谢方面选择和确定放疗剂量及其分布提供了可靠的依据，从而使肿瘤的放射治疗计划的设计能够更加合理，靶区的照射剂量更加精准，正常组织和危及器官能够得到更好的保护，并且符合不同患者的个体化需求。

利用 FDG-PET 可以反映组织的代谢情况；通过乏氧显像剂如氟硝基咪唑(18-FMISO)可以对肿瘤乏氧进行体外检测；通过 11C-蛋氨酸可检测肿瘤蛋白质代谢；通过 18F-胸腺嘧啶核苷可检测肿瘤核酸代谢等。研究表明，PET 的应用可改变至少 30%肿瘤的放疗方案。而且随着 PET-CT 的应用，大大提高了图像的性能和质量。临床上对于存在 CT 增强禁忌证、肿瘤难以与周围正常组织分界的患者，可考虑 PET-CT 模拟定位。孙璐等研究发现，^{18}F-ML-10 PET-CT 凋亡显像能够清晰、准确地显示肿瘤边界，病变显像与正常脑组织的显像对比度良好，应用于放射治疗计划的制定中，有助于提高肿瘤靶区勾画的准确性、鉴别肿瘤及其非肿瘤组织。尤其对于治疗后复发的颅内肿瘤患者，建议参照 PET-CT 勾画靶区。Chao 等利用 Cu-ATSM 作为 PET 示踪剂进行肿瘤显像，制定逆向调强放疗计划，结果表明，GTV 接受 70 Gy 的同时，PET 显示的乏氧靶区剂量可达 80 Gy，而腮腺剂量低于 30 Gy，这一研究证实了乏氧生物调强的可行性。目前 PET-CT 在临床上应用最为广泛也最为成熟。在 PET-CT 检查中，SUV 值和肿瘤的亚临床浸润范围存在一定的相关关系，能够精确确定 CTV 边界，因而在调强放射治疗中发挥重要作用。

PET-CT 模拟定位适用范围：①对于常规定位 CT 难以清晰显示肿瘤边界，而代谢显像可以很好地区分实体肿瘤(注意不同肿瘤应选用不同的显像剂)，如：四肢软组织肿瘤、头颈部肿瘤、颅内肿瘤、食管肿瘤、腹盆腔肿瘤、肺癌与肺不张共同存在时等。②术后复发患者，组织和器官结构紊乱，无法判别肿瘤的部位和范围，如：椎旁恶性纤维瘤术后复发，PET/CT 模拟定位靶区更容易勾画。③放射治疗后组织纤维增生粘连，CT 无法显示靶区(如食管癌复发)，而 PET-CT 能较清晰地显示靶区。④对复发灶范围不明，如胰腺癌术后 CA19-9 升高，PET-CT 显示了瘤床的复发。⑤脑肿瘤术后放疗后，再程放疗对复发和坏死的判断。

PET-CT 模拟定位缺点：费用高、定位准备时间长、辐射大，需要严格地防护措施。

三、MRI 模拟

磁共振成像(magnetic resonance imaging, MRI)是一种容积性影像采集设备，根据各序列信号特征能有效区分肿瘤与周围的正常组织，特别对神经和软组织等组织密度对比差异小的区域，其图像对比度清晰，空间分辨率高，不仅能提供精细的解剖信息和更好的软组织对比度，还能通过磁共振波谱分析等分子显像技术提供多种功能信息，是头颈、中枢神经、宫颈以及前列腺等肿瘤靶区勾画中的重要依据。

磁共振成像相对于 CT 成像最大的优点就是对相似电子密度的软组织具有较强的显示和分辨能力，因此通过 MRI 勾画靶区，不仅能比较准确的勾画出肿瘤的范围，而且还能够准确的勾画出重要的危及器官。现在我们已经很明确对于中枢神经系统、头颈部、盆腔、脊柱和四肢软组织肉瘤等，MRI 成像已远优于 CT 成像。这些情况下，就可以单纯借助 MR 图像完成模拟工作，因为 MRI 有许多优于 CT 方面的特点，直接利用 MR 图像进行模拟定位有着不可替代的优越性。

事实上，基于 MRI 成像特点，临床医生也早已引入 MR 图像进行放疗定位，目前主要存在以下几种方式。第一种方式是由医生用肉眼在 MRI 上观察疾病的范围，然后手工将数据转移至模拟胶片或 CT 扫描片上，显而易见，这种方法极易产生解释和转译错误。第二种方式是使用一种放大投影系统将 MRI 图像叠加到模拟胶片或 CT 图像上进行融合处理的

MR辅助的模拟。第三种方式是将MRI图像与CT图像进行数字化多模态处理、融合。融合是个多步骤的操作过程，除了不可避免地引入各种误差，还需要搬运患者的固定装置，以精确的方式进行MR扫描，这一过程是困难的，且难以控制，大大拖延了模拟的过程与时间，同时在模拟与治疗过程中的摆位不一致，增加了误差的可能性及偏离度，且大大加重了医生的工作任务和患者的经济负担。因此，临床医生一直在考虑如何直接借助MR图像确定靶区而不再仅是利用MR作图像融合。

MR的功能成像也可直接应用于放射治疗中。在MR图像中，除了可以获得组织在解剖结构上的病变信息，还可获得功能形态上的信息，这就使得医生在勾画靶区的同时，能够避开要害器官及正常组织，准确勾画肿瘤范围，避免关键正常组织受到照射而损坏。这些可用于临床的放射治疗计划，选择性地避免损伤患者的重要的脑部功能区(尤其是儿童)，如大脑的运动皮层中控制手运动的区域等。它的使用可帮助医生在治疗前准确勾画亚临床病灶，掌握治疗前后患者胆碱、乳酸等物质的变化规律及程度；利用特殊的脉冲回波动态成像技术，可以扫描组织血液灌注、血脑屏障渗透性，不但可以区分正常和肿瘤组织，还可评估肿瘤的类型和分级，预测和评价疗效。

MRI模拟理论上较CT模拟存在以上很多优势，但目前单独应用MR模拟定位还没有真正应用于临床，主要是存在以下问题：①MR存在图像变形失真；②基于MR图像的放疗剂量计算；③如何在MR上产生“DRR”图像。针对上述问题，目前基本得到较好地解决，图像失真和“DRR”图像主要取决于磁共振模拟机的性能和后处理功能，目前最主要的问题是MR剂量计算的处理。基于MR图像的剂量计算，是完成MR模拟的最后一步，否则又回到了从前的方法(基于CT图像或CT、MR融合的方法)。目前通过FDA的两种方法，一种是将MR图像视为均匀密度(水)图像进行计算。另一种是通过勾画法将密度对比较大区域(如鼻咽部、骨骼和空腔部分)先进行勾画，然后分配给该区域一个指定密度(bulk density)。肺部MR图像较差，一般不适合做MR模拟，所以不必考虑密度不均匀性问题。采用以上方法对MR计算所产生的剂量分布与对CT图像计算的差别在FDA所允许的范围之内。研究表明，MRS和其他功能影像技术不仅可反映肿瘤分级和恶性程度，并可直接显示肿瘤的亚临床病灶范围，肿瘤放疗学家则不再是凭临床经验和估计来决定GTV的大小，而是直接利用功能影像所提供的信息来决定GTV的大小，并根据肿瘤的异质性给出不同的照射方案。作为精确放疗技术，前提条件必须是能够精确定位和精确计划靶区，目前IMRT已经能够达到物理上的完全适形，而对于生物适形，则只有通过分子影像检查才可以做到。

MRI模拟定位机的应用，一方面不再需要CT与MR图像融合就能比较准确地确定肿瘤的侵犯范围(准确地勾画靶区)及与周围正常组织的关系，减少了误差，提高了效率，节省了开支；另一方面，可以更好地保证放疗摆位的可重复性，有效地减少了人为误差，减少并发症。对于已经设有MRI模拟定位机的放疗单位，在中枢神经系统、头颈部、盆腔、脊柱和四肢软组织等部位的实体性肿瘤进行放疗定位时，建议首先考虑使用MRI模拟定位。

四、模拟定位的多模态影像技术

精确的靶区勾画、精确的计划设计及精确的治疗实施是三维适形放疗及调强放疗技术实施的基础，其中靶区勾画是最关键的。靶区勾画错误将直接导致治疗的失败，是整个放疗环节中最严重的错误。MRI 和 PET-CT 在肿瘤的侵犯范围及转移病灶的显示方面较常规 CT 有独特的优势，在模拟 MRI 及模拟 PET-CT 普遍进入医院以前，多模态影像技术是对常规模拟 CT 定位靶区勾画的一个有益的补充。

医学图像融合(medical image fusion，MIF)就是把多方面的医学图像数据协同应用，将多原信息进行有机组合，扬长避短，互相完善，以提高医学图像的可靠性、稳定性和容错能力。如 MRI 与 CT 融合就可以更精确确定肿瘤靶区和关键器官，一方面利用 MRI 影像信息来确定靶区和正常组织，另一方面利用相应的 CT 值来计算剂量。在实施时，手动融合方法误差较大，自动融合方法可以避免主观原因造成的操作者间的误差，使得影像融合更加准确。融合图像，提供了更多的图像信息，可最大限度减少肿瘤靶区的遗漏，提高了肿瘤诊断灵敏度和定位准确度。

将 CT 与 MRI 优势相结合，应用在放疗定位中起到精确勾画靶区、减少正常组织受量、提高肿瘤局部剂量作用。Krempien 等在对 16 例复发的各类肿瘤的近距离放疗的计划系统中采用 CT 和 MRI 融合图像，融合精度达(1.8±0.9)mm。而单独使用 CT，肿瘤则很难界定。图像融合的精度直接影响肿瘤靶区的确定，在刚性解剖部位(如颅脑肿瘤)利用骨性标记进行 CT 与 MRI 图像融合精度较高(误差<2 mm)。

由于头颈部组织结构的复杂性以及 CT 与 MRI 在这些复杂组织结构分辨率的差异，使得 CT、MRI 图像融合技术在鼻咽癌靶区勾画及放疗计划中得到了较广泛运用。在鼻咽癌的诊断中，融合图像对咽后外侧组淋巴结、颅底骨质破坏及枕骨斜坡的诊断和勾画上有很大优势。有报道显示不同医师之间根据 CT 和 MRI 图像融合勾画的靶区，由于主观认识上的差异引起的差别小于 CT 靶区的差别。鼻咽癌的准确勾画除同放疗计划设计有关，同时也是预测预后的一个重要因素。张蕾等收集了 19 例脑胶质瘤患者进行了术前术后 CT 与 MRI 的融合，发现靶区的勾画单靠 CT 或者 MRI 都没有两者融合的效果好，显示 CT 和 MRI 融合图像明显优于单独 MRI 图像。李洋等对 31 例肺癌脑转移患者勾画的靶区比较，发现 CT 图像上勾画的 GTV 明显大于 CT 和 MRI 融合图像上勾画的 GTV，CT 影像在颅内水肿占位的病灶不能清楚地显示肿瘤边界，勾画者为了不遗漏靶区，在主观上外扩了靶区范围。任志刚等的研究提示图像融合对肝脏交界区肿瘤测量有应用价值，能精确定位、减少靶区体积。对于盆腔组织结构的显示，MRI 图像能够更加清晰显示盆腔的泌尿生殖系统、肠道结构以及前列腺包膜与精囊的受侵。在前列腺癌的靶区勾画中，有研究采用 MRI 和 CT 融合图像勾画 CTV，并与单纯 CT 勾画的 CTV 比较，结果显示 CTV CT-MRI 与 CTV CT 相比，平均小 19.40%，差异主要在前列腺尖部，从而提高靶区勾画的准确性，降低直肠、膀胱等危及器官毒副反应的发生率。因此，在准确的靶区勾画方面，CT 与 MRI 图像融合技术具有巨大的优势。

目前，国内外对 PET-CT 融合图像对非小细胞肺癌的靶区勾画研究多见，当伴有肺不张、胸腔积液或阻塞性肺炎时，CT 很难判定肿瘤靶区的实际位置和大小，而主要依赖 PET 所显示的活性高聚区来勾画靶区，通常是缩小了靶体积，其结果是肺、食管、心脏和脊髓等重要器官的受照体积和剂量降低。Bradley 等也发现 PET 能发现约 40%的 CT 阴性纵膈淋巴结为阳性表现。De Ruysscher 等进行的仅对 PET 阳性纵膈淋巴结照射的前瞻性研究显示，在计划靶区外的肿瘤复发概率降低。对于复发或术后残留的妇科肿瘤，应用^{18}FDG PET-CT 图像勾画的

GTV 比常规的 CT 影像勾画的要小，能提高妇科肿瘤放疗计划的准确性。

王铃燕等对 42 例鼻咽癌患者采用 CT 模拟定位，并在同一体位下进行 MRI 图像采集，采用图像融合配准技术得到 CT-MRI 融合图像，分别根据 CT 图像、CT-MRI 融合图像勾画 GTV_{nx}和 GTV_{nd}。在鼻咽癌原发肿瘤靶区的勾画方面，由 CT-MRI 融合图像得到的 GTV_{nx}大于单纯 CT 图像得到的 GTV_{nx}。GTV_{nx}体积增大者 35 例，是由于 MRI 图像在鼻咽癌的颅底骨质侵犯、咽后淋巴结转移、超腔侵犯、颅内海绵窦侵犯方面较 CT 更为敏感所致。基于 MRI 的上述优势，采用 CT-MRI 融合图像勾画靶区，有效地避免了“漏靶”的可能，使靶区的勾画更为准确可靠，对鼻咽癌原发肿瘤放疗靶区的确定具有明显地指导意义。

临床工作中，MRI、PET 与 CT 的融合精度仍不可避免地受到体内器官运动、患者体位的轻微变动、过长的扫描时间等多种因素的影响。靶区的运动是影响图像融合精确性的重要因素，特别是呼吸运动对胸、腹部肿瘤放疗计划的制定与实施有重要影响。为了最大限度地降低呼吸运动和器官本身运动对靶区的影响，出现了呼吸门控、影像跟踪、4D-CT 等技术。Nehmeh 等报道利用门控技术进行肺癌显像，可使肿瘤总体积缩小 28%。采用呼吸门控技术，会增加图像采集时间，这也是临床所必须考虑的问题。而且即使采用呼吸门控技术，患者每次呼吸运动只是相对减少，并不能完全一致，因而对靶区精确性仍有影响。而对于膀胱、胃、直肠等容积变化器官，靶区的可重复性仍无有效地解决手段，仍需放疗前的特殊准备以增加器官位置的相对稳定，同时扩大靶区范围来避免漏照。

综上所述，图像融合技术可以为放疗计划设计提供更丰富的信息，对临床诊断及精确放疗的实现起到积极的推动作用。

五、分子影像指导下的生物靶区

三维适形放射治疗(three-dimensional conformal radiotherapy，3DCRT)大大提高了治疗计划设计和实施中的物理适形性，而调强放疗(intensity modulated radiotherapy，IMRT)的发展则增强了“剂量描绘”和“剂量雕塑”的能力，从而使所给予的剂量更符合要求，靶区物理适形度越来越高，达到了相当理想的水平，但也存在许多不确定因素，它们都没有考虑到肿瘤异质性的生物学因素。如目前的医学影像设备不能显示病变的确切范围，不能充分地显示癌组织与正常组织的差异，更重要的是，由于肿瘤的异质性，在靶区内癌细胞的分布并不是均匀的，且不同的癌细胞核团的放射敏感性也存在相当大的差异。如果给整个靶体积以均匀剂量照射，必然有部分癌细胞因剂量不足而存活下来，成为复发和转移的根源，反之，若整个靶区剂量过高，就会导致危及器官发生严重损伤。另外，靶区和周围正常组织的剂量反应和耐受性不同，势必也对放疗方案的制定产生影响。分子影像学的发展，使得上述问题的解决成为可能，也就是说，通过更先进的影像学和分子生物学技术的紧密结合，并用于放射治疗计划，进而导致新理论的产生，即生物适形调强放疗(biological IMRT，BIMRT)，从而达到真正意义上的精准放疗。

BIMRT 技术是在物理适形的基础上将分子影像提供的生物学信息考虑在内，对不同的生物靶区(BTV)给予不同剂量的照射，并考虑到危及器官的保护，制定最佳的治疗计划(如最佳治疗时间、根据肿瘤异质性决定剂量分布、剂量分割等)，因此又称为五维放射治疗，这种物理适形和生物适形紧密结合的多维适形治疗必将成为21 世纪肿瘤放射治疗的发展方向。靶区确定同样是 BIMRT 计划的重要步骤之一，也是 BIMRT 技术中最重要的环节。根据分子影像勾画出的靶区称为生物靶区(biological target volume, BTV)，它是由众多的肿瘤生物学因素决定的肿瘤区内放射敏感性不同的区域，这些因素包括：肿瘤代谢、乏氧及血供、增殖、凋亡及细胞周期调控、癌基因及抑癌基因的改变、浸润以及转移特性等。这些因素还包括肿瘤内在放射敏感性的差异，以及周围正常组织的放射敏感性的差异。生物靶区调强放疗指利用先进的物理高精度放射线疗法技术，给予不同的生物靶区不同剂量的照射并最大限度地保护敏感组织。通过利用先进的生物靶区调强放疗技术，给予不同的生物靶区(不同的乏氧状态和不同的代谢情况)不同剂量的照射，并达到最大限度地杀灭肿瘤和最大限度地保护正常敏感组织的目的。这些因素均可通过先进的影像学技术进行显示，既考虑到靶区内不同区域的放射敏感性差异，也考虑到正常组织的放射敏感性差异。

Chao 等采用 Cu-ATSM 作为 PET 乏氧示踪剂，在头颈部肿瘤进行体模及人体研究，结果表明，利用 Cu-ATSM PET 及逆向计划系统在 GTV 接受 80 Gy 的同时，给予 PET 显示的乏氧靶区剂量可达到 80 Gy，而腮腺剂量大多低于 30 Gy，这一研究结果证实了生物调强放疗(biological intensity modulated RT)的可能性。California 大学的研究人员采用质子核磁光谱成像，应用于前列腺癌放射治疗计划和治疗评估。在肿瘤区胆碱的相对浓度较高，而正常前列腺组织和良性增生区的柠檬酸浓度较高。基于这一区别，他们正在利用 IMRT 计划对高胆碱/柠檬酸区域给予更高剂量的照射，同样是源于生物适形调强放疗的治疗模式。

近年来，以单光子发射断层显像(single photon emission computed tomography, SPECT)、正电子发射断层显像(positron emission tomography, PET)、磁共振波谱(magnetic resonance spectroscopy, MRS)等为代表的功能性影像技术有了长足地发展。X 线摄片、CT 以密度改变成像，MRI 以质子振动产生射频信号成像，这些成像技术主要反映解剖结构变化，属解剖影像学范畴，而 MRS、PET、SPECT 等成像可反映组织细胞的代谢、增殖，属分子影像学或功能影像学的范畴，是目前 BIMRT 常用的图像采集技术，其中，PET 技术在肿瘤学中的价值已得到认可并显示出巨大应用前景。PET 显像从分子水平反映显像剂与靶点相互作用所产生的生化、生理及功能代谢变化，它可以产生三维重建图像，可测量和测定特定器官、肿瘤和代谢部位的生化和生理特性，在肿瘤内有生长活跃的部分、有处于休眠状态的部分、有乏氧细胞、有坏死区、肿瘤周围还有亚临床灶，它们对射线的敏感性不同。调强放射治疗可以做到给肿瘤内不同区域以不同的剂量(物理调强)。随着影像学的发展，如 PET、fMRI、MRS、分子显像、基因显像等技术的出现，为肿瘤“生物调强”放射治疗奠定基础。近年来，生物靶区调强放疗是肿瘤放射治疗领域中的一大进步和研究方向，PET-CT 的影像学特征恰好为生物靶区调强放疗技术提供了有力的支持。生物靶区和多种功能性影像已取得了很大进展，虽然这些技术尚未能常规应用于临床，但却有从根本上改变治疗方式的趋势。

基于目前各种影像技术的优势，在模拟 MRI 和模拟 PET-CT 常规应用于临床之前，建议对于头颈部肿瘤、颅内肿瘤、四肢软组织肿瘤及盆腔肿瘤等的放疗计划制定，采用 CT 与 MRI 的影像融合；对于胸腹部肿瘤等，建议采用 CT 与 PET-CT 的影像融合，因此在描述及记录时也应注明采用的靶区勾画依据，并标明影像手段和放疗剂量，例如：GTV-T(clin, Gy)、GTV-T(MRI-T2, Gy)。对于肿瘤靶区的命名也宜采用统一的命名方法，例如：对于肿瘤原发灶一般命名为 GTV_{p}、转移淋巴结命名为 GTV_{nd}、远处转移病灶命名为 GTV_{m}、残

留瘤床定义为 GTV_{tb} 等，以便将来的经验总结和学术交流。

综上所述，GTV 勾画准确性和重复性的影响因素很多，在对不同部位的肿瘤进行定位前，应根据本单位的实际情况，科学利用现有的影像手段及模拟定位技术，才能相对准确地勾画出 GTV，最大限度地减少靶区勾画的人为差异。

第二节　常见肿瘤的 GTV 勾画

目前调强放疗计划的制定仍是以普通 CT 定位为基础，也就是目前普遍使用的三维适形调强放疗技术，影像引导的调强放疗使得精确放疗技术进一步发展。随着功能影像与解剖影像的融合，根据肿瘤放射敏感性的不同给予个体化的治疗亦成为可能。在熟悉以上模拟定位技术及目前的影像技术的基础上，本节简要介绍常见肿瘤 GTV 的勾画。

一、中枢神经系统肿瘤

目前存在的影像技术中，以 MRI 对中枢神经系统肿瘤诊治的临床指导意义最佳，并可比较清楚地显示出术前术后的病变范围，因此对于有条件的单位，中枢神经系统肿瘤的放疗建议首先考虑 MRI 模拟定位，对于存在 MRI 禁忌的患者则采用 CT 模拟定位。对于没有 MRI 模拟定位装置的放疗单位，则建议 CT 模拟定位后与手术前后的 MRI 进行多模态的影像融合，然后行靶区勾画。以颅内胶质瘤为例，对于Ⅲ、Ⅳ级胶质瘤术后的放疗靶区，RTOG 定义一程的 GTV 为术腔加任何残存增强肿瘤（术后 MRI，T1 增强扫描）加周围水肿（T2 或 FLAIR MRI 扫描的高密度信号），二程 GTV 为术腔加任何残存增强肿瘤（术后 MRI，T1 增强扫描）。EORTC 的靶区 GTV 为术腔加任何残存增强肿瘤（术后 MRI，T1 增强扫描），而理想的 MRI 扫描时间则是定位 CT 2 周以内，通常采用薄层（3 mm 或<3 mm）T1 增强及 FLAIR 序列。对于未手术的Ⅲ、Ⅳ级胶质瘤，则参照 MRI 中的影像增强部分，对于功能 MRI 的利用，可能更加准确地勾画出 GTV。对于继发性胶质母细胞瘤患者的非增强区可能是肿瘤的一部分，这种情况下，GTV 应该包括增强的肿瘤及 T2/FLAIR 中的高信号区。低级别胶质瘤，其 GTV 靶区为根据术前后 MRI FLAIR 或 T2 图像上的异常信号区域勾画。

功能磁共振及肿瘤代谢显像技术的发展，目前已应用到脑瘤放疗研究中。肿瘤代谢显像使用较多的代谢显像剂是 ^{11}C-蛋氨酸（^{11}C-MET），它在正常脑组织中的摄取显著低于 FDG，故可更好地用于胶质瘤研究，尤其对于低度恶性胶质瘤的靶区勾画具有积极的意义。Toshilide 等对 11 例脑瘤患者（5 例高分化胶质瘤、4 例低分化胶质瘤、1 例脑膜瘤）术前分别行 ^{18}F-FDG PET 和 ^{11}C-MET PET，并进行 CT 和 MRI 检查。结果发现，除 1 例高分化胶质瘤外，4 例低分化的胶质瘤中均显示可见的代谢灶，4 例低分化胶质瘤 FDG 的 SUV 为 6.5±2.8，MET SUV 为 3.8±1.5；5 例高分化胶质瘤的 FDG SUV 为 3.0±0.9，MET SUV 为 2.0±0.6（$P<0.02$）。^{11}C-MET PET 可清晰地显示肿瘤的浸润范围。^{18}F-FDG PET 对于恶性脑瘤的诊断也很有帮助，而 ^{11}C-MET PET 对于勾画肿瘤浸润范围有独到价值，二者互相补充。Nuutinen 等采用 ^{11}C-MET PET 与 MRI 进行融合制定放疗计划，发现

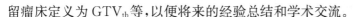

在27%(3/11)的病例中^{11}C-MET PET有助于GTV勾画，同时定量^{11}C-MET PET还具有一定的预后指导意义。

二、鼻咽癌

以鼻咽癌为例讲述头颈部肿瘤的GTV靶区定义及勾画。鼻咽MR是放疗诊治过程中不可缺少的一部分。勾画靶区采用MRI和CT的融合图像(如CT和MRI扫描体位不一致，则按骨性标志匹配行原发灶图像多模态融合，如图6-3所示，颈部靶区可依据CT扫描图像勾画)。GTV_{nx}为影像学及临床检查可见的原发肿瘤范围，GTV_{rpn}为转移的咽后淋巴结，GTV_{nd}定义为符合诊断标准的颈部转移性淋巴结。

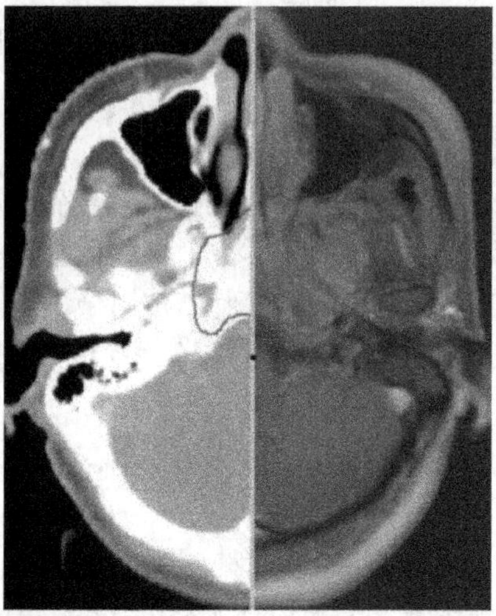

图6-3 鼻咽癌MRI和CT的融合图像

目前头颈部肿瘤放疗主要使用CT和MRI影像勾画靶区，但这些资料主要局限于解剖结构方面。近年来，生物影像已逐渐用于头颈部肿瘤的靶区勾画，并在一定程度上改善了放疗计划的制定。Paulino等研究了40例头颈部肿瘤的调强放疗靶区的勾画，研究中对患者分别进行PET和CT扫描，并分别勾画GTV，制定放疗计划。结果30例患者$GTV_{PET}<GTV_{CT}$，7例患者$GTV_{PET}>GTV_{CT}$。GTV_{PET}和GTV_{CT}的平均体积分别为20.3 cm^3和37.2 cm^3。结果还发现，用PET图像勾画靶区制定调强放疗计划，大约只有25%的患者GTV_{PET}受到的照射剂量小于95%处方剂量。

Nishioka等采用^{18}F-FDG PET与MRI或CT进行图像融合，通过融合图像对12例口咽癌和9例鼻咽癌患者勾画GTV和CTV，并制定放疗计划，结果发现大多数患者(19/21)GTV未发生变化，但2例鼻咽癌患者GTV分别增加49%和减少45%，证明分子影像对调强放疗的精确定位十分重要。

Rahn等报道34例头颈部鳞癌患者，其中22例原发、12例复发，在制定放疗方案前均行^{18}F-FDG PET显像，进行计划修订，结果原发患者中9例、复发患者中7例出现新病灶，需改变治疗策略或修改放疗靶区。对于T_3、T_4期及颈部淋巴结转移较严重(N_2、N_3期)的患者，治疗计划修改更多。越来越多的研究证实在放疗计划前进行^{18}F-FDG PET显像对于放疗计划制定有重要意义。

三、肺癌

1. 非小细胞肺癌原发肿瘤GTV的界限

CT扫描应根据实际的治疗计划系统执行。放疗计划CT扫描是患者在平静呼吸状态下进行的。如果原发肿瘤与纵膈或肺门的关系密切，除非存在造影剂禁忌证，治疗计划CT

扫描必须进行增强，认识到 CT 扫描固有程序产生的局部视觉、大小、活动肿瘤形状和正常器官的误差是很有必要的。有条件的单位应进行 4D-CT 定位扫描或呼吸门控等条件下进行模拟 CT 扫描。下面将详细介绍肿瘤的活动度在不同方法上的表现。

文献回顾分析发现，临床医生勾画 GTV 的变异性是导致肺癌治疗计划不确定性的主要原因。正规的放射医学培训、有条理的靶区勾画、影像优化技术加上放疗医生丰富的经验是确保靶体积精确勾画的关键。GTV 的大小也与 CT 层面的窗宽、窗位密切相关，因此，标准的窗宽、窗位参数应该在勾画靶区时特别强调。为了提高靶区勾画的一致性，这些参数在治疗计划工作站应事先设定。

功能显像越来越多地应用于 NSCLC 靶区勾画。巩合义等研究了 PET-CT 在 34 例非小细胞肺癌(NSCLC)三维适形放疗(3D-CRT)靶区勾画中的作用。研究中分别以 CT 图像、PET-CT 融合图像勾画肉眼靶区(GTV)，原发灶 GTV 外放 15 mm 作为 PTV1；转移淋巴结 GTV 外放 7 mm 作为 PTV2，分别制定 3D-CRT 计划。选择 V_{PTV}(PTV 体积，$V_{PTV}=V_{PTV1}+V_{PTV2}$)、受照量≥20 Gy 的肺体积占全肺体积的比例(V_{20})、平均全肺受照射剂量(MLD)、肿瘤控制概率(TCP)、正常组织并发症概率(NTCP)、脊髓受照射剂量(D_s)等指标进行对比分析，评价 PET/CT 对靶区勾画的影响。结果 PET-CT 融合图像勾画靶区制定的放疗计划与 CT 图像勾画靶区制定的放疗计划之间 V_{PTV}($P=0.019$)、V_{20}($P=0.000$)和 MLD($P=0.000$)的差异具有显著性，前者小于后者，而 D_s、TCP、NTCP(左肺、右肺、皮肤、脊髓)的差异无显著性($P>0.05$)。说明 PET-CT 对 NSCLC 的临床分期、靶区勾画及其治疗计划有重要影响；与 CT 比较，在伴有肺不张和阻塞性肺炎时，PET-CT 勾画靶区可明显减小 PTV、V_{20} 和 MLD，能更精确地确定 NSCLC 放疗靶区和制定放疗计划。用 CT 勾画 NSCLC 靶区很容易遗漏转移淋巴结，而 FDG PET 从代谢水平上能检出在 CT 上诊断正常的转移淋巴结，使 GTV 勾画更准确。

Nestle 等对 34 例肺癌患者分别根据 CT 和 PET 制定的放疗计划进行研究，结果发现，34 例中的 12 例照射野的大小或形状发生变化，其中 10 例照射野缩小。究其原因，考虑常规 CT 无法把肿瘤病灶和肺不张区别开，从而导致在 CT 影像上确定靶区困难。但 PET 也有一个缺点就是肺炎或感染灶对 ^{18}F-FDG 的摄取也较高，乏氧或坏死肿瘤边缘的摄取较低。PET-CT 的出现显著提高了在呼吸门控条件下对原发肿瘤照射的准确性。诱导化疗后的靶区是不明确的，尽管有些研究中心试图根据化疗前的肿瘤范围进行放疗。这就需要结合化疗前后的 CT 来勾画靶区。

2. 非小细胞肺癌淋巴结 GTV 的界限

肺门和(或)转移淋巴结的界限对于制定放疗计划是非常重要的，因为这些部位也必须达到肿瘤的致死放疗剂量才能确保局部控制率。转移淋巴结的确定对于 NSCLC 的系统治疗，尤其是对于术前肺癌的分期是非常重要的。目前比较流行的是放化疗，并且这已经被作为一种常规应用于术前诱导治疗中。如果放疗计划制定前已经做的增强诊断 CT 是有价值的，那么在制定放疗计划的时候就不必再行增强 CT 扫描来确定淋巴结的范围了。为了更好地辨认淋巴结，计划 CT 扫描的层厚应小于 5 mm，在 CT 图像上，短径小于 10 mm 的淋巴结一般被认为是正常的淋巴结。以淋巴结的短径来区分淋巴结是否正常，比以平均直径来衡量淋巴结更准确。对第 7 组淋巴结(N7)，短径小于 12 mm 也被认为是正常的。然而，解剖尺度并不能很好的评估转移情况。在没有接受诱导治疗的患者中，小于 10 mm 的淋巴结 44%以上被证实有转移。相反的是，病理证实为 N2 的患者中，有 18%的患者淋巴结小于 10 mm。

纵膈镜检查是排除纵膈转移淋巴结的一个标准程序。然而，仅前纵膈，即气管前、气管旁和前隆突下淋巴结能用来评价纵膈转移情况。这种检查的并发症发生率超过 5%，主要包括气胸、出血和喉返神经损伤等。

PET 能够发现小于 10 mm 的淋巴结，在鉴别转移淋巴结方面优于 CT，敏感性分别为 0.79和 0.60，特异性为 0.91 和 0.77。他们的阴性预测值分别为 93%和 85%。由于 PET 的阴性预测值较高，这使外科医生在排除纵膈 N2 或 N3 病变时能把纵膈检查遗漏的区域得以补偿。但 PET 的假阴性淋巴结主要在肿瘤的边缘，有时就是一个微小的淋巴结。PET 在确定膈隔转移淋巴结中的假阳性率超过 24%，这已被外科医生证实。由于 PET 缺乏解剖标记，因此将它与 CT 结合在局部病灶的鉴别方面是很有必要的。在一个前瞻性地研究中发现 CT-PET 能提供 41%的相关信息，比传统的方法要好得多。这也就意味着 CT-PET 在放疗计划中会有更大的优势。

对于小细胞肺癌 GTV 的勾画，参照定位 CT 影像上可见的大体肿瘤范围，包括原发病灶和肺门纵膈转移的淋巴结。如行诱导化学治疗后，原发灶按化疗后的病灶勾画，转移淋巴结按化疗前的受累区域勾画。同非小细胞肺癌一样，PET-CT 对伴有肺不张和阻塞性肺炎的患者有很好地鉴别作用，根据 PET-CT 勾画靶区可明显增加 GTV 靶区勾画的准确性，更精确地确定放疗靶区和制定放疗计划，并可有效地避免遗漏转移的淋巴结或远隔器官。

四、食管癌

对于不能手术或新辅助放疗的食管癌，食管原发病灶大体肿瘤靶体积（GTV）主要是根据影像学（如食管造影片、增强 CT）和内镜（食管镜和/或腔内超声对病变上下界进行银夹标记）可见的肿瘤。有条件的单位可在 MRI 参数选择合适的情况下，利用功能 MRI 影像进行靶区勾画，DWI 技术所测得食管肿瘤长度与病理实体长度较为接近，符合程度较高。王澜等研究表明在 $b=600\ \mathrm{s/mm^2}$ 条件下 DWI 测量的病变长度信度最高，建议作为 DWI-CT 图像融合的优选图像并指导食管癌靶区勾画。GTV_{nd} 为转移肿大淋巴结，即 CT 片显示肿大转移淋巴结远离原发灶和（或）触诊可确定的转移淋巴结部位（如锁骨上淋巴结、气管旁淋巴结等部位）。若对于仅限于黏膜层的病变，CT 不能很好地显示病变范围，应根据内镜下放置的银夹标记，并结合 PET-CT/MRI 图像与定位 CT 进行融合，更准确地勾画出 GTV。生物影像在食管癌放疗计划制定过程中有非常重要的作用。PET-CT 图像融合可更精确地确定食管病变长度，从而能更有效地确定 GTV 大小，并修正解剖影像制定的放疗计划。

Moureau-Zabotto 等研究了 34 例食管癌患者，PET 扫描发现 2 例因有远处转移而从根治性放疗转为姑息性放疗。PET-CT 融合图像使 12 例患者的 GTV 缩小，7 例增大，其中 4 例 GTV 减少≥25%，2 例 GTV 增加≥25%，PET-CT 融合图像改变了 18 例患者的治疗计划，25 例 V_{20} 发生改变。

五、前列腺癌

1. 前列腺癌 GTV 勾画原则

对多数肿瘤来说，GTV 是指肉眼可见的病灶，即通过临床检查或影像学检查能够确定的、具有一定形状和体积大小的病变范围。但是由于前列腺癌常为多灶病变，影像学等手段不能发现前列腺内的所有癌灶，因此需要把前列腺和包膜整体视为 GTV。T_3 期以上患者需要把明确受侵的部分划入 GTV(如明确的精囊受侵部分、膀胱及直肠受侵部分等)，以便局部加量。转移淋巴结定义为 GTV_{nd}，需要注意的是，把整个前列腺和包膜视为 GTV 进行勾画的前提是在影像上能分辨出前列腺包膜的边界。

2. CT 上勾画

目前国内多数放疗中心在实际临床工作中仍是在 CT 图像上勾画靶区，而 CT 图像往往难以区分前列腺包膜和包膜外的纤维脂肪组织，再加上部分容积效应，所以在 CT 上勾画 GTV 往往包括了包膜周围几毫米的结缔组织。建议在包膜界限分辨不清情况下直接勾画前列腺区的 CTV，对明确受侵部分(如明确的精囊受侵部分、膀胱及直肠受侵部分)勾画出来作为 GTV 后局部加量。

3. MRI 上勾画

MRI 在分辨前列腺包膜方面有明显优势，特别是 T2 加权图像上可以清晰显示前列腺包膜。文献报道应用 CT-MRI 融合技术对比用两种图像分别勾画的前列腺大小，MRI 较 CT 小 10%～30%。如果在 MRI 上勾画，建议直接勾画前列腺、包膜以及明确受侵部分作为 GTV。

六、软组织肿瘤

软组织肿瘤的治疗首选扩大手术，术后行放/化综合治疗，故术后靶区多只有临床靶区，除非明确术后存在残留。对于术后残留或复发的软组织肿瘤，放疗前一定要进行 MRI 或 PET-CT 的扫描，并与定位 CT 进行多模态融合，或直接进行 MRI 或 PET-CT 的模拟定位扫描，并利用术中钛夹标志，以便准确勾画出肿瘤范围(GTV)。

在 IMRT 基础上发展起来的 BIMRT，其放疗剂量分布较 IMRT 不仅能达到物理适形，更重要的是具有生物适形。BIMRT 的物理适形和生物适形的完美结合必将提高放射治疗比，能更有效地杀灭肿瘤组织，且能更有效地保护正常组织，达到了真正意义上的精确放疗。通过图像融合技术，将功能影像融合到模拟 CT 图像上，实现了根据肿瘤组织内部不同功能亚区给予不同剂量的调强放射治疗。这一计划可以通过给予乏氧区更高的剂量来达到提高局部控制率的目的。尽管肿瘤组织在受到照射后，乏氧区域和乏氧程度会发生很大变化，使得其在临床上的应用受到一定的限制，但检验技术和经济发展到一定水平时，可以通过每次治疗前确定乏氧区域，通过新的调强放射治疗计划，每次照射保证给予乏氧区域合理的高剂量照射，从物理影像和功能影像两方面实现真正意义上的影像介导的调强放射治疗，必将实现放射治疗的两大目标——提高肿瘤的控制率和保护正常组织。

不仅如此，利用分子影像还可以在放疗计划的制定和实施过程中更科学地进行生物学优化，确定正常组织并发症概率和肿瘤控制概率，实现治疗的个体化。尽管分子影像学已取得了很大进展，但目前放射生物学资料主要来源于动物实验模型和统计资料，人体放射生物学资料很缺乏，除了^{18}F-FDG-PET 显像已成功在临床上推广应用之外，大部分分子影像技术尚未在临床上推广应用，因此目前还不能根据肿瘤的异质性制定出个体化的治疗计划。BIMRT 的发展仍处在初级阶段，目前不仅价格昂贵，而且由于功能显像也存在假阳性和假阴性，进而影响到生物靶区的准确性。今后的发展趋势是：①随着分子生物学的发展，不断发现新的分子显像剂，尽量减少假阳性的出现；②分子影像学不断向放射治疗学渗透，加速分子影像技术在 BIMRT 计划系统中的应用，同时促进影像设备和放疗设备的进一步发展；③计算机技术及生物调强计划相应软件的不断发展，BIMRT 必将不断获得新的发展，终将成为 21 世纪放射治疗发展的重要方向之一。

第七章

放射治疗中正常组织放疗损伤机理、勾画方法及剂量限值

一、头颈部放疗中常见正常组织勾画及剂量限值

（一）颅内器官

脑位于颅内，为脑膜所包裹，包括硬脑膜、软脑膜及蛛网膜。硬脑膜的延伸部分形成了大脑镰、小脑幕、小脑镰，对脑组织位置起稳定的作用。产生于脉络丛的脑脊液保护精细的脑神经组织，支撑脑结构，输送营养及化学物质并带走代谢产物。脑脊液持续不断从脑室产生，经脊髓中央管注入蛛网膜下隙，在上矢状窦透过蛛网膜颗粒汇入静脉血。在这个复杂的体系中，血脑屏障将神经组织与血液分隔开。除了一小部分下丘脑、松果体及中脑和延髓膜状顶部的脉络膜以外，整个中枢神经系统的神经组织均处于隔离状态。

意识、记忆、推理及运动功能均由脑控制，脑由 6 个部分构成：端脑、间脑、中脑、小脑、脑桥及延髓。延髓、脑桥及中脑构成脑干。

端脑和间脑完全包裹于颅骨内，两者构成大脑。由于沟回的存在，端脑表面不规则，沟回由沟槽所分隔，纵向的沟槽将大脑分为两个半球。此外，沟槽还将端脑皮质分为若干叶，即额叶、顶叶、颞叶及枕叶。间脑连接大脑半球及脑干，由上丘脑、左（右）丘脑及下丘脑构成，其后部为松果体。

中脑是脑干中最短的部分，仅 2～3 cm 长，位于后颅窝。

小脑位于后颅窝，横轴长 15 cm，蚓部厚 3 cm，在两个小脑半球区域厚 5 cm。小脑表面不规则，包括两个叶（前叶和后叶）、小脑蚓部及绒球结节叶。

脑桥位于中脑和延髓之间，长 2.7 cm，宽 3.8 cm，在脑干前方形成明显突起。脑桥构成第四脑室的底，并与其后方的大脑半球相连。

延髓连接脑与脊髓，是 3 cm 长、2 cm 宽的延伸结构，位于后颅窝，其前缘顺着枕骨的斜坡，在后方通过下小脑脚与小脑相连。

放射线所致的脑部病理学改变在临床上可以总结为：①脑实质细胞的丧失，这意味着白质脱髓鞘、脑软化、神经元丧失。②血管内皮损伤，在急性期可导致渗透能力的变化，进而影响血脑屏障的功能。后期引起毛细血管扩张、透明变性及血管内纤维样沉积。

在脑组织接受高剂量水平照射的情况下，白质坏死是最常见的组织病理结果，这时内

皮细胞或者神经元细胞是损伤的主要靶细胞。血管内皮细胞改变是此类损伤的主要原因，表现为显著的白质脱髓鞘及坏死。在脑组织结构中，除了上述病理学变化之外，还可以观察到细胞重构中的突变及反应性星形细胞增生，这个过程产生了氧自由基、细胞因子、生长因子，引起炎性损伤，这似乎说明产生过多的自由基与晚期损伤的形成有关。

总之，放射线导致的脑损伤是一个复杂的多种因素相互作用的结果，包括内皮细胞的丧失、自由基的增加及炎性介质的作用。

1. 脑干(brainstem)

范围：上界：第三脑室出现下一层面(脚间池最上层面)；下界：齿状突上缘(第一颈椎上缘，小脑扁桃体消失层面)。

剂量限制：$D_{max}\leqslant 54$ Gy or 1% PRV<60 Gy，窗宽窗位：80，35(200，70)。说明：PRV＝脑干＋3 mm。

2. 颞叶(temporal lobes)

范围：上界：外侧裂消失层面或侧脑室后角消失；下界：颅骨(中颅窝底)；后界：顶枕沟(颅脑后 1/4)；前界：颅骨和外侧裂；内界：从下往上由颅骨向外侧移行，包括海马，但不包括基底核；外界：颅骨。剂量限制：$D_{max}\leqslant 60$ Gy，窗宽窗位：80，35(200，70)，说明：融合 MRI T2 加权勾画颞叶。

3. 脊髓(spinal cord)

范围：上界：延髓；下界：CTV 下 2 cm。剂量限制：$D_{max}\leqslant 45$ Gy or 1% PRV<50 Gy，窗宽窗位：80，35(200，70)，说明：PRV＝cord＋5 mm，与椎管有一定的间隙。

4. 垂体(pituitary gland)

范围：位于垂体窝内(蝶窦上缘)，剂量限制：$D_{max}\leqslant 54$ Gy。

窗宽窗位：80，35(200，70)，说明：正常垂体大小约 1 cm×1.5 cm，勾画 2 层即可。

(二) 视觉器官

视觉器官包括：位于眼眶内的眼球、视路、由眼球延伸至大脑皮质的神经束及眼球周围的眼附件。眼附件可分为运动器官和保护器官两类。眼球由两个弯曲半径不同的球面所构成；前面为角膜，后面为巩膜。眼可看成是脑的附属结构。

眼球表面由 3 层结构构成：①外膜：为包绕眼球的纤维膜，前方为透明的角膜，后方为不透明的巩膜。②中间层(葡萄膜)：为血管、色素层，由前向后包括虹膜、睫状体及脉络膜。③内层：由视网膜构成的神经层。由于视网膜神经纤维形成神经束然后形成视神经，以上 3 层膜结构在后方均有中断。

眼球内部有 3 个腔：位于角膜和虹膜间的前房，内容物为房水；虹膜后方的后房，内容物也为房水；玻璃体腔，它内含凝胶状液体(玻璃体)，是 3 个腔中最大的一个。在前房和玻璃体腔之间是固体透明的晶状体，它是屈光系统的一部分。它可根据物体远近的变化，通过调整其弯曲半径来调节其屈光能力。光线穿过角膜、前房、瞳孔、晶状体及玻璃体后，投射到视网膜，经过视网膜全层到达光感受器，光感受器直接与神经细胞相连，后者将视觉脉冲传输至大脑皮质。

依据受照射部位的不同，放射线对眼的损伤各不相同。视觉器官的皮肤、黏膜、腺体对放射线的反应与其他身体部位的皮肤及附属器官对放射线的反应相同。急性损伤包括眼睑红斑、结膜炎、泪腺分泌减少及其他损伤。在放疗剂量小于 50 Gy 时，这些反应通常是暂时的、可逆的，但更高剂量可能导致较严重的损伤，这些损伤甚至可能是不可逆的。

由于晶状体表对放射线耐受性差，它受照后不会表现出急性损伤症状，但 2～3 年后会发生白内障。白内障的发生表明晶状体的生殖上皮受到损害，导致细胞死亡及代偿性有丝分裂。对于视网膜、脉络膜和视神经乳头，绝大多数的损伤是晚期损伤，损伤发生在血管水平，导致后方眼内容物的局部缺血。

视神经及视交叉。视神经是第Ⅱ组颅神经，是感觉神经，其功能是通过视路传递视觉冲动。视神经起源于视网膜神经节细胞，延伸至视交叉，最终到达枕叶皮质，它由延续自脑膜的相邻的 3 层组织结构所包绕。

视神经包括 4 段：①球内段：非常短，对应于视神经穿越脉络膜和巩膜层开口处的部分。②眶内段：最长的一段，从眼球后部，穿越眼眶向上至蝶骨视神经管的部分。③眼内段：较短，位于蝶骨视神经管内。④颅内段：较短，从蝶骨视神经管到视交叉部分。

视交叉是一个白色的矩形层状结构，横向主轴，自上而下在前后方向呈倾斜状态。起源于眼球的视神经延伸至两个前脚，视束从两个后脚起开始分叉。视交叉位于鞍结节及鞍隔的前缘之上，在后方与终板及灰结节相沟通，在两侧均与穿质相联系。

目前尚不清楚放射视神经损伤导致失明的机制，可能与球后的视神经、视交叉、膝状体后的视路损伤有关。损伤一般发生于放射治疗后 18 个月累积剂量超过 50 Gy 或视觉器官单次剂量超过 10 Gy 的病例。放射线引起的神经水平的损伤主要类似于晚期损伤，造成损伤的主要机制是白质改变，这个过程以电离辐射损伤正常细胞 DNA，引起自由基的产生为开始。细胞损伤主要的位点似乎是血管内皮细胞及神经胶质中的祖细胞，甚至在放射线导致的视神经损伤的终末期，内皮细胞及神经胶质细胞仍是主要的靶细胞，在这一阶段，损伤的特点是血管管径变窄甚至阻塞、轴突的丢失、脱髓鞘及纤维蛋白性渗出。无论确切的病理机制如何，损伤的组织表现为血管减少、细胞减少及乏氧。

1. 视神经(optic nerve)

范围：从球后到视神经管(注意与上/下直肌的区分)，剂量限制：$D_{max}\leqslant$50 Gy or 1% PRV <54 Gy，窗宽窗位：80，35(200，70)，说明：PRV＝视神经＋2 mm。

2. 视交叉(chiasm)

范围：位于鞍上池，延续于视神经，内侧为大脑前动脉，剂量限制：$D_{max}\leqslant$50 Gy or 1% PRV <54 Gy，窗宽窗位：80，35(200，70)，说明：PRV＝视交叉＋3 mm，勾画 2 层即可。

3. 晶体(lens)

剂量限制：$D_{max}\leqslant$25 Gy；剂量尽可能低，最好小于 9 Gy，窗宽窗位：80，35(200，70)，说明：避免射野直接照射。

4. 眼球(eyes)

剂量限制：$D_{mean}\leqslant$35 Gy or $D_{max}\leqslant$50 Gy，窗宽窗位：80，35(200，70)。

(三) 听觉器官

听觉器官耳可分为 3 个部分：外耳、中耳及内耳。外耳由耳郭和耳道构成，耳道并非完全是直的，它至鼓膜的长度为 24 mm。耳道外 1/3 为纤维软骨样结构，其余 2/3 是骨性结构，在长轴方向上由皮肤覆盖。中耳包括鼓膜及其后方的鼓室，鼓室为颞骨内的一个气腔，包含3块听小骨：镫骨、砧骨及锤骨，以关节相连，形成听小骨链。中耳与鼻咽腔经咽鼓管相通，在后方与乳突气房相通。内耳是最深的部分，位于颞骨内，它由内耳迷路（骨迷路）构成，一可分为2个部分：听力器官及平衡器官。

在听觉的生理活动中，耳的3个组成部分各自执行特定的功能。外耳负责收集、传输、放大声波，引起耳迷路向中耳方向振动，在中耳内，声波的能量被转化为中耳骨结构的机械振动，即3块听小骨的运动。在耳蜗前庭窗的前部及后部，这种运动使镫骨向外淋巴液（耳蜗内的细胞外液）传速运动脉冲，通过耳蜗管的内淋巴液（膜迷路中的液体），声波由前庭阶传递到鼓室阶，引起分隔两阶的膜发生振动，这种振动刺激听力系统的毛细胞产生电信号，并经由听神经传递到听皮质。

颅脑及头颈部肿瘤放射治疗时，听觉系统的照射是不可避免的。在放射治疗引起的各种毒性中，神经损害及听力损失是最严重的。尽管对人及动物进行了较多的科学研究，但放射线导致耳损伤的发生率、类型及严重程度的数据仍非常缺乏。

放射线所致的损伤可以影响每一个耳结构（外耳、中耳、内耳及耳道）。在外耳，放射线导致的损伤主要发生于耳前区、耳郭及外耳道的皮肤及软骨，急性或慢性都可能发生，发病率各异。在中耳，最常见的是由于中耳炎导致的咽鼓管功能异常，会引起暂时性的听力下降。鼓膜增厚、硬化及穿孔也有报道。高剂量的照射可能引起中耳纤维化及听小骨的萎缩。在内耳，放射线的损伤可能引起一系列的症状，如耳鸣、迷路炎、眩晕，并伴有平衡异常及神经性耳聋。

根据损伤发生的部位不同（中耳、耳窝或耳蜗后结构），放射性听力损伤可以分为传导性和神经性两种。血管减少（血管内皮损伤）被认为是神经性耳聋的主要病因。内耳血管损伤可能导致听力结构的渐进性的退化、萎缩和液体腔的纤维化及骨化，这种情况可能发生在放疗后的数周或数月。神经部分也可能受损，表现为Corti神经节及耳蜗神经的退化和萎缩。此外，炎症和水肿也可能压迫耳道内的耳蜗神经引起损伤。

1. 内耳（inner ear/cochlea）

范围：包括耳蜗、前庭和半规管，剂量限制：D_{mean}≤45 Gy，窗宽窗位：骨窗。

2. 中耳（middle ear）

范围：包括鼓室和邻近的部分咽鼓管，不包括乳突，剂量限制：D_{mean}≤45 Gy，窗宽窗位：骨窗，说明：勾画颞骨中软组织。

（四）唾液腺

唾液腺的主要功能是分泌唾液，唾液起着帮助消化和保持口腔抗菌环境的重要作用。唾液是黏液和浆液的混合物，主要成分为水（94%）和不同含量的淀粉酶、黏蛋白、钙盐、镁及细胞分子。唾液腺的功能减退表现为口腔干燥。放射线导致的口腔干燥是一种发生很早的毒性反应，通常在放疗的第一周唾液分泌就已经减少，在常规放疗7周后，据报道，唾液分泌减少20%。

现有两种假说用来解释放射致唾液腺损伤。第一种是腺泡细胞分泌颗粒的膜被放射线导致的脂质过氧化物所破坏，结果导致蛋白水解酶从颗粒释放，导致细胞快速溶解。这种机制似乎表明腺体体积是不变的，而只是分泌功能受损害。第二种假说认为由两种不同的机制导致：①由于放射线对膜结构的选择性损伤，导致水通道蛋白受体损伤，进而导致细胞功能障碍；②干细胞死亡，导致细胞更新受阻。无论损伤机制如何，唾液腺功能减退在放疗结束后数月仍将持续存在。依据放疗剂量及照射腺体体积大小的不同，在放疗后的12～18个月，唾液腺才可能有较好的恢复。当然这仅仅是部分恢复，5年内唾液腺的功能增加约30%，因此口干症几乎是不可逆的。颌下腺位于舌骨上区的下颌骨间隙内，呈包膜包裹状。颌下腺导管形成于腺体的前中部，延伸至舌下沟，在舌阜周围形成分支。

腮腺是最大的唾液腺，位于颈部两侧腮腺区或腮腺间隙内，位于耳郭、外耳道的下方，胸锁乳突肌的前方，后方为下颌骨支。腮腺与口腔通过腮腺管相通，该导管开口于颊部上臼齿附近。每个腮腺均有腮腺筋膜包裹，筋膜分深、浅两层。浅层位于腮腺和皮肤之间，深层覆盖于腮腺间隙的外侧面。深浅两层腮腺筋膜融合成为腮腺间隔，将腮腺分为浅、深两叶。与腮腺有最重要解剖关系的结构是面神经，它从茎乳孔出颅，穿过腮腺，先分为两主支：颞-面支、颈-面支，然后再形成终末支。舌下腺位于舌下间隙，呈小叶聚集状突起，小叶间呈分隔状态，其内有向外分泌的导管。其中有一个较大的小叶状突起称为大舌下腺，排出主腺体内液体的大舌下腺导管开口位于颌下腺导管的肉阜内。

1. 腮腺(parotid gland)

范围：上界：外耳道、乳突、颧弓；下界：颌下间隙后侧；前界：咬肌，下颌骨后缘，翼内肌内外侧；后界：胸锁乳突肌前腹，二腹肌后腹外侧；内界：二腹肌后腹、茎突、咽旁间隙(包括腮腺深叶)；外界：皮下脂肪、颈阔肌。

剂量限制：至少一侧腮腺 D_{mean}<26 Gy，或至少一侧腮腺 $D_{50\%}$<30 Gy，或两侧腮腺 $D_{20\,cm^3}$<20 Gy，窗宽窗位：250，50；说明：若腮腺受侵，则勾画 GTV 外的腮腺组织。

2. 颌下腺(submandibular gland)

范围：上界：翼内肌；下颌舌骨肌；下界：脂肪组织；前界：下颌颌舌骨肌侧面；舌骨舌肌；后界：咽旁间隙；胸锁乳突肌；内界：下颌舌骨肌侧面，舌骨舌肌，上、中咽缩肌，二腹肌前腹；外界：翼内肌内侧面，下颌骨内侧面，颈阔肌。

剂量限制：至少一侧颌下腺 D_{mean}<35 Gy；说明：剂量尽可能低。

(五) 下颌骨及颞颌关节

下颌骨是位于人体中轴线的骨，下齿列位于其上，形状呈“马蹄形”。下颌骨向后上方伸出的升支与下颌骨体形成一个钝角。在两个下颌骨升支的上缘有凹形切迹，形成两个突起：前方为冠突，颞肌附着于其上；后方为髁突，由关节头和关节颈构成，关节面位于关节头上，翼外肌附着于关节颈。颞颌关节是一个可活动关节，由下颌骨的两个髁突和颞骨的两个下颌关节窝构成。关节囊和韧带形成连接构成关节。通过两个颞颌关节的同步运动，下颌骨可实现升降、伸缩及侧向运动，从而完成语言、进食及口腔清洁等重要功能同。总体而言，下颌骨与其他骨的放射性损伤机制相同，即损伤与起营养作用的血管及骨组织功能改变有关。下颌骨倾向于早期出现放射性骨坏死有两方面原因：一方面，放射线导致的纤维化引起下牙槽动脉闭塞且得不到面动脉的补偿，导致下颌骨自身血管形成；另一方面由于磨牙和磨牙前区域骨密度高，使这一区域更易受到放射损伤。

另外，还有一些其他的因素如肿瘤及患者自身的因素也应加以考虑。与肿瘤有关的因素包括发生部位、分期及大小；与患者有关的因素包括放疗后拔牙、放疗前的局部外科手术(如：下颌骨切除术)。所有这些因素均可以增加放射线导致的骨坏死，因此必须注意并加以防范。

咬肌的强直性收缩导致的张口困难是颞颌关节照射后的另一个严重的副作用，它可导致更为严重的并发症，如营养不良、语言功能障碍及口腔卫生丧失等。

放射线对颞颌关节的损伤机制可能是由于开始时的成纤维细胞增生和之后的纤维萎缩，其特点为软骨变薄、关节腔润滑液耗竭、关节固定甚至是完全固定。除此以外，翼肌及咬肌损伤导致颞颌关节功能障碍也有报道。放疗总剂量可能是决定性因素。

1. 颞颌关节(TMJ)

范围：上界：关节腔出现层面；下界：C形凹槽(sigmoid notch)上一层面；前界：包括髁突；后界：包括颞骨的关节腔。

剂量限制：$D_{1\ cm^3}<70$ Gy。

2. 下颌骨(mandible)

范围：从颞颌关节到下颌骨体下缘。

剂量限制：$D_{max}<66$ Gy，剂量尽可能低，下颌骨内避免热点；说明：口腔癌CTV或PTV可能与下颌骨重叠。

(六) 咽与喉

咽既是消化道也是呼吸道的一部分，位于鼻腔、口腔及喉的后方，延续到食管。此外，耳的咽鼓管也开口于咽部。咽的前方不连续，与鼻腔通过后鼻孔相连，与口腔通过咽峡相连，与喉通过喉入口相连。咽壁由外向内包括如下几层：外膜、横纹肌膜、弹性纤维膜或咽筋膜或咽颅底筋膜，以及黏膜。咽的肌肉分为缩肌和提肌。

咽缩肌可分为上、中、下咽缩肌：上咽缩肌的肌束起自蝶骨翼突的翼内板、翼下颌裂、下颌舌骨肌线、下颌骨，还有部分肌束来自舌根侧方穿越颏舌肌的肌束。这些呈四边形的肌束止于咽后壁中缝。中咽缩肌是1块三角形的肌肉，其基底部与咽中缝相连，尖部附着于舌骨。下咽缩肌是咽缩肌中最大的，由肌束形成不规则四边形，这些肌束起自甲状软骨斜线，止于后方咽中缝。

咽缩肌控制吞咽器官：上咽缩肌在咽后部收缩鼻咽及提肌；中咽缩肌收缩口咽；下咽缩肌收缩咽的喉部及喉的提肌。

进行放疗的患者可能表现出一些组织的炎症、纤维化、水肿甚至坏死，在这之中就包括与口咽、食管上括约肌运动密切相关的神经及肌肉组织。在放疗导致的吞咽困难病例中，水肿导致的一些隐窝结构(如：会咽溪)和管状结构(如：梨状窝)的消失，导致食物团块不能向下(食管)输送，转而进入气道。在晚期吞咽功能障碍中，纤维化是比水肿更重要的因素。纤维组织会在皮下、结缔组织间、肌肉周围、肌纤维间沉积。放疗导致吞咽困难的不良影响因素包括：放疗中和放疗后的吸烟、年龄较大、总放疗剂量、分割剂量、分次放疗的时间间隔、照射体积较大、放疗技术、体重减轻及原发肿瘤的位置和形态大小。

喉是非成对的器官，位于颈部下咽的前方，包括以下结构：甲状软骨：为不成对的盾形结构，由位于喉上方、前方及侧方的两个薄软骨构成；会厌软骨；假声带；真声带；杓状软骨；声门下区，位于真声带下；两个联合，即前联合及后联合，分别与声带及杓状软骨相连。

除了这些主要的软骨，另外一些较小的、次要的软骨，如小角软骨(santorini)、楔状软骨(morgagni)及其他小软骨主要位于韧带增厚部分内(如：麦粒软骨)。

喉分为：声门上区、声门区及声门下区。声门上区通过喉入口与咽相通，向上及向后方向观，大致呈卵圆形，会厌游离缘、杓状会厌皱襞、杓状软骨及杓间切迹均以此为界。声门上区前部有会厌，两侧壁各有一个突出称为假声带，以及两个腔（morgagni 室），后部对应为杓状软骨的喉面及杓间切迹。声门区由一个三角形的间隙和前方的尖部即前联合构成，其功能为虚拟发声，外侧为真声带。声门下区，形状类似于一个倒置的漏斗，在头脚方向逐渐增大，与气管相连接。

喉的肌肉可分为喉外肌和喉内肌。喉内肌两端均止于喉，它们收缩时可引起喉软骨运动，以此调节声带的位置。喉内肌可分为舒张肌（使声带分开、声门板打开）和收缩肌（使声带彼此靠近），以及声带的张力肌（增加声带张力）。喉外肌止于甲状软骨、胸骨，使得喉产生垂直方向的运动，并增加喉的稳定性，同时也可稳定其他颈部肌肉。喉有两个重要的功能即呼吸和发音，除此以外还可帮助吞咽，借此保护呼吸道。假声带和真声带负责发声，而会厌协助吞咽。喉的各个部分在呼吸活动中均起着重要的作用。

由于放射治疗导致炎症，破坏淋巴管，后期可导致纤维化，因此可能会发生喉水肿。在急性期，喉水肿导致发音功能障碍，其严重程度可从中度的失声到较重的呼吸道狭窄不等。喉水肿也可能导致不同严重程度的进食困难，这与放疗照射声门上区及喉区有关。功能障碍的严重程度由受照射的喉体积及剂量决定。在后期，水肿的同时还合并纤维化，这是导致出现不可逆性喉功能障碍的原因。

电离辐射的毒性也可能影响喉软骨，不过这种损害的发生比起喉水肿来说要少见得多，但与喉水肿发生的病理生理机制相似，包括水肿导致的各种因素的变化引起软骨组织的放射性坏死约 1%～3%。

1. 口腔（oral cavity）

范围：前 1/2 到 2/3 舌、口底、颊黏膜、软腭；口腔癌患者仅勾画 PTV 外口腔。上界：硬腭；下界：舌骨；后界：口咽空腔；前界：下颌骨、牙槽内侧缘；外界：下颌骨内侧缘。

剂量限制：$D_{mean}<30$ Gy；$D_{max}<60$ Gy，说明：口腔癌患者仅勾画 PTV 外余下的部分口腔，$D_{mean}<50$ Gy。

2. 颊黏膜（inner surface cheeks）

范围：上界：上颌窦下缘；下界：下颌骨牙槽突；前界：口轮匝肌；后界：下颌骨后缘、上颌骨后缘；外界：颊肌、脂肪组织；内界：下颌骨体、牙齿、舌。

剂量限制：$D_{mean}<20$ Gy，$D_{max}<30$ Gy；对口腔癌，$D_{max}<50$ Gy；说明：剂量尽可能低。

3. 口咽（oropharynx）

范围：未受累的咽后壁和相邻的咽缩肌。上界：翼板下缘；下界：环状软骨水平。

剂量限制：$D_{33\%}<50$ Gy；$D_{mean}<45$ Gy；$D_{15\%}<60$ Gy.

4. 喉（glottic and supraglottic larynx，GSL）

范围：包括喉和舌骨下声门上区，但不包括舌骨上会咽。上界：舌骨下缘；下界：环状软骨；后界：包括勺状软骨；前界：前联合；外界：包括甲状软骨。

剂量限制：$D_{mean}<20$ Gy.

5. 颈段食道（Cervical Esophagus）

范围：下咽向下延伸到胸腔入口。上界：环状软骨（下咽下界）；下界：胸骨切迹（胸廓入口）。

剂量限制：口腔癌和口咽癌 $D_{33\%}<45$ Gy；$D_{mean}<35$ Gy；$D_{15\%}<54$ Gy。剂量尽可能

低。喉癌：$D_{33\%}<50$ Gy；$D_{mean}<45$ Gy；$D_{15\%}<60$ Gy。可能有高剂量区。

二、胸部放疗中常见正常组织勾画及剂量限值

胸部放疗是治疗包括肺癌、纵膈肿瘤、食管癌、乳腺癌等胸部肿瘤的主要手段之一，尽管放疗技术已从二维放疗进入以三维适形、调强为主的精确放疗时代，但电离辐射导致的正常组织损伤仍无法避免。胸部的正常组织包括肺、支气管、食管、心脏、臂丛神经及脊髓是危及器官，通常在胸部肿瘤放疗时需特别关注。放射治疗的根本目的是最大限度地将照射剂量集中到靶区以杀灭肿瘤细胞，而周围正常组织及器官少受或免受不必要的照射。在其治疗过程中危及器官的保护可以通过下列方式实现：①通过影像引导等技术提高摆位的精确性，减少 CTV 到 PTV 外放范围，从而减少靶区周围正常组织的照射剂量；②精确的处方剂量报告，使得危及器官剂量评估更为准确；③治疗期间应用放射防护剂也可以减少放射性损伤。

(一) 肺、支气管

肺是放射性敏感器官，放射性肺损伤是胸部放疗最常见副反应，发生Ⅳ度放射性肺炎，若不积极处理患者死亡率 100%，因此放射性肺损伤成为胸部放疗主要的剂量限制因素。在肺部肿瘤及邻近肿瘤放射治疗中，肺组织不可避免受到一定剂量照射，从而导致不同程度的肺损伤，包括急性放射性肺炎和放射性肺纤维化两个阶段。急性放射性肺炎主要发生在放疗后 1～3 个月，轻者主要表现为胸闷、咳嗽、低热等呼吸道症状；严重时可出现呼吸困难、呼吸衰竭等临床表现。放射性肺损伤形态学主要表现为肺间质水肿，肺泡内渗出增加，进而造成换气功能障碍。肺组织受照后血管内皮也会发生相应变化，使得内皮细胞受损，血管内膜暴露，促进血管内微血栓形成，引起毛细血管阻塞，进而影响气体交换功能。研究表明急性放射性肺炎主要与患者全身情况、吸烟状态、合并慢性阻塞性肺疾病或基础肺功能较差、肺平均受照剂量、同步化疗、肿瘤所在部位等因素相关。

肺位于胸腔内纵膈两侧，右肺较短宽，左肺较细长，左肺被斜裂分为上下两叶，右肺被水平裂及斜裂分为上中下 3 叶。其中右肺有 10 个肺段，左肺有 8 个肺段，每个肺段呈圆锥形，尖端朝向肺门。

勾画双肺时要用肺窗。左右肺可以分别勾画，但是进行肺剂量学评估时应看作是一个整体结构。所有膨胀的、塌陷的、纤维化的、气肿性的肺组织都应勾画。肺门之外的小血管也应包括。然而应减去治疗前的 GTV、肺门、气管及主支气管。可用 CT 图像的纵膈窗来勾画近端支气管树，包括相应的黏膜、黏膜下、软骨环及这些结构相应的气道。可作为一个结构来勾画，勾画叶支气管时应在段支气管分叉处终止。

剂量限制：临床实际中一般要求肺 $V_{20}\leqslant35\%$，$V_5\leqslant65\%$，$D_{mean}\leqslant20$ Gy。

(二) 食管

食管上接咽部起始于环状软骨相当于第 6 颈椎，沿气管后缘经上纵膈、后纵膈通过横隔食管裂孔止于胃的贲门。食管壁由黏膜、黏膜下层、肌层及外膜组成。食管是胸部放疗的危及器官。放射性食管炎是指照射野内正常食管在射线照射后出现充血、水肿、黏膜上皮细胞变性、坏死而发生的无菌性炎症反应。当照射剂量达 10～20 Gy 时照射野内正常食管

黏膜可发生充血、水肿、吞咽困难；当剂量达 30～40 Gy 后食管黏膜充血进一步加重，表现为局部疼痛或胸骨后烧灼感，尤以进食时为著。重度食管炎可能需要中断放疗、住院对症治疗，显著影响患者生活质量。

急性放射性食管损伤的靶细胞是黏膜基底上皮细胞，该细胞层表面积大，食管黏膜为早反应组织，对放射中度敏感，增殖较快。肌层为晚反应组织，分别与其急性期、晚期放射性损伤相关。急性反应与累积剂量关系密切，晚期损伤则对分割剂量的大小更为敏感。

食管应在 CT 的纵膈窗下勾画，包括黏膜、黏膜下层、肌层及纤维外膜。推荐从环状软骨起逐层勾画，直至食管与胃连接处。除非肿块位于食管周围，不然不推荐常规口服造影剂。

接受大于 40～50 Gy 剂量与急性食管炎发生明显相关，食管平均剂量＜34 Gy (RTOG0617)，当同步卡铂＋紫杉醇放化疗时，食管点剂量达到 74 Gy 是安全的(最高限制)。

剂量限制：D_{mean}≤34 Gy，D_{max}≤105％处方剂量。

（三）心脏及心包

心脏的位置在胸骨体和第 2～6 肋软骨后方，胸椎第 5～8 椎体前方，胸前的纵膈内。心包由纤维心包和内膜组成，其中内膜分为脏层和壁层，心包腔就位于脏层和壁层心包之间。心肌的血供来自左右冠状动脉，左冠状动脉血液经毛细血管和静脉主要经冠状窦回流至右心房，而右冠状动脉血液则经心前静脉直接回流至右心室。

在胸部恶性肿瘤的放射治疗中，心脏不可避免的接受一定剂量的照射，尤其当超过 65％的心脏体积被照射时，放射性心脏病的发病率明显增加。

放射性心脏损伤系胸部恶性肿瘤经放射治疗后，正常心脏组织受到照射，发生心包、心肌等的损伤而引起的炎症反应。轻者无明显症状，严重时可引起心包填塞等危及生命的血液动力学异常改变。放射性心脏损伤的病理机制分急性反应阶段和晚期反应阶段。前者主要是冠状动脉受照后出现血管内皮细胞急性肿胀，引发急性炎症，导致纤维素沉积。晚期阶段主要表现为成纤维细胞增殖和动脉粥样硬化形成。

心脏的放射性损伤，一般在放疗后 0.5～1 个月，患者心脏镜下表现为变性渗出，具体为血管内皮细胞变性，心肌间纤维蛋白渗出，心肌水肿、充血、出血，炎性细胞浸润，部分心肌细胞发生变性，局部病灶出现肌浆凝聚。此时患者会出现浆液性心包炎，也可能演变为缩窄性心包炎。放射治疗后 1 年或者更久患者可能出现缩窄性心包炎，通常伴有心肌炎。心脏损伤的另一镜下表现是坏死，心肌细胞内的细胞器膜破裂，细胞器肿胀、消失，点片状坏死灶多位于心内膜下。放射性心脏损伤的第三个镜下病理表现是纤维化，具体表现是心肌细胞之间局部纤维细胞增多、心肌变性、胶原纤维增生、纤维细胞数增多、心肌细胞数目以及心肌细胞间的毛细血管数减少。患者多在放疗后 6 个月出现症状，具体表现为心肌萎缩、实质性的心输出量下降、心律失常。放射治疗后超声心动图最常见改变为左室舒张末期直径减少、左室后壁厚度减少、二尖瓣关闭速度减慢、左室射血分数减低。少数有室间隔活动幅度下降、主动脉瓣或二尖瓣增厚、关闭不全等。

勾画心脏时应在 CT 的纵膈窗下勾画，要沿着心包、心脏上缘自过中线的肺动脉干下缘开始勾画，直至心尖部。心包结构包括心包脂肪组织、部分大血管、正常的心包隐窝、心包积液(如果适用的话)及心房心室。勾画心包时自主动脉弓上缘开始至膈顶心尖部结束。

心包包括心脏在内。勾画心脏时要沿着心包。心脏上缘自过中线的肺动脉干下缘开始勾画，直至心尖部下缘。

剂量限制：$D_{mean}\leqslant 35$ Gy，$V_{40}\leqslant 80\%$，$V_{45}\leqslant 60\%$，$V_{60}\leqslant 30\%$。

(四) 脊髓

勾画脊髓时以椎管的骨性限制为基础。胸部脊髓在环状软骨水平以下勾画(肺尖部肿瘤要从脑窗，勾画相应的黏膜层、黏膜下层及肌层向外直至脂肪外膜)勾画脊髓时以椎管的骨性限制为基础。脊髓在环状软骨水平以下勾画(肺尖部肿瘤要从颅底开始勾画)。逐层勾画至L2下缘，并应包含椎间孔在内。

剂量限制：$D_{max}<45$ Gy，特殊情况下点剂量可以达到50 Gy。

(五) 臂丛神经

仅上叶肿瘤的患者需要勾画臂丛神经，仅需勾画同侧的臂丛神经，包括自C5上缘至T2上缘从椎间孔发出的脊神经。以前的RTOG肺癌研究，勾画臂丛神经的主干，包括锁骨下血管及腋血管，勾画神经时根据每个CT层面的解剖基础。勾画此结构时应至少在PTV之外3 cm。

剂量限制：$D_{max}\leqslant 66$ Gy。

对于采用SBRT治疗的患者，高分次剂量下需要注意放射损伤，一般参照下表执行。

	4分割(*DT* 48～50 Gy)	5分割(*DT* 50～55 Gy)
脊髓	$D_{max}\leqslant$26 Gy(6.5 Gy/F)	$D_{max}\leqslant$30 Gy(6 Gy/F)
食管	$D_{max}\leqslant$30 Gy(7.5 Gy/F)	$D_{max}\leqslant$32 Gy(6.5 Gy/F)
心脏	$D_{max}\leqslant$34 Gy(8.5 Gy/F)	$D_{max}\leqslant$35 Gy(7 Gy/F)
肋骨	$D_{max}\leqslant$30 Gy(7.5 Gy/F)	$D_{max}\leqslant$32.5 Gy(6.5 Gy/F)
臂丛神经	$D_{max}\leqslant$27.2 Gy(6.8 Gy/F)	$D_{max}\leqslant$30 Gy(6 Gy/F)
大气管	$D_{max}\leqslant$34.8 Gy(8.5 Gy/F)	$D_{max}\leqslant$30 Gy(6 Gy/F)

三、腹部放疗中常见正常组织勾画及剂量限值

(一) 肝脏

肝脏具有多种功能。包括：储存代谢物质(如：糖、铁、维生素等)、净化血液、调节蛋白质、脂类、糖类代谢、分解血液中消化系统吸收的营养物质和药物以利于机体应用，调节血凝系统。肝脏电离辐射损伤与受照剂量和体积或肝叶相关。在放射性肝炎中，急性肝损伤较常见。

全肝受照 15 Gy 后就可出现放射性损伤。部分肝脏常规分割受照 45～50 Gy 不会引起临床并发症，肝脏放射性损伤表现为肝大(无黄疸)、腹水、肝功能异常。主要为碱性磷酸酶、谷丙转氨酶升高，胆红素降低。放射引起肝脏损伤的特征是肝小叶中央静脉闭塞和逆行性肝淤血，并在治疗结束后 2～3 个月出现肝细胞坏死。多数情况下，亚急性肝放射损伤能逐步恢复，但小叶结构常发生扭曲。晚期损伤通常没临床症状，出现症状时，可定义为慢性放射性肝炎。

肝损伤的病理生理学解剖基础：内皮细胞损伤。

损伤机制：激活凝血因子→纤维蛋白沉积→中央静脉淤血→逆行性肝淤血→坏死和肝脏转氨酶升高。

临床表现有两种：①典型的 RILD：发病快，短期内迅速出现大量腹水和肝脏肿大，伴 AKP＞正常值的 2 倍，或 ALT＞正常值的 5 倍；②非典型 RILD：仅有肝脏功能的损伤，没有肝脏肿大和腹水，能排除肝肿瘤发展造成的临床症状和肝功能损害。RILD 是一种严重的放射并发症，不可逆，一旦发生，死亡率高达 80％。预防是关键，照射剂量限制在耐受范围内(国人为 22 Gy)。

避免 RILD 发生的关键是在设计放疗计划时，把正常肝脏受照剂量限制在能够耐受的范围内。我国肝癌患者肝脏的耐受剂量(全肝平均剂量)是：Chlild-Pugh A 级患者 23 Gy，Chlild-Pugh B 级患者可能是 6 Gy。

器官勾画：肝大部分位于右季肋区和腹上区，小部分达左季肋区。肝大部分被肋所掩盖，仅在腹上区的左、右肋弓之间有小部分露于剑突下。在呼吸时肝可随膈肌上下移动，两个呼吸间肝脏动度为：2.6～23.7 mm。左右为：0.1～5.9 mm；前后为：2.2～5.9 mm；上下为：0.2～11.7 mm。

剂量限制：肝癌放疗(肝功 Chid-pugh A 级)：$D_{mean}\leqslant 23$ Gy；$V_5<86\%$；$V_{10}<68\%$；$V_{15}<59\%$；$V_{20}<49\%$；$V_{25}<35\%$；$V_{30}<28\%$；$V_{35}<25\%$；$V_{40}<20\%$。

(二) 胃

胃是由一系列功能单位构成的串联器官，故 5％～25％的胃坏死即可致命。胃放射急慢性损伤的病理生理学机制已较为明确。放射性胃炎在照射后 1 周即可出现，并可持续 1 个月以上且轻重程度不一。照射首先引起放射最敏感区域如胃底黏膜有丝分裂阻滞，之后胃其他区域，含有较多放射敏感性低的细胞，如表皮细胞、壁细胞、酶原细胞，出现退行性改变。幽门及胃窦区表现出更低的放射敏感性。放射可引起黏膜和腺体的共同改变，包括水肿、血管扩张、强烈的炎症征象，之后可发生血管闭塞。最终黏膜变薄，腺体系统萎缩并可出现溃疡。

胃损伤的病理生理学；解剖结构：损伤机制；血管系统：炎症→血管扩张伴水肿→血管闭塞→闭塞性动脉内膜炎；上皮细胞：有丝分裂阻滞→细胞萎缩、死亡→黏膜变薄→腺体萎缩→溃疡。剂量限制：$D_{max}<54$ Gy，$TD_{50/5}=54$ Gy，$TD_{5/5}=45$ Gy。

(三) 肠道

放射性肠炎(radiation enteritis)是盆腔、腹腔、腹膜后恶性肿瘤经放射治疗引起的肠道并发症。分别可累及小肠、结肠和直肠，故又称为放射性直肠、结肠、小肠炎。根据肠道遭受辐射剂量的大小、时间的长短、发病的缓急，一般将放射病分为急性和慢性两种。又根据射线来源放置的体内外位置的不同，将其分为外照射放射病和内照射放射病。在早期肠黏膜细胞更新受到抑制，以后小动脉壁肿胀、闭塞，引起肠壁缺血，黏膜糜烂。晚期肠壁引起纤维化，肠腔狭窄或穿孔，腹腔内形成脓肿、瘘管和肠粘连等。肠道的不同部位对照射的敏感性不同。其耐受性：直肠＞小肠、结肠＞胃。

(1) 肠上皮细胞增生受抑制：肠黏膜上皮细胞对放射线最为敏感。以氚标记的胸腺嘧啶作细胞更新观察，发现肠黏膜的更新是通过位于肠腺隐窝部的未分化细胞增殖而完成的，这些细胞在分化后失去分裂的能力并逐步移向肠黏膜表面。放射线抑制这些细胞的增殖，使肠黏膜发生特征性的急性病变。如果放射剂量不过量，在停止放射治疗后1～2周黏膜损伤便可恢复。最近研究发现，多次照射的效果取决于照射时隐窝细胞所处的细胞周期，处于分裂后期的细胞对放射线最敏感，而在晚期合成的细胞具有较强的耐受力，由于在任何特定时间所有增殖的隐窝细胞仅有一部分处于细胞增殖周期的某一时相，因此单次大剂量照射仅使一部分细胞死亡，而在数天后细胞有丝分裂又恢复正常。

(2) 肠黏膜下小动脉：小动脉的内皮细胞对放射线很敏感，大剂量放射治疗使细胞肿胀、增生、纤维样变性，引起闭塞性动脉内膜炎和静脉内膜炎，因此产生肠壁缺血和黏膜糜烂、溃疡。肠道内的细菌侵入使病损进一步发展。

(3) 肠壁组织受损：肠壁组织经广泛持续照射后引起水肿，肠壁各层均有纤维母细胞增生，结缔组织和平滑肌呈透明样变化，最后导致纤维化、肠管狭窄、黏膜面扭曲和断裂，因此放射线产生的肠道改变可从可逆性黏膜结构改变直至慢性纤维增厚，伴有溃疡的肠管，甚至引起肠梗阻。

早期症状：由于神经系统对放射线的反应，早期即可出现胃肠道的症状。一般多出现在放疗开始后1～2周内。恶心、呕吐、腹泻、排出黏液或血样便。累及直肠者伴有里急后重，持久便血可引起缺铁性贫血。便秘少见。偶有低热。痉挛性腹痛则提示小肠受累，乙状结肠镜检查可见黏膜水肿、充血，严重者可有糜烂或溃疡。急性期的症状迁延不愈或直至放疗结束6个月至数年后始有显著症状者，均提示病变延续，终将发展引起纤维化或狭窄。此期内的症状，早的可在放疗后半年，晚的可在10年后甚至30年后才发生，多与肠壁血管炎以及后续病变有关。放射性肠炎的发生与放射治疗的总剂量、放射野的范围、放疗时程、分割剂量、放疗间隔时间、放射部位密切相关。

直肠、前列腺癌放疗：$V_{50}<50\%$、$V_{60}<35\%$、$V_{65}<25\%$、$V_{70}<20\%$、$V_{75}<15\%$。

小肠：$D_{max}<54$ Gy，$V_{50}\leqslant 2\%$、$V_{15}<120$ cm^3（绝对容积）、$V_{45}<195$ cm^3（包括整个小肠及可移动腹膜空间）

结肠：$TD_{50/5}=65$ Gy、$TD_{5/5}=45$ Gy。

（四）膀胱

膀胱是一个中空肌性器官，占据盆腔的前部分，位于耻骨联合后上方；尿液充盈时可达脐水平，前方紧贴耻骨联合；男性膀胱后方为输精管，精囊腺；女性膀胱后方为子宫颈、阴道。膀胱壁由黏膜层、肌层及浆膜层组成。

当放射线照射到子宫、宫颈、前列腺等部位的恶性肿瘤时，膀胱会不可避免地受到放射性损伤。有50%～60%的患者在盆腔照射3～4周或更短的时间内，就会开始出现放射性膀胱损伤。放射性膀胱炎的主要临床表现为尿频、尿急、尿痛及顽固性血尿，病变严重时还可出现顽固性难以控制的动脉型出血。

放射性膀胱损伤病变部位常见于膀胱后壁三角区及其周围组织，因其靠近照射部位且血液供应较少。由盆腔放射治疗所致的膀胱急性改变包括黏膜水肿和炎症，但组织学上，最初的弥漫性黏膜水肿将导致毛细血管扩张、黏膜下出血、间质纤维化和完全的平滑肌纤维化，进而弥漫性动脉内膜炎使膀胱壁发生急性和慢性缺血。活检病理可见到膀胱移行上皮脱落，形成浅表溃疡，表面被覆血性纤维素性炎性渗出物，其下方可见少许坏死和薄层肉芽组织，内含较多的、小的薄壁血管，伴明显出血，深部为大量增生的纤维组织伴玻璃样变，并累及肌层和外膜，平滑肌细胞坏死、变性萎缩。

剂量限制：前列腺癌放疗：$V_{65}<50\%$、$V_{70}<35\%$、$V_{75}<25\%$、$V_{80}<15\%$；膀胱癌放疗：$V_{65}<100\%$。

（五）卵巢

卵巢大小约 4 cm×3 cm，位于子宫两侧，表面没有腹膜，为生发上皮和白膜覆盖。卵巢组织分为皮质和髓质，卵泡位于皮质内。卵巢是维持女性内分泌活动的重要器官，与女性正常生理功能密切相关。若卵巢缺失，会造成雌激素水平低落，并产生由此带来的系列症状和并发症，如更年期综合征、性器官萎缩、性功能衰退、骨质疏松、脂代谢紊乱、心血管疾病发病率增高等。

卵巢是女性生殖系统中对辐射最为敏感的部位。大剂量、长时间的放射线照射可破坏卵巢，导致卵巢早衰。当卵巢受到的直接照射剂量在 0.6 Gy 以下时，卵巢功能几乎无影响，0.6～1.5 Gy 时，对 40 岁以上的女性卵巢功能有一定影响。1.5～8.0 Gy 时，约 50%～70%的 15～40 岁女性可出现卵巢功能衰竭。超过 8 Gy 时，几乎所有年龄段女性的卵巢将发生不可逆的损害。放射线照射 2 周后.即可出现血促性腺激素水平上升、卵巢甾体激素下降等卵巢功能衰竭表现。卵巢为并联器官，卵巢细胞放疗时受损多少直接与卵巢内分泌功能相关，放疗导致卵巢功能损伤不仅与放疗剂量和方式有关，还依赖于患者年龄、移位方式、同期化疗药物。年轻患者因为拥有较多的原始卵泡，因此需要更高剂量的射线才能导致卵巢功能损伤。将卵巢移出照射野外可保留卵巢功能，对于照射部位包括卵巢的育龄期女性可考虑此种方法。

剂量限制：$D_{max}<12$ Gy，$TD_{50/5}=6.25\sim12$ Gy，$TD_{5/5}=2\sim3$ Gy。

（六）肾

放射性诱导的损伤涉及肾小球、肾小管和肾间质细胞之间复杂和动态的相互反应，通过自分泌和旁分泌的作用产生生物性介质，通过相应的靶点介导肾单位的损伤和修补。肾小球毛细血管内皮损伤是放射性肾损伤的重要机理，射线诱发内皮细胞释放一系列的趋化因子，通过抑制纤维蛋白介导的基质降解，促进肾纤维化的形成。包括内皮细胞损伤和系膜细胞损伤及肾小管上皮细胞损伤。氧化应激在放射性肾炎中起着重要作用，接受照射后肾脏发生慢性持久的氧化应激，加重内皮细胞损伤，导致肾脏纤维化形成。肾素-血管紧张素系统在放射性肾病的发病机理中同样起着重要作用，多项研究表明 ACEI 和 ARB 可减轻放射性肾炎的症状，减轻肾小管细胞增殖反应，延缓放射性肾炎的进展。

放射性肾炎的临床表现有蛋白尿、镜下血尿、水肿、氮质血症、高血压和程度不等的贫血。急性放射性肾炎发生于放射治疗 4 个月后，起病隐匿，临床表现为水肿、高血压、蛋白尿、镜下血尿、贫血和氮质血症，常见下肢的水肿，可累及全身。高血压发病后 6 个月达高峰，但程度和持续时间不同，半数患者可度过急性期，血压逐渐恢复正常。贫血常呈正细胞正色素性贫血。急性放射性肾炎若不治疗，可进展为肾衰竭，预后主要与恶性高血压有关。

剂量限制：双肾 $D_{mean} \leqslant 18$ Gy，双肾 $V_{12} < 55\%$、$V_{20} < 32\%$、$V_{23} < 30\%$、$V_{28} < 20\%$；全身照射时 $D_{mean} < 10$ Gy。

第八章

剂量分割模式规范

第一节　分割照射模式的引入

目前常规应用的分割照射模式主要是基于20世纪20～30年代在法国巴黎进行的一系列关于放射生物学研究的结果。这些研究发现，公羊睾丸受到单次照射时，引起睾丸损伤时皮肤也会有大面积的损伤，也就是说，导致睾丸广泛损伤的放射线剂量低于引起睾丸损伤绝育的剂量。另一方面，如果把单次放射剂量分为多次照射，得出的结果正好相反，即引起睾丸损伤不育的剂量并不会产生不可接受的皮肤损伤。在这项研究中，假设了睾丸组织是一种生长肿瘤的模型，而阴囊皮肤则代表了限制放射剂量的正常组织。虽然如此推论可能存在不合理性，但是其所得出的结论最终得到证实是正确的，即在引起相同水平正常组织损伤时，多数时候分割照射的肿瘤局部控制要优于单次照射。

近30多年以来，放射治疗的剂量分割模式研究进展迅速，对于晚期反应组织、早期反应组织以及肿瘤组织的总剂量和分次剂量之间的关系的深入研究为临床优化放射治疗方案，尤其是优化分次放射剂量及分割次数提供了有力依据。在这其中最具有里程碑意义的是Thames等人1982年发表的对于小鼠不同正常组织等效曲线的观察。该项实验通过研究在一定分次剂量的范围内正常组织对常规分割照射的反应。为了减少细胞再增殖的效应，实验中只使用每天多次照射使整个疗程尽量缩短或"不可能有靶细胞再增殖效应"的方法，因此这一总结仅仅代表了分次剂量对治疗效果的影响而没有包含总疗程对它的影响。在每项研究中，在每个选定的分次剂量对正常组织损伤一定的情况下，是可以决定总剂量的。一个正常组织和另一个正常组织或者说一次实验和另一次实验，它们耐受性的观察指标是完全不相同的。该项研究主要说明了随着分割剂量的降低，晚期反应的等效剂量增加较早期反应更加迅速。也就是说，如果总剂量一定的条件下，减少分次剂量可以保护晚期反应组织。

目前已有部分临床试验研究了分割模式的改变所带来的获益。

(1) 超分割放射治疗在头颈部肿瘤的放射治疗中，不论是在局部控制率还是在生存率方面，都表现出明确的获益，并且晚期放射性反应的发生率并没有显著性的增加。尤其加速放射治疗与超分割放射治疗形成了鲜明的对比，EORTC的研究提示，加速放射治疗可能带来严重的早期和晚期放射治疗并发症，在临床应用中需要谨慎使用。尤其是当每天照射2次时，特别是当脊髓组织处于照射野内时，必须慎重又慎重，这是由于脊髓组织的亚致死性放射损伤修复的速率极慢。

(2) 晚期放射性反应的发生主要决定于放疗总剂量与分割剂量，而与总治疗时间的关系不大。

(3) 总治疗时间主要影响的是早期放疗反应与肿瘤的控制率，所以临床治疗中应极力避免治疗的延误，这是因为总治疗时间的延长可能使得肿瘤控制率下降。在类似头颈部肿瘤等快速增殖的肿瘤中，总治疗时间可以是决定预后的首要因素。从分割模式的研究中可以得出的一项主要结论是，如果延长了治疗总时间，则可能丧失对肿瘤的局部控制。这一观点早在20世纪80年代由Withers和Fowler同时提出，现如今在头颈部肿瘤中被明确量化，即治疗总时间每延长1天，局部控制率下降0.4%～2.5%。而从另外一个角度分析，便能得到合理的解释，即在放射治疗开始4周以后，每天需要0.61 Gy以克服肿瘤组织细胞的增殖。研究发现，从子宫颈癌患者的资料中也可得到相似的研究结论，即总治疗时间每延长1天，局部控制率将降低0.3%～1.1%。但是，对于乳腺癌或者前列腺癌等增殖较慢的肿瘤组织而言，治疗总时间并不是那么重要。虽然每一位患者的肿瘤潜在倍增时间尚无法提供个体化的预测信息，但一组患者的肿瘤平均倍增时间却能够提示出治疗总时间对局部控制是否起了决定性的作用。例如，前列腺癌肿瘤细胞的潜在倍增时间长达40天，非炎性乳腺癌肿瘤细胞也达到了14天，故治疗总时间并不重要。与其形成鲜明对比的是，头颈部肿瘤的潜在倍增时间只有4天，如前所述，治疗总时间是决定肿瘤局部控制的重要因素。

第二节　分割照射的放射生物学基础

当100多年前居里夫人用镭来治疗身体浅表肿瘤时，采用的是一次性照射的方法，虽然这种照射能够使肿瘤达到治愈的效果，但是肿瘤组织周围的正常组织也受到了严重损伤(如严重的皮肤坏死等)。人们经过多年反复的临床实践发现，如果把放射剂量分成多次照射后，则放射线对正常组织的损伤明显减轻。因此，从20世纪40年代开始，放疗模式改变为分割照射的方法，即每天照射1次，连续照射多天，直到发展为今日的常规分割照射治疗，即每天照射1次，每周照射5天，共照射4～7周的分割照射方法。应用分次照射的主要目的是为了更好地杀灭肿瘤，同时减轻正常组织的放射性损伤。而分次照射中的4R理论是分次照射的放射生物学的理论基础。近年来，甚至有学者提议在4R之外加入第五个R(radiosensitivity)，以反映不同个体之间正常组织及肿瘤组织放射敏感性的差异。放射生物学的研究已证实了上述分割照射的合理性，并阐明其治疗肿瘤的机制。

一、细胞放射损伤的再修复(repair)

当细胞受到非致死性放射剂量照射后，细胞能通过自身修复机制来修复放射性损伤。这些非致死性放射损伤包括两种，即亚致死性放射性损伤(sublethal damage, SLD)和潜在致死性放射性损伤(potential lethal damage, PLD)。

(一) 亚致死性放射损伤及其修复

在较低剂量照射后，产生的放射性损害为亚致死性放射性损伤(SLD)。当组织细胞受到照射后，SLD 在一定时间内能完全得到修复。亚致死性放射性损伤的修复通常进行得很快，组织照射后立刻启动修复。在细胞实验中得出结论：SLD 在放射后 2～4 h 已被修复了绝大部分，4～8 h 内修复基本全部完成。然而在体外实验中的结论是，如大鼠的脊髓在放射后 8 h 内，修复了 80%左右的 SLD。亚致死性损伤的修复与很多因素有关，如放射线性质、细胞氧合状况以及细胞所处的增殖周期时相等。而修复时间的长短因细胞类型的不同而有所差异。组织修复动力学研究表明，SLD 的修复与照射后的时间呈指数性关系，常用半修复时间 $T_{1/2}$(细胞损伤修复 50%所需时间)来表示。不同组织细胞修复 SLD 的速度是不一样的。皮肤、肾和脊髓的 $T_{1/2}$ 较长(数小时)，而小肠黏膜较短(约 30 min)，肺和结肠介于两者之间。随着照射的分割剂量增大，细胞的修复能力逐渐减弱。

分次照射理论中的放射损伤的再修复主要是指亚致死性损伤的修复。细胞亚致死性损伤的修复能力反映在细胞存活曲线上即为起始部分肩部的宽窄，修复能力越强则肩部越宽。在低剂量率连续照射中，如近距离治疗时，细胞或者组织亚致死损伤的修复能力最强。另外，不同组织的亚致死损伤修复能力各异，晚反应组织较早反应组织的能力强。其结果是分次剂量对晚反应组织的作用大于早反应组织，即晚反应组织随每分次剂量的增加所需要的等效剂量较早反应组织大。因而，降低分次剂量对晚反应组织的保护作用较大，而增加分次剂量则对晚反应组织的损伤作用较大，即如果两个不同的分次治疗方案得到相同的急性反应，其中一个分次剂量较小，另外一个则较大，则大分次剂量方案的晚期反应更为严重。除部分增殖慢的肿瘤外，持续较低分次剂量照射方案可使晚反应组织较早反应组织及肿瘤受到较小损伤，从而可能得到治疗收益。如在超分割放疗中，每日 2 次间隔至少 6 小时的照射，每次剂量大于 1.0 Gy，晚反应组织在 2 次照射间期完全修复，每日等效剂量仍为 2.0 Gy，但早反应组织及肿瘤组织的等效剂量大于 2.0 Gy。

(二) 潜在致死性放射损伤及其修复

潜在致死性放射性损伤(PLD)是一种处于亚致死性放射性损伤和致死性放射性损伤之间，受细胞所处环境或条件影响很大、可向两级转变的损伤类型。PLD 后的结局和细胞在放射损伤后所处的环境密切相关。也就是说，在某些情况下细胞死亡，而在另一些条件下细胞损伤却能够得到修复，如受 PLD 损伤的细胞，若放射后处于一个抑制细胞分裂的环境，这个环境有助于细胞修复 PLD。而当相应的修复条件或环境不复存在时，组织细胞也可通过凋亡导致死亡的结局。潜在致死性放射性损伤的修复起到了增加细胞存活率的作用，其中包括大部分肿瘤组织细胞。此外，在晚反应正常组织中，也有足够的时间进行此修复。潜在致死性放射损伤的修复不仅在照射后最初几小时能被观察到，在某些晚反应正常组织中甚至在几周或几个月后还可被观察到。潜在致死性放射性损伤的修复在临床放射治疗中是十分重要的，研究提示，某些放射耐受的肿瘤可能与它们具有较为充分的潜在致死性损伤修复机制关系密切。

在肿瘤放疗中，这些机制对决定肿瘤是否治愈有重要的意义。肿瘤组织细胞如果有较强的修复 SLD 和 PLD 的能力，丧失了凋亡反应功能，则肿瘤不易被控制。近年来的研究已发现，在细胞的 DNA 受损后，一些基因和癌基因能影响到肿瘤细胞的凋亡过程，因而对肿瘤的放射治愈性有重要作用，这些基因包括 BCL-1、BCL-x、p53 等。

（三）肿瘤和正常组织放射损伤后修复的特点

肿瘤组织和正常组织细胞都具有放射损伤修复的能力，但由于正常组织有自我稳定控制系统，因此受到照射后的恢复及生长情况与肿瘤组织存在很大差异，总结其特点为：①正常组织细胞受照射后细胞增殖周期的恢复较肿瘤组织细胞快；②虽然肿瘤组织受照射后可能存在暂时性的加速生长，但此生长速度比不上正常组织细胞为了补充损伤而出现的细胞增殖加速；③肿瘤组织细胞群内的生长比例原先就较正常组织高，处于细胞周期的活性细胞数量大，受到致死损伤的细胞比例较正常组织大，受到其他损伤的比例也较正常组织大；④正常组织细胞的修复能力较肿瘤组织快且完整，因而在两次照射间的间歇期间损伤能够得到较好的修复，在下一次照射之前正常组织可以基本恢复到正常状态，但肿瘤组织的恢复则极差。因此，在分次照射的过程中，肿瘤组织和正常组织的放射效应逐渐表现出差异，从而达到了在杀灭肿瘤细胞的同时保护正常组织的目的。

（四）每日多次照射的间隔时间

因为超分割放射治疗和加速放射治疗都需要每日照射多次，所以照射间隔时间必须足够长以保证每个分割剂量的影响都是独立的。也就是说，在下一次照射之前，前一次照射所造成的亚致死性放射性损伤必须已经被完全修复。最有力的证据来自 RTOG 开展的每日照射 2 次的临床试验研究。该研究结果显示，在总照射剂量和分割次数相同的情况下，与照射间隔时间大于 6 h 相比，照射间隔时间小于 4 h 会明显加重晚期放射反应。鉴于晚反应组织的亚致死性放射性损伤修复相对比较慢，每日照射多次的时间间隔应至少不少于 6 h。CHART 的初步研究也证实，即使是照射间隔时间达到了 6 h 也不足以确保某些晚反应组织（如：脊髓）完成非常缓慢的亚致死性放射性损伤的修复。这些都是放射生物学在临床工作中所获得的宝贵经验。

二、细胞的再群体化或再增殖（repopulation 或 regeneration）

在分割放射治疗中，细胞在受到放射损伤后，会出现再增殖或再群体化，这不同于细胞的修复，它意味着细胞的分裂及细胞数的增加。对于正常组织而言，组织细胞的增殖有利于放射损伤的恢复。受照正常组织内再增殖群体化的启动时间和该组织表达损伤的时间相平行。不同组织间细胞耗尽所需的时间差异很大。正常组织的早期反应在放射治疗的暂停期间或治疗结束后愈合得很快，而当治疗总疗程时间≥5 周时，大部分早反应组织均有一定程度地再群体化，而晚反应组织由于其生物学特性，一般认为其在疗程中不发生再增殖群体化。发生再增殖群体化的有两种细胞，一种为放射体积内克隆源性细胞，另一种为从放射体积以外，游走进入放射体积内的克隆源性细胞。而后一种细胞游走现象见于皮肤、口腔黏膜、消化道黏膜受放射损伤后，放射体积以外的细胞进入放射区并迅速增殖，以修补放射损伤。

分次照射后，不同组织间最大的反应差异基于它们再增殖群体化动力学的差异。此差异在正常组织和肿瘤组织间更为显著。细胞增殖动力学的研究发现，在放疗疗程中，细胞增殖的速率不一样，在某一些时间里会出现细胞的加速增殖现象，常称为加速再增殖。对正常组织而言，促使细胞增殖的因子如下：①受放射损伤后死亡的细胞能分泌刺激残存细胞分裂的因子，促使残存细胞分裂；②由于细胞的死亡使残存细胞间的接触抑制现象消失，分裂加快。正常细胞的加速再增殖有利于急性放射性损伤的修复，例如肺癌放疗中放射性食管炎出现于放射治疗开始后 2 周左右，然而经过不同时间后，食管炎好转，这归功于食管黏膜上皮的加速再增殖，使得食管黏膜放射性损伤有不同程度的恢复。然而在肿瘤组织中发生的再增殖则启动激活了肿瘤内存活的克隆原细胞(肿瘤干细胞)，导致治疗后期比照射以前分裂得更快，产生了更多的肿瘤细胞，发生了加速再增殖。肿瘤通过下述途径再增殖，即增加增殖细胞比例、缩短细胞周期时间、减少细胞丢失比例、变非对称性分裂为对称性分裂(子代细胞为 2 个干细胞)。

在分割放射治疗中，不同肿瘤的再增殖动力学是不一样的，然而，对于多数上皮源性肿瘤而言，肿瘤组织开始加速再增殖的时间是在临床上肿瘤体积开始退缩之时，也就是放射治疗开始后的 2～4 周。比较肿瘤和其来源正常细胞的再增殖能力，现已明确的是，正常组织的再增殖能力强于肿瘤组织。

总治疗时间的延长因为肿瘤再群体化的因素会影响疗效。Fowler 及 Lindstrom 发现放疗时间每延长 1 周则局部控制率降低 12%，这在头颈部鳞癌、皮肤癌、恶性黑色素瘤、膀胱癌等表现较为显著。因而，在临床实践中，对增殖快的肿瘤有必要进行加速治疗。

三、肿瘤细胞的再氧化(reoxygenation)

当肿瘤组织的直径小于 1 mm 时，组织内没有乏氧细胞，而随着肿瘤组织体积的增大，由于肿瘤内血管结构及分布的异常，肿瘤生长常快于新生血管的生长，使肿瘤内远离血管的部位成为缺氧区，肿瘤组织内部开始出现乏氧坏死区域。肿瘤组织中，血管生长异常，内皮及基底膜不完整。正常组织氧分压一般在 10～80 mmHg，而在肿瘤组织内常常存在低于 5 mmHg 的区域。在乏氧状况和有氧状况下获得相同生物学效应所要的放射剂量之比叫作氧增强比(oxygen enhancement ratio，OER)。光子射线的 OER 为 3，即与照射有氧细胞相比针对乏氧细胞需要给予 3 倍的剂量才能达到相同的疗效，也就是说，缺氧细胞对射线的抵抗性是富氧细胞 3 倍。所以乏氧细胞的存在是影响肿瘤放疗治疗效果的一大障碍。

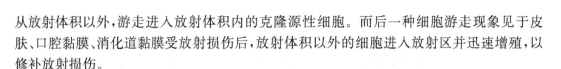

肿瘤组织对大剂量单次放射治疗的反应取决于其内部乏氧细胞的比例。只要存在乏氧的肿瘤干细胞，即使是比例很低的乏氧肿瘤干细胞，大剂量单次放射治疗也无法达到根治的治疗效果。大部分情况下，肿瘤内大约 20%的肿瘤干细胞处于乏氧状态。一次足够剂量的照射后，氧合好的敏感细胞被杀灭，而对放射线抗拒的乏氧细胞仍大量存活，所以在放射治疗刚刚结束时，乏氧细胞比例显著上升。但是随着时间的推移，在放疗的数周疗程中

由于富氧细胞最先被放射线杀灭，氧分子逐渐进入乏氧细胞内，细胞由乏氧状态逐渐转为有氧状态，使原来缺氧细胞较易得到营养和氧的供应而成为富氧细胞，乏氧细胞比例下降至照射前水平，甚至低于照射前水平。这个过程被称为肿瘤细胞的再氧化。由于在整个治疗过程中，均存在肿瘤细胞再氧化的过程，这样使得缺氧细胞在整个肿瘤中所占比例逐渐下降，使肿瘤的放射敏感性提高。乏氧细胞再氧合的时间可以很快，一般肿瘤组织内乏氧细胞比例超过 24 小时就可以恢复到照射前水平。乏氧细胞向氧合细胞的转化比例取决于被杀灭的氧合细胞数量及肿瘤体积缩小的程度。而后者又取决于照射剂量的大小及死亡细胞的丢失程度。

因为正常组织的血供很好，其内基本不存在缺氧细胞，基本上没有因为再氧合而在治疗效果方面受到什么影响，所以再氧化过程主要发生在肿瘤组织内，分次照射中的再氧合效应实际上是对肿瘤组织的相对增敏。在肿瘤组织而言，与受到单次或很少次数大剂量照射相比，常规分割照射期间由于再氧合效应的存在而使肿瘤获得治疗增益。

四、肿瘤细胞增殖周期的再分布(redistrubution)

细胞周期中不同时相细胞的放射敏感性是不一样的。肿瘤组织受到一次常规剂量照射后，选择性地杀死处于细胞周期敏感时相的细胞，照射前非同步化的细胞群体相对同步化为抗拒放疗的细胞群体。在常规分割放疗中，每次照射 2 Gy，主要是杀灭位于细胞周期中敏感时相的细胞。在两次照射之间，不敏感的存活细胞群可以进入到对射线敏感的时相，此时，再次照射会更多地杀灭细胞。这个过程对不增殖或增殖较慢的正常细胞影响很小。照射后肿瘤内细胞的增殖有很大的变化，导致部分同步化的细胞群体又很快成为非同步化的混合体。随着治疗次数的增加，如果处于敏感时相的存活细胞比例高于放疗初始期，则再分布起到了自身增敏作用。在非增殖性细胞群体内，这种自身增敏不会发生。所以，低剂量分次照射主要影响增殖快的肿瘤，而对增殖慢的后期反应组织的作用不大。因而，分次照射可以提高治疗比，同时又不会影响正常晚反应组织内的非增殖性细胞。但是，如果在下一次照射时处于抗拒时相的肿瘤细胞较多，则反而影响放射线的杀灭作用。所以，分次照射中肿瘤组织内细胞增殖周期再分布的因素尚待更深入研究。

放射生物学研究已表明，恶性肿瘤细胞和它来源细胞的放射敏感性基本一致，然而放射线为什么还能用于治疗恶性肿瘤呢？如上所述，恶性肿瘤和其周围的正常组织受照射后发生损伤，就其细胞本身而言，正常细胞修复放射性损伤的能力强于肿瘤，因为肿瘤细胞修复损伤的机制不完整。从组织的整体来说，正常组织会发生增殖以补偿因放射致死的正常细胞，虽然肿瘤也会发生增殖，但因其血管供应不足，加之增殖机制上存在缺陷，与正常组织相比，它的增殖能力相对较差。分割照射正是利用了肿瘤和正常组织在修复和增殖能力上的差异来治疗肿瘤。第 1 次照射后肿瘤和正常细胞都受到放射损伤，而当肿瘤还未完全恢复时，又受到第 2 次照射，如此反复多次照射后，肿瘤受到比正常组织明显多的损伤。因此，在放疗疗程结束时，肿瘤受到明显损伤，甚至被消灭，而正常组织也受到一定损害，但程度明显轻。这就能解释为什么用低 LET 射线治疗肿瘤一定要采取分割照射的原因。另一方面，由于放疗技术的进步，出现了多野聚焦的三维适行放疗和调强放疗，这些放疗新技术使放疗的剂量都集中在肿瘤，使肿瘤受到很高的剂量，而肿瘤周围的正常组织受到的剂量较低，从而使放射线对肿瘤的杀灭效应明显高于对正常组织的损伤，达到杀灭肿瘤又不明显损伤正常组织的目的。

简单来说，分次放射治疗的生物学基本原理是，把 1 次剂量分成数次时可由于分次剂量之间亚致死损伤的修复以及在总治疗时间足够长的情况下，干细胞的再群体化而保护正常组织（但如果总治疗时间太长也会由于导致存活肿瘤细胞在治疗期间的增殖而同时损失肿瘤治疗效益）。与此同时，把 1 次剂量分成数次还可由于分次照射之间肿瘤细胞的再氧合和再分布而对肿瘤有敏化作用。

放射生物学源于临床实践，并通过临床问题的提出指导临床。21 世纪以来，随着各项放疗新技术在临床治疗中的发展及快速普及，放射肿瘤学的发展对放射生物学提出了新的要求，在剂量分割模式方面主要集中在：①非常规剂量分割及空间分布对传统放射生物学理论及指标的影响和修正；②在非常规剂量分割及空间分布的情况下，正常组织及器官的放射耐受性参数的重新评价（需要同时考虑到剂量、体积、时间、体内微环境等多方面因素）；③在某些特殊组织学类型的肿瘤（如 α/β 值较低的乳腺癌和前列腺癌），尝试大分割放射治疗，并评价其疗效及毒副作用；④将放射生物学参数整合进治疗计划系统的算法中，便于临床医生更全面地评估放射治疗计划。

第三节 常规分割放疗

常规分割放疗方案是以临床经验为基础建立的，是指每天照射 1 次，单次剂量 1.8～2.0 Gy，每周照射 5 次（每周一至周五），照射总时间 6～7 周，总剂量为 60～70 Gy 的放疗方法。这一方法基本上符合肿瘤和正常组织对放射线反应的生物学规律，是临床医生在几十年临床实践中总结出来的，适用于治疗大多数恶性肿瘤，已沿用了近 50 年，至今仍然被广泛地使用。

对于放射敏感的肿瘤（如淋巴瘤、精原细胞瘤），一般剂量在 45 Gy 或者更小就可以被控制，因此正常组织的损伤较小。相反地，对于放射线抗拒的肿瘤（如多形性胶质母细胞瘤），有时给予总剂量 70 Gy 也无法控制。绝大多数类型的肿瘤（包括鳞癌和腺癌），属于中度敏感性肿瘤。小一些的肿瘤（如头颈部的 T_1、T_2 期的肿瘤），在常规照射 DT 60～70 Gy、正常组织可以耐受的情况下就能控制；但是对于大一些的晚期肿瘤，在同等剂量下局部控制率明显下降。由于提高放疗总剂量可以提高肿瘤的局部控制率，那么存在的问题是，是否可以通过提高常规放射治疗的总剂量（大于 70 Gy）来提高大肿瘤的局部控制率呢（如 80～100 Gy），目前正在非小细胞肺癌和前列腺癌中测试这种方法。有一个限制是随着放疗总剂量的增加，不仅肿瘤的局部控制率提高而且正常组织损伤的发生率和严重程度也相应提高。早在 1936 年 Holthusen 就提出随着总剂量的增加，无并发症的肿瘤局部控制率开始是增加的，然后因为正常组织损伤发生率的急剧上升而下降。一旦确定了最佳剂量，只能通过将肿瘤局部控制“剂量-效应”曲线向较低剂量移动或是将正常组织损伤曲线向较高剂量移动来提高无并发症肿瘤的局部控制率，而后者就是超分割放射治疗。适形放射治疗是目前使用的另一种剂量梯度方案，通过使照射野中尽可能少地包及正常组织来减少晚期正常组织损伤的概率。在常规分割治疗中如要提高总剂量，总疗程就要延长，这样就会增加肿瘤的再增殖，抵消了一些获益。

随着对放射生物学认识的不断深入，人们发现在某些临床情况下，常规分割放疗的疗效并不令人满意，即控制率不高，且有放射后遗症。自 20 世纪 80 年代以来，放射生物学在研究放射生物效应与“照射时间-剂量-分割因素”等方面取得了实质性进展，在此基础上提出了非常规分割的放疗方法。自 20 世纪 80 年代后期，用于临床实践，因使疗效有较明显的提高而备受关注。

除了内在放射敏感性有明显的差异之外，虽然不同肿瘤组织在分次照射条件下的放射反应性还存在其他方面的不同，但肿瘤（干）细胞的再（加速）增殖是分次放疗治疗失败的重要原因。因此，在正常组织毒性反应可以耐受与控制的情况下，提高照射剂量、缩短疗程时间可以提高杀灭肿瘤的效果，对于增殖快速、α/β 值相对更高的肿瘤而言更为有效。但是，对于与肿瘤组织相类似的早反应正常组织而言，缩短总疗程时间与增加剂量却使早期毒性反应程度加重、发生率增加、持续时间延长。因此，如果明显缩短了总疗程时间，总剂量则不能提高的过多。与肿瘤组织相比，早反应正常组织中存在更多的有增殖与修复能力的（干）细胞，它们发生加速增殖的潜伏期短、速率快，在目前常用照射剂量范围内，早期毒副反应的潜伏期与单次剂量的关系不大，并且通常可以得到较完全的恢复。与早反应组织明显不同的是，在分次照射疗程时间中，晚反应正常组织没有或者有较低的组织增殖能力，它主要靠对亚致死性损伤的修复来抵御放射性损伤。因此，靶区内有重要的晚反应正常组织时，一般不宜过多的提高单次剂量。为了提高肿瘤剂量采用每日 1 次以上照射时，分次间也必须有足够长的时间间隔，使得亚致死性损伤得到充分的修复。缩短总疗程时间能增加对肿瘤的杀灭，但一般不会加重晚反应组织的损伤。由于晚期放射性损伤（后遗症）是渐进性的、不可逆的，在设计非常规分割方案时，相对早期毒性反应而言，要更多地考虑晚反应正常组织的耐受性。

第四节　非常规分割放疗

非常规分割放疗包括对常规分割方式中“时间-剂量-分割因子”的任何修正，主要有超分割放疗、加速放疗、加速超分割放疗、大分割放疗 4 种类型。

一、超分割放疗

超分割放疗（hyperfractionation）是用小于常规的单次分割剂量（每次 1.0～1.5 Gy），每天照射 2～3 次，总疗程与常规分割放疗基本相同。为了使晚反应组织中的亚致死损伤得到修复，每日分次照射的时间间隔应不低于 6 h，总治疗时间相近，照射总剂量提高。通过 15%～20%总剂量的增加来提高肿瘤的控制效果，但每日剂量的提高会增加早期毒性反应的发生率与严重程度。而单次剂量的减少，晚反应组织的耐受性会有所增加，晚期放射性损伤可能减少、至少不会增加。

超分割放疗的基本目的在于进一步拉开早反应肿瘤组织和晚反应正常组织间对放射线反应的效应差别。“纯粹”的超分割可以被定义为：在与常规分割方案相同的总治疗时间内，在保持相同总剂量的情况下每天照射 2 次。但这个定义所描述的做法并不令人满意，因为一旦降低了每分次的剂量，则必然需要增加总剂量方能维持相同的疗效。因此，在临床实践中的超分割放射治疗往往是“不纯粹”的，包括总治疗剂量的提高、总治疗时间的延长，甚至需要 1 天照射 2 次甚至更多。超分割放射治疗的主要目的在于：①在不增加晚反应而早反应相同或轻度增加的前提下，进一步使对肿瘤的控制与常规分割放疗相同或更好；②通过增加分次数，使更多的肿瘤细胞进入增殖周期，但对非增殖的正常组织无明显影响；③低于 2.0 Gy 的分次剂量氧增强比较小，有利于杀灭肿瘤细胞。

根据放射生物学研究结果，只有肿瘤的 α/β 值大于肿瘤周围后期反应组织的 α/β 值时，该肿瘤才适合超分割放疗。超分割放疗及益处还包括：增加细胞周期再分布机会和降低细胞杀灭对氧的依赖性，从而提高了肿瘤的放射敏感性。由于早期反应组织和肿瘤一样具有较高的 α/β 值，超分割放疗在肿瘤杀灭效应提高的同时，正常组织急性反应不可避免地有所加重，然而后期放射损伤却不会明显加重。在头颈部肿瘤和非小细胞肺癌放疗中，证实了超分割放疗的优点，然而由于超分割放疗在实际操作上的困难，即 2 倍的照射工作量，因此目前在实际上使用不多。

典型的临床应用是头颈部肿瘤的超分割放射治疗，即每次 1.2 Gy，2 次/d，总剂量 69.6 Gy。这种照射不增加后期反应组织损伤，但提高了总剂量，使肿瘤受到更高生物效应剂量的照射。

在 20 世纪 90 年代，欧洲协作组(European Organization for Research on Treatment of Cancer, EORTC)进行了大型的头颈部肿瘤的超分割临床对照实验，及 EORTC 22791 方案。具体方案为：超分割 7 周共 80.5 Gy/70 次(1.15 Gy×2 次/d)，与常规分割方案 7 周共 70 Gy/35 次相比，结果如下：①肿瘤控制和 5 年生存率升高(从 40%提高到 49%)，说明提高了疗效；②并没有明显增加晚期反应及相关并发症；③与常规分割模式相比，超分割方案对于口咽癌的优势是明显的。

需要提出的是，每天 2 次照射并不是超分割的限制，可以将放射剂量分割得更多更小(但应使分割剂量处在“剂量-效应”曲线弯曲部位以上)，以进一步减轻晚期损伤。为了不过度延长治疗总时间，超分割需要每日照射 3 次甚至 4 次。Withers 介绍了转折剂量的概念(flexure dose, DF)，指在“剂量-效应”曲线开始出现有意义弯曲的那点上的剂量。他提示，在实践中，这点是在 $0.1\alpha/\beta$ 比值剂量上，即曲线在该组织 α/β 比值的 1/10 处弯曲。早反应组织的 α/β 是 6～12 Gy，晚反应组织的 α/β 是 1～5 Gy。因此早反应组织的 DF 是 0.6～1.2 Gy，晚反应组织是 0.1～0.5 Gy，如脊髓、肾、肺或晚期的皮肤挛缩。

二、加速分割放疗

加速分割放疗(accelerated treatmnt)方案是指以近乎常规分割放疗方案的总剂量和分次数，但每日两次照射，使其总治疗时间几乎缩短为常规分割放疗方案的一半。加速分割放疗方案的主要目的是在治疗期间尽量减少肿瘤细胞的再增殖，抑制快增殖肿瘤细胞的再群体化，从而提高疗效。“纯粹”的加速治疗的定义是，在 1/2 常规治疗的总时间内，通过 1

天照射 2 次或更多次照射的方式，给予与常规相同的总剂量。然而，在实践中因存在急性反应的限制，使得达到这种状态是不可能的。必须在治疗期间插入一个休息期或降低总治疗剂量。如果不提高分次剂量而要加速治疗，则每周内的照射次数要超过 5 次，而提高每周总剂量的程度取决于早反应组织的耐受性。临床上可采用小野加量的方法将要增加的剂量补上，以使早反应组织因加速放射治疗而受到的影响减低至最低。小野照射和大野照射之间的时间间隔应大于 6 小时。采用加速放射治疗技术可使总治疗时间缩短 1～2 周。

加速治疗的主要目的是抑制快增殖肿瘤细胞的再群体化。在 20 世纪 90 年代，欧洲协作组(EORTC-22851)进行了头颈部肿瘤(不包括口咽癌)的随机前瞻性对照临床试验研究。加速治疗方案是：5 周(1.6 Gy×3 次/天)，72 Gy/45 次，中间休息 2 周；常规方案是 7 周，2 Gy×35 次，共 70 Gy。EORTC-22851 的结果表明：①加速治疗组的局部控制率增加了 15%，但对生存获益无明显优点；②像预期效果那样，急性反应显著增加；③令人意外的是，晚期反应也增加(其中包括致死性并发症)。

EORTC 和其他相关加速放射治疗临床试验均表明，当总剂量高达 66～72 Gy，并且同时将总治疗时间在常规分割模式 6～7 周的基础上缩短 2～3 周的做法会产生严重的晚期并发症。对于这种试验结果，存在以下两种可能的解释。首先，试验中这些观察到的晚期反应可能为“继发”性的，它们可能是由于前期严重的急性放射反应所发展而来；另外，每日多次的放射治疗，特别当每日照射达到 3 次时，两次照射期间正常组织的修复可能存在不完全的现象，因此任何在第一个治疗间隔期产生的未修复损伤均会累积到下一个治疗间隔中。此外，早期 EORTC 试验中治疗间隔仅为 4 h。

因此，在临床中使用“纯粹”的加速治疗只有在极端小心的情况下才能使用。在目前临床工作使用动态调强放疗中，常使用子野对于 CTV、GTV 同步推量治疗，对于 GTV 而言调高了单次剂量，同时调强放疗方法减少正常组织的受量，这一治疗技术的提高恰恰可以弥补这一不足。

三、加速超分割放疗

加速超分割放疗方案是以较常规分次量小的剂量和短于常规放疗总疗程的时间，获得超分割和加速放疗两方面的收益。其以超分割为基础，即增加每日或每周治疗次数，又缩短总疗程时间，但总剂量有所降低。其基本原理是缩短总疗程以克服疗程中肿瘤细胞的加速再增殖，同时正常组织急性损伤控制在可以接受的水平，同时降低分割剂量以保护后期反应组织。在分次间隔时间足够长的前提下，总疗程时间与后期放射损伤的关系不大，但在临床实践中，此方案所造成的急性毒性反应由于每周剂量增加而明显加重，因而成为这种分割方式的剂量限制性因素。治疗过程中的急性毒性反应需要暂时中断治疗，然而因为正常组织的再群体化加快，仍然可能达到缩短总疗程的目的。此剂量分割方案在临床上的可行性仍有待于进一步的验证。

目前正在研究和应用的 5 种加速超分割放疗方式采用了不同手段来保证急性反应不致过重。

1. 加速超分割放疗

用于小细胞肺癌的放疗方案是每次 1.5 Gy，每天照射 2 次，间隔 6 h，30 次总剂量

45 Gy，疗程 3 周。该方法在短时间内给高剂量照射，试图在肿瘤加速再增殖尚未开始时结束治疗，同时降低总剂量以减轻急性反应。Turrisi 用此放疗方案联合化疗，使小细胞肺癌的 5 年生存率达到 26%。

2. *同期小野加量加速超分割放疗*（concomitant boost hyperfractionation accelerated radiation therapy，CBHART）

在大野（包括原发灶和淋巴引流区）照射的某一时期加用小野（仅包括临床肿瘤灶），疗程缩短限于临床肿瘤，通过减少加速放疗中正常组织的受照体积来减轻急性反应。典型的方案由 Ang 等使用于头颈部肿瘤，临床肿瘤加亚临床灶每次 1.8 Gy，每天上午 1 次，30 次总剂量 54 Gy，疗程 6 周。在照射期间，每周加照 2 次，仅照射临床肿瘤，在下午每次照射1.5 Gy，即每周有 2 天，每天照射 2 次，间隔 6 h，完成全疗程后肿瘤 42 次共 72 Gy。

3. *后程加速超分割放疗*（late-course hyperfractionation accelerated radiation therapy，LCHART）

有资料显示上皮源性肿瘤放疗中，肿瘤加速再增殖发生在后半疗程，即放疗开始后的 4 周左右。因此，疗程前半段采用常规分割，当肿瘤开始加速再增殖时使用加速超分割放疗，这样使肿瘤的杀灭更有效，同时正常组织损伤并不加重。典型的 LCHART 方案如复旦大学肿瘤医院用于食管癌的放疗，先采用常规分割放疗，每次 1.8 Gy，每天 1 次，23 次总剂量到 41.1 Gy，4.6 周，然后每天照射 2 次，每次 1.5 Gy，再照射 27 Gy。完成全疗程后的放射总剂量是：41 次，68.4 Gy，6.4 周。用此方法治疗不能手术的局部晚期食管癌，5 年生存率在 30%左右。

4. *连续加速超分割放射治疗*（continuous hyperfractionated accelerated radiation therapy，CHART）

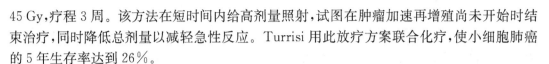

关于加速治疗唯一也是最有趣独特的研究是 20 世纪 90 年代由英国 Mount Vernon 医院和 Gray 实验室合作进行的，这个方案叫作连续加速超分割放射治疗。具体方案是在 12 天内连续照射 36 次（36 次/12 天），每天照射 3 次，每次照射间隔 6 h，单次照射剂量1.4～1.5 Gy，总照射剂量 50.4～54 Gy。按照常规标准，它的总剂量是非常低的，然而却是在很短的时间内完成治疗。这个方案主要思路在于，降低分次剂量以减轻晚期放射反应，缩短总治疗时间以抑制肿瘤细胞的增殖。结果表明，CHART 方案具有良好的肿瘤局部控制率，但同时也会引起严重的急性反应。由于整个治疗过程在很短的时间内完成，因而患者更倾向于这种方案，即患者的治疗依从性更好。此外，总的来说，晚期放射反应的发生率并没有增加，从某些程度标准上来讲，某些晚期反应还有所降低。值得特别提出的是脊髓，在 50 Gy 时部分患者会出现放射性脊髓病，这是由于 6 h 的间隔不足以让脊髓组织完成亚致死性损伤的修复。CHART 方案的特点总结下来是：①小剂量/次，36 次；②总治疗时间短，连续 12 天；③治疗期间无休息，3 次/天，间隔 6 h；④1.4～1.5 Gy/次，总剂量50.4～54 Gy。CHART 是这些非常规方案中仅有的减少晚期反应发生率的，并且严重但可耐受的急性反应也没有转化成晚期不良反应，这可能是由于较低的总剂量（50～54 Gy）。且如此低的总治疗剂量并没有影响肿瘤的局部控制率，因为总治疗时间大大缩短了，使得最大限度地限制了肿瘤组织细胞的增殖。且 CHART 方案的患者治疗依从性非常好，治疗期间患者并未感觉到特殊不适，这是由于急性放射反应的峰值出现在治疗之后。此方案的结果总结如

下：①肿瘤局部控制率是好的，总治疗时间短；②急性反应明显，但峰值在治疗完成以后；③大部分晚期反应是可以接受的，因每次剂量小；④脊髓是例外，在 50 Gy 出现严重的放射性脊髓病，因为 6 h 间隔时间对脊髓而言太短。

5. 连续加速超分割放射治疗联合吸入碳氧混合气(carbogen)和口服烟酰胺(nicotinamide)

本方案的思路是通过加速以抵消肿瘤细胞的增殖，通过超分割(分割剂量小)以减少晚期反应，吸入混合氧以克服慢性乏氧，给予烟酰胺以克服急性乏氧。荷兰进行了进展期喉癌的临床试验，初步表明了其疗效明显要优于历史对照组。这个方案(ARCON 方案)的思路总结：①加速，以克服肿瘤的增殖；②超分割，以保护正常组织；③吸入碳氧混合气以克服慢性乏氧；④给予烟酰胺以克服急性乏氧。

四、大分割放疗

大分割(hypofractionation)放疗也称低分割放疗，是指每次放疗剂量高于常规分割放疗单次剂量 2.0 Gy 的放疗模式。目前姑息性放疗多采用此方案，总剂量及治疗次数均低于常规分割放疗模式，如 30～35 Gy/10 次。大分割放射治疗减少了照射次数和(或)缩短了总疗程时间，降低了总剂量。如果肿瘤组织的 α/β 值较高，则较低的总剂量无法达到长期局部控制的效果，所以大分割放疗模式适合于 α/β 值低、亚致死损伤修复能力强的肿瘤的放射治疗。

按照前述放射生物学原理，大多数肿瘤的 α/β 值大于后期反应组织，大分割照射与常规分割相比会降低肿瘤与后期反应正常组织之间的治疗比。但是也有例外，当肿瘤的 α/β 值小于后期反应组织时，情况可能会相反(如恶性黑色素瘤、脂肪肉瘤)。给予这些肿瘤大分割放疗可能优于常规放疗。此外，有些恶性肿瘤的 α/β 值较低(如乳腺癌和前列腺癌)，对剂量分割敏感，在提高单次剂量的同时减少放疗分次则可达到良好的疗效。

目前大分割放疗主要用于立体定向放疗，给予小体积肿瘤大分割剂量，在短期内给予大剂量照射。例如体部立体定向放疗(SBRT)、立体定向消融放疗(SABR)，针对的主要是体积小的早期肿瘤(如 $T_{1\sim2}$ 期 NSCLC)或转移瘤。如在影像引导放射治疗(IGRT)及良好体位固定技术的辅助下，对早期周围型非小细胞肺癌分次剂量可超过 20 Gy，分割次数可降低至 1～5 次，即(30～60)Gy/1～5 次，达到在短时间内局部完全杀灭肿瘤的疗效。如照射 3 次，该方案的放射生物等效应剂量 BED 是 180 Gy，相当于常规分割照射(2 Gy/天，每周 5 次)方法的总剂量 150 Gy 的生物等效剂量。由于采用了立体定向放疗技术，使肿瘤周围正常肺的剂量降到很低水平，因此能对肿瘤产生强烈杀灭效应，而正常组织的放射损伤不严重，疗效可以和手术治疗相媲美。但在应用这项技术时，建议考虑到肿瘤自身的生物学特性、肿瘤与周围正常器官的关系、本单位的设备及临床经验等多方面因素，在达到根治性疗效的同时应避免严重并发症的发生，不要刻意追求在 5 次分割以内完成放射治疗。

大量关于大分割放疗模式对正常组织的影响的临床研究结果显示，提高放疗总剂量可以提高局部控制率，而且提高放射治疗分次剂量对提高局部控制率更加明显，但是，提高剂量，特别是提高分次剂量对正常组织的损伤明显增大。特别是晚反应损伤效应更明显。因此，大分割模式的 SBRT 治疗只适用于并联器官，如肺脏、肝脏、脑组织以及腹膜后等部位，而对于空腔脏器或脑干、脊髓等器官却难以适用。Timmerman 等相关研究报道，肺脏的晚期并发症的 BED3 为 450～600 Gy(α/β=3 Gy)，当总照射剂量为 22 Gy×3 次或 23 Gy×3 次时，比较接近耐受剂量，但是这只适用于针对并联器官内的小体积靶区实施大剂量照射，而在串联器官采用如此高剂量放射治疗的后果是不可想象的。因为大分割治疗模式对正常组织的晚反应损伤是严重的，所以实施治疗中既要选择严格地治疗适应证，又要重视靶体积的严格限定。在目前的临床应用中，早期肺小细胞肺癌、局限性早期前列腺癌的 SBRT 是目前的临床研究热点，特别是采用赛博刀(CyberKnife)治疗早期前列腺的 5 分次治疗模式。Kim 等相关研究文献报道，91 例入组患者的Ⅰ/Ⅱ期临床相关研究显示(放疗靶区包含前列腺及精囊根部)，45 Gy/5 次或 47.5 Gy/5 次(BED3 分别为 180 Gy 和 197.9 Gy)是安全的放射剂量，但当剂量提升至 50 Gy/5 次(BED3＝216.7 Gy)后，61 例患者中有 6 例患者出现了严重的直肠反应，并且其中 5 例极为严重，需要进行结肠造瘘手术控制病情；进一步的研究分析结果显示，超过 1/2 周直肠管壁剂量达到 24 Gy 与急性直肠反应(≥2 级)明显相关，直肠管壁受照体积超过 3 cm 达到 50 Gy 或者超过 35%周直肠管壁剂量达到39 Gy与慢性直肠反应(≥3 级)明显相关。

大量实验研究发现，在常规剂量分割模式下的放射治疗中，血管内皮细胞及血管基本上不会受到放射性损伤，并且在治疗过程中肿瘤组织内的异常新生血管会逐渐正常化，而肿瘤组织细胞的乏氧状态将逐渐得到改善，进而放射敏感性得到进一步提高。而在大分割放射治疗模式中，其机制却相反。单次大于 10 Gy 的放射治疗剂量或仅以数次大于常规分割放射剂量照射达到 60 Gy 时，就可造成血管内皮细胞的严重损伤和凋亡，从而导致严重的血管损伤并使肿瘤组织微环境发生明显改变，最终导致肿瘤组织细胞的间接死亡。肿瘤组织内部的肿瘤组织相关成纤维细胞参与了较低剂量所导致的 DNA 损伤的修复过程。单次分割剂量大于 10 Gy 的大分割放疗模式也会造成这些成纤维组织细胞的不可逆的衰老及损伤，进而导致组织细胞因子及组织生长因子释放状态的明显改变，从而使受放射线照射后的肿瘤组织细胞的生物学行为发生改变。实验研究发现，在 10 Gy 以下及 10 Gy 以上的单次分割剂量的大分割放射治疗中，其对肿瘤组织的微环境影响可能存在明显差异性。

目前体部立体定向放射治疗(stereotactic body radiation therapy, SBRT)技术在临床应用中的作用逐渐得到认同。体部立体定向放射治疗是一种采用高剂量摧毁颅外肿瘤的无创立体定向放射治疗技术。其治疗肿瘤的局部控制率明显高于传统常规分割放疗模式，毒副作用相对也比较轻。与单次高剂量分割模式的立体定向放射外科(SRS)不同的是，由于恶性肿瘤多数为早反应类型组织，为了在治疗恶性肿瘤的同时保护其周围的晚反应正常组织，采用分次的立体定向放射治疗技术更加符合放射生物学原理。SBRT 采用分次剂量较大、治疗次数相对较少的大分割放射治疗模式，靶区剂量分布高度适形，靶区边缘剂量下降非常陡峭。在给予这样一个非常有效的生物学毁损性剂量的过程中，在正常组织和目标靶区之间可以发生戏剧性的组织效应，但是无论剂量和分次如何，组织效应依赖于 3 个基本因素，即照射剂量(包括分次剂量)、被照射体积、组织细胞的放射敏感性(包括正常组织细胞和肿瘤组织细胞)，并且这些因素是相互依赖的。如：组织照射同等剂量后，正常组织的不同容积效应可以表现为无任何察觉的变化到严重的功能异常，进而毒副作用和表现也可以是多种多样的。

实验研究显示，LQ模型只能较为准确地应用于小于 α/β 值的分次剂量的换算，而不适用于大剂量 BED 的换算。一般认为，虽然采用传统的 LQ 模式不能准确地将常规分割剂量转换为 1～5 次的剂量，但是因为没有更好的模型可以利用，所以临床上仍常采用该模型进行 BED 换算。根据体外不同的细胞系模型实验的结果，将常规分割剂量转换为 SBRT 的剂量偏低，转换出的 2～5 分次剂量误差率在 5%～30%范围内，转换为单次的剂量更加明显减低。鉴于分次治疗过程中存在乏氧肿瘤组织细胞的再氧合，以体内模型转换出的剂量较实际测量剂量偏低更加明显，转换出 2～3 分次 SBRT 剂量误差率在 20%～30%，转换出的 4～5 分次 SBRT 的剂量误差率在 25%～40%。

常规放射治疗要求靶区内剂量均匀一致，普遍认同"在靶区内低于处方剂量 10%剂量的肿瘤体积应少于 10%"的原则，只有这样才能保证肿瘤控制概率(TCP)不下降。Niemierko 和 Goitein 在 1993 年发表了关于肿瘤等剂量分布冷点对局部控制率影响的关系曲线，假设 60 Gy/30 次的靶区剂量是均匀的，TCP 为 50%，当肿瘤内有 30%亚体积的剂量低于处方剂量的 10%时，TCP 从 50%降低至 35%～40%；而当肿瘤 10%亚体积的剂量低于处方剂量的 30%时，TCP 将低于 10%。这表明冷点剂量比冷点体积对疗效的影响更大。因此，在大分割放疗模式如 SBRT 技术的实施中，靶区剂量是不均匀的，治疗计划设计允许存在热点剂量，但不允许靶区内冷点剂量低于处方剂量的 90%以下，否则将会面临复发的风险。

已有大量数据表明，放射损伤效应受多重因素的影响，而一个比较明确的影响因素是两个"半修复时间"：一个是 0.2～0.4 h，另一个是 4 h。有学者计算采用 2～23 Gy 持续照射 2 h 的放射生物学效应，在 1 h 的持续照射中，对 2 Gy 分次剂量的 BED10(α/β=10 Gy)的损失仅为 5%；对 23 Gy 的分次剂量损失高达 10%～15%，而且实际 TCP 的损失更大，但以 BED3(α/β=3 Gy)计算的晚反应损伤可降低 30%。因此，不同的分次剂量和不同的照射时间对晚期并发症的影响是不同的。在 SBRT 的临床应用中，权衡照射时间长短对早反应和晚反应组织生物效应的差异，建议每次大分割放射治疗时间最好控制在 20～30 min 以上。

此外，大分割放射治疗模式中靶体积对提高剂量的影响也逐渐得到认识。例如，一个外扩 0.5 cm 边界的 5 cm 直径球形靶区的体积为 66 cm^3，如果将 5 cm 降低至 4 cm，体积会减少一半，变为 34 cm^3，此时可将照射剂量提高 2 倍。如果再去掉 0.5 cm^3 的外扩边界，直径降低为 3 cm，体积则变为 9.5 cm^3，此时可将照射剂量提高到体积为 66 cm^3 的 5～7 倍。如此大的剂量可杀灭靶区内的所有细胞。如果肿瘤生长在并联器官内，除非靶区内含有放射敏感的结构，通过 SBRT 毁损这样一个小体积的组织将不会影响器官的整体功能。因为到达靶区剂量的射线不可能完全避开周围正常组织，所以在考虑靶区剂量的同时，必须重视 3 个剂量的相互关系，即 GTV 内剂量、PTV 外周剂量以及整个器官的平均剂量 D_{mean}(全器官减去 GTV 后的平均剂量)。在 SBRT 的临床应用中，在提高靶区剂量的同时，还要考虑到降低整个脏器的平均剂量，如在肺癌 SBRT 治疗中，建议尽量将全肺 D_{mean} 限制在 18～22 Gy(2 Gy/次分割模式的等效剂量)以下，以确保不会发生≥2 级的放射性肺损伤。

20 世纪 70～80 年代，在放射治疗界特别是在美国放射治疗界流行提高分割次数，对早反应组织与晚反应组织剂量-效应曲线的差异加以利用，以降低晚期反应的严重程度。然而，近年来的趋势却大相径庭，单次剂量大于 2 Gy 的根治性放疗重新吸引了放射治疗界的兴趣。以下 4 组研究均为大分割放射治疗提供了有利的证据。

(1) 越来越多的证据表明前列腺癌肿瘤细胞的 α/β 值很低，为 2～3 Gy，不同于其他肿瘤细胞，而是与晚反应正常组织相近。这也使得经典的 35 次或更多次数的分割照射在治疗前列腺癌上显得并不合适。而分割次数少、单次分割剂量大的外照射或者数次高剂量率的近距离照射却能取得更佳的肿瘤控制率，并且不增加正常组织的损伤。

(2) 一些主要研究头颈部肿瘤分割模式的大型试验，尤其是 CHART 试验，清楚的显示了“加速”分割的重要性，也就是说减少总治疗时间可以提高局部控制率。另一方面，晚反应正常组织损伤修复所需时间较长，这就严重地限制了在较短的时间内进行多次分割照射的模式，如每日多次照射模式。那么，唯一可以变通的方法就是提高单次照射剂量，以减少总治疗时间。

(3) 近年来，调强放疗(intensity-modulated radiation therapy, IMRT)、断层放疗、质子治疗等精确放射治疗技术带来了更加合理的剂量分布，受到高剂量照射的正常组织体积进一步减少。由于先进的放射治疗技术大幅度地降低了正常组织的放射线受量，这使得提高单次放射剂量成为现实，让通过增加分割次数来减轻晚期反应的努力成为多余。但是，应该提出注意的是，过分减少肿瘤周围受照体积可能导致部分肿瘤“脱靶”现象。

(4) 碳离子治疗的发展带来了许多有关大分割放射治疗的临床研究，甚至于仅进行单次照射。然而，目前尚且难以确定的是，碳离子放射治疗所带来的巨大获益是源于其优越的剂量分布还是其相对较高的 LET 值。

以上所有研究表明大分割放射治疗，即分割次数少、单次剂量高、总治疗时间短的照射模式已经成为放射治疗的新选择。但是，对于大分割放疗所可能带来的不可接受的，甚至是灾难性的晚期并发症的恐惧仍然限制了很多放射治疗中心对其的应用热情。任何既往提出的观点，即使经过严格的临床试验被证明能够带来获益，在临床实际应用时也应当谨慎。大分割放射治疗能够方便患者，同时能够降低医疗系统的费用支出。然而，以降低肿瘤局部控制率或增加正常组织毒性为代价去盲目支持某一种治疗模式都并不是明智的选择。

虽然某些大分割放疗模式(如 SBRT)在并联器官的临床应用上已经很成熟，在部分肿瘤(如早期非小细胞肺癌)的治疗上都取得了令人鼓舞的成果。但是，大分割真正的量效特点是什么？相关正常组织损伤的机制有哪些？迄今为止，仍有许多的问题没有得到明确的答案。临床多年来从常规分次放射治疗方案中获得的放射生物学相关知识不能完全应用到大分割放射治疗模式中。因此，大分割放射治疗模式(如 SBRT)还需要在经典放射生物学基础上进行大量的进一步深入研究。大分割尤其是 SBRT 在串联器官肿瘤的治疗上还存在很大的技术难题。期待通过与化学修饰结合或调整剂量模式后，在串联器官上进行大分割放射治疗能有新的突破，发挥出大分割放射治疗的最大潜能，使其在肿瘤的综合治疗中为广大肿瘤患者创造更多的根治机会。

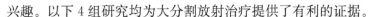

第九章

治疗计划的设计和评估

第一节　放疗方案的设计

一、放疗方案的确定

医学界目前公认的发展趋势是循证医学、规范化治疗和个体化治疗。恶性肿瘤的主要治疗方法有手术、放射治疗、化学治疗和生物治疗等。肿瘤治疗研究的进展表明，科学的综合治疗不但可提高肿瘤的治愈率，还可使患者的生存质量得到最大限度地改善。

放射治疗的目的是利用放射线来治疗各种恶性肿瘤。据国内外文献统计，所有恶性肿瘤患者中的70%左右，在病程的某时期需作放射治疗。在放疗实施前应尽可能获得肿瘤的病理学或细胞学诊断以免因误诊而误用放射治疗。此外，对于一些目前尚无特殊疗法的良性疾病，临床实践证明有肯定疗效的，也可以考虑用放射治疗，如椎体血管瘤、垂体腺瘤等。放疗医生在肿瘤患者明确诊断后，需要放射治疗时，要根据患者肿瘤的病理类型、分期以及全身情况等因素来确定合适的放疗目标。

按照治疗目的可将放射治疗分为根治性放疗和姑息性放疗两大类。根治性放疗指患人通过放疗可以达到治愈并获得长期生存的目的，临床上对一般情况较好、没有远地转移的头颈部肿瘤、肺癌、食管癌、皮肤癌、宫颈癌及恶性淋巴瘤等患者，都有可能做根治性放疗，或包括根治性放疗在内的放化综合治疗。根据具体肿瘤临床情况确定靶区、照射方法和剂量。姑息性放疗则是指通过放疗达到局部控制或缓解肿瘤所致的症状(如疼痛、出血等)，主要用于中、晚期肿瘤患者(如骨转移癌、脑转移瘤)的治疗。

二、放射治疗计划的设计

临床医师根据放射治疗目标制定放射治疗计划，治疗计划设计定义为确定一个治疗方案的全过程。通常包括3个方面：①影像(CT/MRI/PET)的输入及处理；②医师对治疗方案的要求及实现，包括靶区的勾画及剂量分布、重要器官的勾画及其限量、剂量给定方式等；③计划的设计；④计划确认及执行中精度的检查和误差分析。

放射治疗计划是实施放疗的重要部分之一，是物理师根据医生规定的靶区和正常组织所接受的剂量要求，通过治疗计划系统（treatment planning system, TPS）来设定如何利用射线来满足治疗需要的过程。治疗计划设计是一个使患者得到最优化治疗而确定各种治疗参数的过程。合理恰当的放疗计划，才能够保证获得理想的疗效。放射治疗参数包括定义靶体积、定义正常组织（敏感器官）、剂量处方（dose prescription）、剂量分次模式、患者体位、剂量计算和分布、剂量评估和确认、治疗机设置。放射治疗计划尤其是调强放射治疗计划的设计是一个非常复杂的过程。需要从业人员有非常丰富的经验和先进的计算机计划系统。现在的计划系统大多是逆向设计计划，在强大的计算机系统的辅助下，制定出最优的计划，最大限度地满足对肿瘤照射剂量的要求和对正常组织的保护。

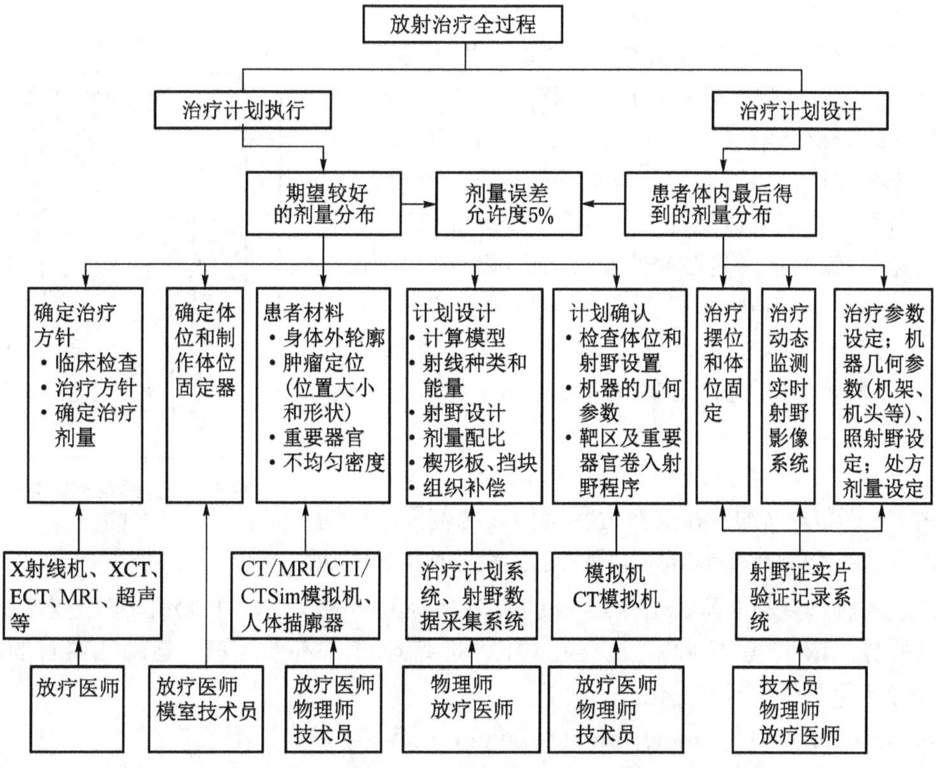

图 9-1　放射治疗过程及质量保证和质量控制

（一）临床剂量学原则

多年的临床实践告诉我们，一个较好的治疗计划应满足下列 4 项条件：①准确地治疗肿瘤剂量。照射靶区的确定相当重要，靶区不仅要包括原发肿瘤，还应包括潜在亚临床病灶、有潜在转移可能的区域淋巴结，以及由于器官运动和摆位误差而应外放的边界。然后严格按照临床医师给出的靶区处方剂量予以照射。靶区所接收剂量是否准确，会直接影响对肿瘤的控制和治疗疗效。②照射区域内剂量分布均匀。照射区域内剂量梯度变化＜±5%，而且要求90%以上的等剂量曲线必须包绕需要照射的肿瘤区。以免部分肿瘤细胞因照射剂量不足而复发概率增加。肿瘤体积所接收的剂量均匀性,会直接影响肿瘤的局部控制率。③照射野设计时应尽量提高肿瘤区域内剂量,尽量降低照射野内正常器官或组织的受量。在放射治疗过程中,有一部分正常组织不可避免会受到一定程度的照射,通过选择不同的照射技术和照射野的设计,尽量减少正常组织的受量。④保护肿瘤周围重要器官。计划设计时,应特别注意避免肿瘤周围重要器官的照射,重要器官的照射剂量应不超过其允许耐受量的范围,如食管癌放射治疗时要保护脊髓免受照射,以免引发严重的并发症。以上4点称为临床剂量学四原则。

(二) 外照射靶区体积的规定

国际辐射单位和测量委员会(ICRU)第50和62号报告的规定已被广泛用来进行对照射体积和剂量的描述,这将有利于放射肿瘤学工作者更好地按照规定执行治疗方针,并能与国内外放疗中心直接进行经验交流。

1. 大体肿瘤体积(gross tumor volume, GTV)

大体肿瘤体积是指临床或影像检查所获得的恶性肿瘤大小、位置和范围,包括原发肿瘤及转移淋巴结。

2. 临床靶体积(clinical target volume, CTV)

临床靶体积包括了GTV、需要杀灭亚临床病灶。ICRU 62号报告将亚临床病灶分为两种:邻近GTV的亚临床浸润和与GTV有一定距离的亚临床浸润。这两种情况的复发风险可能不同,需要照射的剂量也可能不一样。CTV要大于GTV,在有些情况下需要定义一个以上的CTV,GTV和CTV的确定属解剖形态和生物学的范畴,与治疗技术无关。

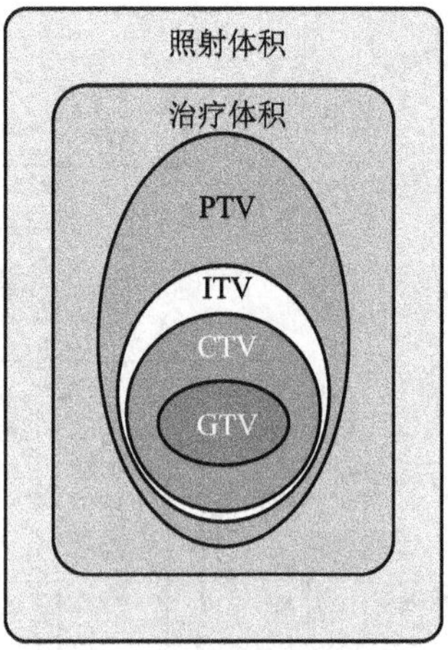

图9-2　外照射靶区体积示意图

3. 内在靶体积(internal target volume, ITV)

由CTV和外面的内在安全边界所构成的范围。所谓内在安全边界(internal margin, IM)是考虑到因器官运动(如呼吸、膀胱和直肠充盈状态变化、心脏搏动等)而引起的CTV内边界位置的变化所需要外放的边界。IM通常不对称地围绕在CTV的周围,用来补偿生理性运动和器官的位置、大小和形状等方面的所有变化。

4. 计划靶体积(planning target volume, PTV)

为了确保人体内的CTV能得到既定的照射剂量,考虑到器官生理运动、摆位误差、机器误差、多次治疗之间的误差等因素,在CTV基础上外放一定范围所形成的摆位边界(setup margin SM)。SM是因摆位误差、机器误差、多次治疗之间的误差而需要外放的边界。PTV为几何概念,专用于治疗计划设计与执行,以确保靶区得到规定的治疗剂量。勾画靶区时,PTV可以与CTV十分接近,也可以远远大于CTV,PTV也相应CTV有多个存在。PTV不考虑半影,在CTV方向上可以不一致。PTV最好不与危及器官体积(PRV)重叠,同时应避免PTV与危及器官(OAR)重叠。设计PTV时,应将CTV漏照危险与并发症危险平衡,为避免某些严重并发症,有时可能要牺牲部分CTV。

5. 治疗体积(treatment volume, TV)

指特定的处方剂量对应的剂量曲线(90%,甚至 95%剂量线,由放射肿瘤医师确定)所包括的照射体积。

6. 照射体积(irradiation v01ume, IV)

由若干个照射野形成的、需要考虑正常组织受量的一个照射范围,由 50%剂量线规定。照射区的范围直接反映了正常组织所受剂量的大小

7. 危及器官(organs at risk, OAR)

指可能因照射而受到损伤的正常组织和器官,其放射敏感性能明显影响治疗计划。在确定危及器官时,应考虑器官运动和治疗摆位误差的影响,扩大后的体积称为计划危及器官体积(planning organs at risk volume, PRV)。危及器官和组织按功能可分为并形结构(如肺)、串形结构(如脊髓)、串形-并形结构(如心脏)。并形结构主要受照射体积和平均剂量的影响. 串行结构的并发症概率主要决定于所接受的最大剂量。在确定危及器官的受量时. 应考虑其放射生物学类型。

(三) 体位选择和体位固定

治疗体位的选择及体位固定技术是放射治疗计划设计与执行过程中非常重要的一个环节。舒适、可重复的治疗体位能够便于模拟定位与治疗的实施,在选择体位时还需要考虑摆位难易程度、放疗布野的需要、患者健康状况、该体位是否便于图像采集等因素。

合适的体位既要考虑到布野的需要,又要考虑到患者的健康条件和每次摆位时体位的可重复性。有时为了让射线避开敏感的正常器官或组织,可能需要患者采取特殊的体位;(如:驼背的患者,采取侧卧位较为舒服)。对于患者来说,越是简单的、舒适的体位越是容易保持和重复,如仰卧体位明显优于俯卧体位,但是这种体位往往又不能满足最佳布野的需要。所以在确定患者治疗体位时,首先要根据治疗技术的需要,借助治疗体位固定装置让患者获得一个较为舒适、重复性好的体位。患者在 CT 扫描及治疗过程中其固定装置是否会与治疗机器碰撞也是一个需要考虑的问题。

体位固定是为了保证每次照射的重复性以及技术员摆位的准确性,胸、腹部肿瘤常采用真空体模、热塑体模等。在体位固定前应教会患者如何正确使用固定装置,特别是因为脏器生理运动造成靶区在体腔内的位置不确定的患者,应该训练患者在治疗期间尽量不做深呼吸,学会做小幅度的平静呼吸运动,同时尽量避免咳嗽。绝大多数的患者由于不了解放疗的过程,在体位固定装置制作时会相当紧张。所以应当在患者处于放松和舒服的状态下,尽快采取自然体位作为治疗体位。如果在患者紧张的情况下做体位固定,由于精神紧张. 肌肉也会收缩,这样的体位在以后的治疗时往往很难重复。

(四) 模拟定位

放射治疗计划主要通过模拟定位来确定出肿瘤的范围及其与周围正常组织和器官、患者身体轮廓的关系。模拟定位的方法目前主要有两种:常规模拟定位和 CT 模拟定位(表 9-1)。常规模拟是基于 X 线技术的二维模拟过程。CT 模拟是以 CT 图像为基础,可与其他影像学图像(如 MR、PET)相融合来对照射靶区进行确定和计划设计的三维模拟过程。目前临床上最常用的是方法是 CT 模拟定位技术。

表 9-1　CT 模拟和常规模拟的比较

	CT 模拟	常规模拟
图像获得方式	CT 扫描、虚拟透视	平板 X 线透视或摄片
图像显示	任意切面、三维显示	单一、平面
等中心确定	系统自动确定	骨性标志、气腔、轮廓等
模拟过程	完成 CT 扫描后离开	患者始终保持治疗体位
靶区及危及器官	任意角度、显示清晰	图像获取常较差
射野间关系	不同角度、任意显示	不能显示
计划设计	复杂、多野非共面	简单
图像融合	有	无
计量计划 DVH	精确、有	简单、无
动态图像	无、DRR 图像质量差	有

CT 模拟定位技术经过近 20 年的发展和多年临床应用，同时随着三维适形放射治疗和调强适形放射治疗技术渐趋普遍的开展，已成为精确放射治疗过程中不可或缺的技术。利用 CT 进行定位，其图像上有较高的组织对比度（在每一层图像上均能较清晰地显示肿瘤的范围以及肿瘤与周围脏器之间的关系）。通过三维重建，可以清楚地显示靶区与周围正常器官之间的关系，为照射野设计与剂量分布的优化提供了更加直观的图像信息。同时可大大提高放射治疗精度，有助于提高靶区剂量，降低正常组织的剂量，从而有助于提高肿瘤局部控制率，同时降低正常组织和器官的放射性损伤。

（五）治疗计划系统（TPS）

TPS 就是治疗计划的一种量化工具，主要通过对放疗计划进行模拟设计和计算。得到患者体内模拟剂量分布的计算机系统。一般包括图像输入和处理、医生对治疗方案的要求及实现、计划评估、计划确认与计划执行中的精度的检查和误差分析等。

20 世纪 70 年代，随着 X 线模拟机的出现，二维治疗计划系统应运而生，由于当时没有 CT、MRI 等现代影像设备，只能借助体表轮廓图和拍摄治疗部位正侧位 X 线片方法，得到治疗部位有限的含有靶区、重要器官的几何近似体模图。二维治疗计划系统不能做组织不均匀校正，而且只能做共面射野的计划，非共面计划几乎不可能。因为二维治疗计划系统没有评估工具，一般只靠观察等剂量线与靶区和重要器官间的关系。20 世纪 90 年代，随着计算数学、计算机技术的进一步发展，出现了三维治疗计划系统。三维治疗计划系统有多种功能。不仅有患者治疗部位二维图像的显示，计划设计者具有更多的自由度去选择、观察和设定射野的入射方向及射野形状，或放射源位置。三维治疗计划系统克服了二维治疗计划系统的局限性，具有十大基本功能。

（1）治疗部位解剖结构的三维描述（包括患者坐标系的确立）。

（2）带有立体定位框架标记的 CT、MRI 等影像应成为计划设计的基础。

（3）照射野或放射源应有三维空间位置的描述，并可在任何方向上显示其位置。

（4）剂量计算应在三维剂量网格上进行，剂量计算网格应包括靶区及其感兴趣区的范围。

（5）体外照射剂量计算必须计入下述影响因子：患者体外轮廓的三维形状；三维电子密度（由 CT 值转换）及其对原射线的影响；照射野或放射源的三维位置和形状；照射野三维扩散度；照射野三维平坦度、对称性；楔形板、挡块、补偿器等线束修正装置的三维散射的影响；不均匀组织的三维散射影响。

(6) 剂量分布及其评估工具必须用三维方式，如三维剂量分布显示、剂量-体积分析及其他诸如生物效应因子等评估方式。

(7) 计算速度必须足够快，便于治疗计划设计时人机交换信息。

(8) 计划系统必须带有计划验证和确认的手段和工具，以便验证治疗计划的精确性。

(9) 具有射野模拟(通过 DDR)显示功能(CT simulation)。

(10) 具有逆向治疗计划设计(inverse planning)的功能，即作调强适形放射治疗(IMRT)和逆向组织间插植放射治疗计划设计的功能。

(六) 患者影像解剖数据的获得和处理

患者治疗部位影像解剖数据的获得与输入是治疗计划设计的主要内容之一，它的获得方式和数据的完整性直接影响到治疗方案设计的优劣，也是划分二维或三维治疗计划系统的标准之一。ICRU 第 42 号报告总结了目前获得患者治疗部位数据的常用工具、获得方式和输入到治疗计划系统的途径。患者的影像解剖数据主要包括 CT、MRI、DSA 和 PET 等断层扫描图像。这些数据或信息主要用于：①阐明或帮助医生了解患者治疗部位的临床情况，如病变的性质、特征等；②提供有关靶区范围及靶区与周围重要组织和器官的相互关系；③进行治疗方案的初步选择；④显示照射野或放射源位置；⑤显示和评估剂量分布；⑥进行治疗方案的模拟、验证和比较；⑦观察照射反应等。

现代三维治疗计划系统中，所有解剖结构都是以 CT 值的三维矩阵转换成相应的三维电子密度的方式表示的。所以 CT 图像是放疗计划设计的基本图像，但也需要诸如 MRI、PET 等影像的辅佐，TPS 可以进行 CT 与 CT，CT 与 MRI 以及 CT 与 PET 的图像融合，发挥不同影像学检查的优势，从而得到更为合理的靶区解剖数据，有助于临床医生精确确定或勾画出肿瘤、周围淋巴结(即 GTV)的范围，以及周围重要的器官和组织的范围。治疗部位解剖结构不仅是计划设计的基础，也是计划评估的依据。

(七) 计划设计

采用放射治疗计划系统(TPS)设计治疗计划，放射物理师根据临床治疗小组对具体患者靶区及周围正常组织的剂量要求，按射野设计原理进行治疗计划的设计。应结合本部门所拥有的放疗设备的实际情况，通过选择能量、射野大小、剂量比、楔形板等，尽量获得较满意的剂量分布。目前绝大部分医院使用 TPS 进行三维适形放疗和调强放射治疗计划的设计。

调强放射治疗计划的目的是找到达到某一临床目标的治疗实施方案，即确定射线种类、能量、射野方向和数目、射野形状和权重等治疗实施参数。因为计划及实施的复杂性，调强放疗通常使用计算机逆向优化的方法求解，即从临床目标出发通过优化得到治疗实施参数。放射治疗是通过物理手段实现生物学的目的，因此计划优化时，通常将临床目标转化为物理目标或生物目标，并以数学模型的形式表达，通过物理优化或生物优化来实现。调强放疗的治疗原则是用非均匀射野从多个不同方向(或连续旋转)来治疗患者，这些射野已经过优化，可以使靶区受到高剂量照射，而周围正常组织受照射剂量可以接受。治疗计划系统将每个射野分为大量的小子野，各子野的强度或权重由计划系统确定。射野的优化过程即逆向计划设计过程，通过调整各子野的权重或强度，以满足预期的剂量分布要求。

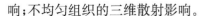

第二节 计划评估

放射治疗计划应当从放射生物和放射物理两个方面来评估。物理学指标有平面剂量分布显示、剂量体积直方图(dose volume histogram，DVH)和适形指数(conformal index，CI)等;生物学指标有肿瘤控制率(tumor control probability，TCP)、正常组织并发症概率(normal tissue complication probability，NTCP)、等效均匀剂量(eouivalent uniform dose，EUD)或有效剂量(effective dose)和有效体积(effective volume，EV)等。放疗计划设计完成后,计划的评估主要从以下几方面进行考虑。

(1) 是否符合临床剂量学原则,照射区域内剂量分布是否均匀

剂量曲线是用于平面剂量分布显示中最普遍的方法。等剂量曲线是在某一层面上剂量矩阵中具有相同剂量的点的集合,通常是由一系列的剂量值产生并同时显示出来,一般用不同颜色的曲线代表不同的剂量摄取值叠加到灰度适当的影像上。这种显示方法很容易说明在特定的层面上穿过解剖结构的剂量水平,同时可以看到剂量梯度和均匀性。曲线的间距密集说明剂量梯度大,而曲线的间距大则表示剂量梯度小。如果有几条等剂量线穿过靶区.说明靶区的剂量分布不均匀。对三维剂量分布,以产生等剂量曲线同样的方法产生等剂量面。等剂量面是与患者的三维表面解剖模型一起显示的,通常一次只显示一个剂量水平。等剂量面也可以帮助计划制定者决定哪一个剂量水平能使靶区达到理想的剂量覆盖。另一种常用的剂量显示方法是剂量彩色涂抹法。可将灰度图像中的像素按照它所受的剂量着色,用色彩查找表来搭配剂量和颜色。为了简化显示,可用色带而不是用连续的色板来显示,色带的跨度为5%或10%的剂量范围。剂量涂抹也用于显示剂量差异,即从两个待选的治疗计划中扣除剂量,再覆盖到适当的图像上,如:蓝色改变可以用来代表冷点;而红色改变用于代表热区。

注意95%或90%等剂量曲线是否能够完整包括靶区、靶区内剂量分布是否均匀、有无剂量的热点或冷点、正常器官的剂量分布是否符合要求等。根据临床剂量学的原则,从中选出“最佳治疗方案”,最后的治疗计划要得到临床医师的认可才能实施。

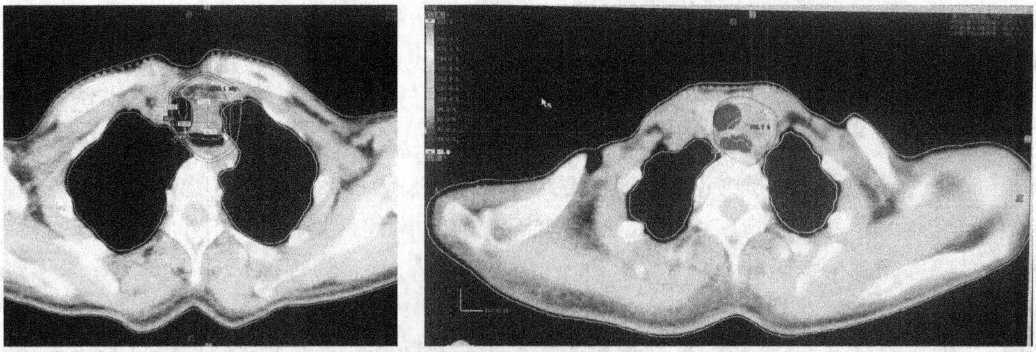

图 9-3 等剂量线与等剂量面

(2) 肿瘤组织和危及器官的DVH图是目前评估治疗计划的一个重要指标

DVH是评估计划设计方案的最有力工具，主要用于定量描述所定义的体积(如PTV、危及器官)内吸收剂量的三维分布信息。DVH只表示有多少靶区或危及器官体积受到多高剂量的照射。最佳治疗计划应使100%体积的靶区接受100%的等中心剂量，同时危及器官内100%体积接受的剂量为零。DVH有积分(cumulative DVH)和微分(differential DVH)两种表达形式，最常用的是积分形式。积分DVH的意义是显示受到等于或大于某一剂量的体积。如果在等份的剂量维度上统计落在每一个间区的剂量点数，则得到微分形式的DVH，它的意义是显示靶区或某正常组织受到某一照射剂量的体积。微分DVH能很好地表达剂量分布的均匀度，对评价靶区剂量的均匀性很有益处。而积分DVH对评估OAR的某一体积份额所受剂量比较直观。

因为危及器官所接受的剂量水平不均匀，通过危及器官积分DVH来判断治疗方案的优劣时需要考虑以下几点：当一个计划的危及器官DVH曲线总是低于另一个计划的DVH曲线值时，则前者优于后者；当两个计划中危及器官的DVH曲线有交叉时，如果危及器官是串形组织(如脊髓)，决定治疗方案取舍的高剂量端；如果危及器官是并形组织(如肝、肺等组织)，则并发症的发生概率可能相等。根据DVH图可以直接评估高剂量区与靶区适合度，由适合度来挑选较好的治疗计划。但由于DVH图没有空间概念，其不能表明靶区内的低剂量或危险器官内的高剂量区的具体位置。DVH不能显示所定义体积内何处剂量过高或剂量不足，所以评估一个放疗计划的优劣时，应将DVH和剂量分布图相结合进行评估。一般TPS除了提供积分DVH和微分DVH外，还可提供多种计划方案积分DVH的比较。如果某个计划靶区DVH分布优于其余，而且危及器官的DVH曲线也总是低于其余，则毫无疑问该计划是较好的计划。如不然则需权衡利弊，选择物理师和医生都可接受的折中方案。

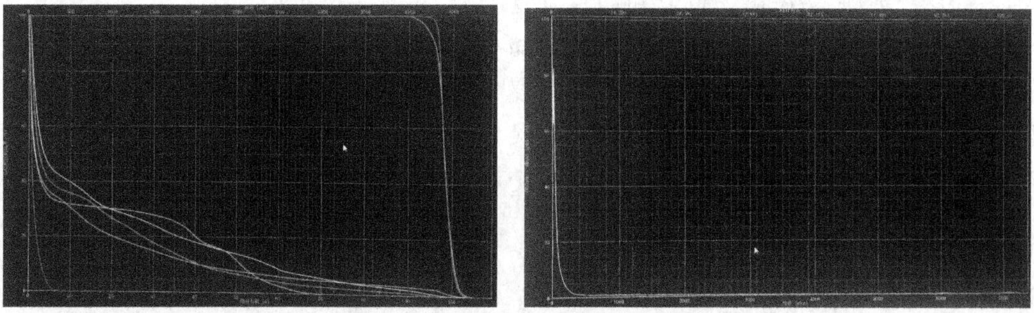

图9-4 积分DHV图与微分DVH图

(3) 适形指数大小

适形指数是指治疗体积(TV)与计划体积(PTV)之比，反映TV的形状和大小与PTV的符合程度。一个比较好地放疗计划其适形指数应略大于1，即治疗体积应略大于计划体积，如果适形指数小于1，则肿瘤组织有可能漏照；如果适形指数远大于1，则正常组织受照过多。理想的治疗计划应是TV和PTV完全一致，CI值为1。但现实中受照射技术的限制，不可能达到这一点，一般3D-CRT技术可以获得CI>0.5，IMRT技术可以获得更高的CI值，CI值越高则意味着有更好的适形度。

(4) 危及器官及其剂量

危及器官(OAR)指可能卷入射野内的重要组织或器官，它们的放射敏感性(耐受剂量)将显著影响治疗方案的设计或靶区处方剂量的大小。与计划靶区PTV的定义一样，在勾画危及器官范围时，应考虑器官本身运动和治疗摆位误差的影响，其扩大后的范围，称为计划危及器官(PORV)。危及体积(RV)指危及器官 OAR 卷入射野内并受到一定剂量水平照射的范围。RV 的大小和受照射剂量水平直接关系到该器官因照射引起的可能的损伤即正常组织并发症概率的大小。因此在计划设计时，应注明 RV 的范围及其相应的剂量大小。

(5) 肿瘤控制概率(TCP)和正常组织并发症概率(NTCP)

肿瘤控制概率(TCP)是消灭肿瘤细胞的概率，随剂量的变化而变化。达到 95%的肿瘤控制概率所需要的剂量，定义为肿瘤致死剂量(TCD)。正常组织并发症概率(NTCP)是正常组织发生放射并发症的概率，也随剂量的变化而变化，正常组织放射并发症是指经过照射后造成器官或组织的某种损伤，如放射性肺炎、眼失明、心包炎等。正常组织的耐受剂量 $TD_{5/5}$、$TD_{50/5}$ 为产生 5%或 50%相应损伤的概率所需要的剂量。TCP 和NTCP 随剂量的变化呈“S”形曲线。

临床经验表明放射治疗对肿瘤和正常组织的作用结果是剂量、体积和时间的函数。因此，这 3 个因素应该被包含在 TCP 和 NTCP 的模型中作为模型变量。放射治疗与下列因素之间存在一定关系：①提高剂量则对肿瘤和正常组织的损伤均提高(提高了 TCP/NTCP)；②被照射的正常组织体积越大，则 NTCP 越高；③肿瘤体积越大，则 TCP 降低；④每分次的剂量提高，则对 TCP 和 NTCP 都提高；⑤缩短总体治疗时间，则 TCP 和 NTCP 都提高。

这些关系的量化是建立 TCP 和 NTCP 模型的主要目标。在日常治疗计划中，剂量和体积关系是最为重要的，时间因素在设计新的分次计划时起着重要的作用。TCP 和 NTCP 是从生物效应分布角度，进行治疗方案的评估和比较，是物理评估工具 DVH 的一个重要发展和补充。一个好的治疗方案应使肿瘤得到最大可能控制率和正常组织的并发症的最小概率。

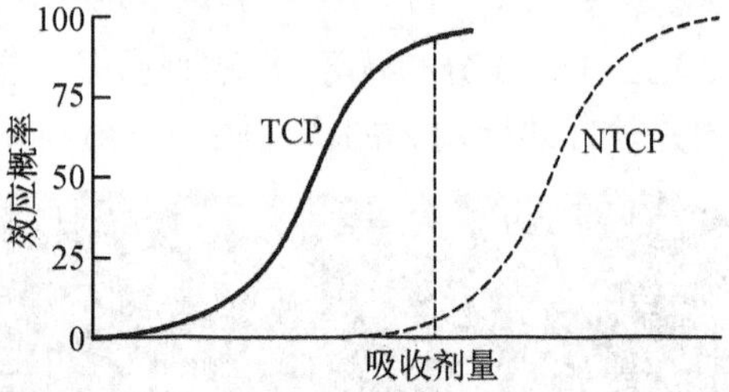

图 9-5　TCP 与 NTCP 随剂量变化图

第三节　计划实施的质量保证

现代精确放疗的基本原则和根本目标，都是在尽可能提高肿瘤区域精确高剂量、提高肿瘤控制概率的同时，尽量减少肿瘤周围正常器官的受照剂量、降低正常组织并发症概率，从而使肿瘤患者获得有效的治疗。而实现这一根本目标的关键是对整个治疗计划进行精心的设计和准确的执行，即在整个放射治疗中的每一个环节要严格贯彻放射治疗质量保证。从放疗全过程来看，放疗科的质量保证工作在具体执行过程中，应由放疗医生、放疗物理师、放疗剂量师和放疗技师共同来完成整个质量保证的内容，相辅相成，缺一不可。放疗医生负责治疗方针的制定、治疗计划的评定等内容，其中最重要的是受照射部位的外轮廓，肿瘤的位置和范围、周围重要器官的位置和组织密度，并规定肿瘤致死剂量和邻近重要器官的允许剂量等内容。物理师的任务是对治疗机及其辅助设备特性的确定和定期检查，获取患者图像数据、设计治疗计划、计算剂量，保证工作人员和患者的辐射安全及确定治疗计划的质量保证程序。放疗技师是放疗计划的主要执行者，具体负责治疗计划的某些方面如患者体位的固定、模拟定位和治疗计划的复核、执行等。

一、靶区剂量的确定和对剂量准确性的要求

肿瘤放射治疗的根本目标，不论是根治还是姑息放疗，都在于给肿瘤区域足够的精确的治疗剂量，而使周围正常组织和器官受照量最少，以提高肿瘤的局部控制率，减少正常组织的放射并发症。实现这个目标的关键是对整个治疗计划进行精心的设计和准确的执行。

(1) 不同类型和分期的肿瘤有一个最佳的靶区剂量。偏离这个最佳剂量一定范围，就会对放疗产生不良影响，这个靶区剂量的精确范围为±5%，不同的肿瘤类型和分期有一定差异。

(2) 正常组织耐受剂量的可允许变化范围比较小，即对剂量精确性要求更高。放射治疗所允许的靶区剂量的总不确定度不超过±5%，其中模体处方剂量不确定度为2.5%；剂量计算(包括使用的数学模型)不确定度为3%，靶区范围的不确定度为2%。因此，这方面质量保证一方面要加强对医院剂量仪的保管和校对、机器常规剂量的监测、射野有关参数的定期测量、模拟定位机和治疗计划系统性能的保证等，同时要采取积极措施确保靶区范围确定时的精度。

二、放射治疗计划实施过程中各阶段的质量保证

放疗计划实施过程包含许多的不确定性，所有这些不确定性都会影响治疗的精度，同时失误可能发生在放射治疗过程中的任何阶段，从而可能导致放射事故的发生。质量保证可以预防放射事故的发生，尽量减少在放射治疗中各种意外错误发生的可能，避免一切不必要的照射。以放射防护最优化为原则，以期用最小的代价，获得最大的净利益，从而使一切必要的照射保持在可以合理达到的最低水平。放疗计划实施过程的各个阶段都需要制定质量保证方案并严格执行。

1. 患者适应证的掌握

因为放射治疗的特殊性，要严格根据患者病情来决定是否给患者进行放射治疗。治疗前完善各项检查，尤其是病理学检查，确定治疗部位及范围。治疗过程中严密监测患者的血常规等各项生理指标，严禁超禁忌证治疗。

2. 体位固定及模拟定位

患者及其脏器在CT扫描、模拟定位和实施治疗过程中的运动会影响靶区和正常组织位置的确定，而这又会影响到射野的设置。由于调强放疗的治疗时间较长，患者在治疗过程中容易出现身体不自主的移动。所以在体位固定时应使患者的治疗体位舒适放松，才能够长时间地进行保持，并减少治疗期间的移动。同时该体位既要方便照射野的设置、又能尽量减少正常组织的照射以及并发症的发生。使用体膜等固定体位，固定好后把相关数据记录在标签上及时保存。该过程必须由一名主管放疗医生及一名定位技师共同完成。

3. 放疗计划设计阶段

主管放疗医生根据本放疗单位制定的治疗规程，结合患者影像、病理、实验室检查等临床资料数据定义临床治疗靶区，建立相关正常器官限量以及总剂量、分次模式、总治疗时间等参数。物理师或剂量师根据这些参数进行计划设计。设计的计划需经主管医生检验审核同意并经剂量验证合格后方可执行。

4. 治疗数据传输及记录

剂量师确认治疗计划系统计算得到的数据准确无误并能够安全实施后，通过科内网络传送至加速器。主管医生将根据临床要求计算的治疗数据记录在治疗单上，经检查无误后与设计计划的物理师或剂量师一起签字。

5. 铅模具的制作及验证

技术员根据治疗单数据要求制作铅模，验证铅模具的准确性(大小、形状与该方向照射区域投影相符合及模具厚度等)。在铅模上做好标签，标签内容包括姓名、性别、年龄、诊断、射野号等。

6. 剂量验证

由于调强放疗的剂量分布与靶区高度适形，且靶区边缘变化梯度大，所以任何环节的差错都会导致治疗误差。剂量验证是调强放射治疗质量保证的一个重要内容。调强计划剂量验证步骤为：通过CT模拟获取影像学资料；将完成的调强治疗计划导入模体中；在计划中获得所需点剂量值和两维剂量分布；用模体实际测量点剂量和两维剂量分布，与TPS的值进行比较。剂量验证方法主要有以下几点。

(1) 点剂量验证

点剂量验证需要验证模体和电离室。点剂量验证注意的是在CT模拟机扫描时应将电离室放在模体中一起扫描，以真实地模拟测量的实际情况，从而减少不必要的测量误差。点剂量验证的一个要点是剂量测量点选择，一般情况下选择为射野中心点。该点的选择原则是让电离室在剂量均匀处，以减少电离室因素带来的测量误差。

(2) 平面剂量验证

平面剂量验证设备有胶片剂量仪、半导体平面剂量仪和电离室剂量仪。治疗计划系统生成的单个调强野可被放在一个适当深度的立方体模内的胶片剂量仪验证。测量调强放疗射野时，必须先测出胶片的特性曲线，才能将胶片的响应转换为剂量值。胶片对不同能量的响应并不相同，测量低能光子或低能电子时，胶片的敏感性会增加。并且，胶片可能对射野边缘之外的区域具有更高的测量敏感性。利用胶片测量合成剂量分布时，在射束路径上平行于胶片的方向放置铅箔，过滤侧向散射后，有可能提高胶片的测量精度。每次测量后的所有胶片必须在同一时间冲洗，并且冲洗之前需要对洗片机的性能进行验证。洗片时的化学药物温度，以及显影剂和定影剂的浓度不应出现过大的起伏。同时，也要定期对数字化仪或扫描仪的空间强度、特征响应、噪声等情况进行评估，还要评估数据转换的精度，包括像素尺寸大小等。

(3) 三维剂量验证

COMPASS系统是一种三维剂量验证系统。它由剂量计算分析软件和用于数据采集的带有角度探测器的二维电离室矩阵MatriXX两部分组成；Deha4采用高灵敏度和空间分辨率的P型硅半导体矩阵采集数据，两个成角分布的探测器阵列。测量得到3D剂量分布，可实时测量不同照射野方向的照射，可在横断面、冠状面、矢状面显示整个计划或单野的 3D 剂量分布。COMPASS 系统是悬挂在机架上，而 Deha4 是固定在治疗床面上进行检测。

7. 治疗摆位时可能产生的误差

在治疗摆位过程中，可能产生两类误差：随机误差和系统误差。随机误差会导致剂量分布的变化，进而导致肿瘤局部控制率减少或正常组织并发症的增加。由于患者体位和射野在摆位和照射中的偏移，造成有一部分组织 100％机会在射野内，有一部分组织 100％机会在射野外，另有一部分组织可能在射野内也可能在射野外，所以控制治疗摆位过程中的误差对保证肿瘤的局部控制尤为重要。所有患者在放射治疗之前都需要进行治疗中心点的位置验证。患者放射治疗中心点验证是为了保证治疗区域的准确性，在放射治疗前必须验证患者的计划治疗中心点和实际治疗中心点的是否一致。如果验证结果显示，治疗中心和 CT 模拟时所标注的等中心点偏差超过一定范围（一般是 2 mm），则必须对患者位移加以校正（一般是移动治疗床），以确保摆位准确。验证方法有：①在专用 X 线模拟定位机上拍摄中心点区域的正、侧位片验证。②在 CT 模拟定位机上进行中心点区域扫描，然后三维重建后进行验证。③直线加速器上机载千伏级锥形束 CT（CBCT）比传统的 CT 更高的空间分辨率，密度分辨率也足以分辨软组织结构。通过获取和重建患者治疗中心附近一个体积范围内的 CT 图像，这个体积内的 CT 影像重建后的三维患者模型可以与治疗计划的患者模型匹配比较并得到位置偏差结果。④电子射野影像系统（EPID）拍摄中心点区域的正、侧位片验证。需要注意的是：不论哪种验证手段，都必须保证患者体位和治疗时的一致性。

8. 治疗计划实施

①放疗技术员拿到治疗单，在每次治疗前要进行“三查七对”。查看机器类型、射线性质、照射条件（照射距离、射线质、射野面积）、照射剂量、照射标志、摆位要求（照射方式、体位）、照射附件（填充物、固定器、挡块）、楔形板、照射要求；查治疗单内容是否清楚、是否有主管医生签名；查患者体表定位标志是否清楚：核对姓名、性别、年龄、住院号、诊断及医嘱、患者的电话号码及地址。②认真执行放疗单的医嘱，摆位时要按次序完成各项工作条件，尤其要注意体位、两照射野之间的重叠区、楔形过滤板的度数和方向，重要器官的遮挡和体位的固定及应放的填充物等。③摆位结束后核对距离、机架、机头的转角、射野面积、灯光野位置、体位的固定，必要时用室内激光定位灯，观察射出方向及应照射的范围和照射区是否正确。④治疗中技术员必须在监视器中仔细观察患者体位是否有移动，如果变动要立即停止出射线，进入治疗室核对有无变动，核对无误后再开机继续治疗。如变动较大或患者不能坚持该体位治疗，应记录下来并及时向主管医师汇报，以决定是否更改治疗计划。⑤照射完毕，摆位技术员进入室内应再核对照射野，体位有无移动变化（如有移动应记录下来或报告主管医师）。患者在第一次治疗的摆位必须在主管医生共同参与及指导下完成。每个患者治疗必须要有两位治疗技术员完成并签字。

三、物理设备的质量保证

物理设备的质量保证主要包括 4 个方面内容：治疗机和模拟机的机械和几何参数的检测与调整；加速器剂量监测系统和 ^{60}Co 计时系统的检测与校对；治疗计划系统；腔内组织间治疗和治

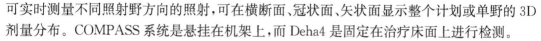

疗安全。各项内容的质量保证必须包括建立定期检查常规，使各项技术指标达到规定标准。

1. 模拟机和体外照射治疗机的机械和几何参数的检测与调整

常规治疗设备包括医用直线加速器、^{60}Co治疗机，其特点是结构复杂、易于出故障，必须对其机械和几何参数进行定期检查和调整。常规模拟定位机的机械和几何条件与治疗机的相同，因为其主要用于肿瘤定位、校位和治疗计划证实之用，所以必须按治疗机相同的要求对其机械和几何性能进行定期检查和检测，同时还要对其X射线部分按诊断X射线机的标准进行检测。大多数模拟机的焦轴距离是连续可调的，应对所使用的几种不同的等中心距离进行等中心精度的检测。CT模拟机是现代精确放疗技术实施过程中不可缺少的重要设备，其质量保证措施主要包括辐射剂量防护、机械几何参数、影像质量和CT虚拟软件等内容。

2. 等中心及指示装置

机头或准直器旋转轴应代表线束中心轴，并与治疗床的旋转轴重合，它们与机架旋转轴的交点称为等中心。医用直线加速器、^{60}Co治疗机及常规模拟定位机均做成等中心旋转型。无论是固定源皮距照射还是等中心给角或旋转照射，等中心位置和精度的确定都是非常重要的，它不仅代表了治疗机或模拟机的机械运动精度，而且是确定射野及其射野特性的基本出发点。肿瘤定位和治疗摆位过程中，要依靠激光定位系统指示和确定等中心在体内的位置。除特殊需要外，激光定位系统一般由装于两侧墙及天花板上的3个激光灯组成。两侧墙的激光束必须严格水平重合，并与天花板上的垂直激光束严格相交，交点必须与等中心严格重合。

3. 照射野特性的检查

(1) 灯光野与照射野的一致性

灯光野大小对应于实际射野的50%等剂量线的范围，两者的符合性应小于±2 mm。通常用胶片法检查两者的符合性。灯光野应每周至少测1次，并做记录。

(2) 照射野平坦度和对称性

照射野的平坦度和对称性不仅是射野剂量分布特性的重要指标，也是衡量和检验加速器和^{60}Co治疗机工作性能的试金石。照射野的对称性的变化不应超过±3%，^{60}Co机应每月检查1次，直线加速器(X射线和电子束)应每月检查两次。

(3) 射线质(能量)

照射野中心轴上百分深度剂量值的大小直接反映了射线质(能量)的高低。通过射野中心轴上两个不同深度处剂量比值的测量，可知射线质的稳定性。^{60}Co γ射线的能量不随时间变化，此项可不做。直线加速器X射线和电子线的能量应每月或修理后进行测量。

(4) 射野输出剂量的校测

^{60}Co治疗机应每月测量1次，并与衰变计算的结果进行比较，如果两者之差超过±2%时，应该查找原因。直线加速器每天或至少1周两次对参考射野(一般规定10 cm×10 cm)进行测量，并校对加速器的剂量监测仪的读数。如果偏差超过±2%，应首先检查束流加速、偏转及束流传输和均整(或散射)系统是否工作正常。

(5) 楔形板及治疗附件

是影响剂量分布和剂量输出的重要的治疗附件，对楔形因子和挡块托架因子必须每年校测1次，变化不能超过±2%。校测时，必须测定每块物理楔形板的楔形角，以及准直器位于不同转角时楔形因子的变化。一般情况，楔形因子变化的最大值不应超过1%。如果超过，应调整楔形野中心轴与束流中心轴的符合性。

4. 剂量仪及辅助仪表

用于检查的仪器、仪表的质量保证工作是整个质量保证和控制环节中最重要的一环。其中主要的是电离室和剂量仪，包括与电离室配套使用的温度计及气压计，其他的还包括半导体剂量计、热释光剂量计、自动测量水箱、胶片剂量计和黑度计、用于CT模拟机检测和调强验证的工具等。这些仪器本身都需要做质量保证，在验证合格后才能用来验证放疗设备的准确性和精度。电离室每年与国家一级标准或次级标准作法定的刻度，现场电离室至少每年1次或在修理后用参考电离室进行标定。

5. 近距离治疗的质量保证

近距离治疗又称腔内组织间治疗，现今主要采用后装源治疗法。遥控后装机质量保证包括：①源在施源器中的到位精度：应至少每月1次用假源检测驱动机构控制源到达施源器的到位精度及其重复性。②源在储源器内的位置：当后装机处于"关闭"位时，源应回到储源器的中心位置，应至少每年两次检查贮源器周围的防护情况，并记录在册。③计时器：应每月1次对计时系统校验源的到位和照射时间。④更换新放射源后，应进行放射源活度的校正。

6. 治疗计划系统

治疗计划系统已从二维发展到三维，还从正向发展到逆向调强，功能不断扩大，算法不断改进。为保证系统的正常运行，必须建立完整的质量保证体系。它包括系统文档、用户培训、验收、常规质量保证和患者治疗计划的检查等内容。

7. 体内剂量测量

体内剂量测量是检查整个照射过程中（从治疗机的工作性能到患者的摆位）各种因素对剂量影响的程度和判断患者接受剂量的准确性。目前主要用多通道半导体剂量计测量射野射入剂量、射出剂量或插入人体管腔内测量射野内某一特定点的剂量。腔内剂量测量一般用热释光剂量计，检查和修正治疗计划或监测重要器官受量。体内剂量测量是放射治疗质量保证和质量控制的最有效的措施之一。

8. 治疗安全

治疗安全包括工作人员和患者的安全。安全措施主要包括设备（机械和电气）连锁、治疗连锁和辐射防护措施三大方面。

表 9-2 治疗机、模拟定位机的机械和几何性能的要求及检查频数

项 目	允许精度	检查频数	备 注
机架（等中心型）	±0.5°	每年	检查垂直、水平4个位置
治疗机头（钴-60机）	±0.2	每月	机头0°时
	±0.5	每年	机头0°时
机架等中心	±2 mm	每年	机头0°时
源距离指示	±2 mm	每周	对不同源皮距离检查
束流中心轴	±2 mm	每月	十字线符合性
射野大小数字指示	±2 mm	每月	标准治疗距离处
灯光野指示	±2 mm	每周	标准治疗距离处
准直器旋转	±0.5°	每年	

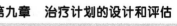

（续表）

项　目		允许精度	检查频数	备　注
治疗床	横向、纵向运动标尺	s	每年	
	旋转中心	2 mm	每年	与机械等中心
	垂直标尺	2 mm	每月	相对等中心高度
	垂直下垂（坐上患者时）	5 mm	每年	
	激光定位灯（两侧及天花板）	±2 mm	每周	
	治疗摆位验证系统	与规定的指标符合	每月	对所控的相关基础上进行检查
	摆位辅助装置及固定器	±2 mm	每月或新患者的固定器	检查其可靠性和重复性
	射野挡块、补偿器等		每周	检查规格是否齐全

表 9-3　照射野特性与灯光野符合性

检查内容		允许精度	检查频数	备　注
灯光野与射野的符合性	灯光野指示		每周	在 4 个机架角位置上目测
	与照射野的符合性	±2 mm	每月	用胶片测量
射线质（能量）	$^{60}Co(^{137}Cs)$治疗机	——	——	不做检查
	加速器 X 线	±20%	每月或修理后	J_{20}/J_{10}比值的变化量
	加速器电子束	±2 mm	每月或修理后	治疗深度 R_{85} 的变化量
	X 线治疗机	——	每半年或更换球管后	对所使用的 kV 和滤过板进行测量
常规剂量测量（中心轴上参考点处）	$^{60}Co(^{137}Cs)$治疗机	±2%	每月	对所使用的条件
	深部 X 线机	±2%	每周	对每组 kV·mA 和滤过板
	加速器	±2%	每天或至少每周 2 次	以所有能量，检查 cGy/M·U 关系
	加速器剂量监测仪线性	±1%	每年或修理后	
	钴-60 计时器	±0.10 分	每月	
加速器 X 线	射野平坦度	±3%	每月两次或修理后	
	射野对称性	±3%	每月两次或修理后	
$^{60}Co(^{137}Cs)$ γ线	射野对称性	±3%	每月	
深部 X 线	射野以称性	±3%	每月或修理后	
加速器电子束	射野平坦度和对称性	±3%	每月两次或修理后	每种能量
	楔形因素和补偿器	±2%	每年	
	挡块托架因素	±2%	每年或修理后	

表 9-4　我国钴-60γ 射线剂量标准和比对系统

物理测量仪	(1)一级标准实验室	(2)次级标准实验室	(3)医院参考剂量仪
对比系统	（国家计量院）	（省、市计量局）	
不确定性	Δp=±1.5%	Δs=±2.5%	Δw=±4%

表 9-5　剂量仪及测量水箱(带扫描装置)的允许精度和检查频数

检查内容		允许精度	检查频数	备　注
比对	参考剂量仪	—	每 3 年或修理后	在次级标准实验室进行比对
	现场剂量仪		每年或修理后	在治疗机上进行比对
稳定性检查	参考剂量仪	±2%	在次级标准实验室进行比对之前或之后，在校对现场剂量仪之前	
	现场剂量仪	±2%	每月或在做新的数据	
	不箱中探头到位和重复性检查	±1 mm	测量之前	

第四节　放疗实施过程中应急与风险管理

放疗实施过程包含许多的不确定性，各种失误和意外情况随时可能发生在放射治疗过程中的任何一个阶段，从而导致放射事故的发生。质量保证可以预防放射事故的发生，尽量减少在放射治疗中各种意外错误发生的可能，避免一切不必要的照射。同时必须建立相应的放疗事故应急预案以及实施细则。各类人员平时要按照预案和细则进行事故演练，做到发生放疗事故时能够第一时间启动应急预案，根据实施细则进行救援，通过多渠道向院内有关部门进行汇报。放疗实施过程中的应急与风险管理主要包含有以下几方面的内容。

一、预防措施

(1) 认真组织本科室放射工作人员接受放射防护法规及专业技术知识的学习和培训。

(2) 制定并落实放射性防护管理规章制度。设立医院辐射防护工作领导小组，并由预防保健科组织落实放射防护人员的防护措施。

(3) 对放射工作场所设置电离辐射警示标志。定期对放射工作场所及其周围环境进行放射防护检测和检查，如发现有不符合规定的情况应及时整改。

(4) 配备与使用场所相适应的防护设施、设备及个人防护用品，经常进行辐射水平检测。

(5) 放射诊疗工作应严格按照操作规程执行，严格控制受照剂量，并做好对患者和受检者的放射防护工作。

(6) 购置、储存放射性同位素及射线装置设备时应严格按照国家规定执行，并定期对射线装置进行保养和检测。

(7) 定期进行加速器相关连锁安全检查(如:门连锁、紧急停止按钮等)，如发现问题及时通知相关人员进行维修。放射工作人员应每天检查工作指示灯及电视监控的正常工作，确保室内外情况的观察不受影响。

(8) 在每次治疗前要进行“三查七对”。查看机器类型、射线性质、照射条件(照射距离、射线质、射野面积)、照射剂量、照射标志、摆位要求(照射方式、体位)、照射附件(填充物、固定器、挡板)、楔形板、照射要求等;查治疗单内容是否清楚、是否有主管医生签名;查患者体表定位标志是否清楚;核对患者的姓名、性别、年龄、住院号、诊断及医嘱、患者的电话号码及地址。

(9) 安排专人负责各个机房内的急救药品和急救器材,定期检查药品有效期和急救器材的完好性。

二、直线加速器的故障管理与应急处理

(一) 电源故障

当直线加速器电源出现故障时按以下步骤处理:①在患者治疗单上记录电源出故障时计算机所存的最后一次治疗实际 MU 数并计算出所欠剂量 MU。②手摇开门,将患者撤离到安全地区,防止意外照射。③当电源恢复正常后,按初始启动规范开机并进行例行检查,证实机器正常后继续正常治疗。④按上次故障后所欠剂量设置 MU 及其他参数并完成治疗。⑤患者在治疗过程中万一发生停电,工作人员可用应急灯照亮治疗室,通过自备电源的对讲系统安慰患者并用手工操作打开防护门。来电后按前 3 步继续进行。⑥供电恢复后,仍需要 15 分钟预热时间,并应详细检查,核对患者的所有数据。

(二) 加速器连锁故障

原则上机器会自动停止出束,但是紧急停止开关可能失灵,当按下紧急停止开关之后,如果还能听到驱动电机的声音,或者该灭的指示灯还没有灭,说明紧急停止线路没有起作用,应采取以下措施:①立即断开主电路的电源(即关掉整机电源)。②如有患者在治疗床上,应将患者迅速从治疗床上移开,并记录患者的照射剂量。③操作人员不得试图再次开机,应联系设备维修人员进行维修,确保机器能够正常工作和紧急停止开关正常时才能正常开机。

(三) 火警

任何电器设备都有漏电着火的危险。因此在治疗室和控制台必须安放适合于电器设备的灭火器。万一发生火警,则按如下步骤进行:①按下最近的紧急停机按钮,关闭总电源。②通知所有人员疏散到安全地区。③呼叫帮助,组织灭火。

(四) 治疗照射不能停止时的应急

操作人员必须密切监视每一次治疗过程,如发现治疗设备不能正常停止照射时,应采取如下措施:①按下专用键盘“停束”键。②如果继续出束,则将键盘上的“出束钥匙开关”拨到“禁止”位。③如果继续出束,则按下控制台“紧急停止”开关。④在维修人员确保机器能够正常运行之前,操作人员不得试图再次开机。④对受到辐射伤害的人员进行现场救助,而后转到指定医院治疗。⑤对超剂量辐射照射的患者,应定期进行体检。

(五) 事故性射线出束

如果发生辐射事故或怀疑有人受到过量照射,按如下要求处理:①关机,切断电源,将患者撤离到安全地区并立即报告主管部门。②请辐射检测方面的专家进行调查。③向放

射治疗方面的医学专家咨询。④给予受照射者医学观察和治疗。⑤如治疗室内有非受照患者而误开机，发现机房内红色警示灯亮，可就近按下紧急停机开关，工作人员在外面通过监视器发现后，可按下控制台上的紧急停机开关。⑥对受到辐射伤害的人员进行现场救助，而后转到指定医院治疗。⑦对超剂量辐射照射的患者，应定期进行体检。⑧按放射事故管理规定的有关要求处理。

（六）网络故障

当治疗机操作台发现计算机访问数据库速度迟缓、不能进入相应程序、不能保存数据、不能访问网络、应用程序非连续性工作时，首先将患者撤离到安全地区，同时立即向设备科及信息科汇报，如果故障原因明确，可以立刻恢复工作的，应立即恢复工作。如故障原因不明确、情况严重不能在短期内排除的，应立即通知厂家派出工程师进行维修。

上述应急情况的发生原因、过程及处理经过与结果均应做详细记录并及时上报。

三、放射源治疗过程中的应急管理

目前放疗过程中使用的放射源主要有钴-60和铱-192。放射源在放射治疗过程中可能卡、堵、脱落或传输系统故障使放射源不能收回等意外情况。出现以上情况时，按以下步骤处理：①立即将患者撤离到安全区域。对受到辐射伤害的人员进行现场救助，而后转到指定医院治疗。对超剂量辐射照射的患者，应定期进行体检。②疏散与事故处理无关的全部人员，封锁事故区域，禁止人员进入。③当电脑全自动控制系统失效，放射源不能回收时，应采用辅助手动操作系统，摇动手柄，将放射源收回。④当手动操作系统失效(如摇把失效、传输软轴卡死或摇断等)，使放射源不能收回时，则应拆开手动控制装置，采用手拉或老虎钳拽拉传输软轴的方法，将放射源收回。⑤任何情况下，均不允许用手(或身体其他部位)接触放射源进行事故处理。⑥事故在医院范围内无法排除时，应立即联系设备生产厂家或其他有能力的机构协助解决。⑦按放射事故管理规定的有关要求处理。

四、放疗过程中其他意外情况的应急处理

(1) 患者体位改变：在监视器中发现患者体位改变，可停止照射，且通过对讲系统通知患者，重新摆位，再继续照射。

(2) 人员误留情况下的应急：为防止治疗患者的陪护人员或者其他人员误留在治疗室内的误照射，工作人员摆位后应最后出来关防护门，如通过监视器发现这种情况操作者应立即按下控制台上的紧急停止开关，迫使机器停止出束。

第十章

立体定向放射治疗学

第一节 立体定向放射治疗学的概述

一、立体定向放射治疗的历史回顾

1949 年瑞典神经外科学 Lars Leksell 教授设计出脑立体定向仪。该设备主要依赖脑室造影、颅内病理、生理钙化移位来判断定位，再通过双极电凝对病变部位进行毁损性手术，在没有 MR、CT 等影像设备下，其定位的精度和准度都不佳，但为后来的立体定向放射外科创立奠定了基础。

此后，Leksell 教授一直致力于寻找一种无创技术代替有创的开颅手术。1950 年 Leksell 教授等采用 X 线替代双极电凝，使得大剂量 X 线聚焦在待毁损区域并取得了成功。1951 年首台原型机应运而生，其主要将立体定向仪与 300 kV X 线球管合二为一，并成功治疗 1 例三叉神经痛的患者。随后，Leksell 教授和 Larson 教授共同提出放射外科（stereotacticradiosurgery, SRS）概念，其利用立体定向技术进行病变定位，用小野集束单次大剂量照射靶区，在不需要开颅的前提下就可以产生不可逆的放射性致死性损伤，达到类似手术的效果。由于 X 线穿透率太低，并不适合临床需求，经过多种尝试，最终选择技术简单、价格低廉的钴源：^{60}Co。1967 年根据 Sluys 和 Kessler 的设计，将 179 个 ^{60}Co 列阵分布在 70° 的半球体面，通过准直器形成细微的 γ 线束，聚焦在病灶上，可以产生切割样盘形毁损灶，Leksell 教授称之为 γ-刀，第一代 γ-刀就此诞生。1968 年 Electa 公司研制出的世界首台头部 γ 刀在斯德哥尔摩的 Karolinska 安装应用于临床。其主要应用于颅内肿瘤及部分良性病变，如听神经瘤、垂体瘤、颅咽管瘤、脑膜瘤及脑 AVMs 上。

SRS 的出现对于神经外科来说是一场革命，对传统的手术外科造成强烈的冲击。1981 年 Leksell 教授在 Harvery Cushing 协会第 50 届年会上阐述 SRS 的意义，他说：外科是门保守的艺术，在石器时代就可以开颅，我们外科医生到目前为止应用的许多器械与古代无异。外科医生可以使用新的工具并借助物理、工程的发展，开展现代脑外科手术，让古老的手工式外科发生彻底的改变。

1928 年 E. 维德罗提出加速原理。早期加速器利用频率不太高的交变电场加速带电粒子。1946 年英国 Fry 研制出兆伏级高能 X 线医用直线加速器，1953 年英国 Ha mmerSmith 医院安装了第一台固定型射频微波治疗加速器，利用射频微波来加速带电粒子。1966 年美国斯坦福大学建成电子直线加速器管，1968 年成功将加速管直立安装在机头内，直线加速器研发日趋成熟，放射治疗也开始进入新的时代。20 世纪 80 年代开始，Colombo 和 Betti 等人对医用直线加速器加以改造，通过专用准直器和立体定向系统作非共面多弧度小野三维集束照射，开创了加速器立体定向放射外科治疗，取得了和γ-刀相同的治疗效果，俗称X-刀。

X-刀可以做分次、无创治疗，称为立体定向放疗（stereotactic radiation therapy, SRT）。立体定向体部放疗（stereotactic body radiation therapy, SBRT），是指采用低分割放疗（hypofractionation）方案对颅外肿瘤的立体定向治疗。由于体部生理运动，无法实现像颅内肿瘤的精确定位和摆位，只能逐步通过降低分次剂量，增加治疗次数方式来实现。立体定向放疗的治疗范围从颅内扩展至全身多个系统肿瘤。

SRT 的剂量分布有以下特点：小野集束照射，剂量分布集中；靶区周边剂量梯度变化较大；靶区周围正常组织剂量很小。越来越多的临床试验也证实这种分割方式的有效性，美国 MD 安德森癌症中心的张玉蛟教授等人采用的大剂量 SBRT 技术在早期肺癌中取得了良好的局部控制率，达到和手术相媲美的临床结果，专门定义为立体定向消融放疗（stereotactic ablative radiotherapy, SABR）。

二、分类

临床上根据投照设备分为 X-刀和 γ-刀、质子（重离子）刀。基于电子直线加速器的 SRT 称之为 X-刀；基于^{60}Co 放射源的 SRT 称为 γ-刀；基于质子（重离子）射线的 SRT 称为质子（重离子）刀。根据其照射部位不同，分为头部 γ(X、质子)-刀和体部 γ(X、质子)-刀。头部 γ(X、质子)-刀采用立体定向技术、用有创刚性框架固定体位，通常为一次大剂量或少分次照射，可用于治疗颅内疾病；全身 γ(X、质子)-刀采用立体定向技术，用无创框架固定体位，一般多分次分割，可用于全身实质器官肿瘤，属于 3D-CRT /3D-IMRT 的一种特殊形式。它们都有各自的技术特点。

(1) X-刀在直线加速器上利用三级准直系统，或特殊限束装置，或专用小型高能 X-线机；通过非共面，或共面弧形照射，或多野集束技术产生高度聚焦的剂量分布区，以达到高剂量集中在靶区的目的。其剂量分布特点表现为剂量分布集中，靶区外剂量递减陡峭，靶区周边正常组织剂量较小。一般采用 80%等剂量线作为处方剂量参考点。γ-刀通过多源的多束射线锥形旋转聚焦或扇形旋转聚焦后，形成一个围绕焦点的高峰剂量区，剂量强度从焦点中心向边缘逐步衰减。其剂量分布特点为靶区内为高剂量，靶区外剂量递减十分陡峭，故靶区外正常组织保护较好。

(2) γ-刀机械精度高，误差范围可达 0.1 mm，而 X-刀由于受直线加速器机械精度的影响，误差范围为 0.1～1 mm。但治疗精度不仅取决于机械精度，还取决于靶区定位精度、固定系统精度和摆位准确性等，加速器产生的高能 X 线半影小于 γ 射线的半影，加之 CT 空间分辨率误差远大于加速器机械精度，所以两者在治疗精度上相似。

(3) 质子（重离子）刀经过高能加速器把质子（重离子）加速到光速的 70%～80%，引入到需要治疗的肿瘤部位,通过精准攻击肿瘤,用高温高热杀灭肿瘤。高速质子在穿透皮肤和肌肉时只损耗能量的 20%,到达肿瘤部位后释放出 80% 的能量,形成高温高热以达到杀灭肿瘤细胞的目的。

放射治疗的精确放疗时代已经来临,“精确定位、精确设计、精确治疗”的三精原则已经越来越多应用于临床。立体定向放疗与各种技术的融合,为放疗开创一个新的纪元。随着立体定向放疗在临床上的应用,给患者带来的不仅是治疗上的获益,而且由于其治疗的高效性,大大降低了患者的时间和经济成本,为放疗在肿瘤治疗中的作用创造了新的机遇。但其每次的超高剂量分割方式也为肿瘤放射生物学和肿瘤剂量学提出新的挑战。

第二节　立体定向放射治疗的生物学基础

一、传统的临床放射生物学

放射生物学主要研究放射线对生物体的作用,观察不同质的放射线照射后的各种生物效应,以及不同内、外因素对生物效应的影响。临床放射生物学作为放射生物学的一个分支,主要研究和探讨人类肿瘤及正常组织对放射线反应的生物学因素,寻找减少放射治疗副作用的办法和措施,从而达到提高肿瘤放射治疗疗效,减少正常组织损伤,延长患者生命和改善生活质量的目的。因此,临床放射生物学是放射肿瘤学中必不可少的部分。

放射生物学主要研究电离辐射对生物体的作用,这种生物效应的关键靶是细胞的 DNA。这种作用可分为直接作用(directaction of radiation)和间接作用(indirectaction of radiation)。所谓直接损伤指任何形式的辐射,X 射线或 γ 射线,带电或不带电粒子被生物物质吸收后与细胞的关键靶 DNA 直接发生作用,靶器官本身的原子被电离或激发从而启动一系列导致生物变化的事件,通常高 LET 射线主要是直接作用。间接作用指辐射可与细胞中的其他原子或分子(特别是水)相互作用,产生自由基,引起 DNA 损伤,从而启动一系列导致生物变化的事件。

DNA 受到辐射照射后会发生单链断裂(singlestrandbreaks, SSB)和双链断裂(doublestrandbreaks, DSB)。在完整的 DNA 中,单链断裂很容易以对侧的互补链为模板使损伤得到修复,而无法达到细胞杀灭的目的。双链断裂也要根据断裂的部位分情况对待,如果两条链均发生断裂,但彼此分开(不是相对位置),也很容易发生修复,其本质还是不同部位的单链断裂。如果断裂发生在相同位置,或间隔几个碱基对,即染色体被折成两段,则可能导致细胞的死亡、突变致癌作用。所以,双链断裂是电离辐射在染色体上的最关键的损伤,可以导致细胞死亡。细胞死亡还有另一种形式即细胞凋亡(apoptosis),这种程序性死亡具有高度细胞类型依赖性,如淋巴细胞更易于通过凋亡出现照射后的快速细胞死亡。

相较于细胞死亡,克隆源性细胞的存活比对控制肿瘤而言显得更为重要。受照射后“存活细胞”是影响放疗可治愈性的关键。如何衡量特定放射照射剂量与存活细胞克隆增殖潜能的关系？细胞存活曲线(survival curve)应运而生。1956 年 Puck 和 Marcus 用 HeLaS3 细胞株建立了第一条哺乳动物细胞的存活曲线，用以研究和评估电离辐射对哺乳动物细胞增殖能力的影响，对放射生物学研究和临床放射治疗具有重要意义。理论上，当细胞的存活分数(surviving fraction，SF)与放射剂量 D 以半对数图表呈现其关系时，细胞 DNA 在一次打击中发生死亡，细胞的生存曲线应该是一条直线。但试验中实际情况却并非如此，曲线表现为低剂量区为曲线，在高剂量区近乎线性。初始曲线部分即“肩区”，代表了亚致死性损伤修复的过程。可见并不是所有的细胞受到一次击中后就出现不可逆死亡，有时可能需要细胞内多种靶标在各个点均受到打击后，出现累积损伤而相互作用最终导致细胞死亡。迄今为止，无数实验显示几乎所有的哺乳动物类放射细胞存活曲线都呈现类似的图形。

根据正常组织的不同生物学特性和对电离辐射的不同反应性，将正常组织分为早反应组织(earlyor acute responding tissue)和晚反应组织(slouorlate responding tissue)两大类。早反应组织细胞指机体内分裂、增殖活跃，并对放射线早期反应强烈的组织，α/β 比值较高(10 左右)，如上皮、黏膜、造血组织、精原细胞等以及大多数肿瘤组织。照射以后损伤可以很快表现出来，损伤后用活跃增殖来维持组织中细胞数量以及促进损伤修复，对总治疗时间变化敏感，缩短总治疗时间，早反应组织损伤会加重。用等效总剂量和分次剂量作图显示曲线较晚反应组织平坦，故加大分次剂量变化不敏感。晚反应组织指机体内无再增殖能力，损伤后仅以修复代偿其功能的细胞组织，如脊髓、肾、肺、肝、结缔组织等，α/β 比值较低(约 2～3 左右)。细胞更新很慢，细胞在数周甚至数年也不进行自我更新，对总的治疗时间不敏感。相反，由于曲线较陡，增大分次剂量，可能导致晚反应损伤加重。根据器官结构，又可分为串联组织结构(seriallyorganizedstructure)和并联组织结构(parallelorganization)。在串联组织中，任何一个亚单位的失活便可导致整个器官功能的丧失；而并联组织可能导致该亚结构的功能丧失，并不影响整体组织结构的功能。

1975 年 Withers 总结出的 4R 原则，该原则是分次照射的生物学的基础，即细胞放射损伤再修复(repair)、再群体化(repopulate)、周期内细胞的再分布(redusteibution)、氧效应及乏氧效应的再氧合(reoxygenation)。1989 年 Steel 即提出分次放疗的 5R 原则，包括细胞固有的放射敏感性(radiosensitivity)。不同哺乳动物放射敏感性差异不大，但同一种哺乳动物中，不同类型的细胞放射敏感性存在很大差异。细胞的放射敏感性一般遵循 B-T 定律(law of bergonieand tribondeau)，即组织细胞的放射敏感性与细胞增殖能力成正比，与细胞分化程度成反比。细胞周期中，M 期细胞的放射敏感性最高，其次 G_2 期和 G_1 期，S 期细胞最不敏感。

简言之：分次放疗，可以使正常组织得到亚致死损伤修复，同时总治疗时间延长可以使正常组织干细胞再群体化；肿瘤细胞的再氧合以及细胞周期的再分布可以增加放疗的敏感性。这是一种理想状态下的治疗效果，而实际情况却相差甚远。相反，由于传统放射治疗周期较长，肿瘤细胞也可以出现修复和再增殖，导致肿瘤的局部进展及远处转移。1932 年 Coutard 提出经典常规分割方式，在使肿瘤得到控制的同时，不造成正常组织严重急性和晚期反应，取得了平衡。可见，采用常规分割放疗的真正原因是出于对正常组织的保护，而并非以杀灭肿瘤组织为优先。这也是由于既往传统放疗技术和设备限制所致。

二、生存曲线模型

为了能更好的拟合哺乳动物细胞的存活曲线，量化细胞毒性效应与放射剂量间的函数关系，并试图用生物物理模式来阐述其中的机械式程序，多种数学模型被提出。

在模型探寻中，认为辐射所导致的生物效应是由于靶细胞内发生了一次电离作用或能量沉积事件的结果，这种效应的强度取决于辐射的性质和靶的辐射敏感性。靶学说(target theory)成为揭示射线与生物体相互作用本质的基础理论之一。其要点有：①细胞内存在对射线特别敏感的区域，称之为靶(target)；②射线与靶区的作用是一种随机过程，是彼此无关的独立事件，击中概率遵循泊松分布(Poissondistribution)；③射线在靶区内能量沉积超过一定值便发生效应，不同靶分子或靶细胞具有不同的"击中"数。以下介绍靶学说中常用的几种数学模型。

1. 单击单靶模型

主要包含两种细胞致死机制。第一种机制即"单击"(single-hit)致命模式和"多靶"(multitarget)致命机制。

"单击"(single-hit)致命模式，其假设为：若在某一放射粒子击中关键靶标后，导致该细胞产生不可逆死亡。在半对数坐标上是一条直线，呈指数型。其特点是只有一个参数，即 $D0$ 值(为斜率的倒数)，通常称为平均致死剂量(meanlethaldoes)。根据概率学中 Poisson 随机程序理论，细胞存活分数 SF 与照射剂量(D)之间的关系可以表现为：

$$SF = e^{-D/D_0} D_0 = 1/\alpha$$

式中：E 为自然对数的底；α 是射线的质和细胞放射敏感性有关的常数，它表明细胞存活率随照射剂量的增加呈指数性下降即指数性失活。在 D_0 剂量下，平均每靶被击中一次，即 $\alpha D_0=1$ 时，$SF=e^{-1}=0.37$。也就是说，细胞群受 D_0 剂量照射后，并不是所有细胞都受到打击，实际上只有 63%的细胞受到致死性击中，而有 37%的细胞幸免。单击模式表述为细胞靶区受到一次性致命打击，无法修复。即 DNA 分子双链直接断裂无法修复以致直接死亡的过程。

该模型能够描述某些非常敏感的人体正常组织和肿瘤组织的辐射生物效应；能够描述高 LET 辐射生物效应和在低剂量率情况下的辐射生物效应。

2. 单击多靶模型

但不是所有的细胞受到一次击中后就出现不可逆死亡，有的细胞可能需要多重打击后，出现累积损伤而相互作用最终导致细胞死亡。这就是所谓的"多靶"(multitarget)致命模式，由 Elkind 和 Whitmore 提出，指细胞内有 n 个敏感靶区，但只要 1 次电离事件即可导致细胞靶标完全打击细胞趋于死亡。通过 n 次 Poisson 随机程序的多重应用后，可以推导出数学表达式为：

$$SF = 1-(1-e^{-D/D_0})^N$$

根据生存曲线，可以表现为在最初低剂量区呈"凸形"弯曲，叫肩区。随着剂量的增高最终趋向一条直线。肩区末端、直线起始部分的对数斜率为 D_1，表示把存活细胞比例降低至 0.37 所需要的剂量；D_1 值反映细胞在低剂量区的放射敏感性。直线部分的对数斜率为 D_0，表示把存活率从 0.1 降低至 0.037 所需的剂量，是每个细胞引起一次致死事件所需的平均致死剂量（meanlethaldose）；D_0 值反映细胞在高剂量区的放射敏感性，D_0 值越小，意味着细胞对放射线越敏感。直线向上延伸与纵坐标相交的点成为 N 值（外推值）。D_q 表示准阈剂量（quasi-threshoulddose，D_q），将存活曲线的直线部分反向延长，通过存活分数 1.0 与剂量轴相交处的剂量。其代表存活曲线的肩宽，表示细胞对亚致死损伤修复能力的大小，D_q 值越小，表明细胞的亚致死性损伤修复能力弱，很小剂量便可使其进入指数性杀灭。

该模型能够描述在高剂量情况下哺乳动物的辐射生物效应，但不能很好地表述在低剂量情况下的辐射生物效应。在细胞受到放射线照射的实际过程中，最终死亡概率同时包含独立单击和多靶两种模式，这种靶学说逐渐被线性二次模型所取代。

3. 线性二次模型（linear-quadrati cmodel）

1973 年 Chadwick 和 Leenhouts 提出将 DNA 双链断裂与细胞存活联系起来的数学模型，即线性二次模型。其理论基础为假设细胞的死亡（即 DNA 双链断裂）有两种方式：一种是一次击中两条链，造成两个链同时断裂（单击），其生物效应（E）与吸收剂量（D）成正比，以 αD 表示；另一种方式是射线分别击中两条链而引起细胞死亡（多击），其生物效应（E）与吸收剂量（D）成正比，以 βD^2 表示。任何辐射效应造成的细胞杀灭都是单击致死性杀灭和亚致死性损伤累积杀灭的总和。

经过放射剂量 D 照射后的细胞存活分数数学表达式为：

$$SF = e^{-\alpha D - \beta D^2}$$

式中：SF 为细胞存活率，D 为单次吸收剂量，α 和 β 是常数，决定其内在的放射敏感度。α 是单击双链断裂系数，即细胞存活曲线的初斜率常数，其损伤与吸收剂量成正比；β 是多击单链断裂系数，即多次击中后导致 DNA 断裂，其损伤与吸收剂量的平方成正比。当 $\alpha D = \beta D^2$ 或 $D = \alpha/\beta$ 时，照射剂量与细胞杀灭呈比例的部分与照射剂量平方呈比例的部分相等，即引起细胞杀伤中单击和双击成分相等时射线剂量。

由于 LQ 模型好像无法解释低分割治疗的临床观察，而遭到质疑。如 LQ 模型在高剂量区存活曲线呈现持续弯曲下降，即没有终末的直线部分，这与实际上存活曲线的尾部趋于一直线相抵触，可能导致在高剂量曲线部分，LQ 模型过高评估了放疗对于细胞杀伤的作用。LQ 模型的精髓在于原始的生物学假设，不管是一次方的线性或二次方的抛物线平方项，其皆有严谨且独立的机械式解释。LQ 模型解释应避免用幂级数展开，而是针对它确有的机械式阐述来加以评判。LQ 模型由于其数学公式较为简单，而且在特定放射剂量范围内准确的验证存活曲线的形状。通过对试管和活体数据的验证，J. Martin Brown 认为 LQ 模型应用至少在 1.8～20Gy 的单次剂量范围内是合理的。这与很多研究者发现 LQ 模型曲线与 SRT 导致实际的损伤相符，并没有过高地评估。究其原因在于，LQ 模型仅将细胞死亡归结于 DNA 的损害，而 SRT 还造成由于肿瘤血管损伤而导致的间接细胞死亡，这与体外实验中观察到的结论相符。所以，LQ 模型也许并没有过高评估 SRS 对于细胞的杀伤作用。但同时也说明，LQ 模型不是完全适用于 SRT，主要由于模型本身并没有考虑到单次大剂量照射造成二次损伤机制。

三、生物效应剂量

在放射治疗计划中，经常涉及不同分割方案的比较。因此，正确理解和运用“生物剂量”的概念以及相关数学换算模型显得尤为必要。纵观分次放射治疗史，曾提出多种生物剂量换算的模型，目前主要有 3 种：立方根规则(cuberootrule)；名义标准剂量(norminalstandarddose, NSD)；LQ 模型(linearquadrati cmodle, LQ)。前两种可认为是经验性公式，后者是理论公式。

基于 LQ 模型，1982 年 Barendsen 提出外推耐受剂量(extrapolatedtolerancedose, ETD)和 1987 年 Thames 和 Hendry 的总效应(totaleffect, TE)。1989 年 Fowler 在此基础上提出生物效应剂量(Biologicaleffectivedose, BED)。其优点在于量化放射生物效应，方便用来对临床不同分隔计划进行有意义的相互比较。

$$BED = nd[1 + d/(\alpha/\beta)]$$

式中 n 为分次数，d 为分次剂量，nd 为总剂量(D)，α/β 比值可查阅。

从公式中可以看出，任何分割治疗计划中的 BED 数值所代表的意义等于将该总物理剂量 D 以超分割方式(即 d 趋近于 0 和 n 趋近于无穷大)进行而形成相等的生物效应。对于任何分割计划的总剂量 D，其对应的 BED 是一个量化等效生物效应的特殊参数，而不受任何刻意选择的参考分割计划限制。

四、SBRT 的放射生物学基础

(一) 影响局部肿瘤控制的生物学因素

肿瘤的局部控制与许多因素相关，前文已简单介绍分次放疗的 4R 原则，下面将逐条阐述其在立体定向放疗与常规分次放疗的区别，从中探寻立体定向放疗的放射生物学优势。

首先是细胞放射损伤修复。DNA 是放射线对细胞作用最关键的靶点，一般将细胞的损伤修复分为 3 类，即亚致死损伤(sublethaldamage)、潜在致死损伤(potentiallethaldamage)和致死损伤(lethaldamage)。细胞放射损伤修复主要是亚致死损伤的修复和潜在致死损伤的修复。1959 年 Elkind 发现当细胞受辐射产生亚致死损伤时，细胞能在 3 小时内完成修复，称之为亚致死损伤修复，大量体外实验也证实上述理论。哺乳动物的亚致死性损伤修复的半数时间是 30 分钟。为保证亚致死损伤完全修复，两次照射时间间隔应大于 6 小时。单次大剂量照射时，较相同剂量的多次照射细胞存活率低，这主要由于传统分割放疗的生物学效应发生在肩部，由于其斜率较小，分隔剂量的小幅增加，组织生存率下降幅度较小。而分割剂量较大时，轻微的剂量增加，就可以导致放射生物效应的显著提高。即使多次重复小剂量照射所形成的累积剂量产生的生物学效应，也远弱于等效剂量的单分割大剂量照射。可见出于对正常组织的保护，临床采用多分次照射的治疗模式。但大剂量照射导致肿瘤血管损伤对肿瘤微环境的影响，目前还有待进一步研究。

其次，细胞的再群体化。细胞受到损伤后，干细胞在机体调节机制的作用下，增殖、分化、恢复组织原来形态的过程称之为再群体化。这是大多数肿瘤细胞和早反应组织补充放射损伤的最主要方式，再群体化需要的时间与组织的类型和放疗剂量有关。分次照射时，再群体化一般发生在治疗开始后的2～3周，目前认为立体定向放疗的再群体化开始出现时间较常规放疗更快。

辐射可以激活肿瘤组织中的克隆源细胞，导致比照射前分裂得更快，称之为加速再群体化(acceleratedrepopulation)。所以，在分次照射中，由于每次照射单次剂量较小，不可能破坏全部肿瘤细胞，肿瘤细胞可能通过再群体化产生更多的肿瘤细胞。由此，我们可以得出放射治疗尽量不要延长总治疗时间。而立体定向放疗的短疗程可达到更理想的效果。

第三，细胞周期的再分布。大量体外实验表明，不同周期时相的细胞对放射的敏感性不同。一般S期细胞最抵抗，而G2和M期最敏感，放射敏感性约是S期的3倍。一般认为，分次照射中处于放射抵抗的细胞可能向放射敏感时相转变，出现再分布的现象。在细胞经过单次大剂量照射时，发现细胞周期整体进程开始变缓，部分细胞缓慢进入G2期然后死亡，而大部分细胞直接死亡。

第四，肿瘤细胞的再氧合。细胞对电离辐射的效应强烈依赖于氧的存在，肿瘤细胞中大部分为含氧细胞，小部分特别是远离毛细血管的是乏氧细胞。直径<1 mm的肿瘤是充分氧合的。如果用大剂量单次照射，肿瘤内大部分氧合细胞会被杀死，放疗后即刻的乏氧分数(hypoxicfraction)接近100%，然后逐渐下降并接近初始值，这就是再氧合的过程。在大剂量照射后，大量肿瘤血管的破坏，使其不可能像正常分割情况下，在受到照射2～3天后发生再氧合。但是，由于大量肿瘤细胞的死亡，也导致需氧量的下降，使得存活的乏氧细胞再次氧合。但SRS后氧合状态的变化情况，有待进一步的研究。可见，立体定向放疗在设计放疗方案时，应充分考虑肿瘤细胞的氧合问题，选择合适的分次次数，同时配合增敏剂的使用等。

(二) 早反应组织和晚反应组织

多数的肿瘤细胞属于早反应组织，由于α/β值较高，约10左右，缩短治疗时间损伤会加重，对肿瘤的杀伤更有利，有利于克服肿瘤组织加速再增殖。但单次剂量较大，属于晚反应的正常组织损伤加重，是临床上不得不重点考虑的问题，随着三维适形、调强放疗的应用，对正常组织的保护更完备，大大解决了正常组织损伤的后顾之忧。

从上述分析中不难看出，立体定向放疗采用大分割短疗程的治疗模式，符合肿瘤放射生物学的特点。特别是放射治疗进入精确放疗时代，在各种技术的配合下，立体定向放疗的分割模式有可能颠覆传统分割模式，在肿瘤的局控上做出更大的贡献。

立体定向放疗的放射生物学特征除了直接诱导肿瘤细胞死亡外，有无其他新的组织损伤途径？越来越多的证据显示，立体定向放疗的组织学效应有其特殊的机制，目前主流的生物学机制有以下几点。

1. 内皮细胞的损伤可能加重放疗导致的细胞毒作用

来自MSKCC的研究认为，肿瘤对于大剂量(≥10Gy)放疗敏感性取决于肿瘤内皮细胞凋亡的敏感性：生长于凋亡酶缺乏小鼠上的肿瘤比生长于凋亡酶正常小鼠上的肿瘤更具有放射抵抗性。说明大剂量的放射治疗能够引起放射诱导的肿瘤血管内皮细胞凋亡。但也有学者对此项研究的结论解读提出异议，Moding等发表一篇论文质疑内皮细胞在放疗反应中重要地位，他们数据证实是肿瘤细胞本身而非内皮细胞介导 SBRT 对肉瘤的杀伤作用。这项研究使用了双重重组酶技术打造了转基因小鼠原发肉瘤模型(GEMMs)。较之种植肿瘤模型，GEMMs 的应用可以让肿瘤在免疫感受态小鼠自然形成，保持了肿瘤基质和内环境，使其更切合人类肿瘤。根据前人的研究，Moding 等将 bax 基因敲除后发现，bax 缺失小鼠并没有增强放疗介导的内皮细胞坏死以及肿瘤应答。而 atm 缺失的肉瘤小鼠，在大剂量照射后，内皮细胞出现明显死亡，但肿瘤局控却不尽人意。Moding 的研究对立体定向放疗的肿瘤血管内皮细胞学说带来了很大冲击。但是孰对孰错，还需要更多的体内体外实验对其进一步探讨。

2. 大剂量照射可致肿瘤血管损伤，可能导致肿瘤细胞的二次杀伤

肿瘤细胞为了获得更多的营养和氧，大量肿瘤的新生血管产生，但此类血管由无序的、结构不完备的单层内皮细胞构成。1932 年 Cramer 等报道血管损伤可能在放疗对肿瘤的作用中扮演重要的角色。随后，Lasnizki 等观察到单次大剂量(20～30Gy)通过对肿瘤血管损伤导致肿瘤细胞的二次杀伤。20 世纪 70 年代，Clement 和他的团队也发现对于小鼠 Walker肿瘤或大鼠神经母细胞瘤进行照射，会在 2～3 天内因肿瘤血管损伤导致肿瘤细胞的二次损伤。1978 年 Song 等证实，随着 X 线照射剂量的增加(2.5～10Gy)，会导致肿瘤血管功能的迅速减退，且照射剂量越大，血管功能恢复需要的时间也越长。近期，该团队采用从体内-体外肿瘤切除实验的方法，将高剂量照射后细胞死亡动力学进行详细的研究。在 Fsall 纤维肉瘤种植于 C3H 小鼠上，使用 10～30Gy 剂量单次、分别照射，并记录从照射当日开始细胞存活情况。结果表明，10Gy 照射组肿瘤细胞存活数目随着时间的推移无明显变化，15～20Gy 照射组肿瘤细胞数目最低发生在照射后的第 2～3 天，30Gy 照射组发生在照射后的第 5 天，随着放疗剂量的增加，肿瘤细胞数目减少均出现延迟，而不是放疗当日。这些研究证实了高剂量照射，对肿瘤细胞具有二次杀伤的作用，而这种作用可能是通过对肿瘤血管破坏介导的。

3. 大剂量照射导致肿瘤免疫的增强

Finkelstein 等认为 SBRT 照射后免疫介导相关分子(如组织相容性复合物、黏附分子、热休克蛋白、炎症介质以及免疫相关的细胞因子和死亡受体等)，在肿瘤细胞表面的表达增高，从而启动抗肿瘤应答。Matsumrua 等报道乳腺癌通过放疗后，可显著增强炎症趋化因子 CXCL16 的分泌，吸引包括 $CD8^{+}$ T 细胞等抗肿瘤效应因子。同样，照射诱导肿瘤细胞发出“危险”信号，氧化剂和促炎细胞因子(如肿瘤坏死因子和白介素)被大量释放，通过抗原提呈细胞(APCs)摄取、处理抗原并将抗原信息递呈给 T 淋巴细胞。SBRT 当单次 15Gy 剂量照射 B16 黑色素瘤小鼠时，通过抗原表达及抗肿瘤 T 细胞的生成，导致抗肿瘤免疫细胞的增加。单次 15Gy 照射较常规(3Gy/次)×5 次放疗方式更容易增加上述的免疫应答。

但需要注意的是，前面我们提到肿瘤细胞二次杀伤一般发生在放疗后的 2～3 天，而抗肿瘤免疫应答的增强却在 1～2 周左右，即使在没有免疫系统的裸鼠上，也可以观察到二次杀伤的存在。可见，抗肿瘤的二次杀伤与免疫应答的关系不大，而大剂量照射造成的免疫应答增强可能对抑制存活肿瘤细胞的再增殖和转移起到一定作用。

五、SBRT的剂量学基础

常规分割模式符合传统放射生物基础，这是在保证最大程度杀伤肿瘤的同时，使正常组织放射损伤在可接受范围。单次大剂量照射由于肿瘤细胞的再氧合和细胞周期的再分布过程缺失，导致肿瘤自我增敏作用降低，同时大剂量照射，正常组织无法完成再修复，大大增加正常组织的损伤。

按照 α/β 原理，大剂量单次或低分割照射会增加放射损伤发生率。只有通过立体照射多方向聚焦在小范围靶区，减少正常组织受照体积，一次大剂量照射才能实现。因此，三维空间非共面照射以及对治疗体积限制为 SBRT 的治疗基础。

单次大剂量照射通常高于正常组织的耐受剂量，故在单次剂量选择上，必须根据肿瘤的大小、部位、周围正常组织的受累、放疗敏感性等相关问题综合考虑。通常体部肿瘤多采用少分割方式。在总剂量的选择上，应注意与常规放疗 BED 的比较，并遵循安全、有效地原则。但由于 LQ 模型的局限性，在大剂量分割模式下，模型的契合度下降，可能造成过高估计治疗效果。同时，LQ 模型中并没有对放疗周期、组织结构或功能变化以及放射损伤的非染色体机制（如凋亡或血管损伤）等因素造成的影响进行说明，可能导致过高估计肿瘤控制和对正常组织的反应估计不足。因此，在临床工作中，切不可简单地、不加区别地直接将 BED 作为 SBRT 的评估。一般在有效剂量范围内对体积小病灶选择偏高的剂量，而较大体积则适当减量。对于具体分割剂量和分次，目前无明确规范和标准，必须参照传统放疗经验，应根据前期临床研究结果，结合患者实际，制定个体化治疗方案，切不可生搬硬套。

第三节 立体定向放射技术与设备

一、影像引导放疗技术

（一）概念

从三维适形放疗（3D-CRT）到调强放疗（IMRT），随着放疗技术的不断完善，治疗增益比也在逐步提高。但放疗过程中，很多因素影响放射治疗准确性的不确定性偏差，包括摆位误差、治疗部位靶区形状的变化以及靶区与周围正常组织器官之间相对位置变化。①摆位误差：主要由于人体的非刚性、治疗设备（激光灯、光距尺）的定位误差，以及体表记号线的保护不当以及技术员等主观原因，使患者的摆位与定位时存在误差。②器官/靶区位置和形状的变化。肿瘤和周围正常器官组织的位移，包括治疗间位移和治疗中位移。治疗间位移指肿瘤在放疗过程中的退缩以及靠近消化系统和泌尿系统的器官，随着胃肠道、膀胱的充盈程度以及患者体重变化有不同程度位移。治疗中位移指照射中呼吸、心跳的运动和不自主的肌肉收缩等对胸、腹部器官的影响。在严格的质控环节，可以将误差降至最低；可是由于器官运动或形变导致的肿瘤欠量或正常组织过量问题，就成了亟待解决的问题。将放射治疗设备与成像设备进行整合，及时调整靶区的位置，由此图像引导放射治疗（Image-guidedradiotherapy，IGRT）应运而生。IGRT旨在准确引导和确保放射治疗地准确性，减少放疗间靶区位移误差和摆位误差，监测和校正放疗时肿瘤和正常组织运动引起的误差，实时监控肿瘤的变化情况。

那么，何为IGRT？图像引导放射治疗（IGRT）是指在进行放射治疗前、治疗中利用各种影像设备，对肿瘤及正常器官进行监控，并根据器官位置的变化调整治疗位置、治疗条件，使照射野和靶区保持高度一致性。

（二）分类

1. 电子射野影像系统（electeonic portal imaging，EPID）

电子射野影像系统（EPID）是放疗时当射线束照射靶区时，采用电子技术在射线出射方向获取图像的一种简单使用的二维影像验证设备，也叫电子射野实时成像系统。于20世纪50年代开始应用于临床，一般由射线探测器和射野影像处理系统两部分组成。

依据射线探测方法的不同分为荧光、固体探测器、液体电离室三大类型。辐射荧光影像系统（radiation fluoroscopic image system，RFIS）与X线机的荧光电视系统类似，由荧光屏、反射镜、透镜和摄像机组成。主要利用辐射荧光影像系统，将穿透患者的X线直接在荧光屏上产生可见光，再经反射镜和透镜组成的光路传到摄像机，经数字化后由计算机处理形成实时图像。该类系统优点成像范围大、空间分辨率高、成像速度快；缺点是体积较大，妨碍患者摆位。美国GE公司的TargetView就属于这类系统。固体探测器系统是用非晶硅（amorphous silicon，a-Si）或非晶硒（amorphous selenium，a-Se）等材料做成的半导体构成的线阵。它的工作方式有两种：根据把射线转化为电信号方式分为间接方式和直接方式。该系统具有体积小、效率高、分辨率高、动态范围大等优点。美国Varian公司的Portal Visiona S500系统属于此类。液体电离室系统（scanning liquid ionization chamber，SLIC）由美国MDAnderson肿瘤研究中心和芬兰癌症研究中心共同开发，主要作为探测器使用。它由256×256个微型电离室阵列组成，电离室上下各有一块1.5 cm厚的纤维印刷板，每块印刷板间注入1 mm厚的异辛烷液体作为电离介质，每个电离室大小为1.27 mm×1.27 mm×1.0 mm。电离室阵列前有一层1 mm厚的钢板作为建成区。进行图像采集时，逐行加上300 V的极化电压，256个静电计对每列采样10次得出平均电流，形成一幅图像信号。一般采集一幅图像需5.9s，采用快速采集方式可以使时间减少至1.5s，但图像分辨率较低。其小巧身材方便安装在加速器机架上。

EPID既可以离线校正验证射野大小、形状、位置以及患者的摆位，也可以直接测量射野内剂量。对摆位误差的校正由离线和在线之分。离线应用时患者摆位误差并不在同次放疗中。Herman等把其归结为3个方面：①简单的离线校正，即通过前一次放疗中所测得的摆位误差的数据，在后面的一次放疗中得到校正。②监测，就是用EPID测得个体或群体摆位误差的数据，但不做任何处理，只是用来观察（如摆位误差的幅度、时间趋势等）。③统计分析和决策，即基于EPID所测得的摆位误差的数据进行统计分析，分析结果予以临床应用，以通过不同的处理方法降低或消除它对放疗的影响。在线应用就是在每次放疗时，先给予很低的放疗剂量成像，立刻分析患者的摆位误差并予以校正，校正满意后再给予剩下的放射剂量完成放疗。由于图像比对大都采用按照研究者视觉判断的手工比对的方式，并且由于时间原因很少是由多位医师共同分析和比对图像，应用这种方法人为主观因素引起的误差较大。EPID最初设计只为了摆位的验证，但其实也是一个辐射探测器，可以直接测量射野内的剂量。

EPID提供的影像为二维图像，各种组织、器官叠加和密度的混淆，不能准确反应正常组织和肿瘤区域，也不易发现患者体位的旋转、器官移动和变形等；加之其一般使用MV级X线片进行拍片验证，射野片骨和空气对比度都较低，软组织显像不清晰等缺点，大大限制其在临床广泛应用，也激发了kV级X线成像设备的发展。

2. kV级X线摄片和透视

这种成像技术把kV级X线摄片和透视设备与治疗设备结合起来，在患者体内植入金标或以患者骨性标记为配准标记，与EPID的MV级射线摄野片相比，骨和空气对比度都高，软组织显像也非常清晰。目前主要CyberKnife系统使用，在后续章节将详细介绍。

3. kV级锥形束CT(cone beam CT, CBCT)

CBCT在加速器基础上，与治疗方向成90°的方向上加上kV级X线和大面积非硅晶体探测器，以锥形束的方式接受每个角度的投影数据，通过反投影原理进行数据重建，得到三维图像，可以与计划CT影像进行匹配、融合，得到三维摆位误差，并自动计算出治疗床需要调节的参数。

kV-CBCT可以在监测及纠正患者摆位误差中发挥积极作用，提高摆位精度，缩小计划靶区及减少正常组织受量，保证靶区的精准性，实现对肿瘤靶区高剂量照射的同时，最大限度减少正常组织相关放疗并发症发生概率，为自适应放疗的实现提供的有利的技术保障。kV-CBCT扫描时间相对较长，包含几个呼吸周期，可用来监测与呼吸相关的运动幅度较大的肿瘤(周围型肺癌、肝癌)的运动范围。通过放疗期间kV-CBCT图像的比较，可以获得疗程中肿瘤变化、重要器官位置及体积变化情况，对以后肿瘤退缩模式等研究有一定指导意义。

kV-CBCT具有体积小、重量轻、开放式架构等特点，可以直接与加速器整合。加之其图像空间分辨率高，操作简便。但对比临床诊断CT在密度分辨率上还是较低，特别低对比度的密度分辨率上，有一定差距。与MV级CT相比，其kV图像和加速器治疗不是同源。

4. MV级扇形CT

MV级扇形CT是以MV级的X射线源在治疗空间环形安装X射线探测器，用于接收数据，通过治疗床的步进方式，螺旋扫描，得到三维影像，并于计划影像进行匹配、融合得到摆位误差，并在三维方向上修正误差。TOMO采用该成像技术，其最大优势是图像引导和治疗是同源，即一台使用6MV球管的螺旋CT机，治疗和图像引导均采用6MV球管；影像探测器在治疗时也可以同时测量出束剂量，实现剂量引导放射治疗(dose-guided radiotherapy, DGRT)，具体在后续章节详细介绍。

5. 直线加速器+CT组合系统

即CT-on-rail属于kV级CT影像设备的一种，将常规螺旋CT与放射治疗机处于同一治疗床。当每次治疗前，进行螺旋CT扫描，再于计划CT影像匹配，三维融合，修正摆位误差。这种成像技术是西门子ONCOR机器的图像引导解决方案，在一台ONCOR直线加速器配备一台多排SomatomCT机。其优势在于大幅提高影像的空间分辨率和成像质量，但较 kV 级 CBCT 复杂，国内应用较少。

6. 三维超声图像引导

该成像技术将无创三维超声成像技术与直线加速器相结合，通过采集靶区三维超声图像，辅助靶区的定位并减少分次治疗的摆位误差、分次治疗间的靶区移位和变形技术。三维超声模拟定位工作站等中心坐标系统必须与 CT 模拟机等中心坐标系统重合，通过标准的坐标系统将传统的二维超声图像重建为三维影像。其最大的优势在于无创、非侵入性，且操作相对简单安全、患者易于接收，加之其不接受额外的辐射，且对软组织界限分辨率高，在乳腺癌、妇科肿瘤和膀胱癌中具有较大优势。瑞典公司 Elekta 的 Clarity™ 属于该类系统。

7. MR 图像引导

众所周知，MR 在软组织分辨率上很有优势，而且 MR 不仅具有形态学，还具有功能学，如磁共振弥散加权成像(DWI)、磁共振波谱分析(MRS)、灌注加权成像(PWI)、弥散张量成像(DTI)等，对于放疗靶区的精确制定意义非凡。所以，将 MR 和直线加速器的集合体称之为 MRIgRT。但要把 MR 和加速器合二为一绝非易事，有很多需要解决的问题，如：如何使 MR 的高场强磁场不能对加速器产生磁耦合作用？如何让加速器发射的束流不受 MR 结构的影响？射线在磁场中的剂量分布特性等问题。目前主要由瑞典公司 Elekta 研发的核磁加速器和美国 ViewRay 研发的核磁伽马刀。

(三) 自适应放疗(adaptive radiation therapy，ART)

自适应放疗(ART)是 IGRT 发展延伸出的一种新型放疗技术。1993 年 Mackie 发表螺旋断层治疗设想时，从理论上提出利用 CT 影像级剂量重建，来修正患者后续分次治疗的设想。1997 年 Yan 正式提出，并将其定义如下：自适应放疗是一个闭循环的放射治疗过程，它能够通过一系列图像反馈信息来检测系统变化，继而根据变化的反馈值相对应的重新优化治疗计划，达到个体化治疗的目的。ART 通过 IGRT 对患者解剖和生理变化进行评判，分析分次治疗和初始计划设计之间的差异，进行后续治疗计划的重新设计。主要目的在于提高肿瘤放疗的精准性，满足两个“最大限度”的要求，即最大限度提高肿瘤靶区剂量及最大限度保护周围正常组织，提高肿瘤局控率的同时降低放疗并发症的概率。

根据自适应放疗的实现方法分为离线(off-line)和在线(on-line)两种方式。离线 ART 指根据最初的数次或当前的反馈信息，修改治疗计划，并按照修改后的治疗计划实施后续分次治疗。在线 ART 指根据当前分次的反馈信息，修改治疗计划，并按照修改后的治疗计划实施当前分次治疗。加之 DGRT 的发展，ART 可能成为真正意义上包括外放范围及靶区内剂量调整的精确放疗手段。

二、SBRT 中运动性肿瘤的定位与治疗

体部肿瘤由于呼吸运动的存在，无法实现像颅内肿瘤的精确定位和摆位，呼吸运动常常导致治疗计划在实施过程中出现偏差，从而导致投射失准。大量对呼吸运动的研究表明，对于肺、肝脏等器官，由于呼吸运动的影像，在头脚方向甚至可以达到 3 cm 的位移，而每次放疗不可能在一个呼吸周期内完成，为保证靶区的准确性，就不得不增加 PTV 的外放范围，必然导致过多的正常组织受到不必要的照射。如何在治疗过程中，采用有效的动态影

像方法确保肿瘤和射线束之间准确关系尤为重要，同时也可以对治疗过程中的计划调整进行评估。

为了减少呼吸运动对放疗的影响，从主动控制到被动监测，各种各样的技术纷纷应用于临床。

1. 限制呼吸运动

(1) 腹部加压技术

瑞典公司 Elekta 首先设计，主要采用立体定位框架上安装一个限制膈肌活动的可调控压盘。腹部加压装置除了可以固定患者的体位，还可以调节膈肌压盘来限制呼吸运动中膈肌的移动，通过主动干预减少呼吸运动对腹部肿瘤的影响。多项使用该项技术研究表明，运动范围 3～13 mm。该方法简单、易行，操作方便。

(2) 屏气技术

采用屏气方式控制呼吸运动，更适用于胸部肿瘤。屏气技术一般临床常见为深吸气后屏气技术（deep inspriation breath hold, DIBH）和主动呼吸控制技术（active breathing control, ABC)技术。DIBH 即患者在 CT 模拟定位和放疗前调节呼吸幅度然后深吸气后主动或被动屏气，屏气时间一般维持 20s 左右，通过呼吸控制设备来控制患者呼吸，保证放疗过程在屏气中进行。但该技术需要患者进行有规律的自主呼吸训练，同时无法保证每次深吸气肺容积的一致性。鉴于此，ABC 系统应运而生。该技术是在 DIBH 基础上进一步研发，Elekta 公司首先推出。ABC 系统训练患者的屏气功能，首先通过呼吸设备测量患者呼吸的气体流量，在达到最大呼吸屏气深度的基础上选择合适的阈值，当患者达到该阈值后，通过 ABC 设备主动关闭通道，强制患者屏气、控制呼吸幅度，在该状态下实施定位 CT 扫描和放疗。该系统解决了 DIBH 的肺容量不固定问题，但一般要求 20～30 s 的屏气时间，对于肺功能较差的老年患者无法耐受。

限制呼吸运动技术，采用主动干预的方式，在一定程度上减少呼吸运动对于靶区的影响，但患者耐受性较差，大大限制其在临床上的广泛应用，但可以作为其他技术的辅助方式。

2. 呼吸门控技术

呼吸门控技术是通过门控设备 RPM 系统上的摄像头监测采集放置在患者体表的可以反映呼吸运动状况的呼吸信号，RPM 系统软件模拟检测呼吸信号并转化为数字信号，显示为余弦曲线。通过在程序软件上设置呼吸门控的阈值，一旦呼吸或肿瘤的运动幅度在阈值范围内就会触发相应的 CT 扫描或加速器出束。时相形式的阈值即意味着呼吸时相是与加速器或 CT 模拟机同步，当呼吸信号进入这个时相/阈值范围时触发 CT 模拟机/加速器出射线，当呼吸信号不在这个时相/阈值范围，模拟定位机或加速器处于待机状态到下个阈值触发的范围，如此循环到完成扫描/治疗。其最大的优势就是患者可以自由呼吸，重复性好、患者更易耐受。加之与 4D-CT 的结合，目前在临床上应用广泛。

3. 实时跟踪技术

实时跟踪技术由放疗科医师根据肿瘤的具体位置，植入一个小的标记物在患者肿瘤内或体表，通过相应的监测设备(诊断型 X 线机)来实时跟踪监测肿瘤的运动情况，然后放疗医师观察肿瘤的移动距离以及危及器官剂量体积直方图 DVH 是否达到危及器官限量的要求，来确定加速器的照射时间，且尽可能地保证肿瘤的偏移在可允许的范围。如果肿瘤跑出可允许的范围则停止治疗(在后续章节将详细介绍)。

早在2000年Ichikawa等就提出了四维成像的概念,把时间因素纳入扫描和重建过程中,实现动态的CT图像。近年来应用4D-CT评价肿瘤和器官的运动,采用步进式轴向扫描或螺旋式扫描,将所得的数据及图像进行前瞻性或回顾性分析和重建,可以同步记录扫描过程中患者的呼吸周期,对有呼吸运动的内脏器官而言,可以很好地消除运动伪影,真实的再现肿瘤和内脏的形态,同时通过对呼吸的监控,可以较好地反应肿瘤和内脏器官随呼吸运动的变化规律。与传统CT相比,肿瘤影像更加精确,可以有效指导放疗计划中PTV的外放范围。

三、常见立体定向放疗设备介绍

(一) γ-刀

1. 第一代γ-刀

1951年Leksell和Larson共同提出放射外科概念,并根据脑立体定向仪原理设计出第一台原型机。1967年根据Sluys和Kessler的设计,将179个列阵分布在70°的半球体内面,通过准直器形成细微的γ线束,聚焦在病灶上,可以产生切割样盘形毁损灶,Leksell教授称之为γ-刀,第一代γ-刀就此诞生。1974年将钴源的数量增加至201个,钴源在半球型的壳体经度上的分布为0～360°,纬度上分布为6～36°。第一代γ技术的基本特征是静态聚焦,二维平面布源方式,壳体和钴源均不运动,钴源剂量小,射线束之间在形成焦点之前的路径是有间隙的,未能做到最大限度地在健康组织中分散射线。

2. 第二代γ-刀

第二代γ-刀的显著特征是安装钴放射源的治疗头可以做360°的自转,但治疗机不做任何运动。1995年中国宋世鹏先生发明并生产了拥有中国自主知识产权的旋转式头部γ-刀。我国奥沃(OUR)公司用30个^{60}Co螺旋排列成6组分布于14～43°的维度上,每组源间隔60°,经度上,每个源间隔1°,用旋转方法实现多野集束照射。其基本特征是三维立体布源方式,确立病灶轴向断面层数,对断面层进行人工布源或自动布源,实现三维剂量计划计算。之后国内多家公司研制出类似产品,在原理和结构上无明显差异。

3. 第三代γ-刀

20世纪80年代,CT、MR、DSA等影像技术以及立体定向γ射线全身治疗系统DICOM图像传输等技的发展,γ-刀开始新的变革。治疗头上的18个^{60}Co,分为两组,呈扇形排列,治疗头不能自转,但可围绕人体纵轴(z轴)做360°转动,形成二次回转聚焦,使高放射剂量区(照射野)形态与肿瘤(靶区)形态一致,实现三维靶点适形放射治疗功能。其特征是采用扇形聚焦回转弧照射方式,照射角度和区域不受重要器官限制,使得肿瘤治疗无盲区;靶点定位引入了CT、MRI等无创伤诊断技术,同时配备电子计算机和图像分析仪等,使得剂量计算、方案制定及治疗等全部工作程序化、自动化及简单化。至此,γ-刀可以同时治疗头部肿瘤和体部肿瘤。

4. 第四代γ-刀

第四代γ-刀除了具有前三代的立体定向放疗的功能,同时具有实时的临床动态、静态图像采集和实时计划操作；拥有实时的导航或控制能力；解决图像无损的输入和输出；进行科学的量化诊断和治疗；并能实现网络数据共享等。在计算机三维放疗计划系统(TPS)中，引入了逆向算法，这样不仅实现了真正意义上的全自动治疗计划，而且其等剂量线包裹肿瘤的适形度更高，并能达到调强放射治疗(IMRT)的标准。

(二) 螺旋断层放疗

螺旋断层放射治疗(tomotherapy，TOMO)是一种使用兆伏级 CT(megavoltage computed tomography，MVCT)图像实时引导的调强放疗。

TOMO 将 6MV 的直线加速器安装在特制的 CT 滑环机架上，即滑环技术(slip ring technique)，窄扇形射线照射野可以围绕机械等中心做 360°连续旋转照射，单次照射多达 2 万个子野，靶区的适形度和均匀度更高。治疗时治疗床缓慢跟进，通过治疗床的连续移动能够实施全身调强治疗，长度可达 160 cm。连续的螺旋照射以及治疗计划中螺距比始终小于 1，所以消除了层与层之间可能产生的热点和/或冷点问题。但其并不支持非共面照射方式。采用气动二元多叶光栅，叶片一次开闭约为 20 ms，使治疗时能够同时照射多个靶区；同时也保证了射野宽度和剂量分布的适形度，是目前最佳的治疗剂量分布工具。

TOMO 将 CT 扫描技术和放射治疗系统合二为一。TOMO 的影像引导系统主要分为影像采集、影像配准、在线验证和调制、照射剂量的验证。每次治疗可以利用患者治疗前的 MVCT 影像进行影像采集，主要由照射源对侧的 CT 探测器阵列完成，MVCT 成像时的扇形束为 3.5MV，单次扫描总剂量为 0.5～3cGy，图像不受金属伪影的影响。把获得的 MVCT 影像与诊断 CT 影像通过层析投影在“投影空间”上联系起来。治疗前采集的患者影像定义为“原始”位置，也称为“参考影像”。每次分次治疗前获取新的投影文件，叫作“检验投影”。通过对两个影像相关文件的关联检验，可以计算出患者配准摆位误差并进行摆位修正。配准算法包括两步：先配准 x、y 轴，然后配准 z 轴。影像配准后，需要根据控制台上配准调节数据对患者进行摆位调整，保证肿瘤靶区的精确照射。同时，TOMO 实现真正意义上的自适应放疗-照射剂量验证技术，即每次治疗实际照射到患者体内的剂量可以通过计算探测器采集，并和当天的 MVCT 进行剂量重建，在与计划剂量分布做比较，实现真正意义上的 DGRT。

与传统的加速器相比，无需考虑患者和机头碰撞的风险，也无需考虑楔形板角度、挡铅、机架角度、准直器角度、床角度、MLC 和托架、电子线、电子线限光筒等因素。同时其优良的 IGRT 设计，可以完成从立体定向放疗到普通分次放疗的所有任务，临床适用范围更广，其适应证几乎覆盖所有适合放射治疗的病例，特别对于原发灶和转移病灶的同时治疗、解剖结构复杂的头颈部肿瘤、有重要正常组织毗邻的胸腹盆部肿瘤、全中枢神经系统照射以及全身多部位肿瘤的同时放疗，大大提高了放射治疗的治疗能力。

(三) 射波刀(CyberKnife)

CyberKnife 系统全称为 CyberKnife 立体定位放射手术系统(CyberKnife stereotactic radiosurgery system)，是一种全身肿瘤立体定向放射外科治疗设备(图 10-1)。于 20 世纪 90 年代在斯坦福大学研发成功。CyberKnife 硬件系统由机械手臂系统、直线加速器照射系统、同步追踪系统、治疗床及机电配套子系统等部分构成。与传统的 γ-刀及 X-刀相比，最大的优势在于无须有创的定位框架，采用实时影像引导及同步动态追踪技术，实现将 SRS

技术应用至从头颈部到全身其他部位的肿瘤。

机器手臂装载 6MV 无均整器（flattening filter free，FFF）的直线加速器并负责把加速器送至准确的治疗位置。6 个活动关节，在计算机控制下在不同半径的球面上有 100 个固定的节点，每个节点有 12 个投射方向，最多可形成 1200 条射束。采用等中心或非等中心照射，照射范围在 650～1 000 mm 之间。分别安装在治疗床两侧的天花板上的 X 射线源（球管）和安装在斜对面地板上的非晶硅探测器组成靶区定位系统。可以将实时影像以 2D 或 3D 的形式与数字重建影像（DDR）融合，从而保证治疗过程中即时校正。

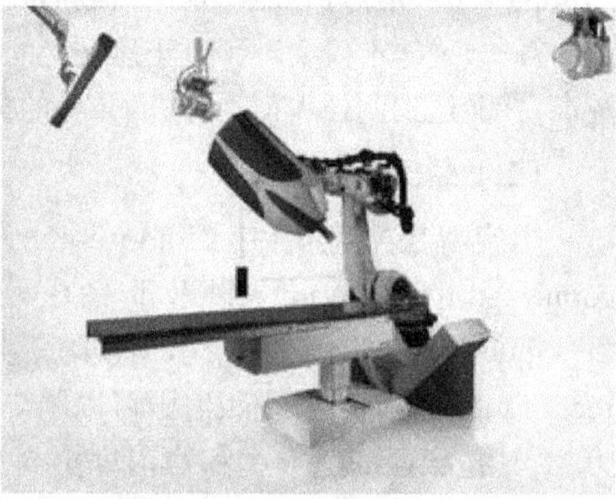

图 10-1　射波刀

同步跟踪技术（synchrony）是 CyberKnife 所特有的。体部立体定向放疗最大的挑战就是克服生理性的呼吸运动，从前面的介绍中我们了解了呼吸控制的技术。同步跟踪技术由天花板上红光照相机、固定在同步呼吸追踪背心上的红光标志及同步呼吸追踪软件组成。患者身着同步背心，并将红光标志黏在胸腹呼吸动度较大的位置。3 个独立的红光照相机与红光标志一一对应，以每秒 32 次曝光的频率记录红光标志的位置变化，即记录胸腹部呼吸起伏的运动情况。在通过同步呼吸追踪软件，首先建立患者的呼吸运动，使体表红光标志与体内肿瘤三维空间的对应关系。用来记录胸腹部呼吸起伏的运动情况，如无适当的高密度结构，可在肿瘤旁植入 1～4 粒金标。将红光照相机记录的胸腹壁呼吸起伏运动情况，与两套 X 线机在呼吸起伏动态中取得多点体内高密度肿瘤或金标的三维影像，经过计算机耦合处理，取得患者自由呼吸周期中肿瘤的四维影像模式。治疗时，机械手臂根据红光照相机拍摄的红光标志位置信息使加速器保持与患者肿瘤运动的同步，实现追踪治疗。

除此之外，CyberKnife 还有其他 4 种追踪技术。分别是针对头部的六维颅骨（6D Skull）追踪技术；针对体部除上述介绍的同步呼吸追踪系统（synchrony）外，还有基准追踪（fiducial）、脊柱追踪（xsight-spine）及肺追踪（xsight-lung）。只有基准追踪和同步呼吸追踪需要植入追踪基准，一般为金标。而肺追踪是不需要金标置入的。但该技术应用有特定的条件，主要针对某些位于肺部周围区域的瘤体，没有心脏、纵膈及脊柱等结构的干扰，在 X 线摄片中可以清晰地显示瘤体的影像，才可以将瘤体直接作为追踪目标。可见，CyberKnife 距离无创还有一定的距离，但其交叉照射的治疗理念，无框架的定位方法，脊柱、胸腹部立体定向放疗的同时实现，扩展和外延了立体定向放射外科的内涵和范围，是立体定向放疗领域另一个有力的武器。

（四）新一代直线加速器

以容积旋转调强（volume modulated arc therapy，VMAT）为代表，集电子直线加速器、医学图像处理系统、呼吸门控设备和网络系统等全新技术设计的新一代直线加速器，可以进行 SBRT 治疗。目前主要代表设备有瓦里安公司的 Trilogy、TrueBeam 以及医科达公司的 Infinity、Synergy。这里以瓦里安 TrueBeam 直线加速器为代表简单介绍该类产品。

瓦里安公司 2009 年 4 月首次在美国推出 TrueBeam 系统。该系统集电子直线加速器、医学图像处理系统、呼吸门控设备和网络系统于一体。

VMAT是其主要的技术特点之一。作为放疗领域的又一新技术，VMAT本质上是调强放疗的一种，该技术将动态调强与弧形照射技术相互结合，在任何角度内进行持续旋转照射，并调控射线在肿瘤上的强度。与普通固定野调强（静态调强和动态调强）不同，该技术利用一个或多个调强的锥形光束弧，在治疗过程中使角度、速度、MLC叶片位置、剂量率、备份光栅、准直器角度同时操作。出束过程中机架在旋转，MLC在运动，剂量率偏差极小，机架旋转一定角度为1个照射野，通常治疗1次机架旋转1～2圈周，每2°1个控制点，旋转1圈将会形成177个不同的照射野，从而使得剂量分布更优。实现加速器边旋转边照射，在任何角度对肿瘤进行照射，并在合理的时间通过单弧或多弧实现高度适形计划。治疗时间也大大缩短，单弧照射只需75 s，双弧照射不到3 min即可完成1次治疗。VMAT不仅剂量分布较好，由于大大缩短了治疗时间，使得患者治疗舒适度大大提高，有效减少治疗过程中患者体位变化概率，提高了治疗准确度。

在利用容积旋转调强技术与普通调强技术做治疗计划，靶区有相同的吸收剂量时，容积旋转调强技术需要更少的照射量，能有效降低漏射线，减少散射，降低放射性污染，降低机器损耗。

TrueBeam还集合以下技术：①调强放射治疗（IMRT）——通过调节每一点的剂量来最大限度照射肿瘤，同时最大限度地降低周围健康组织的照射剂量。②图像引导放射治疗（IGRT）——加速器本身带有kV级和MV级影像系统，通过机架旋转和后期计算机处理，可形成与CT同质量的影像，确保照射位置准确。还可以利用Portal Dosimetry技术做剂量验证。③立体定向体部放射治疗（SBRT）——这种图像引导放射外科治疗对肿瘤靶区进行高剂量照射，只需几次治疗即可完成。④呼吸门控技术——TrueBeam系统的呼吸门控设备，可以通过控制患者的呼吸频率，精确定位目标，减少放疗副作用的同时达到最好的效果。

TrueBeam在成像、患处定位、运动管理、射束调整和剂量投照之间建立起了一个高水平的同步管理，每隔10 ms对整个治疗过程完成一次精度验证。在治疗进程中，有超过10万个数据点被系统监测，确保系统保持一个“真正的中心点”，也就是治疗的焦点。

TrueBeam系统适用于以往放射治疗技术能够治疗的所有肿瘤，同时，TrueBeam系统治疗时间短，对于一些由于肿瘤疼痛造成无法忍受较长时间静卧的患者带来新的希望。

（五）质子（重离子）刀

质子（重离子）治疗通过集成高能物理、加速器制造、计算机、自动控制等新技术应用于肿瘤的影像成像、放疗计划、设计、实施和质量控制，使肿瘤放疗的精确性达到较高水平，既能有效杀灭肿瘤细胞，又能最大限度保护周围健康组织，具有精度高、疗程短、疗效好、副作用小等优势。

美国罗玛琳达大学医学中心（Loma Linda University Medical Center，LLUMC）在1990年建成了全球第一家设在医院的质子治疗中心（hospital-based），开创了现代质子治疗医学的时代。1993年，日本NIRS在千叶县（Chiba）建造了重离子医用加速器（heavy-ion medical accelerator in chiba，HIMAC），1994年起开始重离子（碳离子）放疗临床试验。相对于质子放疗来说，重离子放疗的技术、设备要求更高，投入更大，因此重离子的放疗临床试验起步较晚。

常规放疗的射线是光子(如高能 X 射线、^{60}Co 射线等),在穿透人体组织后能量会大量衰减,这既影响了肿瘤靶区剂量分布,也导致周围组织受到较大辐射损伤。而质子和重离子射线在进入人体的过程中能量释放很少,但到达肿瘤靶区时能量释放,形成所谓的 Bragg 峰,类似于在肿瘤区域进行"立体定向爆破",即肿瘤靶区接受了较大放射剂量,而周围组织的损伤则降到最低。

第四节　立体定向放疗技术的临床应用

一、中枢神经系统肿瘤的临床应用进展

中枢神经系统肿瘤根据肿瘤发生部位分为颅内和椎管内,根据肿瘤起源分原发和继发两大类。原发性颅内肿瘤指发生于脑组织、脑膜、脑神经(颅内段)、垂体、血管以及胚胎残余组织等的肿瘤。原发性椎管内肿瘤指发生于椎管内各种组织(如:神经根、硬脊膜、血管、脊髓及脂肪组织)的肿瘤。继发性颅内、椎管内肿瘤则是指身体其他部位的恶性肿瘤(如:肺癌、乳腺癌、肝癌等)转移或侵入形成的肿瘤。

2016 年 WHO 对中枢神经系统肿瘤分类标准进行更新(见表 10-1)。肿瘤分类的主要变化详见表 10-2。

表 10-1　中枢神经系统肿瘤 WHO 分类

英文名	中文名	ICD-O 编码
diffuse astrocytic and oligodendrogial tumours	弥漫性星形细胞和少突胶质细胞肿瘤	
diffuse astrocytoma IDH-mutant	弥漫性星形细胞瘤,IDH 突破型	9400/3
gemistocytic astrocytoma, IDH-mutant	肥胖型星形细胞瘤,IDH 突变型	9411/3
diffuse astrocytoma. IDH-wildtype	弥漫性星形细胞瘤,IDH 野生型	9400/3
diffuse astrocytoma, NOS	弥漫性星形细胞瘤,NOS	9400/3
anaplastic astrocytoma, IDH-mutant	间变性星形细胞瘤,IDH 突变型	9401/3
anaplastic astrocytoma, IDH-wildtype	间变性星形细胞瘤,IDH 野生型	9401/3
anaplastic astrocytoma, NOS	间变性星形细胞瘤,NOS	9401/3
glioblastoma, IDH-wildtype	胶质母细胞瘤,IDH 野生型	9440/3
giant cell glioblastoma	巨细胞型胶质母细胞瘤	9441/3
gliosarcoma	胶质肉瘤	9442/3
epithelioid glioblastoma	上皮样胶质母细胞瘤	9443/3
glioblastoma, IDH-mutant	胶质母细胞瘤,IDH 突变型	9445/3*
glioblastoma, NOS	胶质母细胞瘤,NOS	9440/3

（续表）

英文名	中文名	ICD-O 编码
diffuse midline glioma，H3 K27M-mutant	弥漫性中线胶质瘤，H3 K27M 突变型	9385/3*
oligodendroglioma，IDH-mutant and 1p/19q-codeleted	少突胶质细胞瘤，IDH 突变型和 1p/19q 联合缺失	9450/3
oligodendroglioma，NOS	少突胶质细胞瘤，NOS	9450/3
anaplastic oligodendroglioma，IDH-mutant and 1p/19q-codeleted	间变性少突胶质细胞瘤，IDH 突变型和 1p/19q 联合缺失	9451/3
anaplastic oligodendroglioma，NOS	间变性少突胶质细胞瘤，NOS	9451/3
oligoastrocytoma，NOS	少突星形细胞瘤，NOS	9382/3
anaplastic oligoastrocytoma，NOS	间变性少突星形细胞瘤，NOS	9382/3
other astrocytic tumours	其他星形细胞肿瘤	
pilocytic astrocytoma	毛细胞星形细胞瘤	9421/1
pilomyxoid astrocytoma	毛黏液样星形细胞瘤	9425/3
subependymal giant cell astrocytoma	室管膜下巨细胞星形细胞瘤	9384/1
pleomorphic xanthoastrocytoma	多形性黄色星形细胞瘤	9424/3
anaplastic pleomorphic xanthoastrocytoma	间变性多形性黄色星形细胞瘤	9424/3
ependymal tumours	室管膜肿瘤	
subependymoma	室管膜下瘤	9383/1
myxopapillary ependyrnoma	黏液乳头型室管膜瘤	9394/1
ependymoma	室管膜瘤	9391/3
papillary ependymoma	乳头型室管膜瘤	9393/3
clear cell ependymoma	透明细胞型室管膜瘤	9391/3
tanycytic ependymoma	脑室膜细胞(伸长细胞)型室管膜瘤	9391/3
ependymoma，RELA fusion—positive	室餐膜瘤，RELA 融合-阳性	9396/3*
anaplastic Ependymoma	间变性室管膜瘤	9392/3
other gliomas	其他胶质瘤	
chordoid glioma of the third wentricle	第三脑室脊索样胶质瘤	9444/1
angiocentic glioma	血管中心性胶质瘤	9431/1
astroblastoma	星形母细胞瘤	9340/3
choroid plexus tumours	脉络丛肿瘤	
choroid plexus papilloma	脉络丛乳头状瘤	9390/0
atypic choroid plexus papilloma	不典型性脉络丛乳头状瘤	9390/1
choroid plexus carcinoma	脉络丛乳头状瘤	9390/1
neuronal and mixed neutonal-glial tumours	神经元和混合性神经元-胶质肿瘤	
dysembryoplastic neuroepithelial tumour	胚胎发育不良性神经上皮肿瘤	9413/0
gangliocytoma	神经节细胞瘤	9492/0
ganglioglioma	节细胞胶质瘤	9505/1
anaplastic ganglioglioma	间变性神经节细胞胶质瘤	9505/3

（续表）

英文名	中文名	ICD-O 编码
dysplastic gangliocytoma of cerebellum（Lhermitte-Duclos disease）	发育不良性小脑神经节细胞瘤	9493/0
desmoplastic infantile astrocytoma and ganglioglioma	婴儿多纤维性星形细胞瘤和节细胞胶质瘤	9412/1
papillary glioneuronal tumour	乳头状胶质神经元肿瘤	9509/1
rosette-forming glioneuronal tumour	玫瑰花结样胶质神经元肿瘤	9509/1
diffuse leptomeningeal glioneuronal tumor	弥漫性软脑膜胶质神经元肿瘤	
central neurocytoma	中枢神经细胞瘤	9506/1
extraventricular neurocytoma	脑室外神经细胞瘤	9506/1
cerebellar liponeurocytoma	小脑脂肪神经细胞瘤	9506/1
paraganglioma	副神经节瘤	8693/1
tumours of the pineal region	松果体区肿瘤	
pineocytoma	松果体细胞瘤	9361/1
pineal parenchymal tumour of intermediate differentiation	中度分化的松果体实质瘤	9362/3
pineoblastoma	松果体母细胞瘤	9362/3
papillary tumour of the pineal region	松果体区乳头状瘤	9395/3
embryonal tumours	胚胎性肿瘤	
medulloblastomas，genetically defined	髓母细胞瘤，遗传学分类	
medulloblastomas，WNT-activated	髓母细胞瘤，WNT 激活	9475/3*
medulloblastoma，SHH-activated and TP-53-mutant	髓母细胞瘤，SHH 激活伴 TP53 突变型	9476/3*
medulloblastoma，SHH-activated and TP-53-wildtype	髓母细胞瘤，SHH 激活伴 TP53 野生型	9471/3
medulloblastoma，non-WNT/non-SHH	髓母细胞瘤，非 WNT/非 SHH	9477/3*
medulloblastoma，group3	髓母细胞瘤，group 3	
medulloblastoma，group4	髓母细胞瘤，group 4	
medulloblastomas，histologically defined	髓母细胞瘤，组织学分类	
medulloblastoma，classic	髓母细胞瘤，经典型	9470/3
medulloblastoma，desmoplastic/nodular	髓母细胞瘤，多纤维性/结节增生	9471/3
medulloblastoma with extensive nodularity	髓母细胞瘤伴广泛小结节型	9471/3
medulloblastoma，large cell/anaplastic	髓母细胞瘤，大细胞型/间变型	9474/3
medulloblastoma，NOS	髓母细胞瘤，NOS	9470/3
embryonal tumor with multilayered rosettes，C19MC-altered	胚胎性肿瘤伴多层菊形团，C19MC 变异	9478/3*
embryonal tumor with multilayered rosettes，NOS	胚胎性肿瘤伴多层菊形团，NOS	9478/3*
medulloepithelioma	髓上皮瘤	9501/3
CNS neuroblastoma	中枢神经系统神经母细胞瘤	9500/3
CNS ganglioneuroblastoma	中枢神经系统神经节细胞母细胞瘤	9490/3
CNS embryonal tumour，NOS	中枢神经系统胚胎性肿瘤，NOS	9473/3
atypical teratoid/rhabdoid tumour	非典型畸胎样/横纹肌样肿瘤（AT/RT）	9508/3

(续表)

英文名	中文名	ICD-O 编码
CNS embryonal tumor with rhabdoid tumour	中枢神经系统胚胎性肿瘤伴横纹肌样特征	9508/3
tumours of the cranial and paraspinal nerves	颅内和椎旁神经肿瘤	
schwannoma	施旺细胞瘤	9560/0
cellular schwannoma	细胞型施旺细胞瘤	9560/0
plexiform schwannoma	丛状型施旺细胞瘤	9560/0
melanotic schwannoma	黑色素型施旺细胞瘤	9560/1
neurofibroma	神经纤维瘤	9540/0
atypical neurofibroma	不典型神经纤维瘤	9540/0
plexiform neurofibroma	丛状型神经纤维瘤	9550/0
perineurioma	神经束膜瘤	9571/0
hybrid nerve sheath tumours	混合型神经鞘肿瘤	
malignant peripheral nerve sheath tumour(MPNST)	恶性周围神经鞘瘤(MPNST)	9540/3
epithelioid MPNST	上皮样 MPNST	9540/3
MPNST with perineurial differentiation	MPNST 伴神经束膜分化	9540/3
meningiomas	脑膜瘤	
meningioma	脑膜瘤	9530/0
meningothelial meningioma	脑膜上皮型脑膜瘤	9531/0
fibrous meningioma	纤维型脑膜瘤	9532/0
transitional meningioma	过渡型脑膜瘤	9537/0
psammomatous meningioma	砂粒型脑膜瘤	9533/0
angiomatous meningioma	血管瘤型脑膜瘤	9534/0
microcystic meningioma	微囊型脑膜瘤	9530/0
secretory meningioma	分泌型脑膜瘤	9530/0
lymphoplasmacyte-rich meningioma	淋巴细胞丰富型脑膜瘤	9530/0
metaplastic meningioma	化生型脑膜瘤	9530/0
chordoid meningioma	脊索样型脑膜瘤	9538/1
clear cell meningioma	透明细胞型脑膜瘤	9538/1
atypical meningioma	非典型性脑膜瘤	9529/1
papillary meningioma	乳头型脑膜瘤	9538/3
rhabdoid meningioma	横纹肌样型脑膜瘤	9538/3
anaplastic/malignant meningioma	间变性/恶性脑膜瘤	9530/3
mesenchymal non-meningothelial tumours	间质、非脑膜上皮性肿瘤	
solitary fibrous tumour/haemangiopericytoma**	孤立性纤维性肿瘤/血管外皮细胞瘤**	
grade 1	1 级	8815/0
grade 2	2 级	8815/1

（续表）

英文名	中文名	ICD-O 编码
grade 3	3 级	8815/3
haemangioblastoma	血管母细胞瘤	9161/1
haemangioma	血管瘤	9120/0
epithelioid haemangioendothelioma	上皮样血管内皮细胞瘤	9133/3
angiosarcoma	血管肉瘤	9120/3
kaposi sarcoma	卡波西肉瘤	9140/3
ewing sarcoma/PNET	尤文氏肉瘤/原始神经外胚层肿瘤	9364/3
lipoma	脂肪瘤	8850/0
angiolipoma	血管脂肪瘤	8861/0
hibernoma	蛰伏脂瘤（冬眠瘤）	8880/0
liposarcoma	脂肪肉瘤	8850/3
desmoid-type fibromatosis	硬纤维型（韧带样型）纤维瘤病	8821/1
myofibroblastoma	肌纤维母细胞瘤	8825/0
inflammatory myofibroblastic tumour	炎症性肌纤维母细胞瘤	8825/1
benign fibrous histiocytoma	良性纤维组织细胞瘤	8830/0
fibrosarcoma	纤维肉瘤	8810/3
undifferentiated pleomorphic sarcoma/malignant fibrous histiocytoma	未分化多形性肉瘤/恶性纤维组织细胞瘤	8802/3
leiomyoma	平滑肌瘤	8890/0
leiomyosarcoma	平滑肌肉瘤	8890/3
rhabdomyoma	横纹肌瘤	8900/0
rhabdomyosarcoma	横纹肌肉瘤	8900/3
chondroma	软骨瘤	9220/0
chondrosarcoma	软骨肉瘤	9220/3
osteoma	骨瘤	9180/0
osteochondroma	骨软骨瘤	9210/0
osteosarcoma	骨肉瘤	9180/3
melanocytic tumours	黑色素细胞肿瘤	
meningeal melanocytosis	脑膜黑色素细胞增生症	8728/0
meningeal melanocytoma	脑膜黑素细胞瘤	8728/1
meningeal melanoma	脑膜黑色素瘤	8720/3
meningeal melanomatosis	脑膜黑素瘤病	8728/3
lymphomas	淋巴瘤	
diffuse large B-cell lymphoma of the CNS	中枢神经系统弥漫大 B 细胞淋巴瘤	9680/3
immunodeficiency-associated CNS lymphomas	免疫缺陷相关的中枢神经系统淋巴瘤	
AIDS-related diffuse large B-cell lymphoma	AIDS 相关弥漫大 B 细胞淋巴瘤	

（续表）

英文名	中文名	ICD-O 编码
EBV-positive diffuse large B-cell lymphoma，NOS	EB 病毒阳性弥漫大 B 细胞淋巴瘤，NOS	
lymphomatoid granulomatosis	淋巴瘤样肉芽肿病	9766/1
intravascular large B-cell lymphoma	血管内大 B 细胞淋巴瘤	9712/3
low-grade B-cell lymphomas of the CNS	中枢神经系统低级别 B 细胞淋巴瘤	
T-cell and NK/T-cell lymphomas of the CNS	中枢神经系统 T 细胞及 NK/T 细胞淋巴瘤	
anaplastic large cell lymphoma，ALK-positive	间变性大细胞淋巴瘤，ALK 阳性	9714/3
anaplastic large cell lymphoma，ALK-negative	间变性大细胞淋巴瘤，ALK 阴性	9702/3
MALT lymphoma of the dura	硬脑膜黏膜相关淋巴组织淋巴瘤	9699/3
histiocytic tumours	组织细胞肿瘤*	
langerhans cell histiocytosis	朗格汉斯细胞组织细胞增生症	9751/3
erdheim-chester disease	脂质肉芽肿病	9750/1
rosai-dorfman disease	罗-道病	
juvenile xanthogranuloma	青少年黄肉芽肿	
histiocytic sarcoma	组织细胞肉瘤	9755/3
germ cell tumours	生殖细胞肿瘤	
germinoma	生殖细胞瘤	9064/3
embryonal carcinoma	胚胎性癌	9070/3
yolk sae tumour	卵黄囊肿瘤	9071/3
choriocarcinoma	绒毛膜癌	9100/3
teratoma	畸胎瘤	9080/1
mature teratoma	成熟型畸胎瘤	9080/0
immature teratoma	未成熟型畸胎瘤	9080/3
teratoma with malignant transformation	畸胎瘤恶变	9084/3
mixed germ cell tumour	混合性生殖细胞瘤	9085/3
tumours of the sellar region	鞍区肿瘤	
craniopharyngioma	颅咽管瘤	9350/1
adamantinornatous craniopharyngioma	釉质型颅咽管瘤	9351/1
papillary craniopharyngioma	乳头型颅咽管瘤	9352/1
granular cell tumour of the sellar region	鞍区颗粒细胞肿瘤	9582/0
pituicytoma	垂体细胞瘤	9432/1
spindle cell oncocytoma	梭形细胞嗜酸细胞瘤	8290/0
metastatic tumours	转移瘤	

注：形态学编码依据肿瘤性疾病的国际分类（the International Classification of Disease for Oncology，ICD-O）；“/0”表示良性肿瘤；“/1”表示非特定性、交界性或行为不确定的病变；“/2”表示原位癌和Ⅲ级上皮内癌样病变；“/3”表示恶性肿瘤。“*”表示新增的疾病 ICD-O 编码，斜体表示暂定的肿瘤类型。“**”分级依据 2013 年 WHO 骨与软组织肿瘤分类标准。未能查到诊断性基因改变。NOS 并不特别定义为某种类型肿瘤，表示一组不能被分类成任何更窄定义组病变。NOS 代表了那些缺乏足够病理学。基因学和临床特征的肿瘤类型，有待将来改进其他研究后，才能够进行具体分类。用语格式中，斜体表示特定基因符号（如 *ATRX*），但不用于基因家庭（如：IDH，HS）；野生型使用时无连字符；某些特定名称使用“-”（如：RELA 融合-阳性）。使用罗马字母如Ⅰ、Ⅱ、Ⅲ和Ⅳ表示 WHO 等级。

表 10-2　2016 年世界卫生组织中枢神经系统肿瘤分类的主要变化

构建分子时代中枢神经系统肿瘤诊断的理念
引入基因定义实体，调整弥漫性胶质瘤的分类
引入基因定义实体，调整髓母细胞瘤的分类
引入基因定义实体，调整其他胚胎性肿瘤的分类，删除了 PNET 术语
纳入基因定性的室管膜瘤亚型
新的鉴别儿科相似疾病的方法，包括新的命名方式和基因定性肿瘤
增加最新公认的肿瘤、亚型和模式
IDH 野生型、突变型胶质母细胞瘤(肿瘤)
弥漫中线胶质瘤，H3 K27M 突变型(肿瘤)
多层细胞菊形团的胚胎性肿瘤，C19MC 改变型(肿瘤)
室管膜瘤，RELA 融合-阳性(肿瘤)
弥漫软脑膜胶质神经肿瘤(肿瘤)
间变型多形性黄色星形细胞瘤(肿瘤)
上皮样胶质母细胞瘤(亚型)
胶质母细胞瘤并原始神经成分(模式)
神经节细胞肿瘤多结节并空泡(模式)
删除既往肿瘤、亚型和术语
大脑神经胶质瘤病(gliomatosis cerebri)
原浆型、纤维性星形细胞瘤(亚型)
细胞性室管膜瘤(亚型)
原始神经外胚层瘤(primitive neuroodermal tomour，PNET)(术语)
增加“脑部侵犯”为非典型性脑膜瘤的诊断标准之一
将“孤立性纤维瘤和血管外皮细胞瘤”调整为一种肿瘤，并建立配套的分级系统
扩展及阐明神经鞘瘤中的肿瘤类别，包括增加了混合性神经鞘瘤和将黑色素性施旺细胞瘤从其他类型施旺细胞瘤中分离出来
扩展 CNS 造血/淋巴来源肿瘤(淋巴瘤和组织细胞瘤)中的肿瘤类别

根据肿瘤的侵袭性分为良性肿瘤和恶性肿瘤。恶性肿瘤呈侵袭性生长，可沿着脑白质向外扩展或颅内转移；位于脑中线或脑室肿瘤可经脑脊液播散。良性肿瘤呈局限性而非侵袭性，主要因肿瘤膨胀性生长，而造成肿瘤压迫的相关症状。

立体定向放疗在提高肿瘤剂量的同时能更好地保护正常脑组织及其功能区，在中枢神经系统肿瘤中既可作为首选的治疗方式，也可作为常规放疗的补充手段。但其独特的剂量学及分割方式，在肿瘤的选择上应该严格把握适应证，而不是盲目的完全适用。

头颈部肿瘤立体定向放疗的治疗步骤。

(1) 治疗前准备

① 对颅内肿瘤应完善眼底检查，排除有无颅高压情况，并根据情况进行降颅压处理，若存在梗阻情况，必要时请脑外科会诊，进行脑室分流手术。

② 鼻咽等头颈肿瘤，应常规完善口腔检查，拔除龋齿等。

(2) 定位

① 体位：患者取仰卧位，根据放射设备选择配套定位模具，注意让患者保持舒适的体位，摆位必须具有高度可重复性。

② 扫描：螺旋 CT 扫描，选择 3 mm 层厚连续扫描。一般行平扫＋增强模式，平扫目的为排除有无肿瘤内的出血等情况。

③ 传输：定位 CT 图像通过网络传输至治疗计划系统。

（3）靶区确定

根据不同肿瘤具体特点，结合影像学等检查进行靶区勾画，具体详见相关章节。

（4）治疗计划

根据选择放疗设备具体设置，并根据 DVH 优化和评估治疗计划。

（5）计划实施

根据选择放疗设备，进行计划实施，具体详见相关章节。

二、脑转移瘤

脑转移瘤（brain metastases）是成人最常见的颅内肿瘤，是颅外恶性肿瘤累及脑实质、脑脊膜、脑神经和颅内血管的转移性肿瘤，脑实质转移最常见，其次为脑膜转移。较易发生脑转移肿瘤包括恶性黑色素、肺癌、乳腺癌、胃肠道肿瘤等。病程中出现脑转移，多数预后不佳，主要由于血脑屏障的存在，普通的化疗药物无法进入。

（一）疾病特点

1. 转移途径

血行转移和直接浸润是最常见的颅内转移途径，淋巴转移和脑脊液转移较少见。

（1）经血液系统：为最常见的途径，大部分原发肿瘤为肺部肿瘤或从其他部位转移到肺内，再转移至颅内。其次通过椎静脉系统（Batson 网）到脊髓和颅内。肺癌、乳腺癌、绒毛膜上皮癌、恶性黑色素瘤、消化道癌、皮肤癌等主要经此途径转移。

（2）直接浸润：头颅及邻近器官组织的肿瘤（如：鼻咽癌、视网膜母细胞瘤、嗅神经母细胞瘤、头皮及颅骨的恶性肿瘤）均可直接破坏颅骨、硬脑膜，或经颅底的孔隙到达脑外表面，侵入颅内转移入脑。

（3）经淋巴系统：肿瘤细胞沿脊神经或颅神经周围的淋巴间隙进入脑脊液循环入颅或通过椎静脉侵入颅内。

（4）经脑脊液转移：胶质瘤或室管膜瘤沿蛛网膜下腔向颅内转移，常发生在肿瘤切除术后或活检术后。眶内肿瘤沿视神经鞘侵入颅内，并在蛛网膜下腔播散。

脑转移瘤好发于脑实质内灰白质交界区，这是因为大脑皮质的血供是皮质下白质的3～4倍，在解剖结构上供血动脉在皮质-白质交界处突然变细，转移性癌栓大多被阻于此并在此转移生长。脑膜和颅骨转移也可见到。肿瘤多位于大脑中动脉供应区，额叶最多见，顶叶次之，枕叶、颞叶较少，偶见于脑室和垂体等部位。大脑半球占 80%，小脑占 15%，脑干占 5%。

2. 临床表现

脑转移瘤的临床表现与其他颅内占位性病变类似，简单可归纳为：①颅内压升高症状；②局灶性症状和体征；③精神症状；④脑膜刺激症。临床表现因转移灶出现的时间、病变部位、数目等不同而各异，但常见的是脑转移瘤的症状迟于原发肿瘤。

（1）颅内压升高症状：头痛为最常见的症状也是多数患者的早期症状，多发生在清晨。

开始为局限性头痛，多位于病变侧，随着疾病进展，可发展为弥漫性头痛，此时头痛剧烈并呈持续性，伴恶心呕吐。在病变晚期，患者呈恶病质时头痛反而减轻。

(2) 局灶症状和体征：根据脑转移瘤所在的部位和病灶的多少，可出现不同的体征。常见有偏瘫、偏身感觉障碍、失语、脑神经麻痹、小脑体征、脑膜刺激症、视盘水肿等。体征与症状的出现并不同步，往往前者晚于后者。定位体征多数在头痛等颅高压症状出现后的数天至数周始出现。

(3) 精神症状：见于1/5～2/3患者，特别见于额叶和脑膜弥漫转移者可为首发症状。表现为可萨可夫综合征痴呆、攻击行为等。

(4) 脑膜刺激症：多见于弥漫性脑转移瘤的患者，尤其是脑膜转移和室管膜转移者。有时因转移灶出血或合并炎症反应也可出现。

(5) 癫痫：各种发作形式均可出现，见于约40%的患者，以全面性强直阵挛发作和局灶性癫痫多见。早期出现的局灶性癫痫具有定位意义，如：局灶性运动性癫痫往往提示病灶位于运动区，局灶性感觉发作提示病变累及感觉区。局灶性癫痫可连续发作，随病情发展，部分患者表现为癫痫大发作。

(6) 其他：全身虚弱、癌性发热为疾病的晚期表现，并很快伴随意识障碍。

3. 影像学表现

脑转移瘤好发于脑灰质白质交界处，形状较规则，边界清晰，类似球形，但周围水肿明显。

(1) CT检查。平扫时转移瘤呈现低密度或等密度，当肿瘤出血时会有高密度或混杂密度。强化后肿瘤呈环状均匀或团块状强化，强化明显提示肿瘤血供丰富。CT骨窗可显示颅骨受累情况。硬脑膜外转移者，可沿颅板下呈梭形或新月形高密度等密度病变。弥漫性转移者可见基底池、桥小脑角池等部位高密度影。

(2) MRI检查。MRI比CT对于脑部微小转移灶检测灵敏度高、特异性强。典型的转移瘤表现为长T1、长T2信号，周边有更长信号的水肿带。瘤内有出血者可显示出不同时期出血的特有MRI表现。增强时转移瘤可表现为明显强化，呈团块状和环形强化。对于脑膜转移者可清楚地看出脑膜的增厚。

(二) 治疗

发生脑转移的治疗，应根据肿瘤转移的数目、位置、原发肿瘤的情况、患者的一般状况等综合考虑。但常见的治疗方式主要有以下几种。

1. 手术治疗

对于单发病灶，手术切除后联合全脑放疗曾成为标准治疗方案。特别使手术技术的提高，手术相关的死亡率的下降。但近期研究显示，联合全脑放疗和单纯手术相比，在总生存率上无明显统计学差异，辅助放疗可以显著降低肿瘤复发率(18% vs 70%)。随着肿瘤治疗总体生存期的延长，放疗导致的脑认知功能障碍越来越被关注(具体将在放疗相关部分讨论)。对于多发病灶，手术作用仅仅局限于获得病理和缓解大的转移病灶引起的占位效应或肿瘤急性出血导致相应症状。

2. 全脑放疗

全脑放疗被公认为脑转移患者的标准治疗。但越来越多的临床研究表明，全脑放疗对于提高总生存上无明显帮助，且对患者认知功能改变影响随着总体生存期的延长，日渐突出。大家开始对全脑放疗的地位，特别是病灶<3 个的转移瘤的治疗地位提出质疑。但在某些情况下，全脑放疗仍扮演重要的角色。例如，患者一般情况较差，无法耐受手术或 SRS 治疗时，全脑放疗仍作为首选；在小细胞肺癌中可以作为辅助治疗，延迟脑转移的发生；可以作为复发病例的放疗方式的选择。

(1) 全脑放疗与手术

① 手术后是否加全脑放疗？Patchcell 等将 95 名单转移肿瘤病灶患者随机分入单纯手术全切组和手术＋全脑放疗组。研究发现术后辅助放疗可以显著降低肿瘤复发率(18% vs 70%，$P<0.01$)和神经源性死亡率(14% vs 44%，$P=0.003$)。但在总体生存率，在两组患者之间无显著性差异。

② 全脑放疗 VS 全脑放疗＋手术。Patchell 的一项 48 例单一病灶患者的研究发现，手术后实施放疗，相比于单纯放疗可以显著延长总生存期(40 vs 15 周)以及功能依赖(38 vs 8 周)，而且可以减少复发(20% vs 52%，$P<0.05$)。相似的，在 Vecht 的 63 例患者的研究中也发现类似结论。另一项 84 例患者的研究中没有发现差异性，但这项试验纳入了一部分系统疾病严重和较低的身体状态评分的患者，可能使得手术组的患者预后较差。

(2) 全脑放疗

SBSRTOG 的一项多中心研究中(RTOG9508)，333 例 1～3 个病灶(<4 cm)的脑转移瘤患者被随机分组到单纯 WBRT 联合 SRS 治疗与 WBRT 组。结果显示，WBRT 联合 SRS 组生存受益患者主要为单发脑转移(中位 OS 6.5 vs 4.9 个月，$P=0.04$)、RPA 预后分级Ⅰ级(中位 OS 11.6 vs 9.6 个月，$P=0.05$)、年龄<50 岁(中位 OS 9.9 vs 8.3 个月，$P=0.04$)和鳞状细胞癌(中位 OS 5.9 vs 3.9 个月，$P=0.05$)。另外，WBRT 联合 SRS 组中，KPS 评分状态稳定和提高的患者明显多于对照组：3 个月(50% vs 33%，$P=0.02$)；6 个月(43% vs 27%，$P=0.03$)。而对于多发脑转移患者，WBRT 联合 SRS 既不提高生获益也不提高局控。

3. 立体定向放疗

脑转移瘤属于早反应靶组织被晚反应正常组织所包绕，加之其边界清楚，周围浸润较少，肿瘤为圆形或类圆形，通常较小，是立体定向放疗的理想靶区。

(1) SBRT 对于颅内转移灶有无数目限制

根据研究表明，对于转移病灶为在 1～4 个，SBRT 体现出绝对的优势。但颅内转移灶有无数量限制？日本一项多中心前瞻性研究，共入组 1194 名患者，并根据脑转移病灶数目，将其分为单个转移组、2～4 转移病灶组及 5～10 转移病灶组，结果表明 3 组在总生存上无明显统计学差异。入组患者转移病灶横径<3 cm，最大肿瘤体积<10 cm^3，或转移瘤总体积≤15 cm^3。该文章结论为 SBS 可能适合转移病灶最多为 10 个脑转移患者的治疗选择。但也有人指出，对于多转移病灶的 SBS 治疗，首先在合适的影像学支持下，正确评估转移病灶数目；其次，应注意计算转移病灶总的体积，而不是单纯只关注病灶数目本身。随着 IGRT 等技术的进展以及新型放疗设备的应用，未来是否可以挑战更多的脑转移病灶，值得期待。

(2) SRS 的再程放疗中的地位如何

RTOG90-05 为一项针对脑原发及转移病灶在全脑放疗后，SRS 再程放疗剂量的爬坡实验，其中包括 100 例为全脑放疗后的脑转移患者，中位剂量为 30Gy。前期有过放疗病史患者必须等待至少 3 个月间隔期，该研究中入组患者中位间隔时间为 17 个月，预计生存期超过 3 个月，有 78%脑转移瘤为单发。根据肿瘤的大小进行剂量设计，初始剂量为：小于 20 mm为 18Gy，21～30 mm 为 15Gy，31～40 mm 为 12Gy，用 50%～90%等剂量曲线包绕整个靶区，剂量递增 3Gy/次。实验结果显示：小于 20 mm 为 24Gy，21～30 mm 为 18Gy，31～40 mm 为 15Gy，但小于 20 mm 并不是毒性反应，而是由于受试者本身因素。中位生存时间为 7.5 个月。长期毒性数据显示 64 例脑转移患者有 4 人发生放射性脑坏死，在放疗结束 5～14 个月进行手术治疗。这项研究初步证实了 SRS 的再程放疗可以延长生存，但其可能存在的放射性坏死风险不容忽视。另一项研究回顾性分析 106 位患者，中位脑转移病灶为 2 个(1～12 个)，中位剂量为 21Gy(12～24Gy)，用 50%等剂量曲线包绕。中位随访时间为 10.5 个月，局控率 6 个月和 12 个月分别为 83%和 60%。中位无疾病进展时间从 SRS 开始及疾病初治计算分别为 11.7 个月和 22 个月。对于一线 SRS 治疗后 SRS 的再程放疗，目前相关数据及安全性研究较少，临床上应慎重。

根据文献复习经验、相关指南等，我们给出以下建议。

① 适应证：ⓘ 各种病理来源的脑转移瘤。ⓘⓘ 发生颅内不同部位的转移瘤。ⓘⓘⓘ 单发或多发病灶(1～4 个病灶)均可考虑。单发病灶直径小于 5 cm，多发病灶的数目多少主要取决于各病灶的直径和总的靶体积。ⓘⓥ 既可以作为初发转移瘤治疗，又可对于有放疗史(特别是全脑放疗)患者，根据新发病灶位置，可以再次行 SRT。ⓥ 对于功能区肿瘤，可以作为减症治疗手段。

② 禁忌证：ⓘ 颅高压不能有效控制者。ⓘⓘ 转移瘤内有活动性或新鲜出血、新鲜脑梗者。ⓘⓘⓘ 无法耐受放疗者；预计生存期较短<3 个月、随时有意外发生者。

③ 靶区确定及剂量分割方式根据转移瘤大小选择放疗剂量，一般为<20 mm 为 24Gy，21～30 mm 为 18Gy，31～40 mm 为 15Gy。

2016 版 NCCN 推荐：对于单发病灶，推荐手术切除联合术后全脑放疗或者 SRS 联合全脑放疗(1 级证据)；单独使用 SRS，或者术后给予 SRS(2B 级证据)。显微镜下全切肿瘤是手术的目标，根据肿瘤的部位和大小等综合考虑，选择开颅切除还是 SRS。一般病灶较深，病变较小的患者可选择 SRS。如果肿瘤不能被切除，可以应用 WBRT 联合或不联合 SRS。

(三) 预后

对于脑转移患者有多个预后分类系统，RTOG 根据递归分割分析[RPA 递归分割分析(Gaspar，1997)]做出分类。根据患者确诊时的年龄、有无颅外转移灶、体能状态评分(KPS)及原发灶的状况，预后分为 3 级(表 10-3)。

表 10-3

分级	病例特点	MST(月)
1	KPS≥70 <65 岁 原发肿瘤控制 无颅外转移	7.1
2	全部其他情况	4.2
3	KPS<70	2.3

应用最广泛的是 2008 年斯佩尔杜托(Sperduto)等在综合分析肿瘤放射治疗协作组(RTOG)的多项研究结果后提出的分级预后评估(graded prognostic assessment，GPA)系统，用影像因子(转移个数)、中线偏移、全脑放疗后的反应，经预后状况

分为 0～4 分，分值升高说明生存状况改进。RTOG 递归分割分析数据库认为，原发癌的情况对脑转移预后有明显影响。但两个评估系统均未提及原发癌的病理类型对预后的影响（表 10-4）。

表 10-4

	分值			GPA 记分	MST(月)	病例数
	0	0.5	1.0			
年龄(岁)	>60	50～59	<50	0～1.0	2.6	143
KPS	<70	70～80	90～100	1.5～2.5	3.8	666
CNS 转移数	>3	2～3	1	3.0	6.9	168
颅外转移	有	—	无	3.4～4.0	11.0	102

GPA：预后评估量表(Sperduto，2008)

三、鼻咽癌放疗后残存或复发

鼻咽癌在我国常见，其分布具有明显地区差异性。放射治疗是其主要治疗手段，放疗后鼻咽癌患者 5 年生存率高达 80%以上。但经过常规放疗后，仍有约 10%～36%患者存在局部复发或残留。究其原因与常规外照射由于正常组织位于照射野内使推量受限有关。

(一) 疾病特点

(1) 诊断鼻咽癌中有 65%～85%的患者在首程治疗后的 3 年内出现复发，首程治疗后密切随访，对早期发现鼻咽癌的复发至关重要。

① 活检病理是诊断鼻咽癌复发的“金标准”。

② PET-CT 较 MRI 在各方面均有优势，对鼻咽癌局部复发诊断的敏感度和特异度均很高，同时 PET-CT 可有效评价有无远处转移。

③ 血清中的 EBV-DNA 的定量检测也有可能成为鼻咽癌筛查、监测及复发的一个指标。血中 EBV-DNA 浓度高的患者更易于复发，目前检测血清中 EBV-DNA 的浓度对预测鼻咽癌复发的价值有待进一步论证。

(2) 临床特点

最常见的症状有鼻出血和头痛，两种症状的比例各占 37.9%、31.1%；复发部位主要在颅底(54.4%)、茎突周围间隙(43.3%)和颈动脉鞘区域(31.3%)。以放射野内的复发为主。男性为多见，男女复发比例为(4～6)∶1。

(二) 治疗

1. 治疗

应充分地评估患者的预后因素，并制定个体化的治疗方案，预后评价系统包括：年龄、复发或残存病变、复发肿瘤的分期、瘤体大小、已进行的治疗手段等。

(1) 手术

复发性鼻咽癌的病灶仅限于鼻咽腔内，尤其是分期为 $\gamma T_{1\sim2}$ 期和部分 γT_3 期的患者，手术治疗是最佳选择。接受开放性手术患者的 5 年生存率为 47%～ 48.7%，但并发症的发生率却高达 54%。上颌窦鼻咽切除术现已被采纳为挽救复发性鼻咽癌患者的适当模式，在选定病例中存活率高达 73%。经鼻内镜鼻咽切除术相对于传统的开放性手术，安全性高、破坏性小，通常用于治疗病灶局限于鼻咽顶中心的患者。

对于颈部复发或残存的病灶，手术是首选的治疗方法。Chen 等对 78 例放疗后残存或复发的鼻咽癌患者的研究结果表明，其 3、5 年的总生存率分别为 46.2%、28.3%；其中有 7 例患者出现延迟愈合。

(2) 再程放疗

2016 年英国国家多学科指南上 R 级推荐再照射应被视为复发性疾病的第二线治疗，所以对于不可进行手术的复发性鼻咽癌，均需考虑再程放疗。

局部鼻咽癌复发对再程放疗的反应比其他部位的反应好。再照射的范围取决于肿瘤体积，当前 T 分期以及初次照射后的无病间隔时间。剂量取决于相邻关键器官接受的剂量，自最初照射后的时间和放疗技术。一般来说，大于 50Gy 的剂量用于再次照射是有价值的。

复发性鼻咽癌的病灶中因存在放疗抵抗的肿瘤细胞，故需要更大的放疗剂量。另外，放疗剂量高可诱发严重的早、晚期不良反应。故复发性鼻咽癌的再程放疗剂量及方案仍是一个临床难题。

(3) 化疗

在复发性鼻咽癌患者中，当不可能再照射时，应考虑姑息化疗。

以顺铂为基础的化疗效果相对较好，通常作为一线治疗方案。2013 年 Hsieh 等报道的一项顺铂＋氟尿嘧啶＋亚叶酸＋丝裂霉素治疗复发或转移性鼻咽癌的Ⅱ期前瞻性研究中，入组 22 例患者，总有效率为 59.1%，完全缓解率为 13.6%，中位总生存时间为 16 个月。2014 年 Gao 等纳入 30 例难治或复发性的鼻咽癌患者，并给予 DXD 化疗方案(顺铂＋卡培他滨＋多西他赛)，总有效率为 46.4%，中位生存时间为 14 个月。

以铂类为基础的化疗失败后，可尝试以培美曲塞单药作为二线治疗。2012 年 Zhang 等用单药培美曲塞二线治疗 35 例复发性鼻咽癌患者，中位生存时间为 13.3 个月。

(4) 生物靶向与免疫治疗

鼻咽癌的生物治疗主要聚焦于 EGFR 及 VEGF 的分子靶向治疗。Chua 等进行的一项西妥昔单抗联合卡铂治疗复发转移性鼻咽癌的Ⅱ期临床试验结果表明，患者的中位进展时间和生存时间分别为 3 个月和 6 个月。

EB 病毒的靶向免疫治疗也为复发性鼻咽癌患者提供了另一个重要的、有希望地治疗方向。自体细胞毒性 T 淋巴细胞免疫治疗作为针对 EB 病毒的细胞治疗(EBV-CTL)，联合化疗有望延长进展期鼻咽癌患者的生存时间。Chia 等进行的一项 EBV-CTL 联合 GC(吉西他滨＋卡铂)的Ⅱ期临床试验结果表明，35 例患者接受了 EBV-CTL＋GC 治疗，总有效率为 71.4%，2、3 年的总生存率分别为 62.9%和 37.1%。

2. 立体定向放疗

有研究表明，当 SBRT 用于局部复发性头颈部肿瘤(包括复发性 NPC)时，可以实现令人满意的局部控制，SBRT 的引入使得能够在不丧失精确度和准确性优点的情况下给予分次照射，可以通过更好的局部控制进一步改善存活，并减少严重并发症的发生率。对于定位于鼻咽或体积小的肿瘤，SBRT 挽救治疗可以改善患者的生活质量。不幸的是，在诊断时发现大多数局部复发性 NPC 是广泛的，需要更长地随访期和更大地样本量为 SBRT 提供有力证据。

2011 年 Ozyigit G 等做了一项 SBRT 和三维适形放疗对局部复发性鼻咽癌再照射的回顾性比较。所有患者的中位随访 24 个月。SBRT 和三维适形放疗的两年局部控制率分别为 82%和 80%($P = 0.6$)，两年生存率分别为 64%和 47%($P = 0.4$)。在 SBRT 组，21%的患者中观察到严重的晚期毒性(3 级及以上)，而三维适形放疗组中 48%的患者具有严重的毒性($P = 0.04$)。在 SBRT 组的 3 名患者(12.5%)和三维适形放疗组的 4 名患者(14.8%)发生了致命并发症($P = 0.8$)。

2014 年 Dizman 等用 FSRT 治疗了 24 例复发性鼻咽癌患者(7 例伴远处转移)，总剂量为 30Gy(24～30)，分 5 次照射(4～6)，1、2、3 年的局部控制率及总生存率分别为 64%、38%、21%；83%、43%、31%。

(1) 适应证：①无法进行手术的复发鼻咽癌患者；②无远处转移；③初次放疗结束和疾病复发之间的间隔＞ 6 个月；④KPS＞70 分。

(2) 禁忌证：①有其他活动性癌症；②需要治疗的不稳定心脏病和肾脏疾病。

(3) 靶区确定：GTV 包括原发部位(GTV_{nx})和颈部(GTV_{nd})为 MRI 上观察到的所有病灶。CTV_1 包括微观病灶，包括 GTV 外放 1～1.5 cm 和允许接近临近颅内结构或脊髓的较小值(＜3 mm)。CTV_2 包括整个鼻咽和淋巴结转移区域。PTV 为在 CTV 和 GTV 基础上外放 1.4～2.8 mm。

(4) 剂量分割方式：病灶处方剂量为 60～70Gy，分割次数为 13～18 次，每天 1 次。目前对于剂量分割方式还有待进一步研究。

(5) 放疗副反应：最常见的严重并发症是头痛、黏膜坏死、大出血、颅神经病变和颞叶坏死。

(三) 预后

(1) 一般因素在复发性鼻咽癌患者中，性别的差异对预后无明显影响，但年龄却是一个重要因素，高龄患者的预后通常差。2006 年 Chua 等的研究表明，45 岁以上的患者局部无复发生存率及 5 年总生存率均低于 45 岁以下的患者(33% vs 58%；29% vs 67%)。

(2) 复发肿瘤的 T 分期与瘤体大小。复发肿瘤的 T 分期是最主要的预后影响因素。1997 年 Lee 等进行的一项前瞻性研究中，γT_3期患者的 5 年局部控制率及总生存率远远低于 γT_1期(11% ，4% vs 35%，27%)。患者复发时瘤体的大小是另外一个独立的预后因素。2011 年 Han 等报告的 1 组 239 例经调强放射放疗的患者中，瘤体＞38 cm^3的患者 5 年整体生存率小于瘤体＜38 cm^3的患者(30.1% vs 55.9%，$P<0.001$)。

(3) 复发间期与组织分型。大量的研究发现，首次治疗后复发间期短的患者预后较差，复发间期的长短可能涉及不同的复发机制。WHO 制定的复发性鼻咽癌的组织分型也是一个重要的预后因素。1998 年 Hwang 等的研究发现，WHO 分期为Ⅲ期的患者，5 年局部无进展生存率及实际生存率均劣于 WHO 分期为Ⅰ期或Ⅱ期的患者。

第五节　胸部肿瘤的临床应用进展

(一) SBRT 的适应证

① 经组织学或细胞学证实的早期 NSCLC、肺转移癌；

② 不能耐受或拒绝手术；

③ 无严重的可能影响治疗计划完成的内科疾病；

④ 能仰卧或俯卧，并保持固定体位 30～40 分钟；

⑤ 肿瘤大小＜4 cm，对单一径线＞5 cm，根据具体情况可酌情应用。

(二) SBRT 治疗步骤

(1) 体位：根据病灶所在部位分别选择仰卧或俯卧位，保证病灶距体表距离最短。患者双手交叉握住腕部放置前额或头前部，制作专用固定体膜。注意让患者保持舒适的体位，摆位必须具有高度可重复性。

(2) 扫描：平静呼吸状态下行 4D-CT 直接增强扫描 10 个呼吸时相，层间距为 0.5 cm。上界为环甲膜，下界至肋膈角水平。4D-CT 扫描结束后行普通增强 CT 扫描。定位 CT 图像通过网络传输至治疗计划系统。

(3) 计划制定：图像重建、在 MIP 图像上勾画 GTV 为肺窗上(1 500/－500)肿瘤大小，包括周围细小毛刺。将勾画好的 GTV 分别复制到 10 个时相上，进行验证及修改，将最后确认图像拷贝至 50％时相的图像上；PTV 外放范围在 GTV 三维外放 0.3～0.5 cm。无4D-CT单位可根据呼吸动度进行调整，一般为 0.5～1.2 cm。正常组织勾画包括双肺、心脏、脊髓、主支气管、食管、大血管、胸壁(肋骨)，推荐软组织窗进行勾画(400/40)。

(4) 处方剂量：根据肿瘤部位，单次剂量为 4～10Gy，总量为 60Gy 左右，BED 为 80～120 Gy。

(5) 计划确认：主要观察病灶是否包括完全、剂量分布是否均匀、周围正常组织或重要器官受量是否在正常耐受范围内。

(6) 计划验证：经 CT 模拟机确认。

(7) 实施计划：按体表标志摆位，有 IGRT 单位可行 CT 扫描，重建图像与 TPS 传输的 CT 图像进行骨或灰度配准，进行校准摆位，精度达到临床要求，按计划治疗。单次剂量 6Gy 以上必须有 IGRT 进行引导。

(三) 评价方法

治疗后 1 个月进行首次治疗评价，主要行胸部 CT 检查；2 年内每 3 个月复查 1 次；3～5 年每 6 个月复查 1 次；5 年后每年复查 1 次。

第六节 早期非小细胞肺癌

非小细胞肺癌(non-small cell lung cancer, NSCLC)是肺癌最常见的组织学类型,约占肺癌总数的80%～85%,其中约15%～20%属于早期。随着影像诊断技术的提高和低剂量CT在肺癌筛查中的应用,早期肺癌诊断率从15%提高到33%。根据病理类型分为鳞癌、腺癌和大细胞癌等。早期非小细胞肺癌是指Ⅰ期至部分ⅡA期的患者,即$T_{1ab\sim2ab}N_0M_0$。随着影像学的发展,如PET-CT、超声支气管镜、超声内镜等技术的应用,早期肺癌患者不仅可以明确病理,在分期上也更加准确。对于能够手术的早期肺癌患者,首先建议行完全性手术切除。对于因医学原因不能耐受手术或拒绝手术的患者,建议行根治性放射治疗。

一、治疗

(一) 外科手术

外科手术目前仍为早期非小细胞肺癌首选的治疗方式。肺叶切除和肺门纵膈淋巴结清扫术已成为标准术式。特别是在20世纪90年代视频辅助胸腔镜外科学(Video-assisted thoracoscopic surgery, VATS)的出现,使得视频辅助胸腔镜手术(VATS)逐渐成为一种诊断和治疗肺部疾病的重要方式,特别适用于孤立性结节的诊断和治疗上,对于早期非小细胞肺癌,特别是外周型逐渐成为最佳适应证,其创伤小、患者痛苦小等优点,可明显减少术后并发症。2007年NCCN指南将其列入早期非小细胞肺癌治疗的手术方式之一。

(二) 射频消融

射频消融(radio frequency ablation, RFA)是将电极针植入肿瘤组织,由高能电流转换成热能使组织凝固的一种微创治疗技术。它可使肿瘤内部温度达到60℃,通过蛋白质的变性和凝固性坏死导致肿瘤细胞死亡。其主要优势在于很好地保护正常组织,但对于>3 mm血管附近的靶区,由于"热库效应"而导致靶区热能迅速降低,无法达到预期效果。同时,如果肿瘤直径超过3 cm,其周边接收能量达不到消融温度,而导致局控降低。如果对于正常组织(如:食管、气管、大血管和主支气管)1 cm以内也会导致严重并发症。RFA主要并发症有气胸、咯血、支气管胸膜瘘及肋骨骨折。

对于Ⅰ期NSCLC的3年局控为55%,目前还需要更多前瞻性随机对照研究来确定RFA在早期NSCLC中的治疗作用和地位。美国外科医师协会的一项Z4033试验就是一项研究RFA治疗高危早期NSCLC的Ⅱ期临床,期待着最新试验结果。

(三) 立体定向放疗

1. 背景

对于早期非小细胞肺癌,手术是其首选的治疗手段,但由于患者年龄、心肺合并疾病以及不愿意接受手术等原因,约有65%的患者无法通过手术治疗,但常规放疗的疗效不佳,5年的生存率仅10%～30%,无法与手术切除后近60%～70%生存率相媲美,而主要治疗失败的原因还是由于原发肿瘤病灶未控或(和)进展,仅少数患者表现为淋巴引流区域性复发。有研究表明提高放射治疗生物等效剂量(BED)可以提高患者疗效,放疗剂量与肿瘤局控以及患者生存时间呈现正相关,但如果通过常规放疗进行剂量递增,会增加正常组织的放射性损伤,同时总治疗时间的延长也会导致肿瘤局控率的降低。20 世纪 90 年代中期,体部肿瘤立体定向放疗(SBRT)技术开始应用于临床。由于其分割次数少,每次治疗质量保证显得尤为重要,随着精确放疗时代的到来,在呼吸门控、影像引导等一系列技术的支持下,放疗的精确性得到很好的提高,外放范围的缩小,也降低正常组织放射性损伤。

2. 放疗分割次数及剂量研究

在 SBRT 应用于早期 NSCLC 之前,一项瑞典的研究给大家带来了信心,该研究采用立体定向放疗技术共治疗转移性肺癌 17 例,结果显示 35%的患者肿块消失,41%肿块缩小,18%肿块未发生进展。而治疗相关的毒副反应均在可接受范围内。随后全世界多种展开 SBRT 治疗Ⅰ期 NSCLC 的研究。

北美研究起源于美国印第安纳大学开展的Ⅰ期 NSCLC 立体定向放疗剂量递增研究。该研究选取 $T_{1-2}N_0M_0$ 的 NSCLC 患者,研究起始剂量为 24Gy(8Gy×3 次),单次递增剂量为 6Gy。T_1 患者在剂量递增至 60Gy(20Gy×3 次)时仍未出现剂量限制性毒性;T_2 患者当肿瘤直径>5 cm 者,最大耐受剂量为 72Gy。导致剂量限制性毒性主要并发症为支气管炎、心包积液和放射性肺损伤。在随后的随访中发现 T_1、T_2 期患者中出现局部复发分别是 4/19 和 6/28,而这 10 例患者中有 9 例单次剂量小于 16Gy。这项研究的启示为 SBRT 治疗早期 NSCLC 是安全有效的,单次治疗剂量的增加有助于增加肿瘤局控率。该研究随后的Ⅱ期研究中进一步确认了 SBRT 治疗早期 NSCLC 的安全性和有效性。但同时也提出对于中央型肺癌(距气管和支气管 1 cm 以内),SBRT 导致的放疗相关毒副反应明显增加。RTOG-0236 研究是北美第一个针对临床上不能手术切除的早期肺癌进行 SBRT 治疗的多中心研究,入组共 57 例周围型肺癌的患者,给予 18Gy×3 次(54Gy)的分割方式,3 年的局部控制率达到 98%,生存率为 56%。

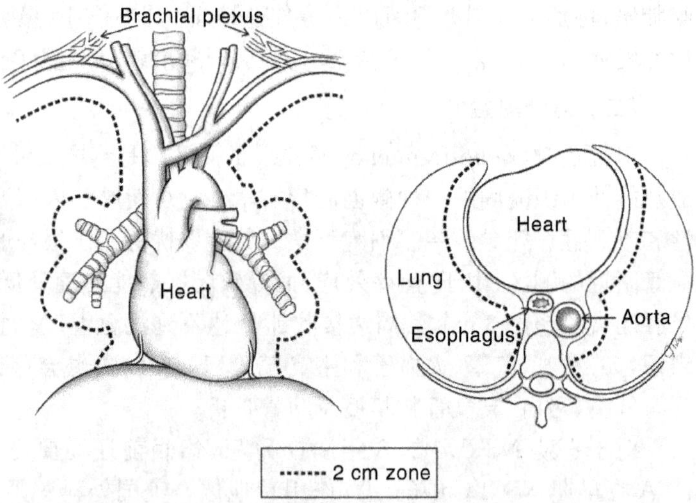

图 10-2

目前针对中央型肺癌定义分为 3 种:①根据 RTOG-0236,认为肿瘤与近端支气管树,包括隆突、左右主支气管、支气管第二分支,在各个方向距离在 2 cm 以内。②认为肿瘤与纵膈内任何关键组织,包括支气管树、食管、心脏、臂丛、大血管、脊髓、膈神经和喉返神经,在各个方向距离在 2 cm 以内(如图 10-2)。③根据 RTOG-0813,认为肿瘤与近端支气管树以及毗邻的纵膈或心包、胸膜,在各个方向距离在 2 cm 以内。目前“②”定义应用较多。

2004 年日本山形大学一项回顾性研究分析了日本 13 个放疗中心 1995—2003 年采用

SBRT 治疗的 245 例Ⅰ期 NSCLC 患者的治疗情况，入组患者中 $T_1N_0M_0$ 共 155 例，$T_2N_0M_0$ 共 90 例。接受总剂量范围为(18～75)Gy/(1～22)次，根据 LQ 模式换算，BED 为 108Gy(57～180Gy)。在随访中发现 BED＞100Gy 的患者局部复发率为 8.1%，而 BED＜100Gy 患者局部复发率为 26.4%。3 年的 OS 上 BED＞100Gy 和 BDE＜100Gy 分别为 88.4%和 69.4%($P<0.05$)。这项研究给我们新的提示，BED＞100Gy 可能是局控率的关键，从而影响整体生存获益。常规临床试验中，尚无大样本研究更好评估 SBRT 的安全性和有效性。德国一项回顾性研究总结了多种机构环境下 SBRT 对于Ⅰ期 NSCLC 治疗的安全性和有效性。同时也认为 BED 是显著影响因素。

第 15 届世界肺癌大会上，美国 Grill 教授报告了一项回顾性比较 SBRT 治疗中央型与周围型早期 NSCLC 在局控、生存及毒性反应的多中心临床研究。在 959 例Ⅰ(90%)～ⅡB 期 NSCLC，有 100 例中央型肺癌，859 例外周型肺癌。肿瘤平均直径为 2.5 cm(0.5～8.5 cm)，其中中央型较大(3.1 cm vs 2.4 cm，$P<0.001$)，平均处方剂量为(51.5±6.4)Gy，平均分割剂量(14.5±4)Gy /(3.9±1.5)次；BED 为(126.6±26.6)Gy，周围型 vs 中央型(129.2Gy vs 104.0Gy，$P<0.001$)。平均随访 1.8 年(0.1～7.7 年)，中央型局部失败率较高(3 年 16.2% vs 5.9%；5 年 20.4% VS 8.3%，$P<0.001$)，但区域淋巴结复发率及远处转移率均相同，特异性生存较低，但 OS 相同。中央型 2 级以上肺炎发生率较高，但胸痛、肌炎、肋骨骨折、皮炎的发生率两者无统计学差异。

另一项针对 SBRT 治疗中央型肺癌的Ⅰ期临床试验(RTOG0813)也在进行中，为Ⅰ/Ⅱ期剂量爬坡研究，从总剂量 10Gy×5＝50Gy 开始，对增加放疗分割次数可降低毒副反应的设想进行验证。该研究在 2015 年世界肺癌大会上公布部分结果，100 例患者纳入分析，从单次 10Gy 逐渐爬坡到单次 12Gy。初步汇报了治疗相关毒性，尚未进行相关因素分析。有 4 人发生 5 级毒性，均为大出血，平均发生时间为 SBRT 结束后 13 个月(5.5～14 个月)，分别包括 10.5Gy 组 1 例，2 例在 11.5Gy 组，1 例在 12Gy 组。1 例 12Gy 组患者发生 G4 级毒性。

2015 年 5 月《柳叶刀》发表 MD 安德森癌症中心张玉蛟教授一篇《Ⅰ期 NSCLC 多中心随机对照Ⅲ期研究结果》，并提出了Ⅰ-SABR 的概念。该结果表明 SABR 耐受性好，OS 可能要优于手术，可作为可手术的Ⅰ期 NSCLC 的治疗选择。但也有学者提出质疑，表示该研究存在入组例数少、非高级别临床试验、存在年龄偏移等问题。所以目前对于手术还是 SBRT，孰优孰劣尚需要大型临床研究来证实。

2016 年 ASTRO 大会上，一项根据美国退伍事务处肿瘤登记中心的数据显示，SBRT 大幅度提高了Ⅰ期 NSCLC 的总体生存率。该项研究纳入了 14 000 例诊断为Ⅰ期 NSCLC，其中 3012 例患者接受以放疗为基础的治疗，468 例接受 SBRT 治疗，1 203 例接受常规放疗。结果显示 SBRT 患者的总体生存率均明显高于常规放疗组，为 SBRT 在早期 NSCLC 治疗中的地位提供了新的证据。但就安全性方面，2016 年 ESTRO 大会上来自荷兰癌症研究所的研究表明 SBRT 可能导致患者非癌原因死亡风险增加，但增加幅度较小，研究特别强调左心房和上腔静脉暴露于高剂量放射与非癌死亡风险关联性最强。

3. 质子立体定向放疗在早期非小细胞肺癌中的应用

在早期非小细胞肺癌立体定向放疗中，由于质子特殊的物理特性，使得其在正常组织的保护上较光子治疗更值得期待。Bush 等总结了洛马林达大学(Loma Linda University)

在质子 SABR 治疗 12 年临床经验。入组早期($T_{1-2}N_0M_0$)的非小细胞肺癌 110 例患者,总剂量分别为 51、60、70Gy 分 10 次,在 2 周内完成。观察终点为放疗毒性、肺功能、OS、疾病相关存活率(DSS)、局控。结果表明,无论对于外周型或中央型早期肺癌,均可以从大分割质子治疗中获益。特别是 70Gy 已成为该中心用于 T_1 肿瘤的标准剂量,而对于部分 T_2 肿瘤体积较大的患者,也可以从大剂量照射中获益。安全性方面,未发生严重放射性肺损伤,患者在接受治疗后 1 年均保持较好肺功能。但质子治疗还有一些不确定因素,比如靶区不均匀性以及器官的运动等。随着重离子束适形放射治疗技术以及相关图像引导技术的发展,会使其在该领域有更出色的表现。

目前,对于放疗的剂量及分割次数没有特定的标准,但目前达成基本共识:①所用剂量分割的等效生物学剂量 BED 需大于 100Gy;②对于中央型肺癌和距离胸壁较近的肿瘤,为保护正常组织减少放射性损伤的发生,采取降低单次剂量,增加治疗次数的方式。

表 10-5　常见处方剂量

总剂量(Gy)	分　次(次)	适用范围
25～34	1	周围型,小肿瘤(<2 cm),特别是离胸壁>1 cm
45～60	3	周围型,且离胸壁>1 cm
48～50	4	中央型或周围型肿瘤<4～5 cm,特别是离胸壁>1 cm
50～55	5	中央型或周围型肿瘤,特别是离胸壁>1 cm
60～70	8～10	中央型肿瘤

我们知道,处方剂量并不代表 PTV 的实际剂量,所以对于 SBRT 的计划,一定要保证 GTV 的高剂量以及 PTV 外围迅速的剂量跌落。一般来说,PTV 应该被 60%～90%等剂量曲线包绕,使用最优地算法,保持靶区剂量的均一性。GTV 应该比处方剂量高出 10%～30%,在等中心计划中,可以高出 50%。PTV 外 2 cm 的剂量跌落为处方剂量的 50%。由于正常组织限制,可能无法满足上述条件,但 GTV 外放 5 mm 的 PIGTV 要接受至少 95%的处方剂量,IGTV 要接收 100%的处方剂量。当正常组织受限时,可以通过增加放疗次数、降低单次剂量的方式达到要求。常见正常组织限量详见表 10-6。

表 10-6　对于中央型肿瘤正常组织限量

Normal Tissue	MD Anderson Experence				RTOG 0813		Endpoint to be Avoided
	Regimen						
	50Gy in Four Fractions		70Gy in 10 Fractions		50～60Gy in Five Fractions		
	Dose Constraints * * *						
	Volume	Max Dose	Volume	Max Dose	Volume	Max Dose	
Lung							
Total	MLD≤6Gy[26]		MLD≤9Gy[26]		V_{as}<1 500 cm³		Lung function/pneumonitis
	V_5≤30%[26]		V_{40}≤7%[21]		$V_{33.5}$<1 000 cm³		
	V_{10}≤17%[20]						
	V_{20}≤12%[26]						
	V_{30}≤7%[26]						

（续表）

Ipsilateral	iMLD≤10Gy[20]		NA		NA		
	$iV_{10}\le 35\%$[20]						
	$iV_{20}\le 25\%$[20]						
	$iV_{30}\le 15\%$[20]						
Trachea	$V_{35}\le 1\ cm^3$[20]		$V_{50}\le 1\ cm^3$[23]	$D_{max}<60Gy$[21]	$V_{max}<4\ cm^3$	$D_{max}<105\%$ of PTV	Pneumonitis/stenosis/fistula
Bronchial tree	$D_{35}\le 1\ cm^3$[20]	$D_{max}\le 38Gy$[20]	$V_{50}<1\ cm^5$[21]	$D_{max}<60Gy$[21]	$V_{18}<4\ cm^3$	$D_{max}<105\%$ of PTV	Pneumonitis/hemoptysis
Hilar major vessels	$V_{35}\le 1\ cm^3$[20]	$D_{max}\le 56Gy$[20]	$V_{50}<1\ cm^5$[21]	$D_{max}<75Gy$[21]			Pneumonitis/hemoptysis
Other chest great vessels	$V_{40}\le 1\ cm^3$[20]	$D_{max}\le 56Gy$[20]	$V_{50}<1\ cm^5$[21]	$D_{max}<75Gy$[21]	$V_{47}<10\ cm^3$	$D_{max}<105\%$ of PTV	Pneumonitis/hemoptysis
Esophagus	$V_{30}\le 1\ cm^3$[20]	$D_{max}\le 35Gy$[20]	$V_{50}\le 1\ cm^5$[21]	$D_{max}\le 50Gy$[21]	$V_{23.5}<5\ cm^2$	$D_{max}<105\%$ of PTV	Esophagitis/stenosis/fistula
Heart/pericardium	$V_{40}\le 1\ cm^3$[20] $V_{20}\le 5\ cm^3$[49]	$D_{max}\le 45Gy$[20]	$V_{45}<1\ cm^5$[21]	$D_{max}\le 60Gy$[21]	$V_{32}<15\ cm^3$	$D_{max}<105\%$ of PTV	Cardiac disorder/pericarditis
Brachial plexus	$V_{30}\le 0.2\ cm^3$[20]	$D_{max}\le 35Gy$[20]	$V_{50}<0.2\ cm^3$[21]	$D_{max}<55Gy$[21]	$V_{30}<3\ cm^3$	$D_{max}<32Gy$	Brachial neuropathy
Spinal cord	$V_{29}\le 1\ cm^3$[20]	$D_{max}\le 25Gy$[20]	$V_{35}\le 1\ cm^3$[21]	$D_{max}<50Gy$[21]	$V_{22.5}<0.25\ cm^3$ $V_{32.5}<0.5\ cm^3$	$D_{max}<30Gy$	Myelitis
Chest wall/skin	$V_{30}\le 30\ cm^3$ (cw)[50] $V_{30}\le 50\ cm^3$ (skin)[50]		$V_{50}\le 60\ cm^3$[21] $V_{50}\le 120\ cm^3$[21] $V_{50}\le 250\ cm^3$[21]	$D_{max}\le 82Gy$[21]	$V_{30}<10\ cm^3$	$D_{max}<32Gy$	Chest wall pain/skin toxicity

MLD, mean lung dose, V_x volume of tissue exposed to xGy or more; D_{max}, maximum dose; PTV, planning target volume, NA, not available; SABR, stereotactic ablative radiotherapy

表 10-7　立体定向放射治疗危及器官限量值(英国版)

OAR	Volume (cm^3)	3 Fractions		5 Fractions		8 Fractions	
		Tolerance	Minor deviation	Tolerance	Minor deviation	Tolerance	Minor deviation
Spinal cord	0.01	18Gy	18—22Gy	25Gy	25—29Gy	25Gy	25—29Gy
Oesophagus	0.1	24Gy	24—27Gy	27Gy	27—28.5Gy	27Gy	27—28.5Gy
Brachial plexus	0.1	24Gy	24—26Gy	27Gy	27—29Gy	27Gy	27—29Gy
Heart	0.1	24Gy	24—26Gy	27Gy	27—29Gy	50Gy	50—60Gy
Trachea/Brocnchus	0.1	39Gy	20—32Gy	32Gy	32—35Gy	32Gy	32—35Gy
Lungs GTV		$V_{20}<10\%$ $V_{12.5}<15\%$	N/A	$V_{20}<10\%$ $V_{12.5}<15\%$	N/A	$V_{20}<10\%$ $V_{12.5}<15\%$	N/A
Compliance with the following constraints may also be considered							
Liver(valid if > 1 000 cc of liver imaged)		$V_{15}<700$ cc $V_{21}<33\%$ $V_{15}<505$	N/A	$V_{15}<700$ cc $V_{30}<60\%$ Meam<20Gy	N/A	$V_{27}<30\%$ $V_{24}<50\%$	N/A
Chest wall	30.0 0.1	30Gy 37Gy	N/A	32Gy 39Gy	N/A	32—35Gy 39Gy	N/A

4. 放疗副反应

SBRT 主要副反应有放射性肺损伤，胸壁及皮肤损伤，肋骨骨折，胸腔积液，臂丛神经损伤，支气管狭窄，支气管坏死、瘘，食管狭窄、穿孔、瘘形成，以及大出血甚至死亡。

（四）预后

对于 SBRT 来说，局部复发意味着治疗失败，究竟有哪些因素与局部复发相关，目前认为的因素有：①剂量：多项研究已经表明当 BED>100Gy 时，局控会有明显提高，ESMO 的指南中也明确规定 BED≥100Gy。②算法：常见的算法有 CCC、AAA 和蒙卡算法，其中蒙卡算法最好，最接近真实剂量。但由于其对数据量要求较大，计算效率较低，无法满足于临床，目前常用的还是 CCC 和 AAA。③放疗技术：主要是强调适形度。④IGRT：对于 SBRT 来说图像引导是必备的技术。⑤肿瘤大小：特别是肿瘤的体积比肿瘤横径的大小或肿瘤 T 分期，更有意义。⑥PET-CT：治疗前 PET/CT 的摄取值（SUV_{max}）>3 被认为与局控失败相关。

二、肺部转移性肿瘤

肺部转移性肿瘤（metastatic cancer of lung）是多数恶性肿瘤最常见的转移部位，25%～30%的恶性肿瘤患者最终会发生肺转移。肺转移性肿瘤与某些肺原发肿瘤在组织学形态上具有一定的相似性，而治疗及预后却有很大的不同。

（一）疾病特点

1. 流行病学

人体不同部位不同病理类型的恶性肿瘤，均可以转移到肺部。据中国医学科学院肿瘤医院 10 年间（1999—2009 年）3 569 例肺转移肿瘤原发部位的调查分析，原发于肺以外肿瘤出现肺转移最多的是乳腺癌（16.92%），其次为大肠癌（15.86%）、甲状腺癌（7.68%）、肝肿瘤（7.48%）、淋巴瘤（6.61%）、肾癌（6.39%）、食管癌（6.08%）和子宫肿瘤（5.41%）等。

2. 转移途径

全身许多部位肿瘤都可出现肺转移，主要为血道和淋巴道转移。原发性肿瘤以何种方式转移到肺部，取决于其种类、病理类型及所在部位。

（1）血行转移：这是主要途径，肺为全身血液的中间过滤站，全身血液流经肺毛细血管网循环，脱落游离于血液中的肿瘤细胞极易停留于肺部生长，形成转移灶。因重力影响和肺底部血流量偏多，转移灶出现在中下肺野的概率比上肺野明显增多。以血道转移为主的肿瘤有绒毛膜癌、甲状腺癌和前列腺癌等。

（2）淋巴转移：多数肿瘤细胞经胸导管回流到体静脉，少数转移至纵膈淋巴结并经淋巴管逆流到肺，瘤细胞浸润引起肺间质增厚，表现为淋巴管炎型或肺门纵膈淋巴结肿大。淋巴转移灶的原发肿瘤多数来源于消化道、肺、乳腺及女性生殖系统的恶性肿瘤。

（3）直接浸润：多为邻近病变的直接侵犯，其原发病变主要来自乳腺、肺及消化道恶性肿瘤。

（4）气道播散转移：较为少见，支气管肺泡癌可出现气道播散。

3. 临床表现

除原发肿瘤引起的相关症状外，大多数肺转移瘤早期没有明显的特殊临床症状，尤其是血行转移者。一般在随访原发肿瘤的过程中，进行胸部影像检查始被发现。后期可有胸痛、胸闷、咳嗽咳痰、咯血、低热、气急及消瘦等症状，部分患者可并发肺炎。

4. 影像学表现

(1) X线表现：转移瘤好发于中下肺野，瘤灶多边缘光滑锐利。

(2) CT 表现：主要表现为肺内单发或多发球形结节影，大小不一，边缘光滑，密度均匀，多分布于肺外围。也可出现两肺满布的粟粒样结节。

(3) PET-CT：可以发现 87%的肺转移病灶，敏感性和特异性均高于 CT，对肺门、纵膈淋巴结转移也具有优势。

(二) 治疗

1. 外科手术

外科手术对于肺转移瘤疗效确切，但其适应证较窄。一般手术适应证包括：①原发肿瘤已行外科根治性切除或被控制或能被同时切除，无其他远处转移；②肺转移瘤无论是单个或多个、单侧或双侧转移，估计可完全切除；③根据原发肿瘤的生物学行为特点无其他有效治疗方法；④引起出血、阻塞性病变等，内科治疗无效；⑤适当的心肺功能，能耐受拟行的手术方式和切除范围；⑥可接受的手术危险性。

手术方式根据具体情况选择肺楔形切除术、肺段切除术、肺叶切除术或非典型的局限性肺切除术。肺转移瘤手术主要以姑息治疗为主，故切除范围也应尽量保守，一般不做全肺切除术。手术切除后 5 年生存率可达 34%～36%。手术后主要并发症还是感染及呼吸系统并发症。

2. 立体定向放疗

传统放疗由于受照射技术限制，单次剂量和总剂量难以提高，适用于较敏感的转移瘤。随着放疗技术的快速发展，SBRT 成为肺转移瘤主要治疗方法。目前大量证据已表明 SBRT 治疗原发性肺癌的有效性，因此有理由相信对于肺部转移瘤也可以取得良好的疗效。Kim 等回顾性分析了 13 例不能手术（7 例）或拒绝手术（6 例）的结直肠癌肺转移患者，SBRT 剂量为 39～51Gy/3 次，共治疗 18 个肺转移病灶。所有患者在放疗前均行化疗，化疗方案依据初始辅助或补救化疗方案，肿瘤平均直径为 2.1(1.4～4.3) cm，平均体积为 7.1(1.6～ 45)cm^3；8 周后行 CT 进行评价，完全缓解(CR)28%，部分缓解(PR) 28%，稳定(SD)44%；中位随访时间平均为 28(15～57)个月，1、2、3 年生存率分别为 100%、5.5%、64.7%，疾病无进展生存率分别为 46.2%、11.5%、11.5%，局部控制率分别为 76.9%、52.7%、52.7%；6 例患者(46%)出现了Ⅰ级与Ⅱ级放射反应，主要表现是骨骼肌不适或无症状的肺反应，未发现Ⅲ～Ⅴ级放射反应。Rusthoven 等进行一项多中心针对肺转移瘤 SBRTⅠ/Ⅱ期研究，所有入组肺转移病灶在 1～3 个，肿瘤累积直径之和≤7 cm。Ⅰ期剂量从 48～60Gy，Ⅱ期剂量为 60Gy。研究终点为局控，局部进展时间；第二研究终点为毒性反应以及生存。结果显示入组 38 例患者共 63 个肺转移灶，1 年和 2 年局控率分别为 100%和 96%，中位生存期为 19 个月，未出现Ⅳ级放射反应，3 例患者出现Ⅲ级放射毒性，1 例患者出现有症状的肺炎；1、2 年局控率分别为 100%和 96%，1 例患者在治疗后 13 个月出现局部进展；中位生存时间为 19 个月。一项系统综述回顾了 2010 年的 6 项研究，共有 334 名非肺转移瘤患者使用 SABR 治疗，2 年局控率为 78%，2 年生存率为 54%。上述证实 SBRT 对于肺转移瘤可取得较高的局控率以及可以接受的不良反应。

但目前没有统一的标准判断何种肺部转移瘤可以从 SBRT 治疗中获益。一项研究对比手术与无法耐受手术而选择 SABR 的肺转移瘤患者，结果显示 4 年局控率 SABR 对手术组分别为 85% vs 83%，5 年生存率分别为 49% vs 41%，无明显统计学差异。一些前瞻性的临床研究也正在进行中，如 COMET 试验、SARON 试验以及 CORE UK SABR 试验，将进一步证实 SABR 在肺转移瘤中的地位。

第七节　腹部肿瘤的临床应用进展

一、早期肝癌和肝转移癌

肝细胞性肝癌（hepatocellular carcinoma，HCC）是世界上发病率最高的恶性肿瘤之一。据报道，每年全球范围内的肝癌新发患者数量多达约 75 万，有 50%以上在中国。我国肝癌发病率居恶性肿瘤第 4 位，病死率居恶性肿瘤第 3 位。近年来肝癌的治疗取得了巨大进步。手术切除仍是标准治疗，然而 70%～80%患者就诊时病情已为进展期，导致我国肝癌治疗的总体预后仍不理想。早期肝癌，也被称为小肝细胞癌，是指单个癌结节最大直径＜3 cm 或两个结节直径的总和＜3 cm，早期肝癌的 3 年生存率为 50%。

肝转移癌（metastatic cancer of liver）来源于消化道肿瘤的概率约为 35%～55%，其次为胸部肿瘤、乳腺癌、血液系统肿瘤以及一些其他类型的肿瘤。肝脏是人体最大的实质性器官，由于其有肝动脉和门静脉的双重供血，恶性肿瘤容易发生肝脏转移，通常以经门静脉系统作为转移途径。肝转移瘤患者 5 年生存率仅约 3.6%，死于肝脏转移者占 60%～71%。

（一）疾病特点

1. 病因

（1）肝炎病毒感染。乙型病毒性肝炎和丙型病毒性肝炎病毒感染是目前十分明确的肝癌发病危险因素。“肝炎病毒感染→肝炎后肝硬化→肝癌”发展过程被认为是肝炎病毒最终导致肝癌发生的主要模式。

（2）酗酒。在西方国家酗酒被认为是肝硬化及肝癌发生的主要因素，且有研究显示，酒精与慢性肝炎等其他因素具有协同致癌作用。

（3）Ⅱ型糖尿病和过度肥胖。两者均与机体能量代谢异常相关，其与肝癌发生的关系在近年来被重视，并被视为西方国家肝癌发病率升高的主要原因。

（4）其他。黄曲霉毒素摄入、遗传性血色素病及原发性胆管硬化等都可增加肝癌发生的危险性。

2. 临床表现

肝癌的早期往往临床上没有任何症状，绝大多数是通过影像学检查发现的。

3. 筛查

多数肝癌患者在首次诊断时就已处于晚期或是伴随严重的肝脏疾病（腹水、黄疸及恶病质等)，而丧失了根治性治疗的机会。因此对高危人群(如乙型病毒性肝炎病毒携带者等)进行定期筛查具有重要意义。目前多推荐AFP联合B超的筛查方法，高危患者可间隔6个月至1年筛查1次。对于B超发现肝脏>1 cm占位的患者，建议进一步行对比剂增强的断层扫描检查(CT、MRI)；对于B超检查发现的<1 cm肝脏占位，则建议每隔3个月复查1次。

4. 影像学表现

(1) CT诊断原发性肝癌主要是依据病灶的形态或大小的变化、病灶密度的变化以及病灶和正常肝组织之间的改变。CT平扫病灶多为等(低)密度，高密度少见，可有脂肪变性，钙化少见，可显示包膜。早期原发性肝癌典型增强病灶的强化类型表现为动脉期显著强化，静脉期或平衡期增强消失。增强CT是诊断原发性肝癌的常规检查。

(2) MRI扫描通过多个序列可以检测出小肝癌结节病变，一般表现与CT相似，在传统的SE扫描序列上，T_1WI肝实质的信号改变不明显，T_2WI由于细胞损伤、脂肪变性和铁沉积等并发疾病引起肝脏信号的不均，大致呈弥漫分布的低信号小结节；也可以出现不典型的增生结节，T_1可为高信号、等(低)信号，T_2WI信号降低或等信号。在肝脏肿瘤的诊断中具有较高的准确性。

(二) 治疗

1. 手术治疗

手术治疗是原发性肝癌或转移性肝癌的首选治疗，主要以肝切除术为代表，5年生存率为43%～50%。但由于受到肿瘤大小、部位、肝脏基础、肝功能以及患者整体状况的影响，大部分患者无法耐受手术，临床上仅有不到20%的患者可以获得手术机会。同时手术仅切除肉眼所见的原发病灶，术后仍有50%出现复发或远处转移，且手术对于肝内门静脉、肝静脉等侵犯情况无法发现，术中出血、挤压可能造成癌细胞局部种植和远处转移等一系列问题，导致手术在原发性肝癌中的地位受到冲击。

2. 介入治疗

临床上80%患者需要通过非手术的局部治疗，包括局部消融、经导管肝动脉化疗栓塞术(TACE)等。但介入治疗对肿瘤大小有一定的要求。而且由于HCC双重供血的特点，单独应用TACE的效果均无法达到根治的目的。

3. 立体定向放疗

(1) 背景

近来研究表明，肝癌细胞的放射敏感性与低分化鳞癌(如鼻咽癌)相近，属于放射敏感肿瘤。在传统的二维时代，常规放疗无法达到根治肝癌肿瘤的剂量。一般来说，全肝照射剂量>25Gy，半肝照射>40Gy即可引起放射性肝炎。近年来，随着SBRT相关研究的出炉，越来越多的放射肿瘤学家更倾向低分割大剂量的照射模式。

Blomgren在1995—1998年将SBRT技术应用于颅脑以外肿瘤治疗，包括原发性肝癌及肝脏转移瘤。2001年Herfarth一项关于单剂量立体定向放射治疗肝脏肿瘤Ⅰ/Ⅱ期临床研究。研究共入组60例患者，肿瘤直径≤6 cm，单次处方剂量从14～26Gy，80%等剂量线包绕靶区，无严重副反应。随访6、12、18个月肿瘤控制率分别为75%、71%、67%。2010年斯坦福大学的一项Ⅰ期剂量爬坡实验，病灶均≤5 cm，处方剂量从18～

30Gy，4Gy递增，根据4D-CT确定ITV外界，外放0.3～0.5 cm为PTV。结果显示：局控率为77%，24个月年OS为50%，中位生存时间为28.6个月；最高目标剂量未发生剂量相关急性反应；1例肝门部肿瘤发生十二指肠穿孔；5例局部失败，12个月年累积失败率为23%。加拿大玛格丽特公主医院的一项前瞻性SBRT临床研究中，共入组68例肝转移瘤患者，采用6次分割的SBRT治疗，平均总剂量为41.8Gy(27.2～60Gy)，均未观察到放疗相关性肝病、严重肝毒性或其他剂量限制性毒性反应。12个月肿瘤局控率为71%，中位生存期为17.6个月。该医院对原发性肝癌的Ⅰ期临床研究也得出类似结果。入组41例无法手术的患者，31例为肝细胞癌、10例为胆管癌。6次分割，平均总剂量为36Gy(24～54Gy)。治疗后3个月未发现放射性肝病或4～5级毒性反应。12个月局控率为65%，且主要失败模式位于靶区外。肝细胞肝癌中位生存期为11.7个月，胆管癌为15个月。上述临床研究可以看出，SBRT在肝癌及肝转移癌中，安全有效。但目前还缺乏大型随机对照临床研究，期待相关结果。

Heggemann等包含19例肝转移瘤的研究中，6个月和24个月的局控率分别为92%和57%。进一步分析发现，局控率随着BED的提高而提高，由于样本量限制，无法建立剂量效应关系，但BED=78Gy的Cut-Off值被发现。另一项42例肝转移瘤研究中，处方剂量从40Gy/4次～45Gy/3次，12个月和24个月的局控率分别为90%和86%，该组BED均>80Gy。Chang的研究也表明BED>79Gy可以提高局控率。根据目前研究认为BED>80Gy($\alpha/\beta=10$)可以提高局控。

(2) 肝转移瘤的立体定向放疗

肝转移在实体瘤中比较常见，其中以结直肠癌最为显著。过去曾认为，出现肝脏转移，患者病情进展，治疗方式相对保守和姑息，但过去20年的临床经验告诉我们，经过积极治疗的肝脏转移患者，特别是寡转移患者，可以获得比较好的预后。结直肠癌约50%患者在整个病程中发生肝转移，如果手术可以同时处理原发病以及肝脏转移病灶，然后联合系统化疗，将结直肠癌的5年生存率提高至50%～60%。但由于肝脏基础疾病、合并症等使其无法耐受，只有约25%～30%的直肠癌伴肝转移患者可以进行手术。因此，对于肝脏寡转移非手术治疗优势日益凸显，对于只发生肝脏转移的患者，非手术局部治疗方式包括射频消融(RAF)、微波消融、冷冻疗法、选择性粒子植入以及SBRT。

RAF主要针对病灶<3.5 cm，且因为"热库效应"的存在，尽量避开大血管。5年生存率为14%～55%，局控率为3%～60%。目前尚无随机对照研究将RAF与手术进行对比，但从非随机对照研究的数据看，RAF与手术在直径<3 cm的肿瘤两者局控接近。然而，对于肿瘤直径较大，或与胃、小肠等关系密切，很多局部治疗无法适应或者局控率较低。SBRT为该类患者提供新的选择。

同原发性肝癌类似，肝转移瘤SBRT面临最大地挑战就是肝脏的呼吸运动导致放疗靶区的扩大，但随着各种呼吸门控技术、影像引导技术以及新型调强技术的应用，这些问题可以得到基本的解决。同样，大量回顾性与前瞻性研究证实这种治疗的有效性，1、2年的局控率分别在70%～100%，60%～90%；1、2年的总生存分别为64%～72%，32%～72%。目前尚无Ⅲ期随机对照研究，一项对比RAF与SBRT在肿瘤直径<4 cm的Ⅲ期临床正在进行中，期待结果。

关于放疗照射剂量及分割方式，目前尚无统一标准。但随着放疗剂量增加，局控率明显改善，且没有增加放疗相关毒性反应，放疗剂量从开始 30Gy/6 次，逐渐增加。一项 Meta 分析指出，46～52Gy/3 次甚至更高的照射剂量可以达到 90%的 1 年局控率。因此，最近的临床研究放疗剂量为 75Gy/3 次，1 年局控率为 94%。但放疗剂量具体选择还要根据肿瘤大小、体积以及正常组织受量等情况综合分析。

(3) 放疗中需要注意的问题

① 靶区的运动：肝脏同肺一样，是受到呼吸运动影响较大的器官。由于膈肌的运动，其最大可达到 10 mm，这必然大大增加 PTV 外界，从而导致放疗靶区的增加，影响正常组织受量。4D-CT 的出现，以及呼吸门控技术的应用，减少呼吸运动导致的 PTV 外界的扩大，让放疗靶区更精确，使得头脚方向从 1.4 cm 减少至 0.8 cm，前后方向从 1.2 cm 减少至 0.6 cm。PTV 的体积减小 21%。

② 放疗靶区的确定：对于 SBRT 的勾画，最重要莫过于 GTV 的勾画。在定位 CT 上，一般进行肝脏四期扫描，可以更清晰显示肿瘤的范围。但也有研究表明 MR 较 CT 对于放疗靶区的精确性更高。一般 GTV 外放 5～8 mm 为 CTV，作为肿瘤的临床靶区。对于 PTV 的外放，特别是呼吸运动如何纳入 PTV，尚无共识。目前比较通行的做法就是通过 4D-CT 勾画 GTV 或 CTV，根据整个呼吸运动情况定义 ITV，最终达到肿瘤在整个呼吸周期内均可达到完全剂量覆盖的目的。Xi 等人的研究对比通过 4D-CT 确定 ITV 后均匀外放的 PTV 与通过 4D-CT 中间时相勾画 CTV 均匀外放 PTV，结果显示 PTV_{ITV}较 PTV 体积上小 19%，在正常肝组织保护上，肝脏及胃的受量也明显减少。

③ 优化剂量分布：首先要根据正常组织的限制，选择合适的放疗剂量和次数。一项多中心Ⅰ/Ⅱ期临床研究对 3 分次的肝脏 SBRT 照射，对正常组织肝、小肠、脊髓的最大耐受剂量进行爬坡试验。最后认为：肝脏最少必须保证 700 cm^3 照射<15Gy，而左右肾脏 V_{35}<15Gy，脊髓 D_{max}=18Gy，胃/小肠 D_{max}=30Gy。为了增加靶区的适形性和减少对正常组织的影响，增加照射野数是一个很好的选择。但导致的代价是增加正常组织低剂量区的照射范围，所以必须权衡利弊后寻找出最合适的野数。目前使用 5～15 个野，Liu 等认为是 9 个野。但野数的增加必然导致照射时间延长，可以通过 VMAT 来实现。有研究显示，VMAT 可以实现单次剂量为 3～8Gy，时间为 7.5 min，而通常为 4～9 min。

④ 保证治疗的精准性：IGRT 技术的应用，这种每次治疗前通过解剖位置的验证，可以保证肿瘤每次照射的精准性。

4. 放疗具体实施步骤

SBRT 治疗肝脏肿瘤的适应证为：①经组织学或细胞学证实的早期肝癌，如无病理，可借鉴原发性肝癌临床诊断标准，肝转移患者，需要有肝脏 MR 辅助诊断；②不能耐受或拒绝手术；介入治疗未控、不宜化疗或患者拒绝化疗；③原发肿瘤控制或其他部位转移但已控制或稳定，预计生存时间超过 3 个月；④能仰卧或俯卧，并保持固定体位 30～40 min；⑤肿瘤大小≤6 cm，肿瘤数目≤3 个，对单一径线>6 cm，根据具体情况可酌情应用；⑥ECOG≤2 或 KPS≥70，Child-pugh 分级 A/B。

SBRT 治疗步骤有：①体位：根据病灶所在部位分别选择仰卧或俯卧位，保证病灶距体表距离最短。患者双手上举交叉放置前额或头前部，制作专用固定体模。②扫描：平静呼吸状态下行 4D-CT 平扫+增强扫描，层间距为 0.5 cm。上界为气管隆嵴平面下，下缘至双肾下极。定位 CT 图像通过网络传输至治疗计划系统。③计划制定：GTV 参考肝脏 MR 及定位CT外放5～8 mm;PTV外放范围在GTV三维外放0.3～0.5 cm,头脚方向根据4D-CT实际记录调整,无4D-CT单位可根据呼吸动度进行调整,一般为0.5～1.2 cm,90%剂量线包绕PTV。④计划确认:主要观察病灶是否包括完全、剂量分布是否均匀、周围正常组织或重要器官受量是否在正常耐受范围内。⑤计划验证:经CT模拟机确认。⑥实施计划:按体表标志摆位,有IGRT单位可行CT扫描,重建图像与TPS传输的CT图像进行骨或灰度配准,进行校准摆位,精度达到临床要求,按计划治疗。

目前对于SBRT剂量分割方式尚无统一标准。首先,靶区的确定依赖增强CT以及肝脏MR,PET/CT对于IGTV的确定有一定的价值。其次,处方剂量上目前尚无统一标准,文献回顾有以下照射方式:①单次照射:一次大剂量照射,多为18～30Gy。②低分割照射:每次5～12.5Gy,共3～10次,DT=36～60Gy。其中以每次5～6Gy,每周3～6次最为常见。③中低分割照射:每次2.5～5Gy,每周5次,DT=50～60Gy/(10～20)次。中科院肿瘤研究所分割方式:①单次剂量10Gy,3次,隔日1次,总剂量30Gy。②15Gy,3次,隔日1次,总剂量45Gy;③12Gy,4次,隔日1次,总剂量48Gy;④10Gy,5次,隔日1次,总剂量50Gy。分割方式的选择主要结合肿瘤大小、位置、肿瘤病理类型、BED以及危及器官的关系等综合考虑。再次,正常组织限量:在3～5次分割方式下,肝脏D_{mean}<20Gy,V_{33}<21%,V_{50}<15%,V_{60}<30%。其他危及器官的限量可参见表10-8～12。

SBRT导致常见放疗相关毒副反应有放射性肝病(RILD)、恶心、呕吐、发热、寒颤及食欲不振等非特异性症状,一般对症处理均可缓解。靠近食管下段、胃或十二指肠,应注意空腔脏器的放射性溃疡、糜烂甚至穿孔,治疗期间应予以消化道黏膜保护剂及抑酸药物。治疗期间注意对肝功能定期复查,放疗结束后1～2个月内仍应继续监测,放射性肝病防大于治,主要在放疗计划制定中注意对正常肝脏的保护。

(三) 预后

目前公认的预后因素有肿瘤的大小、放疗剂量、系统化疗、病理类型、无疾病进展时间等。其中,肿瘤越小,局控越好;腺癌较其他病理类型预后要好。

二、胰腺癌

胰腺癌(pancreatic cancer)占癌症死亡的第4位,且呈现逐年上升的趋势。胰腺癌恶性程度高,进展迅速,早期无明显症状和体征,故多数就诊即为中晚期,预后极差。局部晚期胰腺癌中位生存期5～11个月,5年生存率不足2%。放化疗成为中晚期胰腺癌主要治疗方式。

(一)疾病特点

1. 危险因素

包括吸烟、肥胖、酗酒、慢性胰腺炎等,接触萘胺及苯类化合物者罹患胰腺癌的风险显著增加。糖尿病是胰腺癌的风险因素之一,特别是老年、低体重指数、无糖尿病家族史的患者,新发2型糖尿病时应注意随访并警惕胰腺癌的可能。胰腺癌具有遗传易感性,约10%的胰腺癌患者具有遗传背景,患有遗传性胰腺炎、Peutz-Jeghers综合征、家族性恶性黑色素瘤及其他遗传性肿瘤疾患的患者,胰腺癌的风险显著增加。

2. 临床表现与体征

多数胰腺癌患者起病隐匿，早期症状不典型，可以表现为上腹部不适、隐痛、消化不良或腹泻，常易与其他消化系统疾病相混淆。

（1）疼痛：常表现为不同程度、不同方式的上腹部或腰背部疼痛，有时以夜间为甚，可以呈束带状分布。

（2）黄疸：不明原因的梗阻性黄疸，进行性加重，多见于胰头部肿瘤。

（3）体重下降：多数患者可以出现不明原因的消瘦、体重减轻，往往在短期内体重较快地下降。

（4）厌食、消化不良和腹泻等症状：近期出现不能解释的消化不良症状。

早期一般无明显体征，当疾病处于进展期时，可以出现黄疸、肝脏增大、胆囊肿大、上腹部肿块以及腹腔积液等阳性体征。

3. 诊断

目前只有 ERCP 可以做出明确诊断。ERCP 对胰腺癌的诊断率为 85%左右。由于 90%以上的胰腺癌起源于胰腺导管，因此 ERCP 成像及细胞学刷检对早期发现胰腺癌胰管是否异常有一定意义。

CA19-9 一直被作为诊断胰腺癌的标准肿瘤标志物，其用于诊断胰腺癌的敏感性和特异性分别达到 80.0%和 86.0%。在有症状的胰腺癌患者中，CA19-9 的敏感度和特异性为 80%左右。CA19-9 对胰腺癌的筛查意义不大，美国临床生化研究院建议，在诊断胰腺癌时，CA19-9 应作为影像学检查的辅助手段。

（二）治疗

1. 手术治疗

手术切除胰腺肿瘤及其周围组织是目前胰腺癌治疗中唯一有治愈可能的手段。NCCN 对于可能切除的标准包括：①没有远处转移。②受累的肠系膜上静脉或门静脉变形或狭窄，或静脉闭塞，但近侧和远侧静脉通畅，允许行血管切除和重建。③胃十二指肠动脉包绕、邻近或包绕肝动脉，但并未累及腹腔干。④未超过 180°包绕肠系膜上动脉。

然而，有超过 80%的患者在术后 12 个月内出现复发。腹膜后是最常见的复发区域，因此，需要给予有效的辅助治疗手段以提高胰腺癌患者的预后。

（1）术后辅助

2010 年 Mayo Clinic 和 Johns Hopkins Medical Center 的回顾性分析，这个研究共入组了 1092 例患者，其中 583 例患者接受了 5-FU 为基础的同步放化疗（50.4Gy），509 例为观察组。结果显示接受了术后同步放化疗的患者较单独手术的患者在生存期上有显著的统计学获益（21.1 vs 15.5 个月，$P<0.001$）。2009 年 Moody 等从 SEER 数据库中选择了接受 R_0 切除且无远处转移的 2905 例胰腺癌患者进行分析，发现所有期别的胰腺癌患者接受辅助放射治疗均提高了生存期，其中生存获益最大的是 $T_{1\text{-}3}N_1$（ⅡB 期）的患者。

综合前瞻性和回顾性的研究结果，目前的主流意见仍然将同步放化疗（50.4Gy，联合 5-FU为基础的化疗）作为可切除胰腺癌患者的术后辅助治疗推荐方案。

（2）新辅助治疗

术前放射治疗对于存在手术可能的胰腺癌患者可以提高局部控制率。术前放射治疗的优势如下:①肿瘤氧合较好,提高了放射治疗的有效率。②可以在手术前使肿瘤失去繁殖能力,减少术中种植的可能。③延迟手术可以使得一部分肿瘤进展迅速的患者不再进行手术。④术前放射治疗可以提高手术切缘的阴性率。⑤多模式的治疗方案可能对术后的恢复有利。⑥全身系统性的化疗可以对潜在远处转移的病灶进行治疗。⑦患者对于手术前的治疗耐受性较好。

目前尚缺乏随机前瞻性的研究。2001 年,Artinyan 分析了 1987—2006 年间 458 例无远处转移的胰腺癌根治术后患者的疗效,其中 39 例(8.5%)接受了术前新辅助化疗,419 例(91.5%) 接受了术后辅助化疗。458 例患者中接受放疗者 291 例(64.1%),其中 95%为术后放疗;无放疗者 167 例 (35.9%)。分析结果表明,术前新辅助化疗的疗效优于术后化疗,中位生存期分别是 33.8 个月和 19.0 个月。所以术前新辅助治疗能改善患者的生存期。

2. *放射治疗*

对于不可手术的局部进展期胰腺癌(locally advanced pancreatic cancer, LAPC)患者来说,完全切除肿瘤且获得阴性切缘的概率不是很高,手术的获益很小,因此放化联合治疗是唯一的局部治疗手段。目前 NCCN 指南中推荐的治疗选择包括同步放化疗、单药或多药联合化疗以及诱导化疗后同步放化疗。

2002 年一个小样本的随机研究中,31 例患者接受 50.4Gy 的放射治疗同步 5-FU 化疗或仅接受最佳支持治疗。同步放化疗提高了患者的中位生存期至 13.2 个月,1 年生存率 54%,而最佳支持治疗组仅为 6.4 个月和 0%。同时,接受治疗患者的卡氏评分有明显的提高($P<0.0001$)。

2007 年一个大宗的回顾性研究评价了有无诱导化疗后同步放化疗的疗效,总计 323 例患者在 1993—2005 年期间接受了放化综合疗。其中 76 例患者接受了中位 2.5 个月的吉西他滨为基础的诱导化疗。接受诱导化疗的患者的中位生存期为 11.9 个月,而初始即行同步放化疗的患者为 8.5 个月。接受诱导化疗的患者出现局部复发和远处转移的时间均有延长。

2008 年 ECOG 4201 的Ⅲ期临床试验比较了放射治疗同步吉西他滨化疗和单独吉西他滨化疗治疗 LAPC 的疗效。联合治疗组的放射治疗剂量为 50.4Gy,采用受累野照射技术,同步周方案吉西他滨,随后继续 5 个周期的吉西他滨维持化疗;单独化疗组患者仅接受 7 个周期的吉西他滨化疗。中位生存期为 11 vs 9.2 个月($P=0.044$),1 年生存率 50% vs 32%($P=0.034$),联合治疗组的生存期有一定程度地提高,是目前 LAPC 推荐的局部治疗方案。

3. *立体定向放疗*

SBRT 采用高剂量大分割方式,可以有效控制肿瘤。已成为胰腺癌放疗的重要方法。但在治疗过程中,呼吸运动导致肿瘤位移较大,呼吸门控技术、主动呼吸控制技术等被动方式在胰腺癌上较难开展;加之其与肠道、胃等空腔脏器关系紧密。实时跟踪技术可以保证治疗精准度,同时最大限度地减少正常组织不必要的照射。SBRT 需要高度精确的肿瘤定位,由高质量的影像诊断和实时的影像引导来确保精确治疗,并精确地评价肿瘤的物理运动。另外,必须要进行严格的剂量测量和质量控制。

2005 年在斯坦福大学进行的局部进展期胰腺癌传统放化疗后采用 SBRT 进行推量的Ⅱ期研究中,19 例患者入组。他们接受了 5-FU 为基础的化疗,同时采用调强技术对原发肿瘤和区域淋巴结给予 45Gy 的放射治疗。3 例患者在 5 周的放射治疗后出现系统性疾病进展而出组,16 例患者接受了局部肿瘤单次 25Gy 的 SBRT。在 16 例完成计划的患者中,只有 2 例出现了Ⅲ度的急性胃肠道反应，15 例患者直至死亡也未发现局部肿瘤复发，中位生存期为 33 周。

Koong 等一项Ⅰ期放疗剂量递增临床试验中，共入组 15 例患者，分别用单次 15、20 和 25Gy 进行治疗，由于放疗技术的限制，治疗未达到最大耐受剂量。研究结果显示局控率达 100%，OS 共 11 个月，治疗失败主要模式为远处转移，而绝大部分患者在疼痛缓解和体重增加方面有临床获益。也未出现严重放疗相关毒副反应。

2005 年，Koong 等进行Ⅱ期临床研究，此次研究设计共入组 19 例患者，在放化疗同步基础上，使用 SBRT 对原发灶的追加剂量。原发灶和区域淋巴结予以适形调强放疗至 45Gy(1.8Gy/次)同步氟脲嘧定化疗，放化疗结束 1 个月内，对原发灶追加单次照射 25Gy。结果显示，有 3 例患者在局部推量前即出现远处转移，未完成研究。局控率为 94%，毒性反应较前稍有增加。

2008 年 Schellenberg 等一项吉西他滨化疗间歇期给予单次 SBRT 治疗局部进展胰腺癌的Ⅱ期临床研究。16 例患者接受吉西他滨 1 000 mg/m^2 周方案化疗，连用 3 周后停药 2 周，再予以 25Gy 射波刀治疗，休息 2 周后继续予以原化疗方案治疗，后吉西他滨维持治疗至疾病进展或毒性反应不耐受。研究结果表明：在 SBRT 治疗的 14、16、21 个月出现 3 例(19%)患者局部疾病进展，中位生存时间为 11.4 月，50%患者生存期超过 1 年。该研究首次将 SBRT 与标准全身化疗结合，显示出不错的局控率，但放疗消化道反应也相应增加。

2015 年由 JHH、纪念斯隆-凯特琳癌症中心和斯坦福大学共同完成的一项多中心前瞻性Ⅱ期临床研究，评价了采用 33Gy/5 次的剂量分割方案的疗效和安全性。胰腺肿瘤体内植入金标、呼吸运动管理和严格的危及器官剂量限制都是必须的，所有的计划都需要在治疗前进行集中评价。结果发现中位生存期为 13.9 个月，只有 2 例患者出现胃炎、肠炎、溃疡和穿孔，11%的患者出现 2 级以上的急性和晚期毒副反应。QOL 量表分析显示患者治疗后的生活质量没有下降，而疼痛评分则有明显的改善。

2015 年另一项回顾性分析 74 例 LAPC 患者接受吉西他滨或 FOLFIRINOX 为基础的化疗后，接受 SBRT 治疗 25～33Gy/5 次。中位 OS 为 18.4 个月，15 例患者(20%)在 SBRT 后接受了手术切除。6 例患者(31%)在手术时获得了病理的完全缓解，R0 切除率为 84%，74%的患者淋巴结阴性。

2016 年 Fausto 一篇综述，共纳入 19 项研究，比较 1 009 名患者，中位 OS 为 5.7～47 个月(中位 17 个月)；合并 1 年 OS 为 51.6%，1 年的局控率为 72.3%，中位 PFS 为 4.8～27 个月。毒性反应方面基本在可接受范围，只有 3 项研究急性 G_3～G_4 级反应>10%。晚期反应 G_3～G_4<11%。

(1) 适应证

①可切除胰腺癌术后的辅助治疗；②可切除胰腺癌的新辅助治疗；③不可切除的局部进展期胰腺癌；④晚期患者局部或转移灶的姑息放射治疗；⑤因内科原因不能手术或拒绝手术的胰腺癌；⑥ECOG≤2 或 KPS≥70，预计存活时间>3 个月；⑦能仰卧或俯卧，并保持固定体位 30～40 min；⑧肝功能异常经保肝治疗 ALT、AST 在 100U/L 以下。

(2) 禁忌证

广泛转移、大量腹水、肝功能严重损害(ALT、AST>300U/L)在 3 周以上，或超过3 000 U/L。

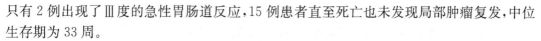

(3) 体位固定

定位过程基本同肝癌，若使用射波刀应在 CT 或 B 超引导下通过 19G 穿刺针将至少 1 个金标(gold seedfiducial)植入肿瘤内部或周边，植入 2 小时内进行 CT 平扫观察金标是否在位，并在植入金标 7～10 d 进行 CT 定位扫描。定位前 1.5～2 h 口服造影剂 500 ml，定位前 1 h 口服造影剂 300 ml，CT 定位前口服 200 ml。

(4) 靶区勾画

GTV 应包括全部的肿瘤体积，如发现存在区域淋巴结转移等病情进展情况，则应立即改行调强放射治疗。GTV 的勾画应避开胃、十二指肠和小肠，并均匀外扩 3 mm 形成计划靶区(PTV)，区域淋巴结不进行预防性照射。如果外扩的边缘包括了临近的十二指肠、胃或小肠，可适当采用不均匀的外扩。当采用不均匀外扩时，必须确保整个 GTV 包括在 PTV 之内。同时勾画胃、十二指肠、小肠、肝脏和双肾等正常组织。

(5) 剂量分割方式及正常组织保护

病灶处方剂量为 40～55Gy，分割次数为 3～6 次，每天 1 次。正常组织的剂量限定，肝脏：$V_{15}<50\%$，$V_{21}<33\%$；双侧肾脏：$V_{15}<33\%$，$V_{10}<50\%$；十二指肠：$V_{30}<5\ \text{cm}^3$，$V_{40}<1\ \text{cm}^3$；胃：$V_{30}<10\ \text{cm}^3$；脊髓：$D_{max}<15\text{Gy}$。

(6) 放疗副反应

胰腺癌放疗常见的副作用胃消化道反应和造血系统毒性反应，如胃肠道反应、腹痛，轻度骨髓抑制等。上述反应经积极对症处理，症状正常可缓解。

表 10-8　大分割放疗危及器官推荐剂量限值(单分次)

Serial Tissue	Volume	Volume Max(Gy)	Max Point Dose (Gy) **	Endpoint(≥Grade 3)
Optic Pathway	<0.2 cc	8Gy	10Gy	neunitis
Cochlea			9Gy	hearing loss
Brainstem(not medulla)	<0.5 cc	10Gy	15Gy	cranial neuropathy
Spinal Cord and medulla	<0.35 cc <0.2 cc	10Gy 7Gy	14Gy	myelitis
Spinal Cord Subvolume(5～6 mm above and below level treated per Ryu)	<10% of subvolume	10Gy	14Gy	myelitis
Cauda Equina	<5 cc	14Gy	16Gy	neuritis
Sacral Plexus	<5 cc	14.4Gy	16Gy	neuropathy
Esophagus*	<5 cc	11.9Gy	15.4Gy	stenosis/fistula
Brachial Plexus	<3 cc	14Gy	17.5Gy	neuropathy
Heart/Pericardium	<15 cc	16Gy	22Gy	pericarditis
Great vessels	<10 cc	31Gy	37Gy	aneurysm
Trachea and Large Bronchus*	<4 cc	10.5Gy	20.2Gy	stenosis/fistula
Bronchus-smaller airways	<0.5 cc	12.4Gy	13.3Gy	stenosis with atelectasis
Rib	<1 cc	22Gy	30Gy	Pain or fracture
Skin	<10 cc	23Gy	26Gy	ulceration
Stomach	<10 cc	11.2Gy	12.4Gy	ulceration/fistula

（续表）

Serial Tissue	Volume	Volume Max(Gy)	Max Point Dose (Gy)**	Endpoint(≥Grade 3)
Bile duct			25Gy	stenosis
Duodenum*	<5 cc <10 cc	11.2Gy 9Gy	12.4Gy	ulceration
Jejunum/Ileum*	<5 cc	11.9Gy	15.4Gy	enteritis/obstruction
Colon*	<20 cc	14.3Gy	18.4Gy	colitis/fistula
Rectum*	<20 cc	14.3Gy	18.4Gy	proctitis/fistula
Ureter			35Gy	stenosis
Bladder wall	<15 cc	11.4Gy	18.4Gy	cystitis/fistula
Penile bulb	<3 cc	14Gy	34Gy	impotence
Femoral Heads (Right & Left)	<10 cc	14Gy		necrosis
Renal hilum/vascular trunk	<2/3 volume	10.6Gy		malignant hypertension
Parallel Tissue	**Critical Volume(cc)**	**Critical Volume Dose Max(Gy)**		**Endpoint(≥Grade 3)**
Lung(Right & Left)	1 500 cc	7Gy		Basic Lung Function
Lung(Right & Left)	1 000 cc	7.4Gy		Pneumonitis
Liver	700 cc	9.1Gy		Basic Liver Function
Renal cortex(Right & Left)	200 cc	8.4Gy		Basic renal function

表 10-9 大分割放疗危及器官推荐剂量限值(3 分次)

Serial Tissue	Volume	Volume Max(Gy)	Max Point Dose (Gy)**	Endpoint(≥Grade 3)
Optic Pathway	<0.2 cc	15.3Gy(5.1Gy/fx)	17.4Gy(5.8Gy/fx)	neuritis
Cochlea			17.1Gy(5.7Gy/fx)	hearing loss
Brainstem(not medulla)	<0.5 cc	18Gy(6Gy/fx)	23.1Gy(7.7Gy/fx)	cranial neuropathy
Spinal Cord and medulla	<0.35 cc <0.2 cc	18Gy(6Gy/fx) 12.3Gy(4.1Gy/fx)	21.9Gy(7.3Gy/fx)	myelitis
Spinal Cord Subvolume(5~6 mm above and below level treated per Ryu)	<10% of subvolume	18Gy(6Gy/fx)	21.9Gy(7.3Gy/fx)	myelitis
Cauda Equina	<5 cc	21.9Gy(7.3Gy/fx)	24Gy(8Gy/fx)	neuritis
Sacral Plexus	<5 cc	22.5Gy(7.5Gy/fx)	24Gy(8Gy/fx)	neuropathy
Esophagus*	<5 cc	17.7Gy(5.9Gy/fx)	25.2Gy(8.4Gy/fx)	stenosis/fistula
Brachial Plexus	<3 cc	20.4Gy(6.8Gy/fx)	24Gy(8Gy/fx)	neuropathy

（续表）

Serial Tissue	Volume	Volume Max(Gy)	Max Point Dose (Gy)**	Endpoint(≥Grade 3)
Heart/Pericardium	<15 cc	24Gy(8Gy/fx)	30Gy(10Gy/fx)	pericarditis
Great vessels	<10 cc	39Gy(13Gy/fx)	45Gy(15Gy/fx)	aneurysm
Trachea and Large Bronchus*	<4 cc	15Gy(5Gy/fx)	30Gy(10Gy/fx)	stenosis/fistula
Bronchus-smaller airways	<0.5 cc	18.9Gy(6.3Gy/fx)	23.1Gy(7.7Gy/fx)	stenosis with atelectasis
Rib	<1 cc	28.8Gy(9.6Gy/fx)	36.9Gy(12.3Gy/fx)	Pain or fracture
Skin	<10 cc	30Gy(10Gy/fx)	33Gy(11Gy/fx)	ulceration
Stomach	<10 cc	16.5Gy(5.5Gy/fx)	22.2Gy(7.4Gy/fx)	ulceration/fistula
Bile duct			35.7Gy(11.9Gy/fx)	stenosis
Duodenum*	<5 cc <10 cc	16.5Gy(5.5Gy/fx) 11.4Gy(3.8Gy/fx)	22.2Gy(7.4Gy/fx)	ulceration
Jejunum/Ileum*	<5 cc	17.7Gy(5.9Gy/fx)	25.2Gy(8.4Gy/fx)	enteritis/obstruction
Colon*	<20 cc	24Gy(8Gy/fx)	28.2Gy(9.4Gy/fx)	colitis/fistula
Rectum*	<20 cc	24Gy(8Gy/fx)	28.2Gy(9.4Gy/fx)	proctitis/fistula
Ureter			48.9(16.3Gy/fx)	stenosis
Bladder wall	<15 cc	16.8Gy(5.6Gy/fx)	28.2Gy(9.4Gy/fx)	cystitis/fistula
Penile bulb	<3 cc	21.9Gy(7.3Gy/fx)	42Gy(14Gy/fx)	impotence
Femoral Heads (Right & Left)	<10 cc	21.9Gy(7.3Gy/fx)		necrosis
Renal hilum/vascular trunk	<2/3 volume	18.6Gy(6.2Gy/fx)		malignant hypertension
Parallel Tissue	**Critical Volume(cc)**	**Critical Volume Dose Max(Gy)**		**Endpoint(≥Grade 3)**
Lung(Right & Left)	1 500 cc	10.5Gy(3.5Gy/fx)		Basic Lung Function
Lung(Right & Left)	1 000 cc	11.4Gy(3.8Gy/fx)		Pneumonitis
Liver	700 cc	17.1Gy(5.7Gy/fx)		Basic Liver Function
Renal cortex(Right & Left)	200 cc	14.4Gy(4.8Gy/fx)		Basic renal function

* Avoid circumferential irradiation

表 10-10　大分割放疗危及器官推荐剂量限值(4 分次)

Serial Tissue	Volume	Volume Max(Gy)	Max Point Dose (Gy)**	Endpoint(≥Grade 3)
Optic Pathway	<0.2 cc	19.2Gy(4.8Gy/fx)	21.2Gy(5.3Gy/fx)	neuritis
Cochlea			21.2Gy(5.3Gy/fx)	hearing loss
Brainstem(not medulla)	<0.5 cc	20.8Gy(5.2Gy/fx)	27.2Gy(6.8Gy/fx)	cranial neuropathy
Spinal Cord and medulla	<0.35 cc <1.2 cc	20.8Gy(5.2Gy/fx) 13.6Gy(3.4Gy/fx)	26Gy(6.5Gy/fx)	myelitis

（续表）

Serial Tissue	Volume	Volume Max(Gy)	Max Point Dose (Gy)**	Endpoint(≥Grade 3)
Spinal Cord Subvolume(5～6 mm above and below level treated per Ryu)	<10% of subvolume	20.8Gy(5.2Gy/fx)	26Gy(6.5Gy/fx)	myelitis
Cauda Equina	<5 cc	26Gy(6.5Gy/fx)	28Gy(7Gy/fx)	neuritis
Sacral Plexus	<5 cc	26Gy(6.5Gy/fx)	28Gy(7Gy/fx)	neuropathy
Esophagus*	<5 cc	18.8Gy(4.7Gy/fx)	30Gy(7.5Gy/fx)	stenosis/fistula
Brachial Plexus	<3 cc	23.6Gy(5.9Gy/fx)	27.2Gy(6.8Gy/fx)	neuropathy
Heart/Pericardium	<15 cc	28Gy(7Gy/fx)	34Gy(8.5Gy/fx)	pericarditis
Great vessels	<10 cc	43Gy(10.75Gy/fx)	49Gy(12.25Gy/fx)	aneurysm
Trachea and Large Bronchus*	<4 cc	15.6Gy(3.9Gy/fx)	34.8Gy(8.7Gy/fx)	stenosis/fistula
Bronchus-smaller airways	<0.5 cc	20Gy(5Gy/fx)	28Gy(7Gy/fx)	stenosis with atelectasis
Rib	<1 cc	32Gy(8Gy/fx)	40Gy(10Gy/fx)	Pain or fracture
Skin	<10 cc	33.2Gy(8.3Gy/fx)	36Gy(9Gy/fx)	ulceration
Stomach	<10 cc	17.6Gy(4.4Gy/fx)	27.2Gy(6.8Gy/fx)	ulceration/fistula
Bile duct			38.4Gy(9.6Gy/fx)	stenosis
Duodenum*	<5 cc <10 cc	17.6Gy(4.4Gy/fx) 12Gy(3Gy/fx)	27.2Gy(6.8Gy/fx)	ulceration
Jejunum/Ileum*	<5 cc	18.8Gy(4.7Gy/fx)	30Gy(7.5Gy/fx)	enteritis/obstruction
Colon*	<20 cc	24Gy(6Gy/fx)	33.2Gy(8.3Gy/fx)	colitis/fistula
Rectum*	<20 cc	24Gy(6Gy/fx)	33.2Gy(8.3Gy/fx)	proctitis/fistula
Ureter			53.6Gy(13.4Gy/fx)	stenosis
Bladder wall	<15 cc	17.6Gy(4.4Gy/fx)	33.2Gy(8.3Gy/fx)	cystitis/fistula
Penile Bulb	<3 cc	26Gy(6.5Gy/fx)	46Gy(11.5Gy/fx)	impotence
Femoral Heads (Right & Left)	<10 cc	26Gy(6.5Gy/fx)		necrosis
Renal hilum/vascular trunk	<2/3 volume	21Gy(5.25Gy/fx)		malignant hypertension
Parallel Tissue	**Critical Volume(cc)**	**Critical Volume Dose Max(Gy)**		**Endpoint(≥Grade 3)**
Lung(Right & Left)	1 500 cc	11.6Gy(2.9Gy/fx)		Basic Lung Function
Lung(Right & Left)	1 000 cc	12.4Gy(3.1Gy/fx)		Pneumonitis
Liver	700 cc	19.2Gy(4.8Gy/fx)		Basic Liver Function
Renal cortex(Right & Left)	200 cc	16Gy(4Gy/fx)		Basic renal function

* Avoid circumferential irradiation

表 10-11 大分割放疗危及器官推荐剂量限值(5 分次)

Serial Tissue	Volume	Volume Max(Gy)	Max Point Dose (Gy)**	Endpoint(≥Grade 3)
Optic Pathway	<0.2 cc	23Gy(4.6Gy/fx)	25Gy(5Gy/fx)	neunitis
Cochlea			25Gy(5Gy/fx)	hearing loss
Brainstem(not medulla)	<0.5 cc	23Gy(4.6Gy/fx)	31Gy(6.2Gy/fx)	cranial neuropathy
Spinal Cord and medulla	<0.35 cc <1.2 cc	23Gy(4.6Gy/fx) 14.5Gy(2.9Gy/fx)	30Gy(6Gy/fx)	myelitis
Spinal Cord Subvolume(5~6 mm above and below level treated per Ryu)	<10% of subvolume	23Gy(4.6Gy/fx)	30Gy(6Gy/fx)	myelitis
Cauda Equina	<5 cc	30Gy(6Gy/fx)	32Gy(6.4Gy/fx)	neuritis
Sacral Plexus	<5 cc	30Gy(6Gy/fx)	32Gy(6.4Gy/fx)	neuropathy
Esophagus*	<5 cc	19.5Gy(3.9Gy/fx)	35Gy(7Gy/fx)	stenosis/fistula
Brachial Plexus	<3 cc	27Gy(5.4Gy/fx)	30.5Gy(6.1Gy/fx)	neuropathy
Heart/Pericardium	<15 cc	32Gy(6.4Gy/fx)	38Gy(7.6Gy/fx)	pericarditis
Great vessels	<10 cc	47Gy(9.4Gy/fx)	53Gy(10.6Gy/fx)	aneurysm
Trachea and Large Bronchus*	<4 cc	16.5Gy(3.3Gy/fx)	40Gy(8Gy/fx)	stenosis/fistula
Bronchus-smaller airways	<0.5 cc	21Gy(4.2Gy/fx)	33Gy(6.6Gy/fx)	stenosis with atelectasis
Rib	<1 cc	35Gy(7Gy/fx)	43Gy(8.6Gy/fx)	Pain or fracture
Skin	<10 cc	36.5Gy(7.3Gy/fx)	39.5Gy(7.9Gy/fx)	ulceration
Stomach	<10 cc	18Gy(3.6Gy/fx)	32Gy(6.4Gy/fx)	ulceration/fistula
Bile duct			40.5Gy(8.1Gy/fx)	stenosis
Duodenum*	<5 cc <10 cc	18Gy(3.6Gy/fx) 12.5Gy(2.5Gy/fx)	32Gy(6.4Gy/fx)	ulceration
Jejunum/Ileum*	<5 cc	19.5Gy(3.9Gy/fx)	35Gy(7Gy/fx)	enteritis/obstruction
Colon*	<20 cc	25Gy(5Gy/fx)	38Gy(7.6Gy/fx)	colitis/fistula
Rectum*	<20 cc	25Gy(5Gy/fx)	38Gy(7.6Gy/fx)	proctitis/fistula
Ureter			57(11.4Gy/fx)	stenosis
Bladder wall	<15 cc	18.3Gy(3.65Gy/fx)	38Gy(7.6Gy/fx)	cystitis/fistula
Penile Bulb	<3 cc	30Gy(6Gy/fx)	50Gy(10Gy/fx)	impotence
Femoral Heads (Right & Left)	<10 cc	30Gy(6Gy/fx)		necrosis
Renal hilum/vascular trunk	<2/3 volume	23Gy(4.6Gy/fx)		malignant hypertension
Parallel Tissue	**Critical Volume(cc)**	**Critical Volume Dose Max(Gy)**		**Endpoint(≥Grade 3)**
Lung(Right & Left)	1 500 cc	12.5Gy(2.5Gy/fx)		Basic Lung Function
Lung(Right & Left)	1 000 cc	13.5Gy(2.7Gy/fx)		Pneumonitis
Liver	700 cc	21Gy(4.2Gy/fx)		Basic Liver Function
Renal cortex(Right & Left)	200 cc	17.5Gy(3.5Gy/fx)		Basic renal function

* Avoid circumferential irradiation; ** "point"defined as 0.035cc or less

表 10-12　大分割放疗危及器官推荐剂量限值(8 分次)

Serial Tissue	Volume	Volume Max(Gy)	Max Point Dose (Gy) **	Endpoint(≥Grade 3)
Optic Pathway	<0.2 cc	27.2Gy(3.4Gy/fx)	29.6Gy(3.7Gy/fx)	neunitis
Cochlea			29.6Gy(3.7Gy/fx)	hearing loss
Brainstem(not medulla)	<0.5 cc	27.2Gy(3.4Gy/fx)	37.6Gy(4.7Gy/fx)	cranial neuropathy
Spinal Cord and medulla	<0.35 cc <1.2 cc	27.2Gy(3.4Gy/fx) 16.8Gy(2.1Gy/fx)	36Gy(4.5Gy/fx)	myelitis
Spinal Cord Subvolume(5～6 mm above and below level treated per Ryu)	<10% of subvolume	27.2Gy(3.4Gy/fx)	35.2Gy(4.4Gy/fx)	myelitis
Cauda Equina	<5 cc			neuritis
Sacral Plexus	<5 cc			neuropathy
Esophagus*	<5 cc	21.6Gy(2.7Gy/fx)	40Gy(5Gy/fx)	stenosis/fistula
Brachial Plexus	<3 cc	32.8Gy(4.1Gy/fx)	36.8Gy(4.6Gy/fx)	neuropathy
Heart/Pericardium	<15 cc			pericarditis
Great vessels	<10 cc			aneurysm
Trachea and Large Bronchus*	<4 cc			stenosis/fistula
Bronchus-smaller airways	<0.5 cc			stenosis with atelectasis
Rib	<1 cc			Pain or fracture
Skin	<10 cc	40.8Gy(5.1Gy/fx)	44.8Gy(5.6Gy/fx)	ulceration
Stomach	<10 cc	20Gy(2.5Gy/fx)	36.8Gy(4.6Gy/fx)	ulceration/fistula
Bile duct			44.8Gy(5.6Gy/fx)	stenosis
Duodenum*	<5 cc <10 cc	20Gy(2.5Gy/fx) 13.6Gy(1.7Gy/fx)	36.8Gy(4.6Gy/fx)	ulceration
Jejunum/Ileum*	<5 cc	21.6Gy(2.7Gy/fx)	40Gy(5Gy/fx)	enteritis/obstruction
Colon*	<20 cc	28Gy(3.5Gy/fx)	43.2Gy(5.4Gy/fx)	colitis/fistula
Rectum*	<20 cc	27.2Gy(3.4Gy/fx)	41.6Gy(5.2Gy/fx)	proctitis/fistula
Ureter			64(8Gy/fx)	stenosis
Bladder wall	<15 cc			cystitis/fistula
Penile Bulb	<3 cc			impotence
Femoral Heads (Right & Left)	<10 cc			necrosis
Renal hilum/vascular trunk	<2/3 volume			malignant hypertension
Parallel Tissue	**Critical Volume(cc)**	**Critical Volume Dose Max(Gy)**		**Endpoint(≥Grade 3)**
Lung(Right & Left)	1 500 cc	13.6Gy(1.7Gy/fx)		Basic Lung Function
Lung(Right & Left)	1 000 cc	14.4Gy(1.8Gy/fx)		Pneumonitis
Liver	700 cc	23.2Gy(2.9Gy/fx)		Basic Liver Function
Renal cortex(Right & Left)	200 cc	19.2Gy(2.4Gy/fx)		Basic renal function

* Avoid circumferential irradiation; ** "point" defined as 0.035cc or less

第十一章

放疗“禁飞区”

第一节　“禁飞区”的概念及提出的背景

一、“禁飞区”的概念

“禁飞区”的提出是基于早期印第安纳大学的一项前瞻性研究：Excessive toxicity when treating central tumors in a phase Ⅱ study of stereotactic body radiation therapy for medically inoperable early-stage lung cancer(J Clin Oncol 2006,24:4833-4839)。纳入的患者是：临床分期 T_1 或 T_2(7 cm)，N_0、M_0，活检证实 NSCLC。所有患者合并有可能妨碍肺叶切除的医疗问题。SBRT 治疗剂量在 1 周内 3 次给予6 060 cGy/3 次，T_2 期 66Gy/3 次)。得出的结论是：对于周围型肺癌患者，2 年内约 83%的患者不会出现严重的毒性反应，而中央型肺癌患者，只有 54%。因此提出 SBRT 不应用于治疗中心气道附近的肿瘤患者，之后美国肿瘤放射治疗协作组(RTOG 0236)采用 SBRT 来治疗不能手术的早期非小细胞肺癌患者。在该临床研究中，认为气管和支气管树半径 2 cm 区域内的肿瘤是高剂量放疗的“禁飞区”，由此提出“禁飞区”的概念，并且将该类患者纳为中心型肺癌，排除在该研究之外。

“禁飞区”(no-fly zone, NFZ)的概念：是指不能手术切除的早期非小细胞肺癌患者，采取立体定向放射治疗时，气管和支气管树半径 2 cm 区域内的肿瘤，被认为是高剂量放疗的“禁飞区”。高剂量 SBRT(60～66Gy/3 次)治疗以上范围内肿瘤可出现严重并发症，如严重纤维化、气管支气管闭锁、食管严重狭窄、食管穿孔、心包穿孔、心肌严重纤维化等，从而引起致命损伤或严重影响患者生活质量，故该区域高剂量 SBRT 治疗肿瘤被认为是禁忌。

二、禁飞区提出的背景

体部立体定向放射治疗(SBRT)，也称为立体定向消融放射治疗(stereotactic ablative radiotherapy，SABR)，或称作立体定向放射外科(stereotactic radiosurgery，SRS)，最早起源于头部治疗，是与头部 SRS 相对应的放射治疗方式，是给予靶区聚焦式、消融性剂量治疗，而周围正常组织最小剂量的现代放射治疗技术。近年来，SBRT 在早期非小细胞肺癌(NSCLC)治疗中的作用日益受到重视，包括我国在内许多国家的放疗机构进行了大量临床研究，取得了局部控制率超过90%，总生存率及疾病特异性生存率优于传统放射治疗，达到与肺叶切除术相似的临床结果。研究显示，对于可手术的Ⅰ期NSCLC，SBRT不良反应小，3年总生存率高(95%)，比手术切除更具优势(79%)，可能成为继手术后另一种可选择的治疗方式。

尽管SBRT已成为因医学原因不能手术的周围型Ⅰ期NSCLC的标准治疗方式，然而，SBRT在治疗中心型早期NSCLC时，由于有潜在发生严重不良反应的可能，因此其应用存在较大争议。

第二节　中心型肺癌SBRT

一、定义

不同研究机构对中心型肺癌的定义不同，在已发表的文献中，主要对其有3种不同的定义：第一种是把肿瘤位于近端支气管树各个方向2 cm以内范围均被认为是中心型，包括隆突、左右主支气管和二级分支支气管树。第二种是把肿瘤位于纵膈的任何重要结构各个方向2 cm以内统称中心型，包括支气管树、食管、心脏、臂丛神经、大血管、脊髓、膈神经及喉返神经。第三种是把肿瘤位于近端支气管树各个方向上2 cm内，以及紧邻纵膈胸膜或心包胸膜的肿瘤，只要是临床靶体积(PTV)达到纵膈胸膜均被认为是中心型。中心型肺癌定义的不同，导致SBRT的临床结果及不良反应存在差异，其适应证也存在差异，随着对SBRT治疗肺癌的不断深入，治疗产生的不良反应不仅涉及肺，还包括食管、心脏和神经等，因此，中心型肺癌SBRT的研究大多采用第二种定义。

二、中心型肺癌SBRT剂量分割模式

对于高剂量放射治疗，近端支气管树长期以来一直被认为是禁区，因为早期研究中对中心型肺癌行SBRT时发生严重不良反应。Ti mmerman等报道采用60～66Gy，3次分割方式治疗早期NSCLC，结果显示中心型肺癌肺毒性反应发生率是周围型肺癌的11倍。进一步总结4年研究结果表明，中心型肺癌的肺毒性反应平均发生率是27.3%，而周围型肺癌的平均发生率是10.4%。这些研究结果显示，(60～66)Gy，3次，剂量分割模式并不适用于中心型肺癌SBRT。随后许多机构对中心型肺癌SBRT进一步研究，结果发现如果降低分割剂量，增加分割次数，可以降低不良反应发生率。美国MD安德森肿瘤中心报道了27例中心型肺癌，采用(40～50)Gy/4次分割治疗方式，结果全组患者均无致命性的不良反应，采用50Gy剂量组2年局部控制率为100%，而采用40Gy剂量组局部控制率只有57%。尽管低剂量降低了不良反应，但40Gy剂量组因局部控制率低而不再被采用。另一项研究报道了100例中心型肺癌SBRT的临床结果，采用50Gy/4次分割的治疗方式，2年局部控制率为96%，局部控制率及不良反应发生率均与周围型肺癌结果相似。其他研究中心也报

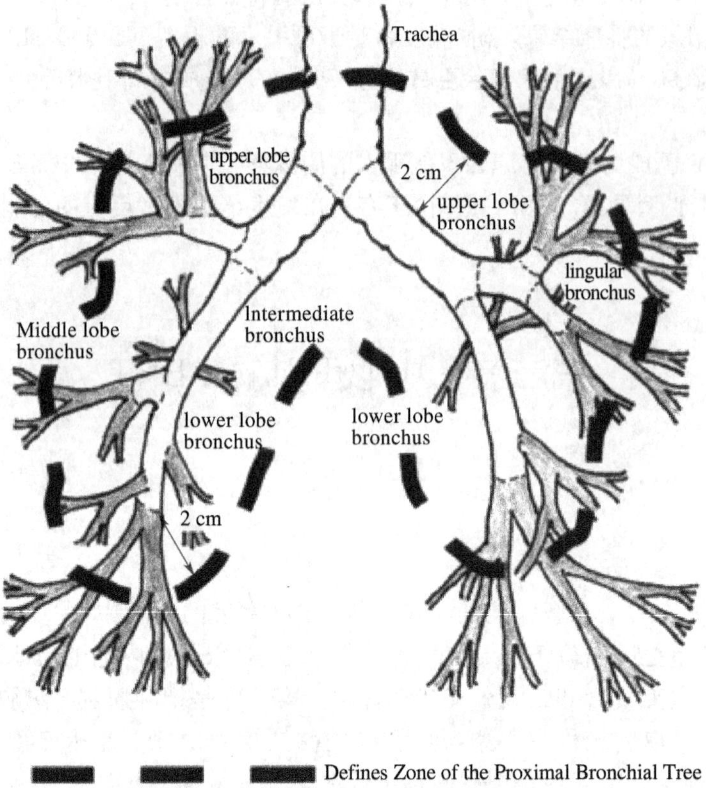

图 11-1　中央型肺癌示意图

道了相似的结果，Haasbeek 等报道 63 例中心型肺癌采用 60Gy/8 次分割模式，结果 3 年局部控制率是 93%，且无 4～5 级不良反应发生。William 医院比较了 125 例患者采用(48～60)Gy/(4～5)次分割模式，结果中心型肺癌与周围型肺癌总生存率及严重不良反应发生率无统计学差异。这些研究结果均表明，中心型肺癌不是不适用 SBRT，而是要选择合适的剂量分割模式。剂量过高，会导致严重不良反应，剂量过低则会降低局部控制率，因此对中心型肺癌而言，选择合适的剂量分割模式至关重要。基于目前的研究，中心型肺癌的剂量分割多采用(45～50)Gy/4 次、(50～60)Gy/5 次、60Gy/8 次以及 70Gy/10 次分割模式，但治疗效果最佳剂量分割模式，目前尚无定论。临床研究表明主要根据肿瘤的具体位置、肿瘤大小以及与重要结构的关系，既要遵循靶区生物有效剂量(biologic effective dose，BED)≥EDloGy?，又要考虑重要组织结构的剂量限制，以平衡二者的关系，在保证不发生严重不良反应的前提下，制定出最佳治疗方案。

三、中心型肺癌 SBRT 如何选择合适的 BED

BED 是由线性二次方程 $BED=nd[1+d/(\alpha/\beta)]$ 计算得到的，肺癌 SBRT 中，α/β 为 10，并遵循以提高单次剂量提高疗效的“量-效”原则，临床研究表明，若达到局部控制率大于 90%，不论是周围型还是中心型肺癌，BED 是周围型还 Gy 是必要条件。中心型肺癌

SBRT 模式受到质疑的主要原因是有潜在的、严重的甚至致命性的不良反应。从正常组织损伤方面考虑，降低单次剂量，增加治疗次数，会降低正常组织损伤的发生概率，而当 BED ＜100Gy时，如40Gy/4 次分割，BED 为 80Gy，局部控制率也会相应下降；BED 过高，如 60Gy/3 次分割，BED 为 180Gy，则会增加不良反应风险，甚至出现不可耐受的不良反应。从目前中心型肺癌的临床研究得知，中心型肺癌 SBRT 的 BED 在 100～132Gy 较为合适，BED 过高不良反应加重，BED 过低则会影响疗效。因此，对于如何选择合适的 BED 仍是今后临床研究中的热点。

四、中心型肺癌 SBRT 正常组织剂量限制

由于剂量分割模式改变，SBRT 治疗早期 NSCLC 正常组织与常规放疗肿瘤周围正常组织的限制剂量不同，在制定正常组织剂量限制时，可参考近距离放疗、术中放疗以及采用 LQ 模型对正常组织的剂量进行换算、评估和指导，但 SBRT 的放疗效应不能完全依赖于数学公式计算，目前主要根据临床研究随访、总结经验分析得到，正常组织的剂量限制，取决于剂量分割模式的不同，中心型肺癌 SBRT 主要分割模式有 50Gy /4 次、70Gy /10 次和 50～60Gy /5次，MD 安德森采用 50Gy /4 次分割模式治疗 100 例中心型肺癌，对正常组织进行限制，包括支气管树、臂丛神经、大血管、食管、脊髓等，与其他分割方式相比，正常组织的剂量限制更严格，同时还增加了胸壁和心脏的剂量限制，结果发生放射性肺炎、胸壁疼痛等不良反应与周围型肺癌 SBRT 的发生率并无差异，而且未出现 4～5 级严重不良反应。在制定放疗计划时，如果正常组织剂量限制不能满足要求，即采用 70Gy/10 次分割模式，同样可得到相似的局部控制率，不良反应也可以接受。当肿瘤侵及肺门或侵犯到支气管树、纵膈重要结构时，即使 BED 降低到 100Gy 以下，也可能导致致命性的不良反应发生，因此，对于这类中心型肺癌患者，可能并不适用于 SBRT。美国肿瘤放射治疗协作组（RTOG 0813）已开展剂量提升实验，采用的是 50～60Gy/5 次剂量分割模式，并以此来确定危及器官的耐受剂量，这将会对中心型肺癌 SBRT 提供更多的经验和指导，试验结果令人期待。

五、处方剂量和治疗计划的优化

肿瘤局部控制率依赖于 PTV 接受的照射剂量，临床实践表明当 PTV 接受的 BED 照射剂量大于 100Gy 时，才能得到满意的局部控制率。然而，即使处方剂量相同，PTV 接受的照射剂量也有很大差别，如用 60％的等剂量曲线作为处方剂量包绕 PTV，与用 100％的等剂量曲线包绕 PTV，PTV 所接受的平均剂量也会相差 30％～50％。另外，不同的计划系统，剂量计算也存在差异，如用笔形束和蒙特卡洛计算的剂量就相差 15％以上。因此，要确保治疗效果，必须使 PTV 接受足够的剂量覆盖以及使用适当的计算方法。中心型肺癌采用 SBRT 时，常常要平衡肿瘤的控制与正常组织损伤间的关系，因此在优化治疗方案时，要求高剂量区集中在肿瘤靶体积（GTV）上，而使 PTV 外剂量陡降。采用三维适形放射治疗（3D-CRT）、调强适形放射治疗（IMRT）或容积旋转调强（VMAT）制定 SBRT 治疗计划时，应该采用 6～12 个共面或非共面射束，1～3 个弧形调强（ARC）优化治疗方案，PTV 处方剂量用 60％～90％的剂量曲线包绕，并尽量避免 PTV 内剂量的均匀分布，定位时应采用 4 维

CT(4D-CT)定位技术来确定内靶区或采用呼吸门控技术以缩小照射范围。中心型肺癌SBRT完美地治疗计划,应该是能够满足正常组织限制剂量,并且PTV的剂量不需要躲避正常组织而降低,在保证PTV剂量的同时,降低正常组织的照射剂量,进一步降低晚期不良反应发生率,同时在治疗过程中,要用在线CT或CBCT来调整靶体积的覆盖和对正常组织的保护。

第三节　中心型早期肺癌SBRT相关临床研究

一、相关研究

周围型早期NSCLC的SBRT剂量分割模式用于中心型肺癌可能并不适合,这在早期的临床实践中已有证实,许多研究者通过改变剂量分割模式,严格选择患者,对中心型肺癌SBRT进一步探索研究,如:采用(48～50)Gy/(4～5)次、60Gy/8次以及70Gy/10次的分割模式治疗中心型肺癌均获得了与周围型肺癌疗效相似的结果,并具有很好的安全性和耐受性。Park等最近报道了采用SBRT治疗251例NSCLC患者的临床结果,其中111例为中心型,140例为周围型肺癌,中位随访时间31.2个月,这组患者中,中心型肺癌肿瘤较大,平均直径为2.5 cm,周围型平均直径为1.9 cm,两组肿瘤大小比较$P<0.001$;BED中心型平均120.2Gy,周围型平均143.5Gy,两组剂量比较$P<0.001$。多因素分析显示,其2年总生存率(中心型71.6%、周围型71.0%)、2年局部控制率(中心型87.1%、周围型88.6%)及不良反应率(中心型4.5%、周围型12.9%)与肿瘤的位置无关。因此得出结论,中心型肺癌采用比周围型肺癌较低的BED,局部控制率、总生存率及不良反应与周围型肺癌无明显差异。Mangona等采用(48～60)Gy/(4～5)次的分割模式治疗早期NSCLC,并选择79例中心型及79例周围型肺癌进行配对分析,中位随访时间为17个月,在2年累积2级以上不良反应发生率方面,中心型与周围型肺癌比较无统计学差异,且肺功能下降发生率二者也无明显差异。

韩国蔚山大学医学中心一项回顾性研究纳入1999年6月到2009年3月间,32位$T_{1-2}N_0$期不能手术的非小细胞肺癌患者。SBRT剂量为(40～60)Gy/(3-4)次。结果显示:在9例中央型肺癌患者中,有3例发生3～5级的肺部毒性反应;8例患者出现部分或完全支气管狭窄和正常肺容积的继发性减少。荷兰VU大学医学中心研究了该中心2003—2009年间中心型肺癌行SBRT治疗后的结果,63例患者使用7.5Gy共8次的SBRT。按照RTOG标准,位于肺门区的Ⅰ期肺癌37例,26例患者贴近心包或纵膈结构。研究结果表明Ⅰ期中心型肺癌使用7.5Gy×8次方式的SBRT治疗不会导致毒性反应的增加,其生存结果与周围型病变相似。因此,选择合适的剂量分割模式及BED对早期NSCLC行SBRT治疗,中心型和周围型肺癌有相似的疗效和安全性。以上研究结果表明,只要采取适当的剂量,早期NSCLC的SBRT,中心型与周围型肺癌同样可获得满意的局部控制率及总生存率,且严重不良反应发生率较低,可以接受。

二、SBRT 诱导的自体免疫效应

肺癌 SBRT 治疗后局部淋巴结复发率为 5%～10%，远处转移率为 10%～20%，中心型肺癌的局部淋巴结复发及远处转移的概率均高于周围型肺癌。有报道认为，对于中心型肺癌采用 SBRT，肺门淋巴结受照射剂量要>20Gy，对肺门淋巴结复发可能起到抑制作用，因此，至今未有研究支持对中心型肺癌进行肺门淋巴结预防照射。作为高剂量放射治疗的一种方式，已经观察到，肺癌经 SBRT 治疗后，照射野外的肿瘤发生缩小，这种现象称为放射的远地伴随效应（abscopal effect）。肿瘤接受 SBRT 后，局部凝固坏死，释放含有可能产生免疫性微粒的细胞碎片，其细胞碎片可以激发自身免疫应答，类似于原位疫苗产生自身免疫治疗。这些远地效应主要机制可能是 SBRT 诱导的免疫反应，进一步激发自身免疫功能清除残留病灶，并能减少局部复发及远处转移的发生。通过对肺癌 SBRT 治疗后免疫效应及联合免疫治疗的进一步研究，当部分中心型肺癌 SBRT 的 BED<100Gy 时，局部控制率达到 95%以上也成为可能，这将会进一步降低中心型肺癌 SBRT 的不良反应发生率，并有可能扩大其适应证范围。

第十二章

放射损伤处理规范

放射损伤是由放射线照射引起的机体组织损害。一般来说，放射线是由天然或人工能源产生的高能电磁波或高能粒子。大剂量射线瞬间照射或低剂量射线长时间照射都可能引起组织损伤。某些射线的有害影响仅持续很短时间，而有的可引起慢性疾病。受大剂量射线照射后几分钟或几天内就出现明显早期损害，而远期的影响在几周、几个月甚至几年内都不明显。

一、放射损伤病因

以前，有害辐射源，只限于X线和天然放射性物质(如铀和氡)。现在用于诊断检查的X线所产生的辐射已经比以前大大减少。最常见的高能辐射源是用于治疗、科研实验室、工业以及核反应堆中的人工放射物质。

高能电离辐射包括$\alpha(\beta)$粒子、γ射线、X射线和中子射线等。其中X射线是人工设备制造的，而$\alpha(\beta)$粒子则来自放射性物质的衰变，如铀、铯-137和钍等。X射线和γ射线都是高能磁辐射，而$\alpha(\beta)$射线则是带电荷的亚原子粒子流。当这些射线闯入人体时，它们会以很大的能量来破坏细胞的染色体、酶，使细胞的正常功能发生紊乱，也可破坏机体神经体液调节和许多器官组织，致使全身功能紊乱，甚至造成死亡。例如，对狗用钴-60全身照射500拉德后1 h，就会出现骨髓血窦扩张、出血或白细胞渗出；1天后血窦完全破坏。照射后细胞分裂现象消失，幼稚细胞坏死，吞噬细胞出现，吞噬并清除核碎片及受损伤的红白细胞等。当以致死剂量照射时，可因急性血液循环障碍而在照射当时休克死亡。照射后未立即死亡者，可因急性放射病，导致实质器官急性变性和功能障碍，特别是急性心肌变性、心肌炎、纤维素性心包炎、脑出血、水肿及神经细胞崩溃、广泛组织器官出血等，亦可导致最后死亡。如以400拉德X射线对全身照射，可使皮肤发生病变，甚至死亡。

随着科学技术的发展，工(农)业、医学和科学研究领域中广泛地利用X射线和放射性同位素，人们受辐射的机会增多了，如果使用不当，不注意保护，就会对人体造成损伤，甚至造成死亡。放射性损伤多为职业性损伤或意外事故，但也曾见用放射性物质进行自杀或他杀的案例。

二、影响效应和损害程度的原因

辐射损害程度与照射剂量、持续时间以及照射速率有关。一束单向高速射线能致死人命，而总剂量相同的射线，在几周或几个月内接受，可能只有一点几乎测量不出的影响。照射的总剂量和速率决定细胞内遗传物质的即刻效应。

剂量率是在一定时期内人所受辐射的总剂量与时间的比。在日常生活环境中的辐射剂量率是很低的，大约每年 1～2 mGy(1 mGy=1/1 000Gy)，对身体没有什么影响。辐射效应有累积性，每次照射加上以前的累计剂量决定总剂量，累积量很可能对身体有影响。随着剂量率或总剂量的增加，可察觉的影响也会增加。

射线照射的身体面积也影响效应。例如，当超过 6Gy 的射线辐射整个身体表面时，常常引起死亡；然而，如果照射面积很小，如放射治疗癌症，用 3～4 倍大的剂量照射也不会造成身体严重损害。射线在体内的分布也很重要，细胞迅速增殖的部位(如：肠和骨髓)，比增殖慢的部位(如：肌肉和肌腱)更容易受射线损伤。在放射治疗癌症时，每一次都要用保护罩保护身体易受损伤的部位，以避免在使用高剂量辐射时受到损伤。

三、放射性相关组织、脏器损伤的机制及防治措施

放射线可用几种不同的单位计量。伦琴(R)是空气中辐射量的计量单位，戈瑞(Gy)是受辐射的机体组织或物质实际吸收能量的计量单位。某些类型的辐射比其他辐射产生更多的生物效应，希沃特(Sv)是吸收等量能量对身体的生物效应。射线照射可引起两类损伤：急性损伤(即刻效应)和慢性损伤(延迟反应)。急性辐射综合征可短时间内导致 MODS(多脏器功能衰竭)，下面将分别介绍放射性神经损伤、肺损伤、皮肤损伤、消化道损伤等。

1. 放射性中枢神经损伤

(1) 中枢神经系统(central nervous system，CNS)

是临床放射治疗中主要的剂量限制器官，引起该系统放射损伤的机制仍然不太清楚，但越来越多的文献表明，放疗后 CNS 损伤是一个长期的、动态的、相互作用的过程。CNS 晚期放射损伤的组织病理学变化包括神经胶质细胞萎缩、脱髓鞘、白质的损伤以及不同程度的血管改变。放射在 CNS 微血管系统引起的形态学变化表现为毛细血管扩张，血管壁通透性增强以及由于纤维素样坏死而引起的血管壁增厚。这些组织病理学方面的研究为寻找放射损伤的靶向细胞提供了重要的线索。

(2) CNS 放射性损伤机制

① 早期基因诱导。放射可以引起许多 DNA 及一些细胞的损伤从而产生应激反应，这个反应的显著特征是基因表型的改变。放射 15 min 后改变的基因主要参与蛋白质传输、生物合成、程序性细胞死亡、新陈代谢以及 DNA 修复。放射 24 h 后改变的基因主要参与信号转导、新陈代谢、细胞分裂及转录。

② 细胞凋亡。放射后 24 h 内凋亡的细胞，包括少突胶质细胞、室管膜下细胞、神经元以及内皮细胞。海马齿状回神经前体细胞同样也有放射敏感性，在放射 24 h 后也会发生凋亡。Pena 等观察到，放射 12 h 后，在小鼠 CNS 中有内皮细胞凋亡峰。放射后少突胶质细

胞的凋亡与p53有关，而内皮细胞的凋亡与p53无关，内皮细胞凋亡受第二信使神经酰胺的调节，而神经酰胺是由神经磷脂被神经磷脂酶催化后产生的。Li等发现，单次剂量50Gy照射脊髓后，在野生型小鼠（有神经鞘磷脂酶）能够观察到内皮细胞的密度减少了50%、血脊髓屏障受到了损伤，但在去除了神经鞘磷脂酶的小鼠却没有观察到这些现象。这表明是内皮细胞的凋亡导致了放射后CNS的急性（血脑屏障，BBB）损伤。

③ 神经再生的抑制。现在认为在整个成人期仍然有多分化潜能的前体细胞或干细胞。神经再生与海马的学习和记忆功能有紧密的联系，成人的神经再生参与了海马的记忆的形成。Monje等的研究表明，神经再生的抑制可能与颅脑放射后神经认知损伤有关。同时他还发现在神经再生抑制的同时，往往伴随着与神经再生有关的微血管再生的失败、小胶质细胞数量的增加及其活性的增强，这说明干细胞分化受其所在的微环境信号所调节。

④ 缺氧、血脑屏障（BBB）损伤及白质坏死。缺氧是VEGF关键的刺激因素，而VEGF是许多组织（包括CNS）的通透性因子。在对幼鼠的脊髓进行了55Gy的照射2周后，研究者对VEGF表达进行了连续性检测，检测结果与受照射4～5周后血管密度的增加相一致。在成年鼠脊髓病模型中，观察到在放疗16周后它们的VEGF表达细胞的数量有一个急剧的升高；在大于17Gy的剂量照射后均可以观察到VEGF表达的细胞数量升高，这些细胞大部分是星形胶质细胞。在胸腰段脊髓放疗后，VEGF减少的转基因小鼠与野生型小鼠及VEGF增加的转基因小鼠相比，经历了一个较长的中位时间后才表现出了虚弱和麻痹。有研究认为在脑白质放射性损伤之前会出现BBB的受损。BBB的完整性依赖于内皮细胞的紧密连接，而VEGF增加了内皮细胞的通透性，在这个过程中ICAM-1起重要作用，其表达的增加与CNS中出现BBB的损伤有关。已有研究证实在其他系统中，放射导致了血管系统的黏附分子的增量调节。同时，有研究在CNS及培养的脑组织上皮细胞中也发现，VEGF增加了ICAM-1的表达。

（3）放射性脑脊髓损伤的临床表现

① 潜伏期。首程放疗距放射性脑脊髓损伤出现的时间为12～60个月，中位时间为36个月。再程放疗距出现放射性脑脊髓损伤出现的时间为5～24个月，中位时间为13个月。再程放疗放射性脑脊髓损伤的潜伏期明显缩短，且症状多表现为头痛、头晕、意识障碍等全脑功能受损，影像学多表现为脑水肿，说明急性期主要是放射线损伤脑组织、血管、破坏血脑屏障。

② 临床特点。根据放射性脑脊髓损伤出现的部位分为大脑型、脑干型和脊髓型。大脑型放射性损伤临床表现为颅内压升高引起的头痛伴记忆力、智力减退或一侧肢体肌力下降，脑损伤病灶较小时亦可无症状。脑干损伤主要表现为相应脑干节段的脑神经麻痹加偏瘫。放射性颈段脊髓损伤表现为进行性发展的损伤平面以下感觉或运动功能的损害，病程具有渐进性、上行性、对称性发展特征。

③ 临床类型。根据放疗反应出现的时间将放射性脑脊髓损伤分为急性期、早期迟发性反应和晚期迟发性反应。急性期（数小时～3周）临床上少见，主要由于血脑屏障受损、通透性增加而导致脑水肿、颅内压增高和一过性神经功能障碍等，一般可自愈。急性期组织学改变主要为血管内皮的损伤，这是因为血管内皮细胞对放射线较敏感，最易被损伤。此外，急性放射性脑脊髓损伤与单次剂量关系密切，单次剂量＞3Gy及照射体积过大均可明显提高急性放射性脑脊髓损伤的发生率。早期迟发性反应（3周～3个月），主要是少突胶质细胞的脱髓鞘病变伴轴索水肿，临床多表现为嗜睡及精神障碍，一般经治疗可恢复。晚期迟

发性反应(3 个月～数年)分局限性放射性脑坏死和弥漫性放射性脑坏死两类,主要为小血管玻璃样变和纤维素性坏死,同时伴管腔狭窄、内膜增生、血管周围水肿、血栓形成和点片状出血,白质内伴有不同程度钙化。晚期放射性坏死最具特征性的组织学改变是嗜酸性细胞和纤维素渗出,并沿灰白质交界处蔓延。临床表现为局限性神经功能障碍且呈进行性加重,可出现一侧肢体运动和感觉障碍、失语、癫痫、智力减退和精神异常。

(4) 放射性脑脊髓损伤的诊断

放射性脑脊髓损伤的诊断主要依靠临床症状和影像学检查。脑放射损伤的潜伏期较长,有报道鼻咽癌放射治疗后颞叶损伤的潜伏期平均 5.4 年(7～160 个月),因此在放射性脑损伤的诊断随访中应定期行影像学检查。CT 对颞叶损伤的检出率高达 87%,而对脑干损伤的检出率仅 29%,主要是由于颅底骨质产生伪影的影响,而 MRI 对颞叶和脑干损伤均能很好地显示。虽然 CT 对颞叶损伤有较好的显示,但是 MRI 能发现小的损伤灶。脊髓损伤只能通过 MRI 检查诊断,因此在放射性脑脊髓损伤的诊断中应首选 MRI 检查。质子磁共振波谱(MRS)是基于化学位移原理测定体内化学成分的一种无创伤技术,其测定的代谢产物有天门冬氨酸(NAA)、肌酸(Cr)、磷酸肌酸(PCr)、胆碱(Cho)、肌醇(MI)、乳酸(Lac)、脂类(Lip)等。在放射性坏死中 NAA/Cr 和 NAA/Cho 均降低,而 Cho/Cr 明显提高,如 NAA 进行性下降则往往提示脑损伤程度愈加严重。原位肿瘤复发则主要是 Cho 增加,而坏死组织中 Cho 和 Lac 的高峰是不存在的。由此可见,Cho 是鉴别肿瘤复发和放射性损伤最主要的代谢物,特别是对放疗前后 Cho 值的测定具有更重要的意义。用 PET 显像检查放射性脑脊髓损伤的阳性率为 93.85%,提示^{18}F-FDG-PET 脑显像能准确、早期发现放射性脑脊髓损伤,是头颈部肿瘤放射治疗后的非常重要的监测手段。^{18}F-FDG-PET 脑代谢显像反映脑组织细胞的代谢功能,病变细胞出现代谢改变远远早于形态学改变,Mineura 等认为 PET 能早期诊断脑肿瘤放疗后的放射性损伤且监测脑细胞的代谢变化。但少数放射性脑脊髓损伤在 PET 也可显示高代谢表现,且由于价格昂贵,PET 这一新的影像技术对放射性脑脊髓损伤的诊断尚未普及。

(5) 放射性脑脊髓损伤的治疗

改善脑脊髓血管、促进血液循环、营养脑细胞及增加氧含量是治疗放射性脑脊髓损伤的关键。损伤一旦发生,应积极进行扩张血管、改善血供,运用脑细胞营养药及抗栓药治疗,有脑水肿者应尽早脱水以减轻脑脊髓组织水肿。

① 药物治疗。皮质激素是治疗脑放射损伤的最主要的手段。在急性期,由于脑组织受照射后主要表现为脑水肿,对脑水肿的早期和积极治疗,可以减轻颅内高压症状,而且可以防止出现神经学症状。此外,给予降压药也可以有效控制脑水肿。早期迟发反应的治疗主要是应用大剂量皮质激素、低分子右旋糖酐、甘露醇和抗凝剂。及早应用皮质激素可以使大多数晚期放射损伤患者的临床症状和影像学有所改善。治疗放射性脑脊髓损伤的有效率可达 33%,但约有 14%病例死于免疫抑制而导致的无法控制的脓毒败血症。

② 手术治疗。当患者出现药物难以控制的进行性神经学障碍、激素依赖性、影像学表现局限性脑坏死伴有水肿和占位时,应该考虑手术治疗。手术治疗是对放射性脑坏死病变的有效治疗方法,有助于确定坏死的周边区域是否有肿瘤细胞的再生长,通过切除复发性肿瘤和坏死病灶,减轻颅内压,缓解临床症状。

③ 高压氧治疗。高压氧可提高组织氧分压,刺激内皮生长因子生成,激活细胞及血管

修复机制。有报道74例患者采用高压氧治疗放射性脑损伤，其中67例有治疗或预防效果，未使用高压氧的病例常需外科治疗。因此，高压氧可作为放射性脑损伤的常规治疗，并与药物治疗同时进行。Ohguri等报道在放疗过程中使用高压氧，放射性脑脊髓损伤的发生率仅为5%，未使用高压氧的放射性脑脊髓损伤发生率为20%，说明高压氧能有效预防放射性脑脊髓损害的发生。

④ 神经生长因子(nerve growth factor，NGF)。是一种经典的神经营养(脑细胞活性)因子，具有参与交感神经元和神经嵴起源的感觉神经元的发育、存活、维持及损伤修复等作用，在临床治疗中表现为促进神经生成分化、刺激脑细胞生长、调整神经内分泌功能，并可抑制肿瘤细胞的有丝分裂，促使其向良性方向转化。酪氨酸激酶(TrkA)是NGF的功能性受体，当其与NGF结合后，可激活酪氨酸激酶信号传递系统，从而启动细胞活性，产生生物效应。

⑤ 基因治疗。近年来的实验研究表明，脊髓损伤(spinal cord Injury，SCI)后轴突再生可望成为有效的治疗手段之一。利用外源基因在靶细胞(包括神经元)中的表达，以改变神经元某些内在特性，从而进一步探索SC后神经元的存活能力，再生特性和功能恢复的分子机理，最终为SC的治疗探索新途径，是目前治疗SCI的研究方向。基因治疗SC尚处于实验探索阶段。

2. 放射性周围神经损伤

放射性周围神经损伤是常见的放射损伤，具有迟发性、缓慢进展、进行性加重、疗效差等特点。临床表现为缓慢性、进行性加重的感觉运动障碍、剧烈疼痛、神经支配区功能丧失，严重影响患者生存质量，是困扰临床医生的难题之一。

(1) 放射性物质直接损伤神经组织

实验研究表明，组织受照射1天后，电镜透射观察发现多数神经细胞轴突轴浆内呈低电子密度，颗粒状变性，且可见肿胀线粒体，轴膜可有破裂，使得轴浆内物质进入细胞间隙形成腔隙，造成轴膜和髓鞘分离，10天后髓鞘松解，轴膜与髓鞘间有空泡，但髓鞘溶解不明显。

(2) 放射性间接损伤

有研究表明放射治疗1个月后，血管壁发生炎性坏死及内皮细胞脱失；放射治疗6个月后，血管改变以修复性增生为主，导致血管腔狭窄及微血栓形成，致使神经缺血，放射区组织血液灌注减少、氧张力低、氧饱和度不足，与非放射区对照毛细血管密度减少20%～30%。局部缺血、缺氧导致酸中毒，氧自由基产生增加，并影响酶系统及细胞代谢，破坏生物膜。引起细胞水肿，线粒体肿胀，能量代谢障碍并抑制蛋白质合成，溶酶体受损伤，释放蛋白水解酶，破坏溶解组织细胞，还影响花生四烯酸代谢，使前列环素合成减少，造成机体前列环素和血栓素A_2比例失衡，引起血小板聚集和血管收缩，使血液呈高凝状态，进一步加重微循环障碍，导致神经缺血、缺氧恶性循环，伴随放射区内及神经纤维变性，可发现神经轴突和髓鞘损伤。在放射区近侧神经保持正常结构，而远侧则萎缩，并逐渐形成广泛的纤维化、瘢痕化乃至组织挛缩，从而导致神经广泛的狭窄，神经干、神经束、神经纤维受压。若该变化持续作用于神经，不仅使神经内外微循环受到破坏，还会使神经顺应性下降，使病情难以控制，不易治愈。所以放射性周围神经损伤早期以直接损伤为主，晚期以继发性纤维变性造成神经内外卡压为主，特别是走形在生理性骨纤维性狭窄部位的神经干，受放射线照射后更容易发生继发性的纤维变性，造成神经内外的卡压。另外，放射敏感性的遗传学个体差异是放射性损伤程度的内在因素。

临床特点：放射治疗引起的神经干进行性蜕变，其进展较缓慢，且几乎持续恶化，很少有治愈的可能。放射引起的神经损伤无症状间歇期，大多数学者认为是3个月～3年，不同部位的周围神经放射性损伤具体临床表现各异，以放射性臂丛神经损伤为例，临床特点表现为不可逆、进行性加重的感觉运动失调，最终肢体功能完全丧失。难治、顽固、进行性加重的神经性疼痛是其突出的特点。从最初指端麻木到最后指端严重地持续灼痛。

处理规范：由于该病的原始病因多为恶性肿瘤，对生存构成极大的威胁，患者对早期神经系统的感觉运动障碍不注意，加之放疗后数月至数年无症状期，临床医生对该病认识不清，待患者出现典型症状到专科医院就诊时，多数已是中晚期，治疗困难且效果差。①首先预防为主，在放射治疗前准确评估可能受累计的周围神经并加以勾画，给予剂量限制。严格把握适应证，对需要放射治疗的患者，要根据具体情况，采用个体化、合理化放射剂量和部位，避免放射野重叠，尤其在重要神经走形的生理性狭窄部位，并且放射野每次放射剂量不应超过2.5Gy。②神经营养药、中药、电刺激等治疗均不能控制病情发展，大剂量激素也只能缓解疼痛。③神经松解和各种组织皮瓣的移植、包裹、覆盖神经的手术治疗，显示对早期患者有一定的疗效，而晚期患者效果不佳。晚期患者不宜行手术治疗，因为手术可再次形成瘢痕，再次造成神经损伤，对患者临床症状没有任何帮助，且有加重临床症状的可能。④没有证据支持高压氧疗法能从根本上减缓或逆转放射性周围神经损伤。其他可尝试中医中药、神经康复疗法等，对缓解患者的心理压力、充分发挥肢体残余功能有一定的意义。

3. 放射性肺损伤(radiation- induced lung injury, RILI)

放疗已成为大多数患者的主要治疗措施。据相关文献报道，美国大约有50%的肿瘤患者会选择并接受放疗，其中胸部肿瘤患者约占70%～90%。胸部肿瘤常见的有食管癌、乳腺癌及肺癌。而肺对放射线最为敏感，由此造成的RILI就成了胸部肿瘤放疗后的严重并发症之一。国内报道RILI的发病率为8.25%，国外报道为19%～37.2%。美国放射肿瘤治疗协作组(ASRTO)的RILI评价标准中，将发生在放疗开始后90天内者称为早期RILI，发生在90天以后者称为后期的RILI。临床上早期的RILI发生在放疗后的1～3个月，主要表现为放射性肺炎。后期则发生于放疗后数月或数年，主要表现为肺纤维化。

(1) 发病机制

① 分子机制。RILI的发生是多细胞共同作用的结果，其中可能促使纤维化发展的细胞因子主要有：白细胞介素(IL-1、IL-2、IL-4和IL-6)、干扰素-γ、肿瘤坏死因子-α(TNF-α)、碱性成纤维细胞生长因子2(FGF 2)、转化生长因子β(TGF-β)、血小板源性生长因子(PDGF)、巨噬细胞生长因子(MFGF)和纤维连接素以及基质金属蛋白酶MMP/TIMP。这些细胞因子可能由肺泡细胞、纤维细胞、肺泡巨噬细胞产生，以自分泌、旁分泌和内分泌的方式发挥作用。以IL-6、TNF-α与TGF-β为研究的主要点。其中，IL-6由肺实质内的多种细胞分泌，能够调节机体的免疫反应和炎症反应，它的变化与RILI的发生明显相关；TNF-α是参与局部损伤与炎症反应的主要因子；TGF-β是公认的与RILI发生、形成关系最密切的介导因子，也是参与组织修复与发生器官纤维化的主要因子；PDGF通过促进成纤维细胞增殖，刺激成纤维细胞的趋化运动而促进细胞外基质的沉积及纤维化的形成；基质金属蛋白酶MMP-2和MMP-9的水平在RILI的炎性表达过程中是上调的。

② 关键靶细胞。关于RILI的关键靶细胞研究主要集中在几点：肺泡上皮损伤、肺血管内皮细胞损伤、肺泡巨噬细胞生长因子、免疫反应淋巴管受累、巨细胞病毒参与、淋巴管受

累学说、基因学说。通过动物实验发现肺上皮-间充质细胞、肺泡中表面活性蛋白 C、水通道蛋白- 5 和 E -钙黏附素在放射性肺纤维化的发展中起着重要的作用。

③ 经典的照射野内损伤。研究表明 RILI 的发展主要受以下照射性因素影响：照射组织的体积、照射线的吸收剂量、照射线的有效吸收率、照射线的均匀率、照射线的辐射剂量率。有研究表明，当全肺照射时，RILI 的发生概率很大，阈值很低，约为 6～8Gy，但当部分肺组织受到照射时，RILI 发生的阈值可提高到 20～30Gy。当照射剂量少于 1 500 cGy 时很少会发生放射性肺炎，而当照射剂量大于 6 000 cGy 时则会不可避免地发生放射性肺炎。

(2) 处理规范

① 影像学表现。RILI 在 CT 上的表现可分为早期急性期和晚期慢性期，早期急性期一种为毛玻璃样改变，表现为与周围正常肺组织界限较模糊的放射野内片状、均匀的絮状模糊影，病理基础为渗出性病变和间质肺水肿形成。另一种为斑片高密度影，表现为放射野内的斑片实变区，病理基础为在密度上比毛玻璃样改变高，在边缘上比毛玻璃样改变清楚的肺泡内纤维素渗出、透明膜形成。晚期慢性期主要为纤维化样改变。其在 CT 上可有含气不全和浓密纤维化两种表现。前者在 CT 上的主要表现为照射野内跨肺叶、肺段分布的条形或类三角形致密影，边缘整齐，其内见支气管充气征；后者则主要表现为放射野内正常肺组织和照射野之间边缘清晰，可出现“刀切样”改变；肺容积进一步缩小，其内支气管扩张，同时伴有同侧胸膜增厚及支气管、肺门、纵膈的牵拉、移位，对侧肺野出现代偿性气肿征。

② 西医治疗。目前，能有效地治疗 RILI 的措施还很匮乏，临床上对 RILI 的治疗仅仅是应用糖皮质激素和抗感染药物对症处理。中性粒细胞弹性蛋白酶(neutrophilelastase，NE)抑制剂——西维来司钠，可以通过抑制 NE 的活性及过度的炎症反应来阻止 RILI 的发生。利用动物实验发现黄酮类化合物可以提高照射大鼠血清中 SOD 的水平，降低大鼠肺泡上皮细胞和肺巨噬细胞间隔中的 TGF-b1 和 TNF-α 水平。研究表明在 RILI 的后期，高剂量的吉非替尼[200 mg/(kg · d)]能够明显的抑制肺纤维化的进程和胶原水平。

③ 中医治疗。中医治疗 RILI 的机制为：抗氧化与清除自由基、活血化瘀与抗肺损伤、细胞因子与中药抗肺损伤。杨明会等应用凉血活血方来减轻早期 RILI 的炎症反应和放射性肺纤维化的程度。早期应用凉血活血方(药物：生地、丹皮、赤芍、桃仁、川芎等)可降低放射性肺炎的发生率、减轻肺损伤程度、改善临床症状，提高患者生活质量。参脉注射液可通过改善微循环、抑制照射产生过量自由基等作用防治 RILI。小檗碱降低了肺癌患者体内的细胞间黏附分子-1 和转化生长因子-β-1，达到了明显的抑制 RILI，延长患者生存期的目的。黄芪通过调节 Th1/Th2 细胞分子平衡、NO 代谢及抗氧化能力，可使肺组织炎症及肺纤维化程度明显减轻，抑制 IL-4 及 MDA、NO 的含量，提高 IFN-γ 及 SOD 的水平，从而达到防治肺间质纤维化的目的。大剂量的川芎嗪可改善肺泡及肺间质的血液循环，解除肺毛细血管及细支气管痉挛，减少肺泡壁和间质渗出，降低血液黏度及肺动脉高压，减轻患者呼吸困难，大大改善临床症状。

4. 放射性肝损伤

放射性肝损伤(radiation induced liver injury，RILI)又称放射性肝病(Radiation hepatitis)，是由于肝组织受到一定剂量的放射线照射，肝细胞发生的一系列生理、病理变化，引起肝组织损伤，其损伤轻重取决于肝脏受照体积、受照剂量及肝功状态等综合因素。早期放射性肝损伤国内诊断标准：①有明确的放射治疗史，照射野累及肝脏；②肝脏密度改变区与照射野一致，与肝脏解剖结构无关；③肝硬化肝脏、正常肝脏放疗后 CT 平扫受照区显示界限清晰的低密度改变，脂肪肝受照区显示界限清晰的高密度改变；④肝功能改变与肝脏 CT 表现一致，但肝功能改变较少超过正常值的 2.5 倍。Lawrence 等对 RILI 定义为，放疗后 4 个月内出现碱性磷酸酶（AKP）值大于正常值 4 倍，有非肿瘤性腹水或转氨酶值大于治疗前或正常值上限的 5 倍。

（1）发病机制与病理

肝组织属于放射晚反应组织，其放射损伤在受照射后数周至数月才出现，射线对肝组织损伤表现在两方面：一方面是射线直接对肝细胞的 DNA 不可逆转的损伤，严重干扰其新陈代谢，引起肝细胞死亡；另一方面射线对肝组织内水分子电离形成自由基如羟基、氧自由基和过氧化物等，自由基再一步引起肝组织损伤导致生物膜正常结构及功能丧失，最终出现细胞坏死崩解。

放射性肝损伤病理改变主要特征为肝静脉闭塞征（VOD），具体可分为 4 个阶段：①急性放射性肝炎期，多发生在照射后 1 个月内，此期肝内小血管尤其是小静脉及肝窦扩张、充血及出血，电镜见肝窦血浆渗出。②肝纤维化前期，照射后 1～3 个月，可见汇管区肝窦及中央静脉周围成纤维细胞增多并呈条索状排列，肝细胞点状坏死，胶原纤维在汇管区增多并向肝小叶内肝索间及肝小叶间延伸，窦壁网状纤维增多、变密及增粗，枯否氏细胞增多，电镜下肝窦壁增厚，基膜样物质出现。③肝纤维化期，常见于照射后半年，以肝窦毛细血管化为特征，大体可见肝脏体积变小，肝细胞出现片状变性及坏死，窦壁及小血管增厚，电镜见肝细胞内及 Disse 隙内肝窦内大量成片和成束的胶原纤维。④肝硬化期，多发生于照射后 9～12个月，网状纤维、层黏连蛋白、Ⅲ及Ⅳ型胶原蛋白明显增加，肝细胞大面积坏死，电镜下见内皮细胞蜕变脱落及肝窦出血，红细胞进 Disse 隙内窦壁厚。

（2）病因及影响因素

一般来说受照剂量越高、受照体积越大，发生 RILI 的概率越高；受照体积越大，肝脏最大耐受照射剂量越小。国内报道常规分割放疗全肝受照剂量＜30Gy，无 1 例出现 RILI，剂量＞35Gy RILI 发生率在 40％以上。受照体积为全肝 1/4 时最大受照剂量可提高至 65Gy，正常肝受照射的平均剂量＜30Gy 时没有出现 RILI，当平均剂量每增加 1Gy 时 RILI 发生率会增加 4％，当平均剂量为 43Gy 时 RILI 发生率为 50％。肝脏属于更新缓慢的晚反应组织，其剂量效应曲线弯度大，α/β 值较低（1～5Gy），具备较强的亚致死性损伤的修复能力，但增殖能力较弱，因而对分割剂量更敏感，单次分割剂量越大，肝脏耐受剂量越小，放射损伤程度越重。全肝照射单次剂量 1Gy，最大耐受剂量为 36Gy，单次剂量为 3Gy 时最大耐受剂量为 18～20Gy。此外肝硬化、患者年龄、合并化疗及手术等其他因素也影响放射性肝损伤的发生率。

处理措施：①预防。放疗前肝功能不全及营养状况不良者应给予药物尽力纠正，避免使用对肝脏有损害的药物。采用三维适形放疗时，密歇根大学指导原则为：无肿瘤肝脏 V_{50} 小于 33％、33％～66％、大于 66％时病灶区照射总剂量分别可 66～72.6、48～52.8 和 36Gy，RILI 发生率分别为 13.6％、11.3％和 26％。肝脏平均剂量的阈值为 30Gy，平均照射剂量低于 30Gy 未见 RILI 的发生；原发性肝癌患者产生 5％的 RILI 肝平均剂量为 32Gy（1.5Gy，每天 2 次的等效剂量）；产生 50％ RILI 肝平均剂量为 39.8Gy。②西医治疗轻度 RILI 患者可高蛋白、高热量、高维生素、低脂饮食，并服肝泰乐、益肝灵、维生素 C 等保肝药物；重度 RILI 者嘱其卧床休息，减少蛋白质摄入量，以防蛋白质分解产生过多的氨进入血液而诱发肝昏迷，给予 10％葡萄糖溶液 500 ml 加入门冬氨酸钾镁液 10～20 ml 或强力宁注射液 40～80 ml 静注，促肝细胞生长素 80～100 mg 静点，还原型谷胱甘肽或肝水解肽等静注保肝治疗，口服必需磷脂(肝得健)2 粒，联苯双酯 50 mg，齐墩果糖 40 mg，3 次/d，4～6 周为一疗程。伴腹水者限制水钠摄入，并口服利尿剂，必要时行腹腔穿刺放腹水，注意水电解质平衡，小量多次输注血浆、白蛋白、新鲜血液等支持治疗。复方甘草酸苷注射液 150 mg/天，连用 4 周，再口服甘利欣胶囊，治疗Ⅰ～Ⅱ级放射性肝损伤总有效率达 77.4%。③中医学认为，射线是热毒之邪，可损人体正气和耗人体阴血，气滞则血淤，血淤则不畅，组织间微循环障碍，肝细胞供血减少，细胞代谢紊乱，会出现肝细胞变性坏死导致 RILI 发生。有报道采用益气活血中药(基本方剂为：黄芪 30 g，沙参 20 g，女贞子 20 g，当归 12 g，香附 20 g，红花 10 g，生地黄 20 g，川芎 10 g，百部 12 g，瓜蒌 15 g，杏仁 10 g)与口服熊去氧胆酸、静点复方丹参做防治 RILI 的对照研究，结果显示益气活血中药能明显防治 RILI 发生。采用益气活血中药目的在于行气活血，气为血之帅，气行则血行，血行则细胞代谢恢复正常，放射损伤减少；益气活血中药还具有扩张血管、增加血流、改善微循环、降低血液黏稠度、减轻血管内皮细胞水肿、抑制纤维组织增生、减轻血管闭塞、抗自由基损伤等作用，减少肝静脉闭塞症的发生。

5. 放射性肠炎

放射性肠炎(radiation enteritis RE)是腹腔、盆腔或腹膜后恶性肿瘤经过放射后引起的肠道并发症，可以累及小肠、结肠和直肠。国内外文献报道的 RE 发生率差异较大，为5%～17%。由于盆腔放疗的病例较多，以女性较多见，男女比例约为 1∶9，由于近年来放疗技术的广泛应用，放疗已经成为恶性肿瘤综合治疗的一个重要部分，放疗剂量的增加及患者生存时间的延长，导致其发病率也有增加趋势。

(1) RE 的病理改变及临床表现

RE 的主要病理改变为肠黏膜和血管结缔组织受到放射性损伤。急性病变在照射期即可发生，上皮细胞变性脱落，毛细血管扩张，肠壁充血水肿。亚急性期病变在照射后 2～12 个月发生，黏膜下小动脉内皮细胞肿胀，形成闭塞性脉管炎，黏膜下层纤维增生，平滑肌透明变性。急性和亚急性病变最终使受累肠道黏膜糜烂、溃疡，肠壁增厚挛缩、肠腔狭窄、肠系膜缩短僵硬、肠壁穿孔或瘘管形成，成为慢性病变。急性期肠道毒性越重，后期肠道损伤的风险越高，但发生后期损伤的时间和急性病变无明确关系。临床主要表现为腹痛、腹泻、里急后重、肛门坠痛、黏液血便等。轻者症状常可以耐受，重者症状则持续很长时间，并伴慢性出血，最后可能发展为直肠狭窄或形成肠瘘。

(2) RE 的内科治疗

① 营养支持治疗在 RE 中具有重要的作用，肠内肠外营养支持的治疗价值已得到广泛认可。由于早期有较严重的腹泻，甚至伴有消化道出血，需要肠道休息，因此禁食并给予肠外营养是合理的选择。肠外营养治疗患者的 5 年生存率为 64%。但是，长期禁食给予肠外营养可引起肠黏膜萎缩，肠壁通透性增高，故当患者腹胀及频繁稀便等症状得到控制后应及时由肠外营养向肠内营养过渡，最终以肠内营养形式供给患者能量。因为肠内营养符合肠道生理功能，有利于受损的肠黏膜及上皮细胞的修复，保持肠道黏膜的屏障作用，维持正常肠道菌群，减少肠道感染的发生率。

② 谷氨酚胺是胃肠道黏膜细胞的特殊营养物质，在维持胃肠道黏膜正常结构功能、提高肠道免疫力等方面发挥重要作用。体内谷氨酚胺含量减少可导致黏膜萎缩、功能减退。实验表明，服用谷氨酚胺的大鼠，其小肠绒毛的数量及厚度远高于未服用者。

③ 生长激素通过影响细胞分裂周期及增加细胞数量，以此来促进细胞的增殖，从而促进肠绒毛的生长和修复。由于生长激素有促进肿瘤细胞再生的作用，在治疗上需慎重选择，只有当 RE 对患者生存威胁超过肿瘤复发影响时，才给予生长激素治疗。动物实验研究显示，生长激素具有促进肠道黏膜恢复，降低细菌移位率的作用，但目前尚无应用于临床的相关文献报道。

④ 早期给予生长抑素的患者(如：奥曲肽等)可减少消化液的分泌及丢失，减轻消化液对创面的侵蚀作用，控制腹泻及消化道出血，保持内环境稳态，减轻肠道负担，可以为患者完成连续放疗提供较好保障。在大鼠实验中证实，使用奥曲肽组放射性照射大鼠与没有使用奥曲肽组的放射性照射大鼠相比其肠道损伤指标水平显著降低，进一步证明奥曲肽有减轻肠道损伤、抗炎等作用。

⑤ 蒙脱石散制剂能够覆盖消化道黏膜，与黏膜蛋白结合，增强黏膜屏障功能，防止胃蛋白酶、胆盐、各种病毒、细菌及其毒素对消化道轴膜的侵害，维护黏膜生理功能，促进肠上皮组织恢复。以蒙脱石散制剂保留灌肠治疗放射性直肠炎为例，其有利于受损黏膜的修复，对局部有止血作用，且直肠内用药作用快，效果更可靠。

⑥ 复方角菜酸酯栓主要成分为角菜酸酯栓，是一种海藻提取物，能在黏膜表面形成一层胶性的膜状结构，将肠道内容物与肠黏膜隔开，为受损的肠黏膜提供保护；它还能促进局部水肿的吸收，减轻炎性浸润，对 RE 患者的腹泻、黏液血便等症状有一定治疗作用。

⑦ 水杨酸类药物是二十烷类在黏膜合成过程中的阻止因子，二十烷类则被认为是炎症的发生机制之一。动物实验中证实了前列腺素过氧化物合成酶 2 通路参与了 RE 的发生，通过抑制前列腺素过氧化物合成酶 2 的活性而抑制前列腺素 E 的合成，从而减少消化液的分泌，使用该种类药物可以明显减轻肠道损伤，显著减轻腹痛、腹胀及腹泻等症状。

⑧ 放射性肠炎(radiation enteritis，RE)患者因长期存在腹痛、腹泻、便秘、黏液脓血便等临床表现，绝大多数患者存在菌群失调，因此调节肠道菌群失调的治疗至关重要。动物实验中证实，预防性使用益生菌制剂，在调节肠道菌群同时，也对预防 RE 具有较好疗效。随机临床试验显示益生菌制剂可以有效降低肿瘤患者放疗期间的腹泻及肠炎的发生率。

⑨ 高压氧对软组织放射性损伤具有较好的疗效，它可以刺激放射损伤区域的血管生成，增加损伤肠道的供氧，从而起到保护正常组织及促进损伤组织恢复作用。有报道表明，对于常规内科治疗无效的顽固性放射性直肠炎，伴有腹痛、腹泻或直肠出血，高压氧有良好的效果，可以明显改善症状。

6. 放射性皮肤损伤

放射性皮肤损伤是恶性肿瘤放射治疗最常见的不良反应之一，据统计，约 85%的放疗患者会出现不同程度的放射性皮肤损伤，严重者可因此中断放疗，严重影响患者的治疗效果及生活质量，放射线对肿瘤细胞和正常组织均可产生杀伤作用，皮肤组织细胞更新快，放疗早期即可出现损伤，且浅表部位肿瘤放疗时高剂量点设置较浅，放射线被皮肤吸收后可损伤表皮及真皮层组织细胞，使毛囊、皮脂腺细胞变性，损伤血管内皮细胞，致组织间液潴留，最终出现放射野皮肤疼痛、刺痒、干燥脱屑、红斑水肿、溃疡出血及坏死感染等临床症状。尽管医务人员针对放射性皮肤损伤做了大量研究，但均未形成标准治疗方案。

(1) 发生机制

随着分子生物学的不断发展，研究者对放射性皮肤损伤发病机制的认识，从形态学和病理生理学水平逐步深入到了蛋白和基因等分子水平。研究发现，放射线辐射电离产生的自由基和活性氧可损伤基底层细胞，阻止其不断分裂增殖及向表层迁移、角化，引发放射性皮肤损伤。低剂量辐射产生的自由基可能增强机体免疫力，但持续高剂量辐射产生大量自由基，可破坏细胞生物膜、蛋白质及核酸成分，磷脂的主要成分多不饱和脂肪酸(PUFAs)含多个弱键及不饱和键，易受自由基攻击，发生脂质过氧化(LPO)，生成脂自由基，并最终损伤生物膜。蛋白质、多聚核苷酸也是活性氧和其他自由基攻击的靶分子，使某些敏感型受体蛋白质氨基酸残基发生突变，蛋白质多肽链随之断裂、聚合或交联，构象和活性位点改变，最终导致功能改变。DNA 双螺旋外侧对自由基敏感的嘌呤和嘧啶损伤后，可导致碱基被修饰，氢键断裂，双链或单链发生断裂，修复过程可致突变率升高。大部分细胞的酶和 DNA 受到损伤后可成功修复并继续存活。部分细胞则因凋亡基因激活而死亡。部分细胞受到大剂量射线照射后，凋亡基因激活，特别是 Bal－2 家族基因和 p53 基因，诱导受照细胞进入凋亡阶段，局部皮肤组织坏死细胞及凋亡细胞数量增加，使肉芽组织形成不良，上皮化过程延迟，创伤愈合延缓，即出现创伤难愈。

多种生长因子在单纯伤口和其他类型皮肤创面内的高水平表达是创面愈合的重要始动和促进因素，如 BFGF、VEGF、PDGF 等均可抑制辐射诱导的血管内皮细胞凋亡，促进细胞增殖。创面局部的生长因子来源于血和局部组织细胞的分泌。辐射引起的局部血循环障碍以及血管内皮细胞变性、凋亡、坏死脱落，影响炎症细胞(主要为单核-巨噬细胞等)黏附及迁出血管，使局部生长因子浓度降低。生长因子的异常表达是放射性皮肤溃疡愈合缓慢的重要因素之一。

(2) 日常护理

放疗前医务人员应向患者介绍放疗的方法、时间、疗程，解释放疗的必要性，可能的并发症及不良反应等，让患者及家属做好心理防范工作。放疗期间，注意膳食营养均衡，避免吸烟、饮酒等；避免使用含金属成分的洗涤品及化妆品；避免使用淀粉基质产品；保持局部皮肤清洁干燥，穿柔软、宽松、全棉衣物以防止摩擦；勿用过冷、过热的水洗澡；对合并糖代谢紊乱的患者，放疗中严密监测血糖，将血糖控制在理想范围内。

(3) 整体用药

国内外研究表明，阿米福汀、口服酶类、己酮可可碱及中药均有一定程度的预防放射性皮肤损伤的作用。阿米福汀是一种有机硫代磷酸化合物，可用作组织自由基清除剂。回顾性研究表明，接受阿米福汀静注的放疗患者，放射性皮炎的严重程度明显轻于单纯放疗患者，且治疗时间明显缩短。国外学者临床研究显示，预防性口服酶类的患者放射性皮肤损伤的范围较小，但疼痛瘙痒症状无差异；己酮可可碱可改善放射性皮肤损伤晚期皮肤改变的症状。中医学认为放射线属火热毒邪，辨证施治基础上酌加清热解毒、凉血滋阴、活血止痛之品，可有效防治放疗副反应。肿瘤患者免疫力低下，放射性皮肤损伤发生后，容易局部感染，一旦患者出现全身症状，应及时抗炎抗感染，同时注意支持疗法，对病程长、体质差者应予营养支持，保持正氮平衡，必要时输入全血、血浆或白蛋白。

(4) 局部用药

局部用药是防治放射性皮肤损伤的主要方法。现代研究多以放射线皮肤损伤的发生机制及创面修复机制为依据，采用营造湿性愈合环境、清除自由基、补充生长因子、抗炎抗感染、改善供氧、营养支持、中药外敷等方法防治放射性皮肤损伤。湿性愈合理论由 GD

Winten 博士提出，并随着新型敷料的发展而得到广泛应用。湿性愈合理论认为密闭湿润环境可保持创面湿度和温度相对恒定，保证创面细胞生长的外环境，减少渗液挥发并使其释放激活多种酶及活化因子，促进纤维蛋白和坏死组织的溶解吸收，同时纤维蛋白可作为某些炎性细胞的趋化因子，激活生长因子分泌；低氧、微酸的愈合环境能抑制创面细菌繁殖，促进成纤维细胞生长，刺激血管增生；避免因结痂脱落对新生肉芽组织的再次损伤。

① 三乙醇胺乳膏具有清洁和引流的双重作用，可增加皮肤血流速度，帮助排除渗出物，促进皮肤的新陈代谢，促进受损的细胞再生修复；改变 IL-1、IL-6 的比例，刺激成纤维细胞增生，增加胶原合成。

② 多磺酸黏多糖乳膏作用于血液凝固和纤维蛋白溶解系统而抗血栓形成，抑制各种参与分解代谢的酶以及影响前列腺素和补体系统，能有效控制炎症、改善局部血液循环、吸收渗液、减轻水肿，从而解除局部疼痛和压迫症状，且能渗透至皮下，吸收水分使滤泡收敛，促进创面早期愈合。

③ 放射线电离辐射产生的自由基是发生放射性皮肤损伤的关键因素。自由基清除剂可透过皮肤黏膜，催化 O^{2-} 的歧化反应使其猝灭，阻断脂质过氧化连锁反应，有效清除皮肤黏膜组织产生的 O^{2-}，切断 O^{2-} 产生的连锁反应链，减少放射性皮肤黏膜炎的发生。

④ 生长因子在创面肉芽组织新生毛细血管化和成纤维细胞增殖中发挥重要作用，如表皮生长因子（EGF）、血管内皮生长因子（VEGF）和碱性成纤维细胞生长因子（b-FGF）等。邵伟等应用贝复济治疗放疗所致皮肤糜烂、溃疡，治疗组患者创面平均愈合天数均明显少于空白组患者。

⑤ 糖皮质激素可抑制多种炎性介质释放、降低炎性反应，抑制皮肤黏膜痛觉神经的传导，用于防治放射性皮肤损伤。王秀玲等应用氢卡脂制剂预防放射性皮肤损伤，与常规放疗对照，预防组、空白组有效率分别为 97.20%、8.97%。

⑥ 灭菌制剂可杀灭局部细菌，防止感染。余菊芬等认为乳酸依沙吖啶溶液可有效杀灭球菌，尤其是链球菌，用于各种创伤、渗出、糜烂的感染性皮肤病；红外线可使创面干燥、渗出减少，有利于组织的再生修复，促进肉芽生长和痂皮形成，二者配合可促进放射性皮肤湿性反应的愈合。

⑦ 恶性肿瘤患者免疫力低下，放射性皮肤溃疡形成后易发生感染，局部应用抗生素，可控制创面感染，促进肉芽组织生长，加速创面愈合。陈秀霞等应用呋喃西林炉甘石洗剂局部涂擦预防乳腺癌改良根治术后行全胸壁切线野照射的患者放射性皮炎的发生，与冰片滑石粉对照，结果观察组、对照组Ⅰ级皮损分别发生 24、9 例，Ⅱ级皮损分别发生 6、18 例，Ⅲ级皮损分别发生 0、3 例。

⑧ “氧固定假说”认为，射线穿过机体产生自由基击断靶分子化学键造成损伤后，在有氧存在的情况下，氧与自由基作用形成有机过氧基，于是损伤被化学固定下来。通过高流量吹氧，可增加局部组织供氧，破坏厌氧菌的生长环境，还可减少炎性渗出，加快创面愈合。

⑨ 局部营养支持，可使氨基酸、蛋白质、维生素、微量元素等直接参与细胞修复，促进创面愈合。张君丽等应用蛋清治疗急性放射性湿性皮炎，其疗效与湿润烧伤膏相似。郑静应用低温新鲜牛奶和 VB_{12} 湿敷预防鼻咽癌放疗患者放射性皮肤损伤，效果明显。

⑩ 中医学认为，放射性皮肤损伤为火热毒邪侵害人体，皮肉腐烂所致，治宜局部辨证施方，常选芦荟、紫草、黄连、黄檗、虎杖、沙棘、地榆、当归、血竭、冰片等清热解毒、凉血止痛、活血化瘀之品。临床常用单味中药制剂有紫草油、芦荟汁、高山茶油、龙血竭粉、獾油、黄芩水提物等。

第十三章

放疗护理质量管理

放射治疗是恶性肿瘤的一种重要治疗手段，大约70%的肿瘤病人在病程的某个时期需要接受放疗，尽管放疗技术的进步使放疗相关反应有所减轻，但放疗在杀伤肿瘤细胞的同时仍不可避免地造成正常组织的损伤，同步放化疗或结合靶向等治疗使得放疗反应加重，因此围放疗期的护理显得非常重要。不同部位的肿瘤，放疗相关反应也不完全一样，故放疗护理的要求也就存在区别，本章通过对临床常见肿瘤围放疗期的护理要求进行详细介绍，以指导临床。

第一节　鼻咽癌放疗患者的护理

一、放疗前准备

（一）心理准备

绝大多数鼻咽癌患者，早期没有明显症状，在出现眩晕、耳鸣等症状时，误以为工作繁忙，身体疲乏所致，或者有些患者没有任何不适，只是常规体检时发现。这时，当一纸诊断书摆在患者面前时，那种恐惧和无助是常人所无法体会的。作为医护人员，不能被患者的这种情绪所困扰，要让患者从医护人员这里感受到真诚、关怀、支持和信心。同时，让患者了解到放射治疗是鼻咽癌首选的、公认有效地治疗方法。但是，治疗的过程异常艰辛，必须做好充分的心理准备，密切配合，遵从护理指导，告知各种可能出现的最严重的并发症，并且详细说明该并发症可以通过积极的预防得以减轻甚至避免，鼓励患者增强治疗信心，提高护理依从性。另外，也要对患者家属进行心理疏导，鼓励家属协助医护人员共同帮助患者战胜疾病。

（二）身体准备

(1) 口腔：戒除烟酒，治疗口腔炎症，拔除龋齿，待伤口愈合后开始放疗。

(2) 体重：记录患者放疗前基础体重，并告知患者，开始治疗后每周有1次标准化体重测量记录，治疗过程中，当体重变化超过3 kg时，应主动向医生汇报。

(3) 营养：运用 NRS2002 评估量表，评估患者的营养风险，尽可能在治疗前纠正已经存在的营养不良，并在放疗早期提前干预，置入胃管或经皮胃肠造瘘，以利治疗后期出现吞咽疼痛时的营养支持。

(三) 物品准备

(1) 患者准备：新鲜黄瓜、低领棉质内衣、开衫（冬季宽松保暖的居家服），鼻咽冲洗用物：鼻咽冲洗器或其他可实施冲洗的用物、冲洗液或自制 0.9% 的盐水、食用盐（非碘盐）。

(2) 护士准备：pH 试纸（测口腔 pH 值）、小电筒（观察口腔）、疼痛评估尺或一次性直尺（测齿间距、皮肤破损范围）、头颈部功能锻炼指导手册、刨刀（刨黄瓜）、微量秤或 9 g 容器（配等渗盐水）、皮肤保护剂、漱口液。

(四) 定位及实施放疗前准备

(1) 告知定位的目的，让患者有意识记住制模时身体各部位的舒适度、松紧度，以便协助技师共同实现放疗时体位的重复性。

(2) 告知患者及家属模具放置地点及保管注意事项。

(3) 指导放疗流程，按预约时间提前扫码报到，取好模具，听从呼叫安排，按序治疗。

(4) 告知进出治疗机房注意事项，治疗期间去除颈部各种饰品，年老体弱患者注意保暖。

(5) 测量患者门齿距、口腔 pH 值、体重等，完成常规护理评估并记录。

二、主要护理问题

(1) 疼痛。

(2) 舒适的改变。

(3) 营养不良——低于机体需要量。

(4) 潜在并发症：放射性口腔黏膜炎、放射性皮炎、骨髓抑制等。

三、护理

(一) 疼痛护理

1. 疼痛评估

国际疼痛研究协会曾经提倡将疼痛作为第五生命体征进行评估。国际医疗机构联合评鉴委员会(JCI)在医疗机构评审标准中，明确要求医疗机构要对所有患者进行疼痛评估。评估内容包括：疼痛特点、强度、性质、部位、频率和持续时间。鼻咽癌放疗患者，尤其是放化疗中后期，疼痛严重影响患者的生活质量，所以疼痛评估对于鼻咽癌放疗患者来说非常重要。护士要关注患者的主诉，当出现暴发痛时应及时进行评估，药物干预后的效果，更要严格按照疼痛管理规定按时完成，例如：静脉、皮下或肌肉注射后半小时评估；口服镇痛药物后 1 h 评估；使用芬太尼皮肤贴剂后 6 h 评估等；根据用药后评估结果，评价并调整用药方案。护理管理者要为护士和患者提供方便进行疼痛评估的工具，如张贴在病房醒目位置的疼痛评估量表、护士可以随身携带的疼痛评估尺等。护士要教会患者正确评定自己的疼痛程度，为合理用药提供依据。

2. 疼痛评估记录

护士对患者实施疼痛评估后要及时记录，并将评估结果及时反馈给医生，可以设计一种集放疗次数、疼痛评分、静脉导管等项目于一体的床头牌，医生查房时对评估内容一目了然。疼痛作为第五大生命体征，应该和体温、脉搏一样，作为常规每日监测并记录。如果还没有将疼痛评分录入体温单的话，需要在护理记录单上及时记录。

3. 疼痛干预

鼻咽癌放疗患者的疼痛主要表现为口咽部黏膜损伤后的吞咽痛，唾液腺损伤后腺体分泌减少导致的灼热痛，可为刀割样疼痛，亦可为针刺样疼痛。护士要主动关心患者的一举一动，尤其是夜间，当患者辗转难眠时就应该主动询问，当疼痛影响到患者睡眠时，说明疼痛评分已经超过 3 分，应该主动询问是否需要帮助。理想的疼痛控制效果应该符合“333”原则：即每日发生暴发痛少于 3 次，每日药物解救少于 3 次，疼痛评分小于 3 分。医护人员要遵循癌性疼痛治疗的三阶梯原则，但又不要为其所困。改良的癌症三阶梯止痛模式是：当患者发生中（重）度疼痛时，为了尽快达到止痛目的，弱化二阶梯，直接使用以盐酸羟考酮为代表的阿片类药物。为保持止痛的连续性，需要在血药浓度下降时及时给药，以维持有效血药浓度，切不可疼就用药，不疼就停药，按时给药可以获得稳定的镇痛效果。需要提醒的是，应根据患者的体重精确计算药物剂量，不要过量。另外，按照三阶梯给药原则，首选口服给药，但对于鼻咽癌放疗患者来说，口服镇痛不是优先推荐方案，因为患者已存在吞咽痛、吞咽困难，可以选择静脉用药、经皮吸收用药。益气养阴解毒合剂、康复新等对预防、治疗放射性口腔黏膜炎，效果肯定，同时亦能起到减轻疼痛的目的。

（二）舒适护理

鼻咽癌放疗后出现的口干、鼻塞、张口困难、疼痛、味觉异常、吞咽功能障碍等，随着放疗剂量的增加，均有不同程度的加重，严重影响了患者的生活质量。

1. 口干护理

口干是最早出现的放疗反应之一。可以根据患者的主诉及口腔唾液黏稠度分级进行评估。早期可通过催涎剂刺激未纤维化的唾液腺，增加唾液的分泌，改善口干症状。治疗过程中，少量多次饮水、漱口水含漱、碘甘油或食用香油涂抹、新鲜黄瓜敷贴均能起到湿润、缓解口干症状，促进修复的作用。“可清可净”口腔清洁冲洗器对缓解重度口干效果肯定，独特的软硅胶冲洗头，对冲洗口腔内隐蔽的死腔非常方便，其薄荷清香更为患者所青睐。另外，还可采取雾化吸入、口腔冲洗等方法缓解口干症状。

2. 鼻塞护理

有 10％～20％的患者初诊时就有鼻塞症状，还有不少的患者确诊前就有鼻塞症状，被误以过敏性鼻炎、鼻窦炎等疾病治疗。鼻塞与肿瘤的类型、部位和大小有关。位于鼻咽顶部的肿瘤常向前方浸润生长，导致同侧后鼻孔与鼻腔后的堵塞。可为单侧和双侧，且有较多分泌物。鼻咽癌放疗过程中，鼻咽黏膜上皮细胞坏死、脱落，坏死组织堵塞鼻咽腔，影响鼻腔通气，也影响放疗敏感性。因此对鼻咽癌放疗患者实施鼻咽冲洗非常重要。

鼻塞较轻且黏膜完整无破损的患者，可采取简便易行的鼻腔盥洗。方法：双手并拢呈鸟窝状，将鼻尖浸入手心的水中，轻轻回吸后，将水从口腔吐出或鼻腔流出，反复多次，每天可重复3～4次。鼻塞较重的患者，可用冲洗压力较大的鼻咽冲洗器冲洗。需要注意的是，使用鼻咽冲洗器时，禁止用不加配置的自来水或冷开水作为冲洗液，以免造成黏膜水肿而加重鼻塞和头痛症状。有出血时要停止鼻咽冲洗。每日放疗前安排1次鼻咽冲洗，有利于提高放疗敏感性。

3. 张口困难护理

张口困难是鼻咽癌放疗后最常见的并发症之一。颞颌关节及咀嚼肌由于受放射线的影响发生退行性变和纤维化，肌肉萎缩、关节硬化、颞颌关节功能障碍，导致张口困难，严重影响患者的生活质量。

SOMA张口困难分级标准。Ⅰ级：门齿距2.0～3.0 cm，张口受限；Ⅱ级：门齿距1.1～2.0 cm，进干食困难；Ⅲ级：门齿距0.5～1.0 cm，进软食困难；Ⅳ级：门齿距<0.5 cm，须鼻饲。

临床对张口困难实施分级评估时，应根据患者的具体情况客观评定，关注放疗前后变化并对比。如：放疗前齿间距只有2.0～3.0 cm的患者（口小），显然不能得出Ⅰ级张口受限的护理诊断。

实施功能锻炼的方法：①视频引导式训练，和传统的训练方法相比更加形象、机动，便于患者随时进行；②现场示范式训练，和传统的训练方法相比，有利于现场纠错、现场把关，但患者集中示范有困难，也增加了护理工作量。指导患者咬大小合适的胡萝卜或黄瓜预防张口困难，对比咬瓶塞要舒适很多。护士要每周测量1次齿间距与初始数据对比并记录，每天了解功能锻炼落实情况。

（三）放射性口腔黏膜炎的护理

数据显示，鼻咽癌放疗患者放射性口腔黏膜炎的发生率是85%～100%，对患者是考验，对医护人员更是挑战。

1. 评估与记录

护士每天评估口腔黏膜变化（观察用的小电筒必备），观察口腔黏膜的色泽、完整性、唾液黏稠度，并执行国际或权威机构的分级标准。护士在根据标准实施分级判断时，会存在一定的主观性差异，所以这就要求一个护理单元或一个治疗中心，要充分解读并统一分级，减少判断误差。另外，无论是纸质还是电子病历的护理记录单，都应该在栏目增加放射性口腔黏膜炎、口腔唾液黏稠度的分级项，方便护士直接以Ⅰ～Ⅳ级的简洁符号记录，这样既有利于该患者的前后对比，也有利于数据的收集统计。

2. 放射性口腔黏膜炎的预防

（1）良好的口腔环境是预防放射性口腔黏膜炎发生、发展的基础。做到这一点，可以从以下三方面着手。首先，戒除烟酒刺激，并在放疗前提前治疗口腔疾病，保持口腔清洁。护士要提醒患者餐后认真漱口，特别是一些老年患者、卫生意识欠缺的患者，一定要在每次餐后将牙缝里的食物残垢清理干净，铲除细菌滋生的温床；其次，是保持口腔黏膜的湿润。正常人每日分泌唾液量约为1.0～1.5 L，正常分泌的唾液可以帮助冲刷食物残垢，且含有很多抗体，能够抑制细菌生长。放疗患者唾液腺受损，唾液分泌减少，唾液对口腔的保护作用缺失；口腔黏膜细胞因脱水抵抗力下降，这时，维持口腔黏膜完整性的屏障功能也随之下降。这就需要护士督促患者，每日少量多次饮水（日饮水量 2 000 ml 以上），在病情允许的情况下，多吃水果蔬菜，亦可选择滋阴生津食物，如：蜂蜜、银耳、乌梅、西瓜等。再次，维持口腔环境的酸碱平衡或略偏碱性。唾液腺（下颌腺、腮腺和舌下腺）分泌的液体和口腔壁上许多小黏液腺分泌的黏液，在口腔里混合而成 pH 值为 6.6～7.1 的相对稳定的唾液环境，大多数细菌可以在此定植。当唾液腺受损口腔自洁能力下降时，残留的食物发酵及滋生的细菌，产生大量的酸性物质打破这种平衡，加重了口腔感染和黏膜炎的发生。所以，护士要关注患者的口腔 pH 值，至少每周监测 1 次并记录，当发现患者口腔有异味时，及时监测 pH 值，必要时做细菌培养，选择较敏感的抗菌漱口液。

（2）充足的营养是黏膜细胞修复的物质保证。蛋白质是细胞结构的基本单位，维生素 A、B、C 在维持黏膜细胞稳定性和修复黏膜细胞中，起非常重要的作用。护士要指导患者和家属精选优质蛋白，并适当增加维生素 A、B、C 的摄入量。此外，要提醒患者注意味觉保护。正常人舌尖感甜，舌根感苦，舌侧感酸，舌尖周边感咸。而临床上经常出现鼻咽癌放疗后，患者味觉异常或味觉消失，严重影响患者的营养摄入。更有患者放疗不到 10 次，舌尖部就出现点状溃疡，经物理师分析，这有可能与患者仰卧放疗时、舌尖上翘额外受量有关。因此，护士也应该提醒患者，放疗时尽量压低舌头不要上翘，抑或者设计一种舌套，保护患者的味觉，以便患者能够享受美味并保证必要的营养摄入。

（3）漱口液的选择及正确使用。临床上可用的漱口液琳琅满目，没有哪一种是不可替代的，只是相比较而言，益气养阴解毒合剂性价比是最高的（表 13-1）。护士在帮助患者选择漱口液时，除了要考虑患者的费用支付能力，更重要的应该根据患者的口腔环境合理选择。无论哪种漱口液，都要强调“含漱”和“浸泡”，使漱口液在口腔停留 10 min 以上；当患者发生口腔感染时，遵医嘱使用抗菌漱口液，必要时做细菌培养；当患者口腔 pH 值低于 6.5 时，遵医嘱使用 2%的碳酸氢钠含漱；当唾液黏稠度Ⅱ级以上时，使用“可清可净”口腔清洁漱口液可明显改善口干症状，并且其设计独特的硅胶软头，对冲洗口腔内的死腔尤其适用。

表 13-1　几种常用漱口液比较

名　称	益气养阴合剂	康复新	银尔通	浓替硝唑	可清可净
费用(元)：100 ml/d	10.4	27.2	27.5	14	24.5

（4）放疗前局部冰敷对口腔黏膜具有辐射防护作用。口腔黏膜血管收缩后，血流量减少降低了黏膜组织的氧含量，减轻了放射线对口腔黏膜的损伤。实际操作时要根据患者情况选择性使用，如患者不能耐受冰块亦可口含冷藏的酸奶、中药制剂等。

3. *放射性口腔黏膜炎的治疗*

（1）VB_6粉末治疗Ⅱ级及以上的放射性口腔黏膜炎。VB_6是辅酶的重要组成部分，参与蛋白质、糖、脂肪的代谢，从而促进细胞的修复。临床上，可将 VB_6 粉末喷洒在溃疡面上形成保护膜，并直接由创面吸收，不经过消化系统，提高了利用率，对修复黏膜细胞效果显著。

（2）也有文献表明“康复新”联合 VB_{12}雾化吸入，对治疗放射性口腔黏膜炎有很好的疗效。雾化吸入可使药物的微粒直接达到咽喉部以达到消炎、镇痛的作用，效果好、用量少且副作用少。也有其他的自配雾化液，如：生理盐水 20 ml＋庆大霉素 8 万U＋地塞米松 5 mg

十利多卡因 100 mg＋氨溴索 15 mg 雾化吸入，有消炎、减轻局部水肿、镇痛的作用。

（3）医用射线防护喷剂的应用。实验数据显示，医用射线防护喷剂对急性口腔黏膜放射性损伤有明显的治疗作用，并能降低Ⅲ级急性口腔黏膜反应的发生率，可促进口腔黏膜溃疡的愈合。使用医用射线防护剂前，清水或盐水漱口后，局部喷雾（每 5 cm 喷雾 0.1 ml），30 min 内忌饮水进食。视病情每天 4～6 次，放疗前后均可使用。

（4）中西医结合治疗。中医学认为，放射性损伤主要是“热盛伤阴”。随着放射剂量增加，热盛蕴结成毒。较多文献报道，养阴解毒合剂对治疗鼻咽癌急性放射性口腔黏膜炎有较好疗效。

（四）放射性皮炎的护理

肿瘤患者接受放疗时，照射野皮肤细胞核的脱氧核糖核酸吸收了辐射能，其合成和分化受到影响，约 87%的病人会出现急性放射性皮炎。

1. 评估与记录

每日评估，执行国际或权威机构的分级标准。无论是纸质还是电子病历护理记录单，都应该增加放射性皮炎分级项栏目，方便护士直接以Ⅰ、Ⅱ、Ⅲ或Ⅳ级的简洁符号记录，这样既有利于该患者的前后对比，也有利于数据的收集统计。

2. 放射性皮炎的预防和护理

（1）放疗部位的皮肤清洁：使用非碱性不含香料、性质温和的浴液清洗皮肤，擦干皮肤时用柔软棉质毛巾轻拍局部，减少对局部皮肤的摩擦，值得注意的是不宜泡澡，或不可以将放疗部位的皮肤长时间浸泡在水中（如游泳）。放疗期间穿低领衣服，取下颈部的所有配饰。男性鼻咽癌患者，使用电动剃须刀剃除胡须，并保持局部清洁。

（2）湿性愈合理论在伤口护理中已广泛运用。①促进释放生长因子，刺激细胞增殖。②湿性环境使伤口免疫细胞，特别是白细胞功能增强，渗出液中的淋巴细胞、巨噬细胞、单核细胞等免疫细胞活性强，有利于宿主吞噬细胞发挥作用。所以，早期放疗部位用新鲜黄瓜、芦荟等湿敷，对预防和治疗Ⅰ级放射性皮炎效果肯定，性价比高。

（3）医用射线防护喷剂对预防放射性皮炎的作用：主要成分超氧化物歧化酶（SOD）能透过皮肤黏膜，有效地清除局部皮肤黏膜组织因电离产生的自由基，从而推迟皮肤黏膜放射损伤出现的时间，避免皮肤黏膜放射损伤的发生，减轻放射损伤的程度。

（4）自黏性软聚硅酮伤口敷料对预防放射性皮炎效果肯定。因该产品价格相对较高，须经过专业培训的护士方可操作，同时要根据患者的经济条件选择性使用。

（5）Ⅲ级及以上放射性皮炎的处理：当发生Ⅲ级及以上放射性皮炎时，首先要保证伤口的清洁，最好用双氧水或生理盐水清创，并去除坏死组织，必要时遵医嘱停止放疗。皮肤创面无机诱导活性敷料“德莫林”，对渗出液较多的放射性损伤具有很强的吸附和收敛作用，可以促进创面快速愈合，但因其对伤口的强烈刺激患者不太能接受。所有Ⅲ级及以上放射性皮炎，都要注意清创后创面的保护，可用凡士林油纱或银离子油纱覆盖，保护创面的同时促进愈合。

（五）鼻咽癌放疗患者的营养支持

1. 营养支持的目的

（1）纠正或改善营养状况，提高机体免疫力和抗反应能力，减少并发症，保证放疗顺利完成。

(2) 通过改善营养状况,提高放疗敏感性,促进损伤组织修复。

(3) 通过改善营养状况,减轻焦虑,提高生活质量。

2. 营养支持策略

(1) 鼻咽癌放疗患者提倡早期营养干预,最好在放疗开始前,评估患者的营养状况提前干预,如:置入胃管、经皮胃肠造瘘等。放疗过程中,做好导管的二次固定,防止导管滑脱。同步放化疗患者,有效控制呕吐,防止胃管随呕吐物滑脱。

(2) 营养物质的选择:选择高热量、高蛋白、高维生素、清淡易消化饮食。经口自主进食者,当出现吞咽障碍时,精选富含优质蛋白的食物,并将其加工成较稀的糊状,便于吞咽。另外,鼻咽癌放疗患者,适当多摄入B族维生素,可预防皮肤黏膜损伤,促进组织修复。

(3) 尽可能选择肠内营养。

(六) 康复护理

(1) 心理康复。鼻咽癌患者放疗后,种种并发症的困扰及面部容貌的改变,容易产生焦虑及悲观情绪,患者家属及医务人员要给予真诚的关爱和耐心的开导,帮助患者树立信心,摆脱疾病阴影。

(2) 放射性皮炎的康复护理。放疗结束后,继续延续放疗期间的皮肤护理,脱屑、脱皮时,禁止撕脱待其自然脱落。Ⅲ级及以上严重的放射性皮炎,到正规医疗机构定期换药。溃疡愈合后,放疗部位的皮肤避免在日光下暴晒,冬季外出注意保暖,颌下水肿、颈部淋巴引流不畅患者,不要穿高领紧身毛衣。

(3) 进食功能的康复。鼻咽癌放疗后,口腔黏膜受损、唾液分泌减少、味觉异常、疼痛、口干、食欲下降,严重影响患者进食,应继续加强功能锻炼,养成随身携带水杯定时饮水的习惯。终生坚持鼻咽冲洗。

(4) 运动康复。参加力所能及的户外运动,循序渐进,增强体质。

第二节 全脑放疗患者的护理

一、放疗前准备

(1) 做好全脑放疗患者放疗前的指导工作,讲解放疗的注意事项以及治疗过程中可能出现的不良反应。

(2) 剃除头发、剪短指甲,保持头部皮肤清洁,可戴棉布帽以防日光照射。

(3) 放疗前改善全身状况,戒烟酒、注意营养调配,避免吃油腻和辛辣刺激性食物。

(4) 评估患者四肢肌力并记录。

二、主要护理问题

(1) 有跌倒、坠床的危险。

(2) 潜在并发症：猝死、脑水肿、癫痫、急性放射性脑病、视神经萎缩、放射性皮炎、放射性口腔黏膜炎等。

三、护理

（一）心理护理

大部分颅脑肿瘤患者因病程长、并发症重，有言语、吞咽、咀嚼等重要生理功能严重障碍，生活质量下降，对治疗缺乏信心，医护人员要多鼓励，多安慰，增强其战胜疾病的信心，取得其信任和配合。同时，做好家属的思想工作，关心体谅患者，让其感受到家庭和社会的温暖。

（二）脑水肿护理

(1) 放射性脑水肿是全脑放疗最常见的放射性反应，多在放疗开始1～2周内出现。全脑放疗过程中，护士要密切关注患者的意识状态，当患者出现嗜睡、呼之不应、大小便失禁等症状时，应立即汇报医生做相应处理。

(2) 体温、脉搏、呼吸和血压都是在大脑皮层的调节下由植物神经直接调节的。若无任何感染迹象，患者持续高热、昏迷加深，即为中枢性高热，同时伴血压进行性升高、脉搏慢而洪大(＜60次/min)、呼吸深慢(＜14次/min)，说明病情危重，常为颅内压增高和即将发生脑疝的先兆征象，应引起警惕。其次，注意观察瞳孔变化，当出现瞳孔大小不等、对光反射迟钝或一侧瞳孔进行性散大，对光反射迟钝或消失，均是脑疝的早期表现，应紧急进行脱水治疗或相应处理。

(3) 躁动不安的患者做好约束保护。全脑放疗患者提倡家属陪护，防止发生走失、跌倒、坠床等安全事件。

(4) 当患者出现频繁的喷射性呕吐伴躁动不安甚至抽搐时，均提示有脑水肿，病情危重。多次反复发作呕吐时，应禁食，保持呼吸道通畅，防止发生窒息，并做好口腔清洁。

（三）用药护理：

(1) 全脑放疗患者，需长时间使用甘露醇联合激素进行治疗。脱水药物，常根据病情选用20%甘露醇250 ml(125 ml)快速静滴(15～30 min滴完)，每天2～4次。为减少药物不良反应、减少病人痛苦，应选择合适的静脉通路。

(2) 长期使用甘露醇会影响肾功能和水电解质平衡。所以应关注患者尿液变化，定期监测肾功能和电解质。

(3) 地塞米松为糖皮质激素，主要不良反应为上消化道应激性出血和免疫抑制，因此，应注意观察患者呕吐物、大便的性状。为防止长时间使用激素而引起消化道出血，在使用激素同时给予消化道黏膜保护剂，避免辛辣、刺激性食物，宜低盐饮食，补充含钾高的食物。

定期监测大便隐血情况。

(4) 脱水治疗期间,要准确记录出入量,并保持大便通畅。

(四) 癫痫的护理

(1) 癫痫发作的预防性护理:床旁备吸引器、开口器(或缠绕多层纱布的压舌板),癫痫发作时,取仰卧头侧位,床头抬高 15～20 cm,促进颅内静脉回流,保持呼吸道畅通,老年患者适当控制输液速度,减轻心脏负荷,减轻脑水肿及颅内高压。

(2) 癫痫发作对抗护理:癫痫发作时,护理或技术人员应先将其置于安全地带,尤其是正在治疗的患者,要防止因剧烈的痉挛和抽搐从机器上跌落。将患者的头偏向一侧,取出假牙等异物,放置压舌板于两齿之间,快速清理呼吸道分泌物,避免强压肢体以防骨折。

(3) 视力障碍的护理:视神经对放射线非常敏感,尤其照射额叶、枕叶时更为明显。因此放疗期间应注意眼球保护。有复视的患者指导其配戴眼罩,两眼交替使用,以防失用性萎缩。充分尊重和理解患者,给予患者心理上的安全感。

(五) 预防跌倒、坠床

(1) 起卧动作要缓慢,可分阶段进行,防止眩晕和体位不稳导致摔跤和外伤。

(2) 下床时要有人搀扶或手扶床栏,穿防滑鞋,保持地面干燥平坦。

(3) 拉起床栏,防止坠床。

(4) 生活自理能力和肌力较差的患者要主动寻求帮忙。

(5) 绝对卧床患者,要有专人陪护,家属或护工离开时一定要通知护理人员,避免发生意外。

(六) 康复护理

加强营养,开展力所能及的肌力锻炼,注意保暖、防止感冒加重病情。出院后,继续保护头部放射野皮肤,避免阳光直接照射,定期复查。

第三节　喉癌放疗患者的护理

一、放疗前护理

全喉切除后,患者丧失了语言表达能力,加上气管切开后,呼吸模式改变不能修复,对患者的打击很大,易产生不良的心理情绪。放疗前要全面评估患者,根据患者的文化层次和理解水平,帮助其正确认识放疗,耐心解释放疗的过程、作用及可能发生的副反应、处理方法和注意事项,介绍与同病种的患者交流,消除紧张恐惧心理。同时要做好患者家属的思想工作,家属心情的好坏可直接影响患者的情绪,要调动家属协同护理,发挥患者的主观能动性,以良好的心态接受放疗并顺利地完成治疗计划。

二、主要护理问题

（1）有窒息的危险。

（2）疼痛。

（3）交流障碍。

（4）自我形象紊乱。

（5）潜在并发症：骨髓抑制、放射性皮炎等。

三、护理

（一）放疗期间护理

（1）饮食护理：喉癌病人放疗期间应选择高蛋白、高维生素、清淡易消化、营养丰富易吞咽的食物，如鲜奶、鸡蛋、甲鱼、新鲜的蔬菜、水果等。鼓励患者多饮水，每日超过 2 000 ml，保持大便通畅。

（2）口腔护理：参照第一节“放射性口腔黏膜炎的护理”。

（3）放疗并发症的护理：喉癌放疗期间最常见的并发症是喉头水肿、痰液结痂堵塞气道导致窒息、放射性皮炎、放射性口腔黏膜炎。

① 吞咽痛影响进食者，可于饭前 15～30 min 口服利多卡因，含漱 5～10 min 再小口咽下，以缓解进食疼痛。饭后温水漱口后，益气养阴合剂、康复新液等含服，促进黏膜修复，严重时静脉补液支持治疗。

② 喉头水肿严重时，遵医嘱静脉注射地塞米松 10 mg。痰液黏稠结痂不易咳出时，沐舒坦 30 mg＋地塞米松 5 mg＋生理盐水 20 ml 雾化吸入，每天至少 2 次。气管切开患者，可采取持续湿化法，维持气道的湿润环境，保持呼吸道通畅。

（4）气管套管的护理：全喉切除术后，造瘘口内置气管套管为开放性伤口，放疗损伤导致皮肤完整性受损，这是各种细菌易于滋生的主要途径，所以，气管套管的清洁消毒及造瘘口周围皮肤的护理尤为重要。

① 放疗前准备两个同型号的塑料套管，从定位开始就替换下原来使用的金属管，放疗期间，气管套管每日清洁消毒 1～2 次。对于术后恢复 2 个月以上造瘘口愈合良好的患者，亦可以考虑不戴套管放疗，但要注意造瘘口变化，每周放入套管 1 次起扩张作用，防止放疗过程中气管环塌陷导致患者窒息。

② 更换气管套管时，先用生理盐水清洗造瘘口周围皮肤，去除痰痂及坏死组织，再用碘伏消毒至少 2 次。换下的气管套管，先用双氧水浸泡，再清洗干净，金属管可送消毒供应中心行高压蒸汽消毒，塑料管行环氧乙烷消毒。造瘘口周围皮肤黏膜破损时，每天换药 1～2 次，亦可根据医嘱选择百多邦或金霉素软膏外用。

③ 放疗后期，颈部皮肤破损，气管套管固定困难，可根据造瘘口情况，适当减少带管时间。气管套管固定带尽量选择柔软的全棉带并保持清洁，及时更换。

（5）颈部皮肤的护理参照第一节“放射性皮炎的护理”。

(二) 康复护理

出院前详细交代出院后注意事项及复诊时间。放疗结束后，放射线的损伤作用并没有彻底消失，仍需关注颈部皮肤护理，1 个月内仍不能用肥皂、沐浴露等刺激性的洗剂，也不能用毛巾搓洗。可适当进行身体锻炼，循序渐进。定期复诊，复诊频率是：2～3 年内，第 2～3 个月复查 1 次；3～5 年内，每半年复查 1 次；5 年以后，每年复查 1 次，直至终身。

第四节　食管癌放疗患者的护理

一、放疗前准备

(1) 体重：记录患者放疗前基础体重，并告知患者，开始治疗后，每周有 1 次体重测量记录，治疗过程中，当体重变化超过 3 kg 时应主动向医生汇报。

(2) 营养：运用 NRS 2002 评估量表，评估患者的营养风险，尽可能在治疗前纠正已经存在的营养不良，并在放疗早期提前干预，置入胃肠管或经皮胃造瘘，以利不能进食患者或治疗后期出现疼痛加重时的营养补充。

(3) 严重狭窄或出现食管气管瘘时，置放金属支架，不仅可以很快改善患者营养状况，而且可以使原本不能放疗的患者能够继续接受治疗。

二、主要护理问题

(1) 营养不良，低于机体需要量。

(2) 疼痛。

(3) 潜在并发症：放射性肺炎、放射性气管炎、食管穿孔、出血等。

三、护理

(一) 饮食护理

(1) 指导患者进食高蛋白、高维生素、高热量、低脂易消化的软食、半流质饮食，辅以新鲜蔬菜和水果，避免辛、辣、刺激性食物，并应注重食物的色、香、味、形，以增进食欲，保证营养，提高机体的抗病能力。

(2) 出现哽噎感时，不要强行吞咽，进食流质，并利用食物的重力作用，以坐姿缓慢吞咽，减少局部刺激。

(3) 放疗 10 次左右，患者可能出现黏膜水肿，局部疼痛，吞咽困难等放射性食管炎反应，给予流质饮食，少量多餐，也可在进食前口服利多卡因黏膜止痛剂(0.9%氯化钠 100 ml＋利多卡因 20 ml＋庆大霉素 8 万U)，进餐后要用温水冲洗食管，防止食物残留病变部位。

（4）同步放化疗患者，出现恶心、呕吐等反应时，进食清淡、易消化食物，反应较重时给予肠外营养。

（5）吞咽困难及进食完全梗阻患者，可在介入引导下放置鼻肠管或行经皮胃肠造瘘。

（二）疼痛护理

食管癌放疗患者的疼痛，主要表现为吞咽痛、咽下困难、胸部疼痛。护士要主动关心患者，尤其是进食前，当患者出现疼痛时及时汇报医生给予处理。当出现严重的胸部疼痛、咳嗽咳痰时，要高度重视，排除气管食管瘘。

（三）并发症的护理

1. 放射性食管炎的护理

（1）食管癌患者都存在不同程度的食管狭窄，表现为吞咽困难。放疗过程中因食管黏膜充血、水肿导致梗阻症状加重，患者可能以为病情恶化或治疗失误，这时要做好解释工作，消除顾虑。

（2）控制食物温度在40℃左右，每次进餐后用温盐水或温开水冲洗食管，减少残留食物对食管黏膜的刺激。进食后不要立即平卧，保持坐姿或半坐姿 30 min，减少食物返流，减轻食管黏膜反应。

2. 放射性肺炎的护理

（1）注意保暖、防止着凉，无症状患者定期检查，无需特殊治疗。出现咳嗽、咳痰、气急、体温升高时，应引起高度重视，排除发生放射性肺炎。

（2）已经确诊的急性放射性肺炎，大剂量肾上腺皮质激素加抗生素联合治疗，辅以吸氧、止咳、平喘等对症治疗措施，停止放疗。辅助治疗期间，指导患者有效咳嗽、咳痰，给予雾化吸入，湿化气道，有利于排痰，保持呼吸道通畅，必要时给予低流量间断吸氧，改善呼吸困难症状。同时，口服康复新液及止咳化痰药物，可减轻呼吸道黏膜损伤并促进修复。

（3）保持病房适宜的温湿度，每日定时通风换气，减少家属探视，护理人员做好消毒隔离及手卫生，防止交叉感染。

3. 食管穿孔的护理

（1）食管癌并发穿孔多见于溃疡型食管癌、放疗中出现食管溃疡、治疗后肿瘤消退过快的患者。当出现进食呛咳，大量咳痰时，要进行影像检查排除穿孔。

（2）保守治疗包括肠内或肠外营养支持，内镜下放置支架旷置较小的穿孔，介入下放置鼻肠管或经皮胃空肠造瘘。

4. 消化道出血的护理

（1）食管癌放疗大出血主要表现为呕血，病变多为胸中段癌，其部位多在主动脉弓后面和降主动脉起始部。

（2）出血前一般有低热、胸痛、后背痛、腹胀等症状，均有“先兆性”小量呕血，继之出现“安静期”，0.5～8 h 后出现消化道大出血，失血量一般为 1 000～2 000 ml，患者最终因失血性休克死亡。

（3）出血时应保留胃管，以便观察引流液的性质、量，也可经胃管注入止血药。采用半卧位，头偏向一侧，防止误吸造成窒息。开放输液通道，备血。大出血时，介入下动脉阻断止血。

5. 皮肤护理

(1) 颈段食管癌放疗的患者,穿低领、棉质衣物减少摩擦。

(2) 放疗部位皮肤避免阳光暴晒、冷热等物理刺激。

(3) 胸前、背后都要预防性使用皮肤防护剂。

(4) 输液港固定时,尽量不要在放疗部位粘贴胶布。

第五节 肺癌放疗患者的护理

一、放疗前准备

(1) 心理护理:患者担心肿瘤复发或转移,总是忐忑不安,有些人甚至拒绝检查,当病情发展预后不良时,病人和家属感到前途无望、抑郁、绝望,应做好心理疏导,鼓励患者积极配合治疗。

(2) 一般护理:戒烟戒酒,生活有规律,每天喝水 2 000 ml 以上,坚持呼吸功能锻炼,改善和恢复肺功能,注意保暖,预防呼吸道感染。

二、主要护理问题

(1) 胸痛、胸闷、气喘。

(2) 潜在并发症:放射性肺炎、骨髓抑制、放射性皮炎等。

三、护理

(一) 放疗期间护理

(1) 注意观察发热、咳嗽、咳痰、胸闷、气急等情况,有无痰中带血、咯血,有无上腔静脉压迫症。

(2) 放疗前清理气道分泌物,提高放疗敏感性。放疗时平静呼吸,减慢呼吸频率。条件允许时,运用呼吸门控技术,减少正常组织受量。向患者介绍呼吸门控装置的基本原理、使用方法和需要配合的注意事项,嘱患者平静而规律的呼吸。

(3) 放疗并发症的护理

① 放射性肺炎的护理:放射性肺炎是胸部肿瘤放射治疗最为常见,也是最为严重的并发症,具有较高的病死率。它是导致肿瘤治疗中断或治疗失败的一个主要原因。当确诊发生放射性肺炎时应立即停止放疗,遵医嘱给予抗生素、激素、维生素等治疗,嘱患者卧床休息,高热患者给予物理或药物降温,观察患者咳嗽、咳痰及痰液性质,指导患者有效咳嗽咳痰,剧烈咳嗽者可用止咳药,必要时选用磷酸可待因。

② 大咯血的护理：嘱患者平卧头偏向一侧，避免翻动病人，镇静止血，床旁备吸引器、气管切开包，严密观察生命体征变化。

③ 喉头水肿窒息的护理：半卧位，给予高流量氧气吸入，激素、抗生素静脉滴注，必要时给予脱水剂，紧急时行气管切开术。

（二）康复护理

（1）胸式呼吸和腹式呼吸结合。患者取卧位，将手放在上腹部和胸前，放松肩部、背部的肌肉，吸气时用力抬起胸廓，呼气时腹部收缩，2 次/d，10～15 min/次，亦可根据患者的肺功能情况调整训练时间。

（2）缩唇呼吸：坐姿或半坐姿，鼻子吸气，嘴巴呼气，呼气时缩唇并控制吐气速度（做吹口哨样口型），以增加气道阻力，持续时间 5～6 s，如此反复，每天坚持。

第六节　乳腺癌放疗患者的护理

一、放疗前准备

（1）心理准备：协助家属做好患者心理安抚工作，尤其是器官缺失后，需要家属的关心和体贴。放疗后可能出现皮肤色素沉着、皮肤破损等反应，也需要配合做好相应护理。

（2）身体准备：多吃富含维生素等营养素的食物，提高身体对放疗的耐受性，术后伤口愈合后方可放疗。

二、主要护理问题

（1）上肢水肿。

（2）潜在并发症：骨髓抑制、放射性皮炎、放射性肺炎等。

三、护理

（一）放疗期间护理

（1）心理护理：多数患者认为癌症是不可治愈的，表现烦躁、忧郁、恐惧，甚至绝望放弃治疗。护理人员要主动介绍先进的放疗设备和放疗技术，提前告知放疗注意事项，帮助患者消除紧张焦虑情绪，积极配合并顺利完成放疗。

（2）饮食护理：个别患者听信传言，盲目忌口，以致不能保证放疗期间的营养供应，导致抵抗力下降。护士要科学引导，鼓励多吃蔬菜水果，饮食清淡易消化，富含高蛋白，少食多餐，尤其是放疗前不宜过饱、过急，减轻不适症状。鼓励每日饮水 2 000 ml 以上。

（3）皮肤护理：乳腺癌患者放疗部位皮肤组织较薄，皮肤弹性差，特别容易产生皮肤反应，所以做好乳腺癌放疗部位的皮肤护理，预防很关键(详见第一节“放射性皮炎的护理”)。

穿纯棉宽松、质地柔软的衣服，免戴胸罩，尽量穿开衫，便于腋下通风干燥。保持乳房、腋窝处皮肤清洁、干燥、透气，避免潮湿。用温度适宜的清水清洗，用干燥柔软的毛巾轻拍沾干，不用肥皂、沐浴乳。如无医嘱不要在放疗部位涂任何护肤品，不能贴胶布(胶布内的氧化锌为重金属，可加重皮肤反应)。修剪指甲，避免抓伤皮肤，若出现干性脱皮，切忌撕剥。遵医嘱轻涂皮肤保护剂或芦荟胶，条件允许患者亦可选择软聚硅酮敷料，预防放射性反应。

当出现Ⅲ级及以上放射性皮炎时应暂停放疗，并严格按照无菌操作要求清创换药，抗感染治疗。根据伤口情况选用合适的敷料，如：美皮康、藻酸盐、爱多肤、银离子、水胶体等，也可行氦氖激光照射甚至手术治疗。

(4) 上肢水肿的护理

① 观察患侧肢体的皮肤颜色、皮纹变化，测量臂围并记录。

② 不在患侧手臂测血压、打针、输液，不配戴首饰，避免过度的运动，如：用力地拖地、甩臂等，选择合适的内衣，切忌过紧。

③ 循序渐进，科学锻炼，如：“爬墙”、梳头、摸对侧耳朵等，每天1～3次，每次15～20 min，坚持患肢的功能锻炼至少1年。

④ 穴位按摩，常用的有4个：少商穴、内关穴、天泉穴和尺泽穴。

⑤ 空气压力波治疗。

⑥ 淋巴引流：通过手法按摩，改变淋巴液的流动方向，减轻肿胀。

(二) 康复护理

患者出院后应保持心情舒畅，情绪稳定，注意休息，不要疲劳，注意饮食调节，适当锻炼身体。保护好放疗部位的皮肤，放疗结束后，至少1个月继续使用皮肤保护剂。如有干咳、胸痛等不适症状随时就诊。5年内避孕，学会乳房自检的方法。美国癌症学会(ACS)指南(2015年版)建议MAM筛查起始年龄为40岁，建议20～39岁女性每3年接受1次CBE筛查，40岁以后每年先后各参加1次CBE和MAM筛查。已知BRCA突变、未检出BRCA突变但有BRCA突变直系亲属或乳腺癌终生风险在20%～25%以上的女性应参加MRI筛查。

第七节　直肠癌放疗患者的护理

一、放疗前准备

(1) 心理护理：直肠癌的患者大都经历了大手术、长疗程、高医疗费的治疗过程，尤其是肠造口的患者，思想、经济负担重，情绪波动大，受到了肉体和精神的双重打击，甚至对继续治疗产生恐惧，丧失信心，不愿配合治疗。护理人员应对患者高度负责，给予患者全程的心理护理，同时做好家属的思想工作，给患者更多地关怀和支持，提高其治疗信心，顺利完成治疗计划。

(2) 保持皮肤清洁，穿着棉质内衣，减少刺激。手术患者待伤口完全愈合后方可行放疗。

(3) 定位 1 h 前排空大便(包括造口袋里的大便)，避免肠道胀气。

(4) 定位时听从技术人员的指挥，正确摆好体位。根据患者的情况、肿瘤及亚临床病灶部分的位置选择定位的体位。通常采取俯卧位，少数患者采取仰卧位。

(5) 定位后指导患者保持放疗部位线条清晰，如线条不明显时请技术人员重新描记。

二、主要护理问题

(1) 肠梗阻。

(2) 潜在并发症：骨髓抑制、放射性肠炎、放射性膀胱炎、放射性皮炎和失禁性皮炎等。

三、护理

(一) 急性放射性肠炎

1. 急性放射性肠炎(radiation enteritis, RE)

是盆腔、腹腔恶性肿瘤放疗后引起的严重并发症，临床表现为恶心、呕吐、腹泻、里急后重、黏液样便或血便、排便功能失调等症状，累及直肠者伴有里急后重，严重者可出现脓毒血症、全身炎症及全身多器官功能障碍等严重病变。RE 常发生于开始放射治疗的 1～2 周后，肠敏感的患者甚至只照射 1～2 次就会引起中度以上的腹泻，严重腹泻时导致患者生活质量下降，影响治疗的连续性，甚至导致治疗中断，影响疗效。腹腔或盆腔恶性肿瘤放疗期间，RE 发生率可达到 50%～70%。

2. 迟发型直肠反应

放疗后 6～9 个月甚至 1～2 年后出现。表现为：里急后重、直肠内灼痛、排便障碍、大便变细、黏液血便、肛周坠痛等，严重者可发生穿孔。处理原则：使用黏膜保护剂，有便血者应用止血药，为防止肠壁的过度纤维化可适当应用激素。

3. 放射性肠炎的护理

(1) 放疗期间每日评估大便的次数、性状，是否有黏液、脓液或血液，观察是否有腹痛、里急后重、肛门疼痛等伴随症状，有无脱水和电解质紊乱，评估肠道反应分级。

(2) 保持肛周及造口周围皮肤清洁，指导患者每次大小便后冲洗外阴，用软纸吸干，遵医嘱使用皮肤保护剂，并保持外阴通风、干燥，坚持每天做盆底肌功能锻炼。

(3) 如患者夜间排便次数增多，评估患者的睡眠情况，做好防跌倒、防坠床指导及预防，如厕时必须有人陪伴，出现头晕等虚脱症状时立即呼救，并尽量卧床休息。

(4) 患者腹痛明显、排便后肛门里急后重伴疼痛者，做好疼痛护理。

(5) 饮食护理：指导患者合理饮食，少量多餐，饮食宜清淡、少渣、无刺激性(如：面条、稀饭)，保持足够的饮水量，每日饮水 2 000 ml 以上。每周测量体重 1 次，对于 1 周内体重降低超过 3 kg 的患者及时汇报医生，重新复位，必要时静脉营养支持。

(6) 遵医嘱使用止泻药并观察疗效，常用口服药物有蒙脱石散、小檗碱、复方谷氨酰胺胶囊、培菲康等。腹泻严重者遵医嘱补液维持体液平衡。有研究表明用蒙脱石散等混合液进行少量保留灌肠对放射性肠炎有显著的疗效。

少量保留灌肠操作的注意事项：①操作前与医生沟通，了解患者手术情况有无灌肠禁忌；②灌肠液的温度低于 39℃；③告知灌肠的目的并指导患者配合；④灌肠后评估患者排便情况并记录。

(二) 骨髓抑制

(1) 放疗可影响骨髓造血功能，杀伤正常血细胞，放疗期间每周监测血象，出现头晕、乏力、食欲减退时应注意白细胞计数、血小板计数是否正常。指导患者多卧床休息，活动时动作要缓慢，避免突然体位改变，预防跌倒。护士应落实防跌倒、防坠床的具体护理措施，保证患者安全。

(2) 预防感染：保持病室清洁，定时开窗通风和空气消毒，限制探视人员，注意保暖，预防感冒，防止交叉感染。注意保持肛周、外阴部的清洁。

(3) 预防出血：评估患者口腔、肛周、会阴、放射野等处皮肤黏膜情况和有无出血倾向，避免抠鼻、剔牙、用力咳嗽、擤鼻涕等，预防便秘。有创操作后延长穿刺点压迫时间，预防出血。

(三) 放射性膀胱炎

(1) 急性期可表现为尿频、尿急、尿痛等症状。加重时可出现血尿，多数在放疗开始几周后逐渐消失。鼓励患者多饮水，必要时进行药物膀胱灌注等抗炎止血治疗。

(2) 每次放疗前排空小便，遵医嘱按时、按量饮水，充盈膀胱，减少膀胱受量。

(3) 出现血尿、脓尿时，卧床休息、减少活动，多饮水，每日 3 000 ml 以上。

(4) 每次便后注意外阴及尿道口清洁，防止逆行感染，尽量不穿紧身内裤，女性患者避免盆浴。养成勤排尿、不憋尿的好习惯。

(5) 遵医嘱给予抗感染、止血及对症治疗。

(四) 肠梗阻

肠梗阻是恶性肿瘤晚期的常见并发症之一，表现为腹痛、呕吐、腹胀、停止肛门排气排便，通常症状会逐渐加剧，直至变成持续性。

1. 病情观察

(1) 定时测量生命体征，特别是老年人注意神志变化，严密观察脱水、休克早期症状。

(2) 观察呕吐物的量及性质，肛门排气排便情况。观察有无腹痛、腹胀、腹肌紧张及程度。

(3) 评估患者是部分性梗阻还是完全性梗阻，前者发展较慢，有排气排便，后者发展快而重，多无排便排气。如果腹痛剧烈，出现休克，腹膜刺激征较明显、腹部有血性穿刺液等，需考虑绞窄性肠梗阻的可能。

2. 胃肠减压的护理

妥善固定导管并保持通畅，及时倾倒引流液并记录。

3. 解痉止痛护理

做好心理护理，缓解紧张、恐惧情绪。做好疼痛评估，遵医嘱用药。

4. 饮食指导

禁食，给予胃肠外营养支持。若经治疗梗阻解除，需从流质逐步过渡到正常饮食。进食后需观察有无恶心呕吐、腹泻腹胀等症状。

(五) 皮肤护理

(1) 放疗期间应密切观察臀裂、肛周和造口周围的皮肤。指导患者穿着宽松、棉质内衣，尤其是臀裂较深患者，更要注意保持局部清洁、干燥。当肛周皮肤发红时，指导患者卧床休息并保持肛周暴露、通风，配合使用皮肤保护剂，“康复新”液湿敷，亦可选择 3 M 液体敷料保护。

(2) 保肛患者便后需流水冲洗会阴。

(3) 对于肠造口患者需观察造口局部的皮肤情况，做好造口护理。同时关注术中是否封堵肛门，有肛门渗液者及时清理，保持清洁、干燥。

(六) 饮食护理

放疗期间每日饮水 3 000 ml 以上。放疗前后 30 min 避免进食，放疗后卧床 30 min，以减轻反应。

(七) 康复护理

(1) 放疗后注意放射野皮肤保护，不要抓挠或擦洗，避免感染和骤冷骤热。

(2) 注意摄入高蛋白、高维生素、高热量、易消化饮食，保持大小便通畅，防止腹泻和便秘，如有异常，随时复诊。

(3) 保持心情愉快，适量活动。

第八节　胰腺癌放疗患者的护理

一、放疗前准备

(1) 患者准备：纠正贫血、脱水、高热、胃肠功能紊乱、电解质紊乱等，如有感染应控制感染后再行放疗。如存在严重黄疸和肝功能异常，建议先行经皮穿刺引流术(PTCD)，待症状改善后再考虑放疗。

(2) 定位前宣教：告知患者放疗前空腹或少量进食。

(3) 饮食指导：少吃或限制油腻、煎炸、刺激性等食物。

(4) 心理护理：胰腺癌患者就诊时大多是中晚期，已失去手术机会或仅做了姑息性手术，使患者对治疗缺乏信心。有些家庭经济困难担心昂贵的治疗费用、心情焦虑、无法安心配合治疗，并对疾病预后感到恐慌。讲解治疗过程中可能发生的副作用、注意事项以及预后，有针对性地做好心理疏导工作。

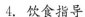

二、主要护理问题

(1) 疼痛。
(2) 消化道症状:恶心、呕吐、厌食。
(3) 潜在并发症:肠梗阻、放射性肝损伤等。

三、护理

(一) 放疗期间护理

(1) 疼痛护理:胰腺癌患者多伴有疼痛,这种剧烈的疼痛严重影响患者的生活质量。放疗早期应根据疼痛情况,提前做好计划,严格按"三阶梯"治疗原则处理并用药。晚期剧烈疼痛患者,需在疼痛专家指导下有效止痛。

(2) 消化道副反应护理:患者可出现恶心呕吐,少部分伴有纳差、低钾。对轻度恶心呕吐患者,鼓励进食高蛋白、高热量、高维生素、清淡易消化的食物,少量多餐。对中度恶心呕吐者放疗前30分钟给予护胃止吐治疗。对于反应较重患者,在放疗结束后或睡前再次行止吐治疗。用药期间观察患者有无便秘,采取预防性措施。对重度恶心、呕吐,伴纳差、低钾患者对症处理。

(3) 肠梗阻护理:放疗过程中,如出现腹痛、腹胀、排便和排气停止等症状,禁食、禁饮。禁食期间遵医嘱行肠外营养支持。

(4) 放射性肝损护理:放射性肝损主要表现为乏力、厌食。指导患者放疗结束后卧床休息30分钟、避免肝区碰撞。饮食宜清淡、低脂肪。放疗期间每周监测肝功能并观察指标变化。

(二) 康复护理

(1) 患者治疗结束时做好出院指导,嘱患者按时服药,保持乐观情绪。告知患者出院后按时复查。适当活动增进食欲,提高机体免疫力。

(2) 癌痛健康教育:向患者及家属告知需按量、按时应用镇痛药物,不可自行增、减药物频次及药量或擅自停药。告知阿片类药物的不良反应及自我护理。

(3) 心理康复:对晚期胰腺癌目前还没有理想的治疗方法,放疗和化疗可取得一定的效果,但副反应太大,加之晚期胰腺癌常伴有疼痛、黄疸、纳差等症状,使患者对治疗缺乏信心。因此护理人员必须具有高度的责任心和同情心,主动关心患者,进行有效的心理干预。

第九节　前列腺癌放疗患者的护理

一、放疗前准备

放疗前宣教:前列腺的位置会随着膀胱充盈程度而改变,所以应强调放疗前饮水时间及饮水量，均应与模拟定位CT扫描时保持一致，有条件者B超协助定位，以保证体位的重复性、放疗剂量的准确性，提高治疗效果，减少并发症。

二、主要护理问题

(1) 内分泌治疗相关问题。

(2) 潜在并发症：放射性肠炎、放射性膀胱炎、放射性皮炎等。

三、护理

1. *并发症护理*

放射性肠炎、放射性膀胱炎、放射性皮炎等护理工作详见第七节。

2. *内分泌治疗护理*

内分泌治疗也属于姑息性治疗，已经成为前列腺癌辅助治疗的首选。尤其是进展性、转移性前列腺癌。临床内分泌治疗的方法有去势（药物或手术）联合或不联合抗雄激素药物（如：比卡鲁胺、氟他胺、醋酸甲地孕酮等）。

(1) 内分泌治疗的目的

① 去除雄激素的来源。②抑制垂体释放黄体生成激素。③抑制类固醇合成。④在靶组织内抑制雄激素作用等，从而阻止前列腺癌细胞的生长。

(2) 内分泌治疗护理

抗雄激素联合治疗是目前前列腺癌内分泌治疗最为广泛应用的方案，疗程较长，不能随意停药，以免影响疗效。

① 告知患者应遵医嘱定期检测血清PSA及肝功能，了解治疗效果以及肝功能损害情况，以便决定采取间歇内分泌治疗或连续性内分泌治疗。

② 潮热是药物应用后人体内分泌适应调整过程中的暂时现象，无须紧张，2～4个月后潮热逐渐减轻。

③ 指导贫血患者合理休息，鼓励高热量、高蛋白饮食。骨质疏松者应适当运动，加强有氧锻炼，遵医嘱口服钙剂。注射部位淤血者告知患者药物注射后应按压10 min。

④ 性功能障碍在停药后状态会有所好转，男性乳房女性化者应避免局部触压，保持乳头清洁，嘱患者不必紧张，通常在6个月消失。

第十节　宫颈癌放疗患者的护理

一、放疗前准备

(1) 宫颈癌术后放疗患者，除了了解全身情况外，还应关注有无术后排尿障碍，应对术后放疗患者主动评估排尿情况并干预。对于长期留置导尿者,应在放疗前采用间歇性导尿新技术,拔除留置的尿管。

(2) 放射性皮炎及失禁性皮炎是宫颈癌放疗难免的并发症,要在开始放疗前,教会患者便后使用流动水冲洗外阴,如有脱肛可顺势回纳,放疗期间不穿紧身内衣,并保持外阴部清洁干燥。

(3) 无论有无排尿障碍,所有宫颈癌放疗患者,都要教会盆底肌功能锻炼方法及学会排尿中断训练。

(4) 定位及放疗前牢记憋尿过程,有条件单位可使用B超协助定位。

二、主要护理问题

(1) 阴道出血。

(2) 潜在并发症:放射性膀胱炎、放射性肠炎、放射性皮炎、放射性阴道炎等。

三、护理

1. 并发症护理

放射治疗期间,易诱发放射性肠炎、膀胱炎、皮炎疾病,其护理工作注意事项详见第七节。

2. 阴道护理

(1) 阴道冲洗

是放疗的重要辅助治疗手段,可以减轻阴道黏膜充血、水肿,并能清除放疗后的坏死组织,提高放射敏感度,预防盆腔炎。在放疗期间,常规每周冲洗2~3次。

① 指导患者排尿后取膀胱截石位,腹部及下肢注意保暖避免着凉。

② 观察外阴皮肤是否完整。

③ 用0.2%的碘伏消毒外阴,严格执行无菌技术。

④ 月经期及阴道出血禁忌冲洗,细菌易进入宫腔引起上行感染。

⑤ 冲洗液为灭菌注射用水,冲洗压力不宜过高,冲洗筒距冲洗床约60 cm为宜,水温为38~42℃。

⑥ 选择合适的窥阴器,并充分润滑(尤其是老年患者),再将窥阴器轻轻放入阴道,缓缓冲洗阴道内前、后、左、右穹窿及阴道皱襞处,动作轻柔。冲洗过程中注意观察阴道分泌物的颜色和气味,如触碰到癌组织引起出血,要及时阴道填塞纱布以压迫止血,严重者做好抢救准备。

⑦ 无特殊情况,冲洗结束后遵医嘱用药(如活性银离子凝胶,既能润滑阴道,又有杀菌作用)。

⑧ 自治疗之日起,坚持阴道冲洗至治疗结束后1~3个月。可减轻放射性阴道炎、阴道粘连及闭锁。

(2) 阴道出血护理

① 观察阴道分泌物的颜色、量、性状、气味等,指导使用质量合格柔软的会阴垫,并经常更换。

② 阴道出血为鲜红色且量增多，嘱卧床休息，汇报医生对症处理。

③ 阴道大量出血，要及时阴道填塞纱布以压迫止血，严重者做好抢救准备。

3. *腹痛的护理*

(1) 评估腹痛特点、强度、性质、疼痛频率和持续时间，有无压痛、反跳痛等，汇报医生并遵医嘱用药。

(2) 如为放疗引起肠水肿所致，告之原因，消除紧张情绪。

(3) 指导患者进食高蛋白、高维生素、少渣、低纤维、低产气饮食，避免冷、硬、油炸食物，忌辛辣、刺激性食物。

(4) 经常发作的肛门坠胀性疼痛，遵医嘱用药，保留灌肠。

4. *康复护理*

(1) 保持心情愉快，合理安排休息和活动时间，避免重体力劳动。

(2) 均衡饮食，避免辛辣饮食。

(3) 保持会阴清洁，便后会阴冲洗。坚持阴道冲洗1～3个月。

(4) 定期随访：3个月内每月检查1次，2年内每3个月检查1次，以后5年每半年检查1次，再以后每年检查1次。

(5) 性功能恢复护理指导：主动告诉患者性生活相关知识，提供心理帮助，使患者有心理准备，减少畏惧。阴道黏膜修复后，即可恢复正常的性生活，银离子抗菌凝胶对缓解阴道干涩症状效果肯定。如出现了性功能障碍，应及时去专科治疗。

第十一节　骨转移瘤放疗患者的护理

一、放疗前准备

(1) 放疗前有效控制疼痛，保证放疗体位的重复性。

(2) 指导患者体位变换时注意预防病理性骨折，轴线翻身。

(3) 评估患者肌力，根据需要提供必要的帮助。

二、主要护理问题

(1) 疼痛。

(2) 潜在并发症：病理性骨折、压力性皮肤损伤、骨髓抑制、放射性皮炎等。

三、护理

(一) 疼痛护理

局部放疗是治疗骨转移的有效方法，文献报道80%～90%的患者可以获得较持久的止痛效果，至少可以部分缓解。放疗可使疼痛迅速缓解，对治疗反应者50%以上在1～2周内表现有效，70%以上患者缓解期达3个月。

治疗期间正确全面地评估疼痛，了解疼痛的部位、时间、程度、性质、表达方式、影响因素及伴随状态。

按照WHO"三阶梯"给药止痛原则治疗，严格按时给药。避免患者因为害怕"成瘾性"而按需服药。同时告知患者，放疗初期疼痛反而会加剧，可能是由于放疗后组织充血、水肿造成的，一般一周会逐渐缓解，并及时予以对症处理。若放疗期间疼痛明显加剧或范围扩大，则警惕病灶恶化或放射野外有肿瘤生长或发生了病理性骨折等。

部分患者可使用骨吸收剂(如:帕米膦酸二钠等)止痛，在治疗过程中患者容易出现呕吐、发热以及高钙血症、胸闷等不良反应，当患者出现上述情况时，医护人员要及时根据病人的情况进行处理。在静脉滴注帕米膦酸二钠时注意严格控制滴速(30～40滴/min)，严格按要求巡视，经外周静脉输注时应观察滴注部位有无红肿，患者是否出现不适等。约有50%的药物以原形从肾脏排出，因此护理人员应该指导患者多饮水(每日≥2 000 ml)，从而减少药物对于肾脏的损害。在用药期间叮嘱患者切勿食用含钙食物，并定期检测血钙及血磷等电解质。

(二) 潜在并发症的护理

1. 防止病理性骨折的发生

(1) 向患者讲解可能发生骨折的危险、如何避免及自我保护的方法。勿用力提物或高举，穿平底防滑鞋，行走轻慢，勿奔跑，以防摔倒骨折。

(2) 有溶骨损害的患者应限制活动，卧床休息，协助患者翻身时避免推、拉、拽，行轴线翻身。必要时采用外固定，对于有颈椎转移者戴颈托以防骨折致高位截瘫。

(3) 为了预防骨骼脱钙、肌肉萎缩和坠积性感染，护士应鼓励并协助患者适当离床活动。患者离床活动时要注意避免强烈震动和冲撞，更换体位时应十分缓慢，以免导致疼痛加剧、肌肉挛缩和发生病理性骨折。

(4) 已发生骨折者按骨科治疗原则适当行牵引、复位固定及制动，必要时手术，并严密观察病情变化和预防感染。

2. 预防压力性皮肤损伤

恶性肿瘤骨转移患者常常伴有全身情况变化，如纳差、消瘦、贫血，患者因疼痛、恐惧病理性骨折而拒绝翻身。

(1) 压力性损伤预防步骤

① 识别患者是否处于危险状态。

② 处于危险状态的患者采取有效的预防策略。

(2) 压力性损伤的预防措施

① 体位变换:定时被动变换体位，每2 h 1次，长期卧床患者使用气垫床，解除压迫是预防压力性损伤的原则。

② 减轻骨突出部位的压迫:选用合适的减压敷料(如:泡沫敷料)。

③ 观察皮肤:每班交接，认真记录。

④ 避免外伤:起床时动作缓慢，轴线翻身;翻身时动作轻柔、缓慢，不可拖、拉、拽，注意清除床面、座椅上的异物。

⑤ 保持皮肤清洁，勤换内衣裤，及时更换、清洗被排泄物污染的床单。

⑥ 对于长期卧床、强迫体位的患者，可用赛肤润外涂受压部位。

（三）康复护理

住院期间做好止痛药物剂量滴定，出院时留有电话联系卡，叮嘱患者出现疼痛加重、暴发痛或药物不良反应时应及时联系医生。

第十二节　肿瘤治疗患者的静脉通路选择与管理

随着肿瘤治疗技术日新月异的发展，更多新型治疗方案应用于临床。在肿瘤的治疗过程中，患者通常需要多疗程的静脉输注抗肿瘤药物。抗肿瘤药物对血管刺激性大，给药时间长，一旦发生化疗药物外渗，将给患者造成严重的心理和经济负担，因此对肿瘤患者的静脉通路进行主动评估和合理选择显得尤为重要。

一、肿瘤患者静脉通路的评估与选择

2016 年，美国静脉输液护理学会发布的《静脉治疗实践标准》指出，应根据治疗处方、治疗方案、预期治疗的时间、血管特征、患者年龄、并存疾病、输液治疗史、对静脉通路装置位置的偏好和可用设备的护理能力及资源，选择适宜患者静脉通路需要的外周或者中心静脉导管。临床应用的静脉通路装置种类较多，对于肿瘤患者而言，选择一种既能满足治疗需求，又安全的静脉通路装置至关重要。评估时应遵循以下几点原则。

（一）患者情况的评估

了解患者的年龄、意识状态、四肢活动情况和配合程度，生化、凝血功能等血液学指标。询问患者既往手术史、血栓史、放化疗史、中心静脉置管史，有无纵膈肿瘤、心脏起搏器、支架等。装有起搏器的患者应在起搏器的另一侧肢体置管。行乳腺癌根治术及腋下淋巴结清扫术后患者，建议在健侧上肢行 PICC 置管。慢性肾病患者，应避免在其人工动静脉瘘或欲留人工动静脉瘘一侧上肢置管。上腔静脉压迫综合征的患者不宜行 PICC 置管。充分评估患者的血管状况，如静脉的充盈程度、管径、走向、弹性、穿刺部位的皮肤是否完整、有无炎症及瘢痕以及既往静脉血管的使用情况。

（二）治疗方案的评估

患者的治疗方案、所用药物的类型以及化疗周期的长短是选择静脉通路装置的重要依据。护士要熟练掌握药物的作用和不良反应，知晓药物的特性，包括药物的刺激性、毒性分类、pH 值、渗透压和浓度等。短期输注非刺激性抗肿瘤药物时选择外周静脉，需要长期化疗的患者，或输注发疱性或刺激性药物的患者，应选择中心静脉。

（三）家庭与社会支持状况的评估

患者的经济情况和医保支付情况、家庭成员是否能够配合患者维护和日常照护，以及患者居住所在地是否可以较为便利地进行后续导管维护，上述问题都是选择静脉通路装置

时需要考虑的因素。

二、静脉通路工具的评估与选择

（1）静脉通路工具的分类：静脉穿刺工具根据导管长度分为短导管、中长度导管、长导管；根据置入的血管类型分为外周静脉导管、中心静脉导管。

（2）静脉通路工具的选择：在满足治疗需要的情况下，选择直径最小和长度最短的导管进行治疗。

三、静脉通路常见并发症与处理

（一）皮肤反应

1. 临床表现

（1）皮肤过敏表现为局部皮肤瘙痒、皮疹或潮红、湿疹样小泡甚至破溃，主要发生于导管周围接触透明敷料的皮肤部位。少数严重患者可出现水疱、糜烂、渗出等局部症状及发热、畏寒、恶心、头痛等全身症状。

（2）张力性损伤是由于透明敷料粘贴方法不正确，敷料粘贴过紧或过度拉伸导致透明敷料下皮肤张力的变化，引起张力性损伤。表现为敷料边缘部位有红斑、水泡，而敷料中央区正常。

2. 预防与处理

（1）每日观察穿刺点及周围皮肤的情况。

（2）进行导管置入和维护的人员必须经过专业知识及技能的培训。

（3）选择合适的消毒剂、敷料。对敷料过敏者使用抗过敏材料，如：水胶体敷料。皮肤张力性损伤者，尽量使用无菌纱布覆盖，减少敷料对皮肤继续损伤，应注意避免导管脱出。必要时局部使用地塞米松软膏，或遵医嘱口服抗过敏药物。

（4）对患者及家属应进行静脉导管相关知识及并发症的健康宣教，包括出院后的指导。

（二）静脉炎

（1）临床表现：主要包括疼痛、触痛、红斑、发热、肿胀、硬化、化脓或者可触及静脉条索，分为机械性、化学性、细菌性、血栓性静脉炎 4 种类型。

（2）静脉炎的分级。0 级：没有症状；1 级：穿刺部位发红，伴有或不伴有疼痛；2 级：穿刺部位疼痛伴有发红和/或水肿；3 级：穿刺部位疼痛伴有发红，条索状物形成，可触摸到条索状的静脉；4 级：穿刺部位疼痛伴有发红疼痛，条索状物形成，可触摸到条索状的静脉其长度大于 1 英寸；脓液流出。

（3）预防与处理

① 严格遵守无菌技术操作原则。

② 根据药液的性质，选择合适的静脉通路，输入浓度高、刺激性大的药物应首选中心静脉。

③ 使用外周静脉留置针时，首选上肢静脉，除非在上肢静脉没有条件置管的情况下才可选用下肢静脉。接受乳房根治术和腋下淋巴结清扫术的患者应选择健侧肢体输注液体或药物。

④ 推荐使用硅胶、聚氨酯类生物材料导管置入，以有效减少发生静脉炎的风险性。

⑤ 推荐 PICC 置入采用超声引导下结合改良塞丁格技术，优先选择肘上贵要静脉，以降低置管后机械性静脉炎的发生。

⑥ 每日观察，若发现有静脉炎的表现，外周静脉留置针应当立即拔除；PICC 可暂时保留，通知医生，对症处理。

⑦ 出现静脉炎，可外涂地塞米松软膏及喜疗妥软膏，或选择具有祛热解毒、活血化瘀、消肿止痛的中草药外敷。局部热敷、冷敷和理疗对减轻静脉炎的症状有很好的治疗作用。水胶体敷料、软聚硅酮保湿敷料、水凝胶敷料等外贴也被用于预防与治疗静脉炎。

（三）穿刺点渗液

1. 临床表现

穿刺点渗液是 PICC 置管后的常见并发症之一，多为无色透明或淡黄色液体，可导致敷料松动甚至脱落，增加了感染机会。PICC 穿刺部位渗液可能与患者自身疾病、纤维蛋白鞘形成、导管破裂、置管者穿刺手法以及过程顺利与否等有关。出现 PICC 渗液时，切忌盲目拔管，仔细分析原因，给予相应处理。通过处理后，仍有少量持续渗液，但无局部不良反应者，可保留导管并继续观察。穿刺点渗液的发生会增加患者非计划维护次数，降低患者带管质量。

2. 预防与处理

(1) 要求操作者置管前评估患者的基本情况，如年龄、自身疾病及营养状态等，仔细检查导管及瓣膜功能有无异常，熟练掌握 PICC 穿刺技术，手法熟练，提高一次性穿刺成功率。

(2) 肿瘤、老年患者全身情况较差时，遵医嘱改善患者全身状况，低蛋白血症者适量补充人血白蛋白。

(3) 分析穿刺点渗液的原因，采取有效措施。纤维蛋白鞘形成者，遵医嘱使用尿激酶溶解纤维蛋白；淋巴管受损者，加压包扎、加强换药、预防感染、严重者拔管；外露导管破裂时，修剪破裂部分，体内导管破裂者予以拔管。

(4) 穿刺点渗液时，及时更换穿刺点敷料并加压包扎，保持穿刺点的清洁干燥，防止感染。

(5) 输液前、后及两种药物之间及时冲封管，手法正确。

（四）导管相关性血栓

1. 临床表现

沿置管静脉走行的肢体、颈部出现疼痛或水肿，皮肤温度的改变，患者患肢的周径增大。与操作者技术、患者的疾病、使用的药物、导管的材质、直径及尖端位置等原因有关。

2. 诊断标准

根据患者的临床表现，如二维超声显示：静脉管腔增大；腔内见实体回声，随血栓形成时间延长，实体由低回声逐渐向高回声渐变；加压时管腔不变形。或彩色多普勒超声显示：

完全阻塞时病变段内不显示血流信号；不完全阻塞时彩色血流束变细，充盈缺损或绕行。导管相关性深静脉血栓形成后不仅可以导致导管功能丧失，而且血栓可能脱落导致肺栓塞症，危及患者生命。静脉造影是深静脉血栓诊断的"金标准"。

3. 预防与处理

（1）实施导管穿刺和维护的人员须经专业培训，置管前全面评估患者病情、血栓史、治疗方案等，合理选择导管及穿刺部位。置管后确认导管尖端位于上腔静脉的下 1/3，上腔静脉与右心房连接处。

（2）鼓励患者置管后尽早做握拳运动，每次竭力握拳 10 s，连续握拳 25 次为 1 组，每日数组。

（3）可疑导管相关性血栓形成时，应抬高患肢并制动，避免热敷、按摩、压迫，及早进行血管 B 超确诊。

（4）静脉血栓形成后，应遵医嘱积极处理，每日测量双侧肢体同一部位的臂围，对比观察患者消肿情况；并观察患侧肢体、肩部、颈部及胸部肿胀、疼痛、皮肤温度及颜色、出血倾向及功能活动情况。根据情况决定是否拔管，拔管动作要轻柔，以免血栓脱落。

（五）导管相关性血流感染

1. 定义、临床表现

是指带有血管内导管或者拔除血管内导管 48 h 内的患者出现菌血症或真菌血症，并伴有发热（大于 38℃）、寒颤或低血压等感染表现，除血管导管外没有其他明确的感染源。包括局部感染和全身性感染。实验室微生物学检查显示：外周静脉血培养细菌或真菌阳性；或者从导管段和外周血培养出相同种类、相同药敏结果的致病菌。与患者自身状况、操作标准化与否、输液工具及输注的药物等有关。

2. 预防与处理

（1）对所有进行导管穿刺及维护的人员进行培训，无菌纱布敷料每 48 h 更换 1 次，透明敷料及输液接头每 7 天更换 1 次，输注药物（液体）前，使用酒精用力擦拭输液接头至少 15 s，敷料潮湿、松动时及时更换。静脉治疗护士专业化有利于降低导管相关性感染的发生率。

（2）严格执行中心静脉导管集束化干预策略，包括最大化无菌屏障、手卫生、选择最理想的置管位置、皮肤消毒、每日评估导管的必要性 5 个措施。

（3）对于年老体弱，尤其是糖尿病、恶液质及血小板极低等免疫极差的患者，应加强基础疾病的治疗，注意保护和提高机体免疫力。

（4）密切观察置管局部皮肤有无红肿、触痛、分泌物等，监测患者的体温变化。可疑导管相关性血流感染时，应立即停止输液，拔除外周静脉留置针，评估中心静脉导管拔除的必要性，遵医嘱做血培养获得病原学证据。

（5）一旦出现下列情况必须拔除导管，严重的败血症、脓毒血症、感染性休克等。出现下列情况时也应及时拔除导管：菌血症持续超过 48～72 h，局部皮肤或软组织感染，穿刺部位出现脓性分泌物，或出现感染性心内膜炎、骨髓炎等并发症，或抗生素治疗后再次感染。

（六）导管阻塞

1. 定义、临床表现

是指血管内置导管部分或完全堵塞，致使液体或药液的输注受阻或受限。是长期留置导管如PICC、输液港最常见的非感染性并发症，也是PICC非计划拔管的主要原因之一。根据导管阻塞程度分为不完全性阻塞和完全性阻塞。不完全性阻塞临床表现为输液速度减慢，但是仍可输液；完全性阻塞则表现为不能输液，也不能抽回血。根据导管堵塞原因分为血栓性堵塞和非血栓堵塞两类。血栓性堵塞与各种原因引起的血液反流，如咳嗽、心力衰竭等胸腔内压力增大致血液反流或输液结束后封管手法不正确有关。非血栓性堵塞主要与导管扭曲、打折，或与药物结晶、纤维蛋白沉积、异物颗粒堵塞等原因有关。

2. 预防与处理

（1）确保导管尖端的位置正确，根据导管的类型以及患者的舒适与否，正确固定导管。

（2）药物联合输注时注意药物配伍禁忌。输注不同药物之间及时冲管，正确应用A-C-L导管维护程序，采用脉冲式冲管和正压封管。三向瓣膜式导管选择生理盐水封管，前端开口式导管选择肝素盐水封管。血小板减少症、血友病及对肝素过敏者，避免选择肝素盐水封管。

（3）指导患者取恰当体位，避免打喷嚏、咳嗽、大便用力等增加胸腔压力的活动，告知患者若发现导管内有回血时应及时处理。

（4）评估堵管的性质，采取相应的处理。

第十三节　模拟定位的护理

理想的放射治疗是将精确的放射剂量给予勾画好的靶区体积上，同时尽可能地减少放射线对靶区周围正常组织器官的损伤，从而达到根治疾病、延长生命和提高生存质量的目的。

放射治疗定位技术有：常规模拟定位技术、CT模拟定位技术、特殊定位技术。CT模拟定位可完成X射线模拟定位的全过程，且定位的精确性、目的性和可靠性都远高于X线模拟定位。CT定位比X线模拟定位有更高的要求，需进行严格的体位固定，确保CT定位体位与放疗体位一致。

一、协助技师正确摆放体位

为实现CT模拟的精确定位，正确的体位固定以及摆放成为关键，同时正确的体位摆放也是治疗成功的保障。患者最舒服的体位和技师最容易操作的体位就是最佳的治疗体位。需保证制模体位、扫描体位与治疗体位的一致。

患者初次接触放疗，缺乏放疗相关知识，易产生紧张情绪，不利于最佳体位的摆放。需向患者做好解释工作，讲解扫描过程，消除患者紧张情绪，协助患者摆放舒适、正确体位；协助技师在患者体表描画标志线，使患者体表与固定装置完全贴合；指导患者以及家属正确保护体表标志线；告知患者及家属不可自行描画体表标志线，避免治疗时的误导。

二、特殊治疗准备

（1）膀胱充盈：按照医生开立的定位申请单要求核对患者，嘱患者排气、排便、排空膀胱；有造口者，清理排空造口袋。规定时间内喝完定量的水且憋尿至规定时间完成定位。告知患者在放疗期间，规范憋尿要求与定位时一致的重要性，以提高摆位的重复性、保证放疗准确性。

（2）使用口含器：按照医生开立的定位申请单要求核对患者，根据患者口腔情况以及耐受程度，制作适合患者的个体化口含器，嘱患者妥善保管，告知患者在放疗期间口含器的正确使用可保护口腔正常组织，减轻放疗反应。使用要求与定位时一致的重要性，以提高摆位的重复性、保证放疗准确性。

三、增强 CT 患者的护理配合

（一）扫描前准备

（1）核对患者，确认患者签署增强检查知情同意书。

（2）询问患者病史、过敏史以及用药史。有碘对比剂过敏史者禁用。如当日患者已行碘对比剂检查，则不宜行增强 CT 定位，需另约时间或与医生沟通以后予以平扫定位。

（3）选择合适血管、型号适宜的留置针予以开放静脉通路。正确连接高压注射泵。再次确认留置针在位、通畅。

（4）告知患者扫描过程中可能出现的不适反应，将呼叫器置于患者手中，便于患者随时呼叫。

（5）CT 定位室内，备有抢救车、氧气等急救物品，便于及时抢救。

（二）CT 扫描时护理

（1）扫描过程中观察患者的反应。

（2）观察高压注射泵压力曲线的改变。如患者不适或高压注射泵压力曲线异常，应立即停止高压注射、停止扫描及时处理。

（三）扫描结束后护理

（1）协助技师松开固定装置，治疗床复位。

（2）松开留置针与高压注射泵连接。

（3）帮助患者缓慢坐起，询问有无不适。如患者有不适则应立即通知医生处理。

（4）保留留置针观察 20～30 min，患者无不良反应，方可拔除留置针离开。

（5）嘱患者当日多饮水，可达 1 500～2 000 ml。以促进碘对比剂经尿液排出，减少对肾功能的损伤。

四、特殊情况处理

(一) 口服二甲双胍的糖尿病患者

关于口服二甲双胍的糖尿病患者需使用碘对比剂造影时,是否需停用二甲双胍?根据《二甲双胍临床应用专家共识》(2016 年版),肾功能正常的患者在使用碘对比剂前不必停用二甲双胍,但在使用碘对比剂造影后应在医生的指导下,停用二甲双胍 48~72 h,复查肾功能正常后可继续用药;肾功能异常的患者使用碘对比剂以及全身麻醉术前 48 h,应暂时停用二甲双胍,造影后还需停药 48~72 h,复查肾功能正常后可继续用药。

(二) 碘对比剂过敏的处理

对于轻度过敏反应(如:荨麻疹,头疼,头晕,恶心,呕吐等)给予观察,必要时遵医嘱给予地塞米松等药物;若患者发生呼吸困难、意识丧失、休克,心跳呼吸停骤停等重度过敏反应,立即通知医生,松开患者的固定装置,按过敏性休克就地给予急救。

(三) 药物外渗

发生药物外渗时启用应急预案处理,确认外渗后应立即停止输注,回抽残余药物以及血液后拔除穿刺针;评估外渗药物性质及量、局部情况(皮肤颜色、肿胀、水泡、疼痛);遵医嘱局部使用 50%硫酸镁湿敷或喜辽妥涂擦;外渗肢体以平放的方式抬高,避免患处局部受压;每日观察外渗部位的皮肤颜色、温度、疼痛等情况,做好护理记录,与患者及家属做好沟通;当皮肤表面有水疱形成时,酌情抽吸疱内渗液。局部发生破溃、坏死时,给予清创换药等处理。如有疼痛,遵医嘱给予止疼剂;做好交接班。告知门诊患者如外渗部位的皮肤颜色、温度、疼痛、红肿加剧,需及时来院就诊处理,次日电话回访询问患者恢复状况。

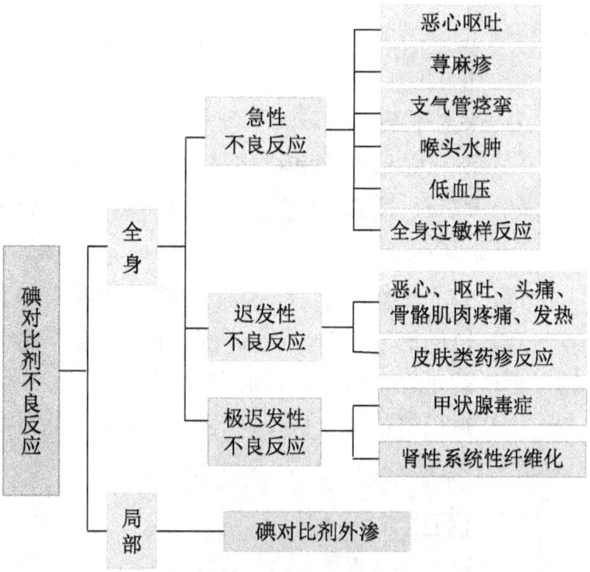

图 13-1 碘对比剂不良反应

五、高压注射泵的正确使用及维护注意事项

严格按照高压注射泵操作流程进行操作。每日检查、清洁高压注射泵,保证高压注射泵处于完好备用状态。

- 定义：在对比剂注射后1小时内发生的不良反应
- 钆对比剂和超声对比剂在注射后可出现与碘对比剂相同的急性不良反应，但碘对比剂的发生率最高，超声对比剂的发生率最低

分类	过敏样/超敏反应	化学毒性反应
轻度	轻度荨麻疹 轻度瘙痒 红斑	恶心/轻度呕吐 温暖感/寒战 焦虑 可自行缓解的血管迷走反应
中度	明显的荨麻疹 轻度支气管痉挛 面部/喉头水肿 呕吐	重度呕吐 血管迷走神经性发作
重度	低血压性休克 呼吸停止 心搏骤停	心律失常 惊厥

注：
- 对比剂注射后1小时内患者出现的症状并不都是对比剂的不良反应
- 患者的焦虑也可致对比剂注射后出现症状（Lalli效应）
- 一种新的对比剂首次用于临床时，其不良反应有被过度报告的趋势（Weber效应）

图 13-2　急性不良反应的定义及分类

1. 注意事项

（1）除了抽造影剂和排气外，注射器针头都应保持平放或朝下的状态。

（2）取下针筒前，先使注射器机头朝下，然后再拧针筒，防止剩余造影剂倒流。

2. 日常保养

（1）每天工作结束后用热毛巾擦去注射头表面残留的造影剂。

（2）每周清洁推杆 1 次，不装针筒，使推杆完全伸出到最前端，先用热毛巾擦拭推杆，再用干纸巾擦干，然后使推杆回到起始位置。

（3）每周清洁触摸屏 1 次，关机后，用湿毛巾擦拭触摸屏，然后用干纸巾擦干。

六、链接

1. 放射治疗肿瘤协作组（RTOG）放射性皮炎分级标准

0 级：皮肤无变化；

1 级：滤泡样暗色红斑或脱发、干性脱皮、出汗减少；

2 级：触痛性或鲜红红斑，片状湿性脱皮或中度水肿；

3 级：皮肤皱褶以外部位的融合的湿性脱皮；

4 级：溃疡、出血、坏死。

2. 放射治疗肿瘤协作组（RTOG）放射性口腔黏膜炎分级标准

0 级：无红肿、疼痛，无吞咽困难；

1 级：黏膜充血、红肿、疼痛，轻度吞咽困难，能进固体食物；

2 级：斑点状黏膜炎，中度疼痛，中度吞咽困难，能进软食或流食；

3 级：片状黏膜炎占照射区 50%以下，有明显疼痛；

4 级：片状黏膜炎占照射区 50％以上。

3. 放射治疗肿瘤协作组(RTOG)急性放射性肠炎分级标准

0 级：无变化；

1 级：排便次数增多或排便习惯改变，无需用药；直肠不适，无需镇痛治疗。

2 级：腹泻，需用抗副交感神经药；黏液分泌增多，无需卫生垫；直肠或腹部疼痛，需镇痛药。

3 级：腹泻，需肠外支持；重度黏液或血性分泌物增多，需卫生垫；腹部膨胀（平片示肠管扩张）。

4 级：急性或亚急性肠梗阻、肠瘘或肠穿孔；胃肠道出血需输血；腹痛或里急后重需置管减压，或肠扭转。

4. 放射治疗肿瘤协作组(RTOG)急性放射性食管炎分级标准(表 13-2)

表 13-2

分级	症状	治疗
0 级	无症状	
Ⅰ级	轻度吞咽困难或吞咽疼痛	表面麻醉药、非麻醉药镇痛或进半流饮食
Ⅱ级	中度吞咽困难或吞咽疼痛	麻醉药镇痛或进流质饮食
Ⅲ级	重度吞咽困难或吞咽疼痛伴脱水或体质量下降＞15％	鼻胃饲或静脉输液补充营养
Ⅳ级	完全梗阻，溃疡、穿孔或瘘管形成	禁食，全肠外营养，必要时手术治疗

5. 世界卫生组织抗癌药物急性及亚急性毒性反应分级标准(表 13-3)

表 13-3

	0	Ⅰ	Ⅱ	Ⅲ	Ⅳ
血红蛋白(g/L)	≥110	109～95	94～80	79～65	＜65
白细胞(10^9/L)	≥4.0	3.9～3.0	2.9～2.0	1.9～1,0	＜1.0
粒细胞(10^9/L)	≥2.0	1.9～1.5	1.4～1.2	0.9～0.5	＜0.5
血小板(10^9/L)	≥100	99～75	74～50	49～25	＜25

6. 疼痛评估

(1) 评估工具：采用数字评分法(NRS)结合面部表情疼痛量表法(FPS-R)：0 分为无痛，10 分为剧痛；1～3 分：轻度疼痛（睡眠不受影响）；4～6 分中度疼痛（睡眠受影响）；7～10 分重度疼痛（严重影响睡眠）。患者根据疼痛程度在相应分值上确认，护士再根据患者的面部表情判定其疼痛分值。

(2) 疼痛评估时间及频率：由责任护士担任，首次评估在患者入院 8 h 内开展，0 分每日评估 1 次；1～3 分每 8 h 评估 1 次；4～6 分每 4 h 评估 1 次。口服镇痛药后 1 h 进行复评，注射用药后 30 min 进行复评，确保疼痛及评分在 3 分以下，疼痛频率 24 h 内在 3 次以下，解救疼痛 24 h 内在 3 次以下，完成各项措施后，再实施评估，并准确记录。

(3) 疼痛处理效果评价：完全缓解(CR)：NRS 法疼痛 100％缓解。部分缓解(PR)：NRS 法疼痛缓解＞50％。轻微缓解(MR)：疼痛较治疗前减轻，但感到明显疼痛，睡眠受干扰或疼痛缓解。

7. 鼻咽冲洗流程及质量标准(表 13-4)

表 13-4 鼻咽冲洗护理流程及质量标准(样本)

编号:内科·放疗·特殊检查治疗·(64120402)

组稿者:×××　审核者:×××　批准者:院护理质量管理委员会　执行时间:

项目	操作流程	质量标准	分值	
操作前准备	1. 核对医嘱	核对正确	2	
	2. 核对和评估患者:①核对医嘱无误,确认患者身份无误;②身体状态、心理状态及合作程度;③鼻腔通畅情况评估:有无鼻塞、鼻塞程度、双侧鼻塞有无差异,鼻腔分泌物量、性状,鼻腔黏膜	评估核对符合要求	10	
	3. 告知患者:操作目的、方法、配合事项,指导患者消除紧张情绪、积极配合	患者配合	2	
	4. 护士准备:洗手、戴口罩、戴手套	符合服务规范要求	2	
	5. 备齐用物,放置合理:治疗车上备灌肠器 1 个,接水盆 1 个,温开水 1 000 ml,水温计测试水温 38～40℃,防渗水治疗巾一个,面纸若干,夹子 2 个	物品齐全,功能完好	4	
操作过程	1. 再次核对患者,并做好解释,安置患者于舒适并方便操作的体位	患者舒适,体位方便操作	4	
	2. 推治疗车至患者身边,将装入温开水的灌肠袋悬挂在距患者头顶 50 cm 的挂钩上	操作方便、高度符合要求	4	
	3. 铺治疗巾围于患者颌下,嘱患者略低头,上身前倾,两侧用夹子夹在肩部衣服上,放好接水盆	接水盆放置稳妥	4	
	4. 测试水温:可采取简易测试方法:将手臂内侧贴紧灌肠袋,以接近皮肤温度为宜	温度符合要求	8	
	5. 从阻塞较重侧开始冲洗:将冲洗头放入鼻腔 1～1.5 cm,嘱患者头部前倾,张口做“啊”字状,打开灌肠器开关开始冲洗,两侧鼻腔交替进行	动作轻柔,冲洗效果满意	8	
	6. 边冲洗边观察流出的冲洗液的性状,观察有无出血	观察仔细	8	
	7. 冲洗过程中观察患者病情变化,如有异常及时处理	有观察,有异常处理及时	8	
	8. 冲洗过程中如发生鼻出血,应立即停止冲洗并及时向医生汇报	观察、处理及时	8	
	9. 冲洗过程、观察内容、病情变化有记录	记录及时、详细	8	
	10. 告知患者或家属鼻腔冲洗的必要性及注意事项,嘱咐患者住院期间每日冲洗 1～2 次,出院后坚持终生冲洗	患者或家属掌握	8	
	11. 冲洗结束,擦干面部,安置患者舒适体位	安置妥当	4	
操作后	1. 用物整理,终末处理:垃圾分类处理,倾倒污水,清洗灌肠器供下次使用	处理符合感控要求	4	
	2. 洗手,有出血等特殊情况向管床医生汇报并记录	汇报及时并有记录	4	
	3. 环境整理,保持病室整洁、地面干燥	环境符合要求	2	

8．口腔 pH 值测定流程及质量标准

表 13-5　口腔 pH 值测定流程及质量标准(样本)　××××年×月制订

编号：内科·放疗·特殊检查治疗·(64120 000)

组稿者：×××　审核者：×××　批准者：院护理质量管理委员会　执行时间：

项目	操作流程	质量标准	分值		
操作前准备	1．核对医嘱	核对正确	2		
	2．核对和评估患者：①核对医嘱无误，确认患者身份无误；②身体状态、心理状态及合作程度；③口腔黏膜情况评估：有无溃疡、溃疡程度、溃疡范围大小，口腔分泌物量、性状	评估核对符合要求	10		
	3．告知患者：操作目的、方法、配合事项，告知患者 2 h 内不要进食	患者配合	2		
	4．护士准备：洗手、戴口罩、必要时戴手套	符合服务规范要求	2		
	5．备齐用物，放置合理：治疗车上备治疗盘 1 个，pH 试纸若干，纱布 1 块，患者自备面纸若干	物品齐全	4		
操作过程	1．核对患者，并做好解释，再次确认 2 h 内没有进食，安置患者于舒适并方便操作的体位	体位方便操作	6		
	2．观察患者口腔环境，协助其排出较多的脓性分泌物，唾液较多的患者，嘱其咽下，重复 3 次	口腔环境适宜测试	8		
	3．取出 pH 试纸，手持试纸一端，放入患者口腔，尽量放于分泌物较多的舌下、舌根部位，停留 1～3 s，待试纸被浸湿变色取出	方法正确	16		
	4．取出的 pH 试纸停留 10～15 秒后，与比对色卡对照，读取数据，取最接近的 pH 范围或两者的平均值	测试方法正确，数据合理	16		
	5．必要时协助患者清洁口周及面部，安置患者	患者面部清洁，体位舒适	4		
	6．告知患者漱口的必要性并指导正确漱口	患者掌握	8		
操作后	1．用物整理，终末处理：垃圾分类处理	处理符合感控要求	4		
	2．洗手，书写护理记录，根据测试结果选择合适的漱口液	记录及时，漱口液选择合理	10		
	3．每周至少测试 1 次 pH 值并记录	频次符合要求	8		

9．头颈部功能锻炼操

第 1 步：转颈，向左看，保持 3～5 s，回正 3～5 s，向右看 3～5 s；

第 2 步：颞颌关节环形按摩 3～5 min；

第 3 步：缓慢张口至最大状态(不疼为限)并保持 3～5 s，闭唇 3～5 s；

第 4 步：鼓气，左右漱气 10 次；

第 5 步：吮唇，持续 3～5 s，咂唇 10 次，咧唇 3～5 s，噘唇 3～5 s；

第 6 步：伸舌，缩舌 10 次，舌左右摇 10 次，舌左右顶腮 10 次；

每日功能锻炼频次：每组练习重复 3～5 次，每天练习 2～3 次。

10．盆底肌功能锻炼

大腿及腹部肌肉放松，收缩盆底肌(肛提肌)，每次收缩不少于 3 s 后放松，然后进行

3～4 次快速收缩后放松，每天 3～4 次，每次 5～10 min。

11. 排尿中断训练

每次排尿分几段排尽，即排一下，忍一下；再排一下、忍一下，锻炼膀胱内外括约肌，逼尿肌的收缩协调能力。

12. 腹肌力量训练

仰卧抬腿法，量力而行，每天 3～4 次，每次 5 min。

13. 上肢肿胀分级(表 13-6)

表 13-6 LENT-SOMA 改良后分级法

<table>
<tr><th></th><th>周径与健侧对比</th><th>对患肢功能影响</th><th>肿胀范围</th><th>皮肤韧性改变</th></tr>
<tr><td>Ⅰ级肿胀</td><td>≥2～4 cm
7%～14%</td><td>不影响</td><td>上臂近端</td><td>无特殊</td></tr>
<tr><td>Ⅱ级肿胀</td><td>≥4～6 cm</td><td>轻度影响</td><td>整个上肢，包括前臂和手、手背</td><td>皮肤角化，硬度增加</td></tr>
<tr><td>Ⅲ级肿胀</td><td rowspan="2">≥6 cm</td><td rowspan="2">整个上臂和肩关节活动严重受限</td><td>整个上肢，包括手指</td><td>皮肤坚硬</td></tr>
<tr><td>Ⅳ级肿胀</td><td></td><td>皮肤硬韧、极度增厚、伴巨大皱褶</td></tr>
</table>

第十四章

科研入组流程及规范

医学科研设计是指对某一项医学研究的具体内容和方法的安排。作为科学研究，生物医学研究探索生物医学领域内未知事物和未知规律的科学活动，必须有科学的研究方法和合理的设计才能获得真实、可靠的研究结果。以人为主要研究对象的生物医学研究，由于研究对象的复杂性和特殊性，影响研究效应的因素很多，许多因素无法完全消除，因此对研究设计的要求就更高。如果研究设计存在缺陷（如：样本代表性、可比性、混杂等），就可能影响研究结果的可靠性和研究价值。另一方面，还要考虑研究对象（样本）的数量，样本量过少或过多都会对研究结果造成影响。一个缜密而完善的研究设计，能合理地安排各种研究因素，严格控制各种误差，用较少的人力、物力和时间，最大限度地获得足够而可靠的资料。合理的研究设计是顺利开展各种医学研究的前提条件，也是得到预期结果、达到事半功倍的保证。要想使科研设计达到直观、明晰、可供操作、便于实施，必须明确科研设计的基本要素和基本原则。

1. 医学科研设计的分类及特点

医学科研设计的类型取决于医学专业的各自特点、研究目的、研究对象的条件。

(1) 医学研究的分类及其设计类型

现代医学研究的分类可以沿自然科学的分类，分为基础医学、临床医学、预防医学和卫生事业管理学研究。研究对象包括正常人、病人、动物（实验动物）和生物体赖以生存的自然和社会环境，包括：调查研究、临床实验和实验研究。

① 调查研究

研究者为了解人群的健康状况（疾病的分布、患病率、发病率、病死率和死亡率的水平和消长），研究环境因素导致的致病和保护作用，必须结合专业进行周密的调查设计。调查设计是调查研究工作的先导和依据，也是调查结果准确可靠的保证。调查设计的特点即研究因素是客观存在的（如：职业、地域、民族等），不能用随机化分组来平衡混杂因素对调查结果的影响，故重点是调查表、分析表与抽样方法设计。

② 临床实验

临床医学研究的内容很广泛，包括病因学、诊断学、疗效和预后诸领域的研究。如疗效研究内容既有药物、手术、理化因素的效应，也有营养、护理的辅助措施与预防措施的作用，也可以是对完整的一组治疗方案或一种特定形式的治疗措施的研究。疗效研究的指标，根据不同目的可以是：生存或死亡，痊愈或未愈，有效或无效，症状或体征的存在或消失，生理、生化指标的变化即副作用等。如何评价临床疗效的优劣，应注意试验设计的类型，被试因素(药物、手术、理化因素等)的科学性,受试对象的代表性及其诊断的正确性,疗效指标的统一性和可靠性。

③ 实验研究

将若干随机抽取的实验对象随机分配到两个或多个处理组,观察比较不同处理因素的效应,这种研究称为实验研究。实验研究的特点是:研究者能人为设置处理因素,研究对象接受处理因素的种类或水平是由随机分配决定的。因此,实验研究能够更有效地控制误差,使多种实验因素包括在较少次数的实验之中。广义的实验研究包括动物实验、临床试验和社区干预试验。

(2) 医学科研设计内容(专业设计和统计学设计)

科研设计主要是为了保证科研(实验、观察)结果符合以下 4 个性质:有用性(适用性、目的性、也可包括可行性);独创性(先进性);在减少或排除系统误差前提下的可重复性;经济性(样本的代表性)。科研设计可分为专业设计和统计学设计两个方面。

① 专业设计

运用专业理论和知识技术来进行设计,主要功能是为了解决实验观察结果的有用性和独创性。从专业理论角度来选定具体的科研课题,提出假说,围绕检验假设制订技术路线和实验方案。专业设计的正确与否是科研成败的决定因素。

② 统计学设计

运用数理统计学理论和方法来进行设计。减少抽样误差和排除系统误差,保证样本的代表性和样本间的可比性,确保实验观察内容的合理安排。以便使实验结果进行高效率的统计分析,以最少的实验观察次数(例数)得出相对最优的结果和可靠的结论。因此,统计学设计是科研结果可靠性和经济性的保证。

专业设计和统计学设计都是科研设计的两个重要组成部分,两者相辅相成,缺一不可。由于实验设计涉及医学领域广泛,内容也较复杂,方法也较繁多,本章重点介绍科研设计的基本要素、实验设计的原则、注意事项即基本内容。

第一节 科研设计的基本要素

任何一项研究总要包括受试对象、处理因素、实验效应指标 3 个基本要素。在研究中对这 3 个基本要素有着具体的要领及要求。

一、受试对象

受试对象是指接受实验的动物或人,亦称实验对象、研究对象或观察对象。受试对象的选择非常重要,它对实验结果有着极为重要的影响,受试对象的选择合适与否,对实验成败是很关键的。这里面包含以下几种情形:①一般医学科研常用动物、离体标本或人体内取得的某些样品作为受试对象;②新药的临床前试验一般用动物作为受试对象;③新药的临床试验阶段一般用人作为受试对象。新药临床试验一般分为 4 期,在 1 期临床试验阶段,通常用健康志愿者作为受试对象;而在其他各期临床试验阶段,常用患特定疾病的患者作为受试对象。选择什么样的患者,应有严格的规定。

如果进行动物实验,根据研究目的不同,对实验动物的选择要求也不同。对实验动物的基本要求是对拟施加的处理因素反应敏感,反应稳定,尽可能近似于人,并且经济可行,容易获得。特殊要求是健康合格,种属一致,品系相同,年龄、窝别、体重差别不大,性别要求雌雄各半、营养状况一致。为保证实验效应的精确性,对某些动物的生活环境还有严格要求。

在医学科研中,作为受试对象的前提是所选对象必须同时满足两个基本条件:①必须对处理因素敏感;②反应必须稳定。因此,在观察新药的临床疗效试验中,应当选择中等程度中青年患者,只有这样才能显示疗效率高低的差别。受试对象的疾病应诊断明确(依照国内或国际统一的诊断标准)且表现具有典型性。研究者必须深知患者的心理状况、情绪起落、病情程度、病程长短、生活习惯、个人嗜好、家庭经济收入、食品种类等都会不同程度地影响疗效,这些影响因素必须很好地加以控制,使组间均衡化。

二、处理因素

为了不同的研究目的,加给研究对象以物理的。化学的或生物的各种条件被称为处理因素,又称为实验因素。在科学研究中,任何实验效应都是多因素作用的结果,我们要抓住主要的。带有关键性的几个因素。

实验研究的目的不同,对实验的要求也不同。若在整个实验过程中影响观察结果的因素很多,就必须结合专业知识,对众多的因素做全面分析,必要时做一些预实验,区分哪些是重要的实验因素,哪些是重要的非实验因素,以便选用合适的实验设计方法妥善安排这些因素。

处理因素通常是由外界施加于受试对象的因素,包括生物的、化学的、物理的或内外环境的,但是生物本身的某些特征(如性别、年龄、民族、遗传特性、心理因素等)也可作为处理因素来进行观察。因此,研究者应正确、恰当地确定处理因素。一般应注意以下几点。

1. 抓住实验研究中的主要因素

研究中的主要因素是在以往研究基础上(本人或他人)提出的某些假设和要求来决定的。一次实验涉及的处理因素不宜太多,否则会使分组增多,受试对象的例数增多,在实施中难以控制误差。然而,处理因素过少,又难以提高实验的广度和深度。因此,需根据研究目的的需要与实施的可行性来确定带有关键性的因素。

2. 找出非处理因素

除了确定的处理因素以外,凡是与“处理因素”相对应(同时出现)的,也能影响实验结果的其他因素都称为非处理因素,其产生的混杂效应影响了处理因素产生的效应对比和分析。在确定处理因素时,必须明确哪些是非处理因素。对于非处理因素,应当作为误差来源严格加以控制,能减少的非处理因素应尽量减少,不能减少的非处理因素应使试验组与对照组保持均衡一致。例如,两种不同药物治疗缺铁性贫血病人的试验,非处理因素可能有年龄、性别、营养状况等。如果两组病人的年龄、性别、营养等构成不一,则可能影响药物疗效的比较。因此设计时便设法控制这些非处理因素,只有这样才能消除它们的干扰作用，减小实验误差。

3. 处理因素必须标准化

首先，①确保处理因素被施加。药物注射法较易控制，对口服被试药物，需亲眼见受试对象服下为准。在动物实验中，慢性实验应当采用空腹灌胃，急性实验最好采用十二指肠给药。②施加条件标准化。处理因素的强度、频率、持续时间与施加方法等，都应通过查阅文献和预备试验找出各自的最适条件，然后订出有关规定和制度，使之相对固定。一旦进入正式实验，不允许轻易改变；如确需改变，一般应将处理因素实验条件改变前后的实验结果分别予以处理。③给药时间固定化。由于生物节律的存在，不同时间药物的毒副作用与疗效是不一致的。例如：相同剂量的尼可刹米，14：00 时给药可使 67％小鼠死亡；而凌晨 2：00 时给药小鼠死亡率仅 33％。④正确选择给药途径与剂量。给药途径不同，药物吸收速度与作用方式不同。就药物吸收速度而言，肌肉≈腹腔＞皮下＞胃肠道，口服由肠道吸收，相当一部分有效成分首先在肝受到生物转化作用；皮下、肌肉与静脉注入后，一部分有效成分首先在肺受到生物转化；动脉内给药则主要作用于被灌流器官。同一药物口服与非胃肠给药，作用可能并不完全相同。不同途径给药的用量也应不同，一般地说，以口服量为 100％，灌胃也为 100％，灌肠为 100％～120％，皮下注射为 30％～50％，肌内注射为 25％～30％，腹腔注射为 25％～30％，静脉注射为20％～25％。

其次，处理因素有数量因素与质量因素之分。所谓数量因素，就是因素水平的取值是定量的（如药物的剂量、药物作用的时间等），在实验中取哪些水平需要认真考虑，水平选取得过于密集，实验次数就会增多，许多相邻的水平对结果的影响十分接近，不仅不利于研究目的的实现，而且将会浪费人力、物力和时间；反之，该因素的不同水平时结果的影响规律不能真实地反映出来，易于得出错误的结论。在缺乏经验的前提下，应进行必要的预实验或借助他人的经验，选取较为合适的若干个水平。例如，观察一个新的药物效应，剂量就是水平，必须确定剂量-效应关系的存在，若没有剂量-效应关系，则是一种非特异性作用。在最小有效量与最大安全量范围内，研究目的不同，使用剂量也应有所不同。若进行药效筛选试验，希望不要漏掉有效药物，那么应选择最大安全量，通常采用半致死量（LD50）的 1/10 左右。若研究药效的影响因素，则应采用半数有效量（ED50），因为在这水平药效曲线的斜率最大，如某因素对药效有影响，则可明显地反映出来。若进行毒性试验，则应选择超过最大安全量的不同剂量，以分别找出半致死量（LD50）与最大致死量（LD100）。若进行两种药物的药效比较试验，则两者均应采用多个不同剂量。

所谓质量因素，就是因素水平的取值是定性的，如药物的种类、处理方法的种类等。应结合实际情况和具体条件，选取质量因素的水平，千万不能不顾客观条件而盲目选取。

处理因素与水平的组合亦有多种类型。①单因素与单水平，是科研最常见的实验类型。如夏枯草提出物对原发性高血压患者降压作用的观察。特点：实验条件较易控制，相对简单易行。②单因素与多水平，属于单因素多群组试验。如比较同一刺激不同强度的反应；比较不同剂量药物对某病的疗效观察。③多因素与单水平，如比较不同药物、不同疗法、不同复方、同一复方中的不同单味中药、同一单味中药中不同有效成分的疗效。比较不同因素在某一疾病中的作用。④多因素与多水平。在多因素联合作用中，到底哪个或哪几个因素是主要的？哪个或哪几个因素是次要的？他们彼此之间有无交互作用？如研究酶学试验的最佳反应条件、探索联合用药方案等。

三、实验效应指标

处理因素作用于受试对象所显示出的结果被称为效应。为了具体地、准确地反映出实验效应，就必然需要使用效应指标，指标不仅可以用来揭示实验观察对象的某些特征，也可以用来判断某些特定现象或事实的依据与标准。实验效应是反映实验因素作用强弱的标志，在医学研究中，不论哪种类型的研究，要探索的因素必须通过具体的指标反映出来，要结合专业知识，尽可能多地选用客观性强的指标，在仪器和试剂允许的条件下，应尽可能多选用特异性强、灵敏度高的客观指标。对一些半客观（如：读取病理切片或X光片上所获得的结果）或主观指标（如：给某些定性实验结果人为打分或赋值），一定要按事先规定读取数值的严格标准，必要时还应进行统一的技术培训。

（一）效应指标的分类（按性质分类）

1. 定量指标

可以用具体的度量衡单位来表示的指标，如：人体的身高用厘米表示，体重用千克表示，脉搏用每分钟的次数来表示。定量指标可以根据具体指标的要求，精确到小数点后若干位。

2. 定性指标（分类指标）

按受试对象的属性或特征先分类，再计数各类的个数，用绝对数或相对数来表示。如：某检测指标的结果可以用“是”或“否”，“阴性”或“阳性”来表示。

3. 等级指标

按实验效应的程度分为若干等级，并计数各等级的个数，该指标介于定量及分类指标之间。如用某治疗方案治疗患者，其观察结果可以分为4个等级，即：无效、显效、好转、痊愈。这4个等级可以用一个或多个具体量度指标来确定。

（二）选择实验指标的要求

实验效应内容包括实验指标的选择和观察方法两个部分。指标的选择有以下要求。

1. 指标的关联性

是指观察指标与研究目的有着本质而密切的联系，能够确切反映处理因素的试验效应。这些指标可以通过查阅文献或根据以往经验而获得。所选指标是否具有关联性，充分反映了研究者的专业知识与技术水平。功能性指标应与所反映的功能存在本质联系，如：用心电图作为心脏收缩功能的指标显然不正确；心脏泵血功能，应选择心排血量或心指数作为指标。

2. 指标的客观性

指标数据来源决定它的主、客观性质。主观性指标是指标数据由观察者或受试对象根据主观感受程度判定的。主观指标易受心理状态与暗示程度的影响，并且感觉器官的感受往往由于背景条件与对比诱导，可发生较大差异，应尽量少用。倘若一篇科研论文的全部结果都是主观指标，其可靠性值得怀疑。客观性指标是指通过精密设备或仪器测定的数据，能真实显示实验效应的大小或性质，排除了人为因素的干扰，如：血压、红细胞数、心电图、尿铅含量等指标。比主观指标准确、客观、可信，因此应尽量选用易于量化的客观指标作为实验观察指标（如：实验室检查化验数据、仪器测量数据等），这些数据比临床问诊获得的资料客观、可靠。

3. 指标的灵敏度

是指各种检测手段和方法能够检测出实验效应微小变化的能力。由该指标所能正确反映的最小数量级或水平来确定，如：溶液中物质含量的测定，除测出下限值以外，还可测出最低改变浓度来反映灵敏度。灵敏性越高，则检测出实验效应微小变化的能力越强。随着科学技术的快速发展，检测手段的灵敏性将会越来越高，如：光学显微镜——判断组织和细胞水平的变化；电子显微镜——判断亚细胞超微结构的变化；细胞分光光度计——测定细胞内某些物质浓度的变化。但是科研实验中一般要求其灵敏度能正确反映处理因素对受试对象所引起的反应就够了，并非灵敏度越高越好。

4. 测定值的精确性

精确性具有指标的精密度与准确度双重含义。准确度是指实际测定值与真实值接近的程度，说明观察有无系统误差，准确度越高，测量值越接近真值，误差则越小。尽管真值往往未知，但准确度越高，指标的可靠性越高。精密度是指在重复观察及测量时，观察值与其平均值的接近程度。说明观察有无随机误差。精密度越高，说明重复的测量值越接近，检测设备或手段的稳定性越好。从设计角度来分析，第一强调准确，第二要求精密。既准确又精密为最好，准确但精密度不理想尚可，而精密度高但准确度低则不行。应当强调指标的精确性除与检测指标的方法、仪器、试剂及试验条件有关外，还取决于研究者的技术水平及操作情况。

5. 指标的有效性

指标的有效性是由该指标的敏感性（敏感度）与特异性（特异度）来决定的。敏感性是表示该指标检出真阳性的能力。敏感性高的指标可减少假阴性率，对外界的刺激反应灵敏，即若处理因素发生了较小的变化，则该观察指标也能相应地发生变化。特异性表示该指标能鉴别真阴性的能力。特异性高的指标最易揭示处理因素的作用，不易受混杂因素干扰，可减少假阳性率。医学中，理想的试验是阳性只出现在患有本病的条件下，未患本病时的试验是阴性。但是绝大多数生物学与医学试验，由于生物个体之间存在差异与试验结果呈正态分布或偏态分布，从试验结果来分析，患者与非患本病者通常在分布上存在不同程度的交错重叠现象。例如，测定年龄、性别、民族、地区相同 3 群人的身高（巨人症、正常人、呆小病），不难发现正常人中个别高个子与巨人症中的矮个子的身高值有重叠，正常人中的矮个子又与呆小症中的高个子身高值有重叠。对于大多数试验而言，在样本含量确定的条件下，敏感性与特异性存在反变关系。因此，在选择指标时，宜将二者综合起来考虑。

在实验效应的观察上，若带有偏性，则会影响结果的比较和分析，如：研究者的心理常偏向于阳性结果；医生常偏于新疗法组，而病人则对新疗法持怀疑态度等。为消除或最大限度地减少这种偏性，在设计观察方法时常采用盲法。如受试对象不知道自己分在哪一组，称单盲法；若受试对象和实验执行者均不知道受试对象分在哪一组，称为双盲法；若受试对象、实验执行者和统计分析人员三者均不知道受试对象分在哪一组，则称为三盲法。双盲法和三盲法在临床试验中应用非常广泛。

第二节　研究设计的基本原则

一、随机化原则

随机化的核心是机会均等，随机化是医学研究中一项非常重要的原则。在医学研究中，随机化包括两方面的内容：随机化抽样和随机化分组。通过随机化选择研究对象，可以得到一个有代表性的样本。当存在未知或不可控制的非处理因素时，随机化分组将研究对象随机分配到实验组和对照组之中，使这些非处理因素在实验组和对照组的分布一致。因此，随机化是实验性研究中保证组间均衡、可比的重要手段。

（一）随机化抽样

随机化抽样是指总体或目标人群中的每一个个体都有相同机会被抽中作为研究对象（样本）。在医学研究中，由于时间、人力、物力限制，通常不能把所有目标人群都作为研究对象，而只能选取其中一部分作为研究对象（样本）。对一组（或几组）研究对象（样本）进行调查或实验，获得原始数据，经过数据整理和统计分析得到样本信息（如均数、率等指标），并以样本的信息来推断总体人群的特征。要实现这一推断的前提条件是所采用的研究对象（样本）要有代表性，即能代表目标人群。否则，就不能实现这一推断。获得一个有代表性样本的常用方法是采用随机化抽样来选择研究对象，即目标人群中每一个个体被选中的概率相等，这样获得的样本称为随机样本。“随机”不等于“随意”或“随便”。医学研究一般都需要推论，因此都需要采用随机化抽样的方法选择一组有代表性的研究对象。随机化抽样也是数据能统计分析和推断的前提。社会学、新闻传播学常用典型调查，其调查结果反映一部分（特殊人群）的特征，不能推论到普通人群。

（二）随机化抽样的常用方法

在医学研究中常见的随机化抽样方法有单纯随机化抽样、系统随机化抽样、分层随机化抽样、整群随机化抽样以及多级随机化抽样等方法。

1. 单纯随机化抽样

也称为简单随机化抽样，一种最简单、最基本的抽样方法。其基本原理是从总体 N 个对象中，采用随机方法（如随机数字）抽取 n 个，构成一个样本。它的重要原则是总体中每个对象被抽到的概率相等（均为 n/N）。常见的随机方法有抽签或抓阄、掷骰子、掷硬币（50%的概率）等；比较科学又方便的方法是用随机数字。随机数字表是根据概率论的原理编制的一种统计表，是获得随机数字的常用工具（表 14-1）。使用时首先随机地确定所用表的起始行数、列数，然后逐行、逐列按次序连续选取若干随机数，其结果比抽签方法更理想。

表 14-1　随机数字表

编号	1～10	11～20	21～30	31～40	41～50
1	22 17 68 65 81	68 95 23 92 35	87 02 22 57 51	61 09 43 95 06	58 24 82 03 47
2	19 36 27 59 46	13 79 93 37 55	39 77 32 72 09	85 52 05 30 62	47 83 51 62 74
3	16 77 23 02 77	09 61 87 25 21	28 06 24 25 93	16 71 13 59 78	23 05 47 47 25
4	78 43 76 71 61	20 44 90 32 64	97 67 63 99 61	46 38 03 93 22	69 81 21 99 21
5	03 28 28 26 08	73 37 32 04 05	69 30 16 09 05	88 69 58 28 99	35 07 44 75 47
6	93 22 53 64 39	07 10 63 76 35	87 03 04 79 88	08 13 13 85 51	55 34 57 72 69
7	78 76 58 54 74	92 38 70 96 92	52 06 79 79 45	82 63 18 27 44	69 66 92 19 09
8	23 68 35 26 00	99 53 93 61 28	52 70 05 48 34	56 65 05 61 86	90 92 10 70 80
9	15 39 25 70 99	93 86 52 77 65	15 33 59 05 28	22 87 26 07 47	86 96 98 29 06
10	58 71 96 30 24	18 46 23 34 27	85 13 99 24 44	49 18 09 79 49	74 16 32 23 02
11	57 35 27 33 72	24 53 63 94 09	41 10 76 47 91	44 04 95 49 66	39 60 04 59 81
12	48 50 86 54 48	22 06 34 72 52	82 21 15 65 20	33 29 94 71 11	15 91 29 12 03
13	61 96 48 95 03	07 16 39 33 66	98 56 10 56 79	77 21 30 27 12	90 49 22 23 62
14	36 93 89 41 26	29 70 83 63 51	99 74 20 52 36	87 09 41 15 09	98 60 16 03 03
15	18 87 00 42 31	57 90 12 02 07	23 47 37 17 31	54 08 01 88 63	39 41 88 92 10
16	88 56 53 27 59	33 35 72 67 47	77 34 55 45 70	08 18 27 38 90	16 95 86 70 75
17	09 72 95 84 29	49 41 31 06 70	42 38 06 45 18	64 84 73 31 65	52 53 37 97 15
18	12 96 88 17 31	65 19 69 02 83	60 75 86 90 68	24 64 19 35 51	56 61 87 39 12
19	85 94 57 24 16	92 09 84 38 76	22 00 27 69 85	29 81 94 78 70	21 94 47 90 12
20	38 64 43 59 98	98 77 87 68 07	91 51 67 62 44	40 98 05 93 78	23 32 65 41 18
21	53 44 09 42 72	00 41 86 79 79	68 47 22 00 20	35 55 31 51 51	00 83 63 22 55
22	40 76 66 26 84	57 99 99 90 37	36 63 32 08 58	37 40 13 68 97	87 64 81 07 83
23	02 17 79 18 05	12 59 52 57 02	22 07 90 47 03	28 14 11 30 79	20 69 22 40 98
24	95 17 82 06 53	31 51 10 96 46	92 06 88 07 77	56 11 50 81 69	40 23 72 51 39
25	35 76 22 42 92	96 11 83 44 80	34 68 35 48 77	33 42 40 90 60	73 96 53 97 86
26	26 29 31 56 41	85 47 04 66 08	34 72 57 59 13	82 43 80 46 15	38 26 61 70 04
27	77 80 20 75 82	72 82 32 99 90	63 95 73 76 63	89 73 44 99 05	48 67 26 43 18
28	46 40 66 44 52	91 36 74 43 53	30 82 13 54 00	78 45 63 98 35	55 03 36 67 68
29	37 56 08 18 09	77 53 84 46 47	31 91 18 95 58	24 16 74 11 53	44 10 13 85 57
30	61 65 61 68 66	37 27 47 39 19	84 83 70 07 48	53 21 40 06 71	95 06 79 88 54
31	93 43 69 64 07	34 18 04 52 35	56 27 09 24 86	61 85 53 83 45	19 90 70 99 00
32	21 96 60 12 99	11 20 99 45 18	48 13 93 55 34	18 37 79 49 90	65 97 38 20 46
33	95 20 47 97 97	27 37 83 28 71	00 06 41 41 74	45 89 09 39 84	51 67 11 52 49
34	97 86 21 78 73	10 65 81 92 59	58 76 17 14 97	04 76 62 16 17	17 95 70 45 80
35	69 92 06 34 13	59 71 74 17 32	27 55 10 24 19	23 71 82 13 74	63 52 52 01 41
36	04 31 17 21 56	33 73 99 19 87	26 72 39 27 67	53 77 57 68 93	60 61 97 22 61
37	61 06 98 03 91	87 14 77 43 96	43 00 65 98 50	45 60 33 01 07	98 99 46 50 47
38	85 93 85 86 88	72 87 08 62 40	16 06 10 89 20	23 21 34 74 97	76 38 03 29 63
39	21 74 32 47 45	73 96 07 94 52	09 65 90 77 47	25 76 16 19 33	53 05 70 53 30
40	15 69 53 82 80	79 96 23 53 10	65 39 07 16 29	45 33 02 43 70	02 87 40 41 45
41	02 89 08 04 49	20 21 14 68 86	87 63 93 95 17	11 29 01 95 80	35 14 97 35 33
42	87 18 15 89 79	85 43 01 72 73	08 61 74 51 69	89 74 39 82 15	94 51 33 41 67
43	98 83 71 94 22	59 97 50 99 52	08 52 85 08 40	87 80 61 65 31	91 51 80 32 44
44	10 08 58 21 66	72 68 49 29 31	89 85 84 46 06	59 73 19 85 23	65 09 29 75 63
45	47 90 56 10 08	88 02 84 27 83	42 29 72 23 19	66 56 45 65 79	20 71 53 20 25
46	22 85 61 68 90	49 64 92 85 44	16 40 12 89 88	50 14 49 81 06	01 82 77 45 12
47	67 80 43 79 33	12 83 11 41 16	25 58 19 68 70	77 02 54 00 52	53 43 37 15 26
48	27 62 50 96 72	79 44 61 40 15	14 53 40 65 39	27 31 58 50 28	11 39 03 34 25
49	33 78 80 87 15	38 30 06 38 21	14 47 47 07 26	54 96 87 53 32	40 36 40 96 76
50	13 13 92 66 99	47 24 49 57 74	32 25 43 62 17	10 97 11 69 84	99 63 22 32 98

利用计算机数据库软件中的随机函数[RAND(x)]和取整函数[INT(x)]可以产生任意位数的随机数字。例如，利用公式 INT[RAND(x)×100]+1 可以产生 1～100 之间的随机数字。

利用随机数字进行单纯随机抽样的基本步骤为：①确定目标人群的特征。②将目标人群中的每个个体编号、排序。③给每个个体分配一个随机数字。④预先确定选择研究对象的方法。如欲抽取 50%的人群作为样本，则可以按照随机数字是偶数或奇数来确定；如欲选择 1/3 的人群，则可以把随机数字除以 3 后根据余数的情况选择；也可以根据随机数字的大小。⑤根据随机数字选择研究对象。

单纯抽样方法适合在总体单位数不大，各个单位之间变异较小的情况下经常采用的抽样方法。如总体数量大时，必须有所有单位的名单、编号，抽样过程比较麻烦。被抽到的个体比较分散，资料收集困难，可行性不大。如总体变异大，即使采用单纯随机抽样，获得样本的代表性也不一定好。

2. 系统随机化抽样

也称为机械抽样或等距抽样。它是指按照总体一定顺序，机械地每隔若干单位抽取一个研究对象组成样本的方法(图 14-1)。

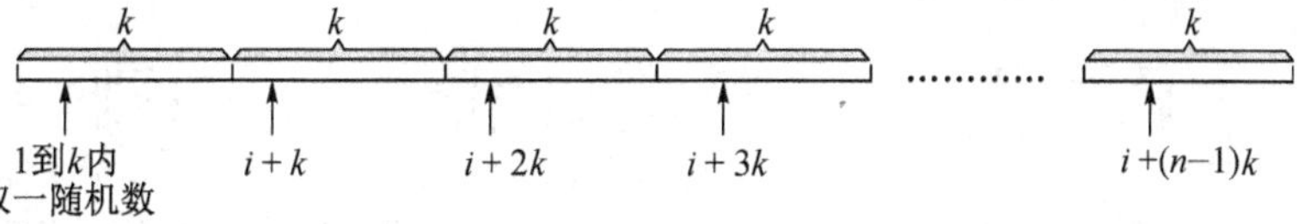

图 14-1　系统抽样示意图

采用系统抽样的基本步骤为：①确定目标人群的特征。②将目标人群中的每个个体排序、编号，如从 $1\sim N$ 相继编号。③确定抽样间隔：$k=N/n$。式中 N 为总体单位总数，n 为样本含量；根据抽样间隔，把总体依次分成 k 组。④在第一组人群中，用随机抽样方法抽取个体 i 作为研究对象。然后依次加上 k 作为下一组的样本号，即第 n 组内的被抽中的样本号为：$i+(n-1)\times k$。以此来确定所有的样本。

系统抽样优点：①事先不需知道总体内的单位数；②容易在人群现场进行抽样，特别是总体人数比较多时，也容易进行；③所得到的样本是均匀分布在总体各个部分，一般代表性较好。

系统抽样的缺点：假如总体各单位的分布呈周期性趋势，而抽样间隔刚好是其周期的倍数，则可能使样本产生很大的偏性。

系统抽样标准误的计算可用单纯随机抽样公式代替。

3. 分层随机化抽样

如果一个总体中各个单位间的变异比较大，那么采用单纯随机抽样的方法获得样本的代表性并不很好。对这样的总体进行抽样，可以采用分层抽样的方法。先把总体按某种特征(影响变异最大的因素，如年龄、性别、文化水平、疾病程度等)分为若干层，然后分别从每一层内进行单纯随机抽样，组成一个样本(图 14-2)。

通过分层，把内部变异很大的总体分成一些内部变异较小的层。每一层内个体变异越小越好，而层间变异则越大越好。分层可以提高总体指标估计值的精确度，比单纯随机抽样所得到的结果准确性更高，能保证总体中每一个层都有个体被抽到。分层调查除了能估计总体的参数值，还可以分别估计各个层内的情况。

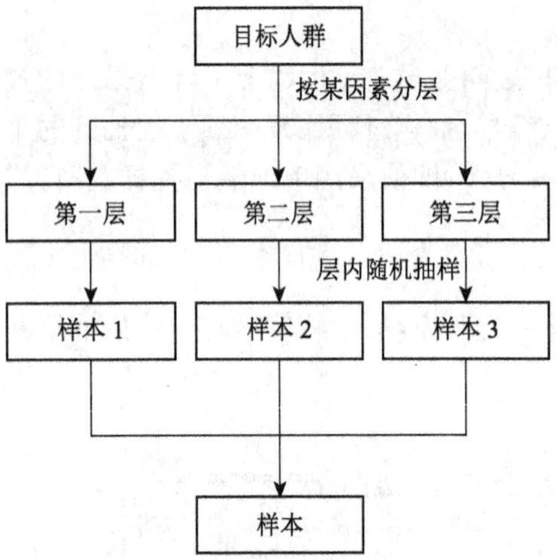

图 14-2　分层抽样示意图

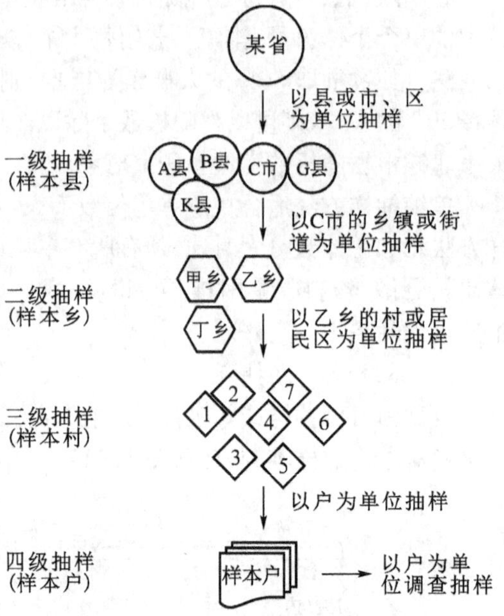

图 14-3　多级抽样示意图

4. 整群随机化抽样

采用单纯随机抽样等方法获得的研究对象可能包含在总体中的每一个部分。虽然这种调查覆盖面较大，但是，调查所花的人力、物力将很大，在现场也不容易组织实施。若先将总体分成若干群组（如居民区、班级等），以这些群组为基本单位，随机抽取部分群组作为观察单位组成样本，这种抽样方法称为整群抽样。若被抽到群组中每一个个体都作为研究对象，称为单纯整群抽样。若对被抽到群组再采用随机的方法选择部分个体组成研究对象，称为二阶段抽样。

整群抽样的特点：①容易组织与实施，节省人力、物力；②群间差异越小，抽取群数越多，代表性越好；③与单纯随机抽样相比，抽样误差较大。因此，整群抽样调查的样本量比其他方法要增加 1/2 左右。

整群抽样设计要求各群组之间的变异不能太大，否则抽样误差比较大。

5. 多级随机化抽样

在大型流行病学调查中，常常将上面几种抽样方法综合使用。如先从总体中抽取范围较大的单元，称为一级抽样单位（如：省、自治区、直辖市），再从每个抽中的一级单元中抽取范围较小的二级单元（县、乡、镇、街道），最后抽取其中部分范围更小的单元（如：村、居委会）作为调查单位（图 14-3）。

每个阶段的抽样可以采用单纯随机抽样、系统抽样或其他抽样方法。多级抽样可以充分利用各种抽样方法的优势，克服各自的不足，并能节省人力、物力。

（三）随机化分组的常用方法

在实验性研究中，除了干预因素外，实验组和对照组在非研究因素的分布上一致，这样才能消除这些因素对实验结果的影响。通过随机化分组，可以获得有均衡性的实验组和对照组。常用的随机分组方法有完全随机化分组、配对设计、区组随机化分组、分层随机化分组和整群随机化分组等。

1. 完全随机化分组

完全随机化就是用抽签或随机化数字表等方法直接对实验单位进行随机化分组，分组后各组实验单位的个数可以相同也可以不同。若为小样本资料，当组间个体数目差异较大时，需重新随机分组，直至两组样本含量相近为止。完全随机化简单易行，是实施其他随机分组方法的基础，但样本含量较大时，工作量较大，不易实施。

完全随机化的基本步骤为：①将每个研究对象排序。②给每个对象分配一个随机数字，随机数可从随机数字表或随机函数获得（见本节“随机化抽样常用方法”）。③事先确定分组的方法。如根据随机数字的单、双数分成两组；把随机数字除以 3 后的余数分成 3 组。④根据随机数字进行分组。

例 14-1 将 12 只小白鼠用完全随机化的方法分成 3 组。

① 将 12 只小鼠依次编号 1～12；

② 从随机数字表（表 14-1）中的任一行任一列开始（如：第四行第一列开始），依次读取两位随机数分配给每只小鼠；

③ 将随机数字除以 3 后记录余数。并规定余数为“0”为 B 组，“1”为 C 组，“2”为 A 组；

④ 根据余数和选择方法，确定各小鼠的分组。

分组结果见表 14-2。

表 14-2 完全随机化分组方法

编号	1	2	3	4	5	6	7	8	9	10	11	12
随机数	58	59	88	97	54	14	10	12	56	85	99	26
除以 3 后的余数	1	2	1	1	0	2	1	0	2	1	0	2
分组结果	C	A	C	C	B	A	C	B	A	C	B	A

2. 配对设计

配对设计是将受试对象按某些特征或条件配成对子，然后分别把每对中的两个受试对象随机分配到实验组与对照组（或不同处理组）。这种设计的优点是能缩小受试对象间的个体差异，从而减少实验误差，提高实验效率。受试对象配对的特征或条件，主要是指年龄、性别、体重、环境条件等非实验因素。

在医学研究中，用同一受试对象做比较，称为同体比较或自身对照。例如同一组病人用某药治疗前后某项指标的比较；同一批受试对象施加某种处理因素后不同部位或不同器官变化情况的比较（如：左眼与右眼，左手与右手的比较）；同一批受检样品施以不同检测方法或培养方法所得结果的比较。这些设计方法也属于配对实验。

3. 区组随机化分组

区组随机化是配对设计的扩大。配对设计是将多方面条件近似的受试对象配成对子

(两个研究对象)。区组随机化设计是将非研究因素分布相同或相近的受试对象组成区组或配伍组。每个区组内受试对象数目取决于处理因素水平数。各区组间的受试对象不仅数目相等,而且生物学特点也较均衡;区组随机化设计缩小了组间差别,提高了实验效率。

例 14-2 将 12 只小鼠,按区组设计要求,分成 3 个处理组。

分组步骤如下:

① 将 12 只小鼠按照性别相同、体重相近的原则分成 4 个区组,每个区组内有 3 只小鼠;

② 给每一只小鼠分配一个随机数字;

③ 在每个区组内,根据随机数字的大小分至甲、乙、丙 3 组中。

分组结果见表 14-3。

表 14-3 随机区组分组方法

步骤	区组 1			区组 2			区组 3			区组 4		
按性别相同、体重高低排序	1	2	3	4	5	6	7	8	9	10	11	12
分配随机数字	31	57	24	55	6	88	77	4	74	47	67	21
每个区组内按随机数字大小分组	乙	甲	丙	乙	丙	甲	甲	丙	乙	乙	甲	丙

4. 分层随机化分组

当研究对象变异较大,如按照完全随机化的方法进行分组,比较各组间某些混杂因素如年龄、性别等可能分布不均。如按影响研究对象变异最大的因素如年龄、性别、种族、文化程度、居住条件等进行分层,在每层内分别随机地把研究对象分配到不同组间,这种方法称为分层随机化分组。分层设计可以更好地保证各处理组间达到良好的均衡性,提高检验效率。分层随机化的基本步骤为:①根据研究对象的某个非处理因素(混杂因素)对样本进行分层;②在每一层内进行随机化分组分成实验组和对照组;③各层实验组的研究对象组成实验组,对照组的研究对象组成对照组(图 14-4)。

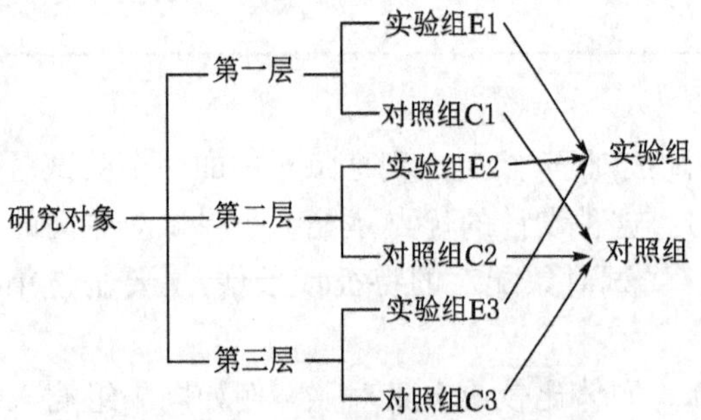

图 14-4 分层随机化分组示意图

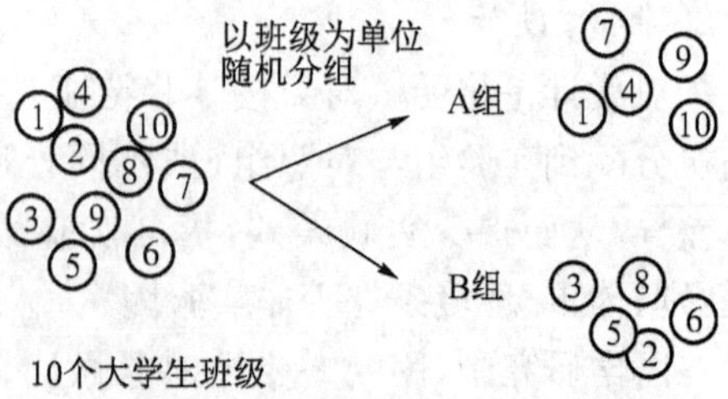

图 14-5 整群随机化分组示意图

5. 整群随机化分组

按社区或一群组为单位分配,即以居民区、班级、村庄、医院、家庭等为单位进行随机分组,不直接涉及区组内的研究对象。例如,把 10 个班的大学生,以班级为单位随机分成 2 组

(图 14-5)。

该方法容易实施,可以节约人力、物力,适用于大规模调查和研究,但抽样误差较大。实施整群随机化分组要求各群组内变异较小、同质性要高。

二、对照的原则

有比较才有鉴别。在医学研究中,除了有研究因素或接受处理因素的暴露组或实验组外,还同时设立对照组。对照组是除了不接受实验组的干预措施外,其他非研究因素的分布与实验组完全一致的研究对象。通过与对照组的比较,才能评价研究因素的作用,并消除其他的非研究因素的影响。

(一) 设立对照的意义

与其他自然科学相比,生物医学研究更具复杂性。除了研究因素与研究效应有关外,还有其他许多非研究因素影响研究结果。这些因素可以分为:①不能预知结局的因素,个体的人口学特征和其他生物学因素(如年龄、性别、职业、饮食、营养、免疫、精神心理、种族、遗传因素等),由于这些因素的存在,导致在同样的暴露因素或同一干预因素的作用下,研究结局有差别。研究对象产生的研究效应是包括研究因素和众多的非研究因素共同作用的结果。对于自限性疾病,即使不经特异的治疗,也会好转或痊愈。如果不消除这些因素的影响,很难分析研究因素的真实效应。②霍桑效应(hawthorne effect)是指研究对象由于成为研究中受注意的目标而改变其行为并产生一定的效应,这些效应与所接受的干预因素无关,如:对医院或医生的信任,对治疗产生有利效应。反之,如果不信任,则对治疗会产生不利的效应。③安慰剂效应安慰剂(placebo)是指不具有特异性治疗或致病效应的制剂,与干预药物在外形、颜色、气味、味道等方面没有差别。使用安慰剂作为对照的措施,要注意安慰剂效应。安慰剂效应是指由于安慰剂的使用,产生的一些非特异效应,包括类似于干预因素的效应。

要消除这些非研究因素的影响,把研究因素的真实效应表现出来,必须设立对照。

$$\text{实验组}: F + F_{11} + F_{12} + \cdots + F_{1n} \Rightarrow E_1$$
$$\text{对照组}: \overline{F} + F_{01} + F_{02} + \cdots + F_{0n} \Rightarrow E_2$$
$$F\ \text{因素的真实效应}\ \Delta E = E_1 - E_2$$

上式成立的前提条件:$F_{11} = F_{01}$, $F_{12} = F_{02} \cdots F_{1n} = F_{0n}$

即对照组的研究对象,除了研究因素之外,其他非研究因素的分布与实验组一致,即实验组和对照组在主要非研究因素上具有均衡性。有均衡性,才有可比性,这种对照称为有效的对照。只有正确设立对照,才能把处理因素的效应充分暴露出来,平衡非处理因素对试验结果的影响,有效控制各种混杂因素。均衡性也是研究设计中的一项基本要求,在有些论著中把它独立于对照,作为一项医学研究设计的基本原则。通过对实验组和对照组的研究效应进行比较,反映研究因素真实的效应和效果。在医学科研中,尤其是对一些效应随季节变化(如:慢性支气管炎的发病、疗效)、自限性疾病(如:甲型病毒性肝炎、流行性感冒等),或以主观感觉或心理效应作为主要观察指标的研究时,必须设立严格的对照。例如,20 世纪 60 年代出现的卤碱疗法、鸡血疗法等,都没有严格设计对照,虽轰动一时,最终却造成了许多不良影响。

(二) 常见的对照形式

1. 空白对照

即无干预措施，对照组不加任何处理措施。常用于干预实验疗效研究，以评定测量方法的准确性，观察实验是否处于正常状态，也可排除自然因素或自愈因素对试验结果的影响。例如，观察某种新疫苗预防某种传染病的效果，实验组儿童接种该疫苗，对照组儿童不接种任何免疫制品，最后比较两组的血清学和流行病学指标。在对感冒、皮炎等有自愈倾向的疾病进行防治效果研究时，空白对照可以很好地说明疾病的痊愈是防治的效果还是自然痊愈。

空白对照的缺点是由于不给予患者任何治疗措施，在一些疾病的治疗试验中可能会违背医学伦理原则。此外，由于不能实施盲法观察，故无法排除心理因素对结果的影响。

2. 安慰剂对照

对照组给予安慰剂。安慰剂是一种在外形(剂型、颜色、大小、气味、味道)与实验药物完全相同，但又不具有特异有效成分的制剂。常用乳糖、淀粉和生理盐水制成。使用安慰剂对照主要是为了避免心理因素对试验结果的影响；也可消除疾病自然进程的影响，观察到试验药物的真正作用。考虑到伦理学原则，安慰剂对照一般用于所研究的疾病尚无有效的防治药物或使用后不会影响到对照组研究对象的健康。同时，应用这一对照，要注意安慰剂效应的影响。

3. 实验对照

为了有效地控制影响实验结果的非研究因素，仅采用空白对照是不够的，此时可以使用实验对照，即对照组的操作条件与实验组一致。例如，青霉素过敏试验，以青霉素溶媒为实验对照，可排除由溶媒引起的过敏反应。再如，观察某中药预防学生流感的效果，实验组服用该中药，同时每天进行教室的消毒、换气；对照组不服用该中药，但和实验组一样每天进行教室的消毒、换气。

4. 标准对照

在临床试验中，考虑到要保护对照组人群的健康不受损害，有时不宜设立安慰剂对照或空白对照。这种情况下，可以采用目前公认有效的药物或治疗方法作为对照组的措施，即标准对照。采用标准对照，一方面可以起到比较的作用，即消除非研究因素对研究效应的影响。另一方面，也能保护对照组人群的健康，不违背医学伦理学原则。

5. 自身对照

自身对照是指对照和实验在同一研究对象中进行。研究对象在前、后两个阶段，分别使用两种不同的干预措施，比较干预的效果，或者某种方法治疗前、后的比较。自身前后对照设计简单，但其运用前提是如果不给这些研究对象(如：患者)以有效的治疗药物，其效应指标(如：病情)将保持稳定不变。对于自限性疾病(如：流行性感冒、甲型病毒性肝炎等)，不宜设置自身对照。

自身对照还有一种形式是同一个人不同部位、相同器官的比较，如左、右眼睛，左手与右手。

6. 历史对照

用过去研究的结果作为对照称为历史对照。历史对照不是同期对照，由于时间不同，试验条件不同，往往缺乏可比性，一般不建议使用。

此外，还有交叉对照、潜在对照等，在此不一一赘述。

三、盲法原则

在科研设计中，研究对象和研究者的主观因素往往会影响到研究信息的真实性，产生信息偏倚。这种偏倚可产生于设计到结果分析的任一环节。如在临床试验设计中，患者的心理因素和医务工作者的主观判断都可能干扰试验结果，产生偏倚。采用盲法试验可避免这种偏倚。所谓盲法，是指参加试验的研究者或受试者一方或(和)双方都不知道试验对象被分配在哪一组，接受的是实验措施还是对照措施。盲法可以有效避免受试者或实验者的偏倚和主观偏见。根据盲法设置程度不同，一般可以分为公开试验、单盲、双盲和三盲试验。

1. 公开试验

公开试验与盲法相对应，试验在公开状况下进行。研究对象和研究者均知道每个研究对象的分组情况。有些实验无法采用盲法观察，如，评价某疾病手术、饮食和其他公共卫生措施的效果。公开试验适用于有客观观察指标的试验，例如，以客观的疾病或健康指标为评价效果的观察或改变生活习惯的干预措施等。

2. 单盲法

研究中只对研究对象设盲。如在新药试验中，患者不知道自己的分组情况和具体的用药情况，而参加试验的医护人员知道。该设计方法简单，易操作，可以消除受试者的心理因素影响，同时研究者可以较好地观察研究对象接受不同处理措施后的效果，及时处理治疗中可能发生的问题，保障研究对象安全。缺点是在获得和分析各种研究资料(如:结局的判断)时，可能受到研究者的主观因素影响而产生偏倚。例如，因为了解了研究对象的分组情况，医务人员在判断疗效时对治疗组和对照组病人采用不同的标准，或因为对照组没有得到治疗而有意无意地给对照组补偿性治疗等。

实施单盲时，对照组需使用安慰剂。当安慰剂不利于患者病情时，可使用标准药物。

3. 双盲法

研究设计者安排和控制整个试验，研究对象和给予干预或结局评估的研究人员均不了解试验分组情况。双盲观察可以避免研究者和研究对象的主观因素影响带来的偏倚，提高研究的真实性。如在临床试验中患者和执行医疗措施的医务人员均不知道患者接受何种治疗，可使医生在检查、询问患者时一视同仁，不带主观偏见。该法的缺点是操作难度大，出现意外很难及时处理，因此不适用于治疗过程中疗效变化大的试验和危重病人的治疗。

双盲设计要求有一整套完善的代号，如全部受试者、相关记录、使用的药物或安慰剂以及化验单都要使用代码。保密是双盲设计的关键，试验结束前盲底泄露或退出试验的研究对象超过 20%，则双盲试验失败。另外应预先制定一些观察指标，以明确停药或更换药物的指征。在盲法实施过程中要注意避免出现违背医德的现象，当研究对象出现严重的副反应、治疗无效或病情加重时，应中止盲法，给予相应的处理。

4. 三盲法

研究对象、给予干预或结局评估的研究人员以及负责资料收集和分析的人员均不了解试验分组情况。该方法可避免资料分析人员带来的偏倚，设计更为合理，但方法复杂，实际操作困难。

总的来说，盲法观察适用于疗效评价依赖于患者或医生的药物试验，可根据研究情况具体选择方法。例如，主要根据患者的主诉来决定药效的试验可用单盲法；主要由医生主观判断决定药效的试验须用双盲法。当然，并不是所有的临床研究都需要或能够采用盲法设计。例如，比较手术疗法与放射疗法治疗乳腺癌的效果，就不必、也无法采用盲法。在观察性研究中，盲法观察的原则要求我们在收集资料（疾病的结局或暴露史）时，对每个研究对象（病例或对照、暴露组或非暴露组）采用同样的方法收集资料、给予同等程度的重视；或者在资料收集时，调查员不知道所调查对象的分组情况，以客观收集资料。

四、重复原则

重复是指在相同条件下进行多次观察或多次研究以提高科研的科学性和可靠性。广义的重复包括样本数量的重复、观察次数的重复和研究结果的重复。狭义的重复即样本数量的重复。观察次数重复指的是对同一试验对象进行多次观察或测量，以提高观测结果的精确性。一般要求对某项指标至少观测三次。研究结果的重复即重复实验以验证相同条件下结果的重现性，保证结果的可靠性，无法重现的研究是没有科学意义的。样本数量的重复就是对多个试验对象进行观察，防止把偶然现象当成必然现象，把个别情况当成普遍情况，甚至错误地推广到总体。下面讨论的重复主要指样本含量。

重复的意义在于控制抽样误差，保证结果的可靠性。通过试验对象内部的重复，可以总结总体内部的变异规律，估计抽样误差的大小。根据统计学的原理，样本的抽样误差，即标准误可以通过下列公式计算。

计量资料：
$$S_{\bar{x}} = s/\sqrt{n} \tag{14-1}$$

式中：$S_{\bar{x}}$为标准误，S为标准差。

计数资料：
$$s_p = \sqrt{p(1-p)/n} \tag{14-2}$$

式中：s_p为标准误的估计值，p为样本率，n为样本数。

从以上两式可以看出，抽样误差与样本含量开平方根成反比。样本量越大，抽样误差越小。样本含量越小，抽样误差就越大。因此，为了能够精确估计总体的参数，需要有足够的样本含量。

另一方面，对于两组或多组的比较，样本含量与第二类错误（β）发生的概率有关。样本含量太少，导致检验的效能（$1-\beta$）降低，而使两组之间差别的检出能力比较低，可能出现假阴性的错误。因此，一般要求检验效能应在 0.75 以上。

(一) 样本含量估计

重复设计的前提是有适量的样本。确定样本含量的原则是：在保证研究结论具有一定可靠性(精度和检验效能)的前提下，确定最小的样本例数。样本过小，检验效能较低，易致假阴性错误，导致研究无法做出明确的结论。但是，并不是说样本含量越大越好。样本太大，将加大试验规模，延长试验时间，造成人力、物力和财力的浪费；另一方面，也难以严格控制试验条件，增大系统误差，无法保证研究质量。因此，适当的估计样本含量非常重要。

1. 影响样本含量的因素

(1) 检验水准 α：即第一类错误的概率 α。α 越小，所需样本量越多。一般取 $\alpha=0.05$。

(2) 检验效能 $1-\beta$：即检验把握度。β 越小，则检验效能越高，所需样本量越多。一般要求 $1-\beta$ 大于 0.75。

(3) 容许误差 δ：即在进行参数检验时希望发现的两个总体参数之间的最小差异。当容许误差为 δ 时，在 α 得出有差别结论的把握度为 $1-\beta$。δ 越大，所需样本量越小。

(4) 总体标准差 σ 或总体概率 π：σ 反映定量资料的变异度。σ 越小，所需样本量越小。总体概率 π 越接近 0.5，则所需样本量越少。无法得到总体参数时，可用样本统计量代替。也可以根据同类研究结果、文献资料或预实验获得。

(5) 单、双侧检验：根据专业知识，确定采用单侧还是双侧检验。

(6) 研究效应：研究因素的生物学效应，如 *or* 值、*rr* 值或干预措施实施前后效应的差值。研究因素的效应越大，所需的样本含量越小。

2. 样本估计经验法

动物实验一般每组 5～30 只动物，小动物(如：小鼠)可适当多些，大动物可少些。临床试验可根据干预措施效果来决定：①如果一种治疗可降低 5%的死亡率，则需要上万人的研究；②如果治疗效果远大于 5%，则几百人的研究就可以了；③如果某种病的病死率为 100%，那么治愈一个病例就足以说明治疗效果。

通常来说，一般疾病每组需 50～200 个病例，危重病可少些。社区试验所需例数较多，一般每组需在 100 例以上。

3. 样本估计计算法

根据研究设计的方法和一些已知的条件，可以根据公式来估计样本含量。常见的医学研究设计的样本含量估计有以下几种。

(1) 抽样调查的样本估计

① 均数调查的样本含量估计公式：

$$n' = \left(\frac{Z_{\alpha}s}{d}\right)^2 \tag{14-3}$$

$$n = \frac{n'}{1+n'/N} \tag{14-4}$$

② 率调查的样本含量：

$$n' = \frac{Z_\alpha^2 pq}{d^2} \tag{14-5}$$

当 $\alpha=0.05$，$z_\alpha=1.96\approx2$，$d=0.1p$,则可以简化为下式

$$n' = 400 \times \frac{q}{p} \tag{14-6}$$

上述公式(14-5)、(14-6)适用于符合二项分布的率的抽样调查。对于发病率或患病率很低的疾病(如:肿瘤),应采用泊松分布法估计样本含量。

(2) 样本均数与已知总体均数比较的样本含量估计

$$n = \left[\frac{(Z_\alpha + Z_\beta)\sigma}{\delta}\right]^2 \tag{14-7}$$

式(14-7)中 n 为所需样本含量;σ 为总体标准差,当 σ 未知时,用样本标准差 s 代替;δ 为容许差值;Z_α 和 Z_β 分别为与检验水准 α 和第二类错误概率 β 相对应的 Z 值,α 有单、双侧之分,β 只取单侧。

例 14-3 用某药治疗矽肺患者,估计可增加尿矽排出量,其标准差为 25 mg/l,若要求以 $\alpha=0.05$， $1-\beta=0.9$ 的概率,能辨别出尿矽排出量平均增加 10 mg/L,则需要多少例矽肺病人做试验?

已知 $\delta=10$，$s=25$,单侧 $\alpha=0.05$，$Z_{0.05}=1.645$(此处用单侧);$\beta=0.1$，$Z_{0.01}=1.282$。代入公式(14-7)得

$$n = \left[\frac{(1.645+1.282)\times 25}{10}\right]^2 = 53.5 \approx 54$$

故需治疗 54 例矽肺病人。

(3) 两样本均数比较的样本含量估计

$$n_1 = n_2 = 2\left[\frac{(Z_\alpha + Z_\beta)\times\sigma}{\delta}\right]^2 \tag{14-8}$$

式中 n_1、n_2 分别为两样本所需含量;δ 为两总体均数之差;σ 为总体标准差;Z_α 和 Z_β 意义同上。

例 14-4 甲、乙两种药物都有降压作用,比较分别服用两种药物患者的平均血压降低。假设两药效果的标准差相等。试问在 $\alpha=0.05$，$\beta=0.1$ 时,若能分辨出两者降低的差别是其标准差的 60%,则需要多少试验对象?

已知 $\delta/\sigma=0.6$;双侧 $\alpha=0.05$，$Z_{0.05}=1.96$；$\beta=0.1$，$Z_{0.01}=1.282$。代入公式(14-8) 得

$$n_1 = n_2 = 2\left[\frac{(1.96+1.282)}{0.6}\right]^2 = 58.4 \approx 59$$

故每组需试验对象 59 人。

(4) 样本率与总体率比较的样本含量估计:

$$n=\pi_0(1-\pi_0)\left[\frac{(Z_\alpha+Z_\beta)}{\delta}\right]^2 \tag{14-9}$$

此公式适用于大样本。式中 π_0 为已知总体率，π_1 为预期试验结果的总体率，$\delta=\pi_1-\pi_0$；Z_α 和 Z_β 意义同上。

例 14-5　拟试验一种新药，预计治疗某病的有效率是 90%，已知常规药物有效率是 80%，若要发现这两种药物的有效率有 10%的差别（假定 $\alpha=0.05$，$\beta=0.1$），则需要观察多少病例？

已知 $\pi_0=0.8$，$\pi_1=0.9$，$\delta=0.9-0.8=0.1$，单侧 $\alpha=0.05$，$Z_{0.05}=1.645$；$\beta=0.1$，$Z_{0.1}=1.282$。代入公式(14-9)得：

$$n=0.8\times(1-0.8)\times\left[\frac{(1.645+1.282)}{0.1}\right]^2=137.1\approx 138$$

故至少需要观察 138 例。

（5）两独立样本率比较的样本含量估计

$$n_1=n_2=1\,641.6\left[\frac{(Z_\alpha+Z_\beta)}{\sin^{-1}\sqrt{p_1}-\sin^{-1}\sqrt{p_2}}\right]^2 \tag{14-10}$$

或

$$n=\frac{(Z_\alpha+Z_\beta)^2 2p(1-p)}{(p_1-p_2)^2} \tag{14-11}$$

式中，n 为两样本所需含量；p_1、p_2 分别为两总体率的估计值；p 为两样本合并率，当两样本例数相等时，$p=(p_1+p_2)/2$。

Z_α 和 Z_β 分别为与检验水准 α 和第二类错误概率 β 相对应的 Z 值，α 有单、双侧之分，β 只取单侧。角度单位为度。

例 14-6　观察 A、B 两种治疗方法对某病的疗效。A 方法有效率为 60%，B 方法为 85%。现欲做进一步的治疗试验，设 $\alpha=0.05$，$\beta=0.10$，则每组需要观察多少病例？

本例采用双侧检验。已知 $p_1=0.60$，$p_2=0.85$，$Z_{0.05/2}=1.96$，$Z_{0.01}=1.282$。代入式(14-10)得：

$$n_1=n_2=1\,641.6\times\left[\frac{(1.96+1.282)}{\sin^{-1}\sqrt{0.85}-\sin^{-1}\sqrt{0.60}}\right]^2=63.8\approx 64$$

故每组需要病例 64 例，两组共计 128 例。

（6）病例对照研究中的样本含量估计

① 成组设计的病例对照研究样本含量估计

$$n=2\bar{p}\bar{q}\,(Z_\alpha+Z_\beta)^2/(p_1-p_0)^2 \tag{14-12}$$

式中：Z_α 和 Z_β 分别是 α 和 β 值对应的标准正态分布分位数，p_0 和 p_1 分别是所研究因素在对照组和病例组的估计暴露率。在发病率比较低的时候，p_0 可以用人群的暴露率来近似代替。

$$q_0=1-p_0,\ q_1=1-p_1; \tag{14-13}$$

$$p=(p_0+p_1)/2,\ q=1-p; \tag{14-14}$$

病例组 p_1 也可以根据 p_0 和估计的比值比推算

$$p_1=\frac{OR\,p_0}{1+p_0(OR-1)} \tag{14-15}$$

$$\bar{p}=0.5(p_1+p_0)$$

$$\bar{q}=1-\bar{p}$$

例 14-7 用成组病例对照研究设计方法研究小儿先天性心脏病与母亲孕期口服避孕药(OC)关系。假定育龄妇女中应用 OC 者占 30%，孕期服用 OC 与小儿先天性心脏病的 $OR=2.5$，$\alpha=0.05$，$\beta=0.10$，试估计研究所需的样本量。

查表 $Z_\alpha=1.96$(双侧)，$Z_\beta=1.28$(单侧)，

$q_0=1-0.3=0.7$；$p_1=(2.5\times0.3)/(1-0.3+2.5\times0.3)=0.52$；

$q_1=1-0.52=0.48$；$\bar{p}=(0.3+0.48)/2=0.39$

$\bar{q}=1-0.39=0.61$

$$n=\frac{2\times0.39\times0.61\times(1.96+1.28)^2}{(0.52-0.30)^2}\approx103$$

在此条件下研究，病例组和对照组分别需要 103 人。

② 1∶1 配对病例对照研究的样本含量

$$m=\frac{\left(Z_{\alpha/2}+Z_\beta\sqrt{p(1-p)}\right)^2}{(p-1/2)^2} \tag{14-16}$$

$$p=\frac{OR}{1+OR}\approx\frac{RR}{1+RR} \tag{14-17}$$

其中 m 为病例和对照暴露状况不一致的对子数。

$$M=m/p_e \tag{14-18}$$

$$p_e=p_0q_1+p_1q_0 \tag{14-19}$$

式中，M 为研究需要的总对子数，p_e 为病例组和对照组暴露情况不一致的对子数出现的频率；p_0 和 p_1 分别是人群中估计的暴露率和病例组估计的暴露率。

例 14-8 欲用 1∶1 匹配病例对照研究方法调查某地 45 岁以上人群高血压与脑卒中的关系。设 $\alpha=0.05$，$\beta=0.10$，据资料报道，该地 45 岁以上人群高血压患病率为 20%，OR 为 2.5。试计算所需的样本含量 M。

已知，$OR=2.5$，则

$$p=2.5/(1+2.5)=0.714\,3$$

病例和对照暴露状况不一致的对子数为：

$$m=\left[1.96/2+1.282\sqrt{0.714\,3(1-0.714\,3)}\right]^2/(0.714\,3-1/2)^2=34$$

已知人群高血压患病率 $p_0 = 20\%$

$$p_1 = p_0 OR/[1 + p_0(OR - 1)] = 0.125,$$
$$q_1 = 1 - 0.125 = 0.875,$$
$$q_0 = 1 - 0.20 = 0.80$$

需要的总对子数为：

$$M \approx m/(p_0 q_1 + p_1 q_0)$$
$$= 34/(0.20 \times 0.875 + 0.125 \times 0.80) = 124$$

③ 1∶R 配比的病例对照研究的样本含量

$$N = \left[Z_\alpha \sqrt{(1 + 1/R)\bar{p}(1 - \bar{p})} + Z_\beta \sqrt{p_1(1 - p_1)/R + p_0(1 - p_0)}\right]^2 / (p_1 - p_0)^2 \quad (14\text{-}20)$$

$$p_1 = (OR \times p_0)/(1 - p_0 + OR \times p_0) \quad (14\text{-}21)$$

$$\bar{p} = (p_1 + Rp_0)/(1 + R) \quad (14\text{-}23)$$

（二）检验效能分析

在流行病学研究中，除了控制各种混杂偏倚之外，还需要考虑可能出现的假阳性和假阴性错误。统计学的结果都是概率性的，对于任何一次假设检验，不论其结论是拒绝 H_0，还是接受 H_0，有可能犯错误第一类错误(α)和第二类错误(β)，见图 14-6。统计学的结果与真实值之间有下列 4 种情况（表 14-4）。

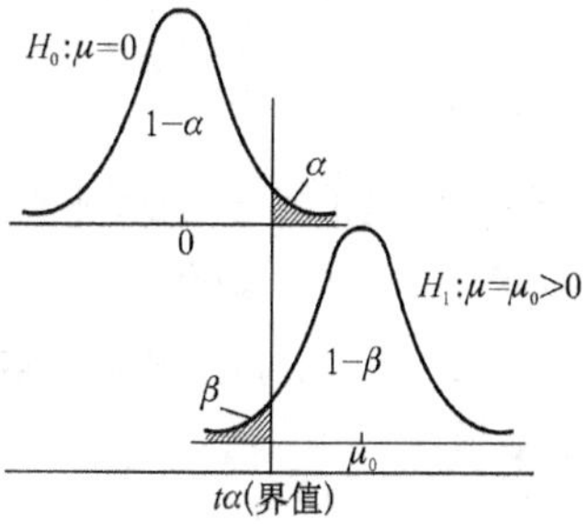

图 14-6　第一类错误(α)和第二类错误(β)示意图

表 14-4　真实值与统计学结果的关系

统计学检验结果	真实结果	
	有差别	无差别
差异有显著性($p>\alpha$)	正确	第一类错误(α)
差异无显著性($p>\alpha$)	第二类错误(β)	正确

出现不一致的结果有两种：①真实情况无差别，而统计结果有差别，即假阳性错误 α；②真实情况有差别，而统计结果无差别，即假阴性错误 β。

当统计学检验结果 $p<\alpha$，即表示在 α 水平下，拒绝无效假设 H_0，说明比较的两组间的差别有统计学意义。但是可能出现假阳性错误的机会为 α。假设检验时，研究者可根据研究的目的来确定 α 值的大小，如规定 $\alpha=0.05$（即犯第一类错误的概率为 0.05），当拒绝 H_0 时，则理论上 100 次抽样检验中平均有 5 次发生这样的错误。

当统计学检验结果 $p>\alpha$，即在 α 水平下，不拒绝 H_0，未发现比较的两组间的差别无统计学意义。出现“阴性”结果有两种可能：①所比较的组间总体参数无差别；②所比较组间总体参数有差别，但由于样本含量不足、第二类错误 β 太高，而导致检验效能 $(1-\beta)$ 低，这种差别还未被发现。

第二类错误是指接受了实际不成立的 H_0。通常把 $1-\beta$ 称为检验效能(也称把握度)，它是指当两个总体确有差别时，按规定的检验水准 α 能够得出差别有统计学意义的能力。如 $1-\beta=0.80$，则意味着当 H_0 不成立时，理论上在每 100 次抽样检验中，按照 α 的检验水准平均有 80 次能够得出差别有统计学意义的结论。

所建立的假设检验主要是控制犯第一类错误的概率，即在 H_0 为真时，拒绝 H_0 的概率不超过给定的显著性水平 α，而对其犯第二类错误的概率却无法控制。β 值的大小一般很难确切估计，只有与特定的假设检验结合起来才有意义。即一般的假设检验我们不知道犯第二类错误的概率，所以不能盲目接受 H_0，应同时考虑检验效能的大小。如检验效能足够的条件下，我们才能对 $p>\alpha$ 的统计学检验结果可以明确做出阴性的结论。一般研究所需的检验效能在 0.75 以上。

检验效能的计算可以根据样本含量和给定的其他条件，从相应的显著性检验的公式倒推，计算 Z_β 值，查正态分布表，得 β 值。然后求相应的检验效能 $(1-\beta)$。

1. 单组样本均数与总体均数比较的 β 值估计

$$Z_\beta=\frac{\delta}{\frac{\sigma}{\sqrt{n}}}-Z_\alpha \tag{14-24}$$

上式(14-24)中 n 为样本含量；σ 为总体标准差，当 σ 未知时，用样本标准差 s 代替。δ 为容许差值，α 为显著性水平。

2. 两组样本均数比较的 β 值估计

$$Z_\beta=\frac{|\delta|}{\sigma\sqrt{\frac{1}{n_1}+\frac{1}{n_2}}}-Z_\alpha \tag{14-25}$$

上式(14-25)中 n_1 和 n_2 分别为两组的样本含量，δ 为两样本均数的差值。

3. 两组样本率比较的 β 值估计

(1) 当两组样本量相等，均为 n 时，

$$Z_\beta=\frac{\delta\sqrt{n}}{\sqrt{p_1(1-p_1)+p_2(1-p_2)}}-Z_\alpha \tag{14-26}$$

上式(14-26)中 p_1 和 p_2 分别为两组的样本率，δ 为两样本率的差值。

如在病例对照或队列研究中，已知 RR 或 OR 值，用下式计算

$$Z_\beta=\frac{\sqrt{n\,p_0^2\,(1-RR)^2}-Z_\alpha\sqrt{2\bar{p}\bar{q}}}{\sqrt{p_0[1+RR-p_0(1+RR^2)]}} \tag{14-27}$$

例 14-9 假如研究使用口服避孕药(OC)与婴儿先天性心脏病的关系。已知未使用 OC 的妇女先天性心脏病的发病率为 $p_0=0.008$，$RR=3$，显著性水平 $\alpha=0.05$。研究的样本数暴露组和非暴露组均为 2 500 人，估算该研究的检验效能。

本例中，$Z_\beta=1.65$，则 $\beta=0.05$，检验效能 $=1-\beta=0.95$。

(2) 当已知两组的暴露率或发病率，两组样本量不等时，用下式计算：

$$Z_\beta=\frac{Z_\alpha\sqrt{\bar{p}\bar{q}\left(\frac{1}{n_1}+\frac{1}{n_0}\right)}-(p_1-p_0)}{\sqrt{\frac{p_1q_1}{n_1}+\frac{p_0q_0}{n_0}}} \tag{14-28}$$

例 14-10　某一研究探讨粉尘与支气管炎的关系。已知一般人群支气管炎的患病率为15%，吸入粉尘后的患病率为25%，显著性水平 $\alpha=0.05$，暴露组为150例，对照组139例，试估计该研究的功效。

已知，$p_1=0.25$，$p_0=0.15$，$Z_\alpha=1.645$（单侧）

$$\bar{p}=\frac{n_1p_1+n_0p_0}{n_1+n_2}=\frac{150\times0.25+139\times0.15}{150+139}=0.202$$

代入公式(14-28)得：$Z_\beta=-0.4778$ 时，$\beta=0.6844$，检验效能 $=1-\beta=0.3156$。

4. 1∶1 匹配病例对照研究 β 值估计

$$Z_\beta=\sqrt{\frac{n(p_1-p_0)}{2\bar{p}\bar{q}}}-Z_\alpha \tag{14-29}$$

例 14-11　暴露于危险因素的比例为0.30，显著性水平双侧 $\alpha=0.05$，当按1∶1配比设计，对子数为100对时，能发现预期 OR 值为2的检验效能是多少？

此例中 $p_0=0.30$，$RR=2$，$\alpha=0.05$，$n=100$；

p_1 由公式14-15计算：

$$p_1=\frac{OR\,P_0}{1+p_0(OR-1)}=\frac{0.3\times2}{1+0.3\times(2-1)}=0.4615$$

$$\bar{p}=(0.3+0.4615)/2=0.3808$$

$$\bar{q}=1-0.3808=0.6192$$

代入上式(14-29)：$Z_\beta=\sqrt{\frac{100\times(0.4615-0.3)^2}{2\times0.3808\times0.6192}}-1.96=0.3917$

查正态分布表，当 $Z_\beta=0.39$ 时，$\beta=0.3483$，检验效能 $=1-\beta=0.6517$

也有一些统计软件可以计算样本含量和检验效能，如：Epi Infor、PASS(power analysis and sample size)。一些在线的统计软件也可方便计算这两个参数，如：DSS research (http://www.dssresearch.com/ toolkit/spcalc/ power_p2.asp)可以根据一些已知条件，对常见的统计学检验样本含量和统计学检验效能进行计算(图14-7)。

采用病例对照等研究方法分析单核苷酸多态等基因型与疾病的相关性的样本含量和检验效能地估计，可以用 QUANTO、Genetic Power Calculator (http://pngu.mgh.harvard.edu/～ purcell/gpc/)等专用软件。

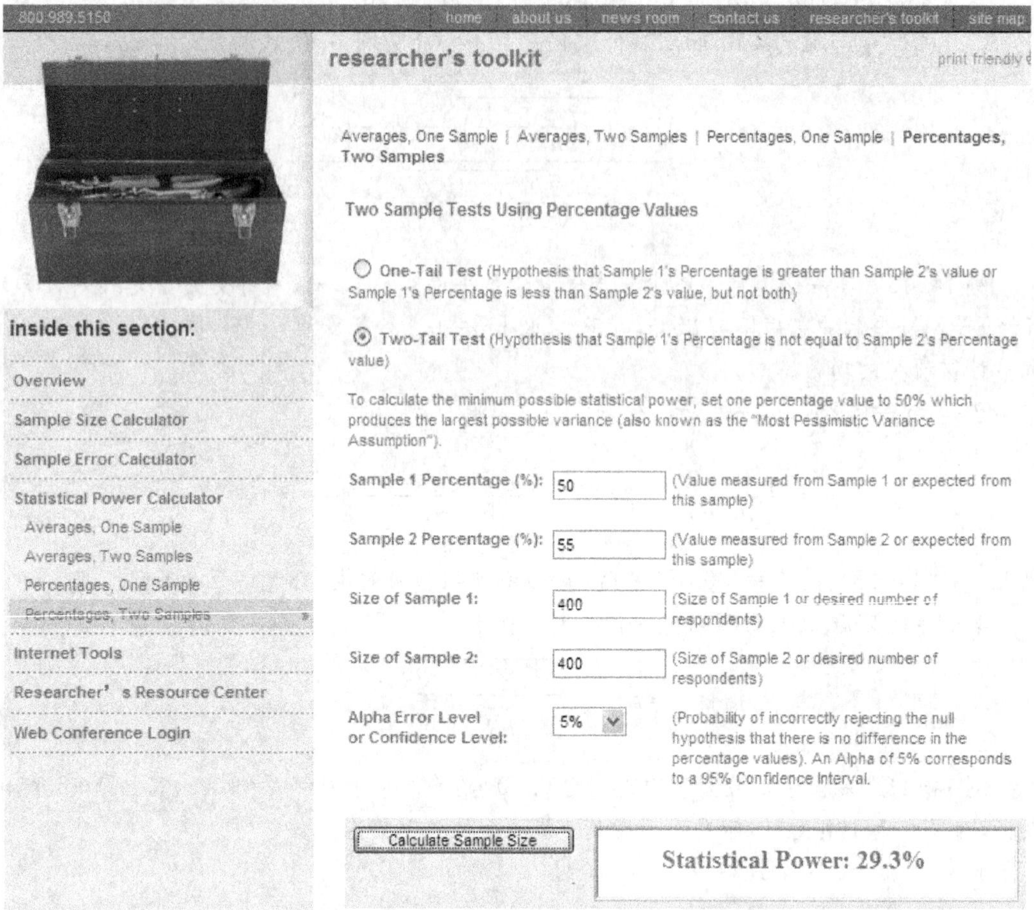

图 14-7　DSS 方法计算样本含量和检验效能

五、科研设计方面的统计学常见错误

医学科研中，研究者关心的研究对象的特征往往具有变异性，如：年龄、性别皆相同的人其身高不尽相同，一般状况也有差异。同时，由于研究对象往往很多，或者不知到底有多少，或者研究对象不宜全部拿来做研究，因此借助抽样研究，依据对样本的研究结果推断总体的情况。恰恰是这种变异的存在，以及如何用样本准确推断总体的需求，使得统计学有了用武之地。合理恰当地选用统计学方法，有助于人们发现变异背后隐藏的真面目，即一般规律，但是如果采用的统计学方法不当，不但找不到真正的规律，反而可能得出错误的结论，进而影响研究的科学性，甚至会使错误的结论蔓延，造成不良影响。了解这些常见的错用情况，可以帮助避免类似错误的发生。

（一）抽样设计问题

抽样研究是常用的医学科研方法之一，但科研设计中常存在抽样假随机，随意规定样本量的问题，从而破坏了抽样研究应满足地必要前提，常用抽样方法有：单纯随机抽样、系统抽样、整群抽样、分层抽样和多级抽样(详见前文)。

(二) 随机原则问题

随机指的是选取样本时,应确保总体中任何一个个体都有同等的机会被抽到而进入样本,在分配样本时,应确保样本中任何一个个体都有同等的机会被分到任何一个组。遵循随机的原则,目的就是使样本具有极好地代表性,使各组受试对象在重要的非实验因素方面具有很高地均衡性,从而提高实验资料的可比性。常见的错误是以随意代替随机。

例 14-12　小剂量干扰素加三氮唑核苷治疗流行性乙型脑炎 99 例分析。

原作者在一般治疗的基础上加用小剂量干扰素和三氮唑核苷治疗流行性乙型脑炎 99 例,采用同期的、接受一般治疗的 73 例该病患者作为对照。治疗组和对照组的病情,即轻型、普通型、重型和极重型的分布经二检验差异无统计学意义。两组患者均采用传统降温、镇静、降颅内压、肾上腺皮质激素及抗生素预防感染等对症治疗;在此基础上治疗组选择发病在 5 d 以内的患者,加用干扰素和三氮唑核苷静滴,疗程 5～7 d。两组比较疗效差异有统计学意义,结论:在一般治疗的基础上加用小剂量干扰素和三氮唑核苷治疗流行性乙型脑炎的疗效优于一般治疗的效果。

分析:这个研究结果似乎是合理的,因为原作者考虑到了病情严重程度这一重要的非处理因素两组的分布情况,经二检验差异无统计学意义。其实,除了病情严重程度,这个研究中还涉及一个重要的非研究因素,即治疗的及时性。对于治疗组,要求发病到治疗的时间在 5 天之内,而对照组却没有这样的限制;根据常识,早期治疗对疾病的预后具有重要影响,通常有较高的治愈率和较低的死亡率。所以,在治疗的及时性方面,两组不具可比性;这样得到的结论当然要受到质疑。其实,在制订实验设计方案时,应将所有重要、可控的非处理因素考虑在内;本研究除了病情严重程度外,治疗及时性也是一个重要的非处理因素,应采用随机化方法使各组患者在病情和治疗及时性上尽量达到均衡一致,从而提高组间的可比性。

(三) 对照原则问题

设立对照组的目的是寻找一个参照物,或对比的基础,因为好与坏、高与矮、快与慢、长与短等都是相对而言的。一种药物的疗效如何,要看与谁比较,是与安慰剂,还是与当前市面上治疗此类疾病疗效最好的某种药物;比较的对象不同,结论是不同的。常见的错误是:缺乏对照、对照设置不当。

(1) 缺乏对照

例 14-13　高血压病发病与血型的关系探讨。

原作者对 64 例高血压病患者进行血型观察,其中 O 型血 30 例,A 型血 17 例,B 型血 17 例,AB 型血 0 例。没有进行统计分析,就认为高血压病的发病与血型有明显的关系;同时也证实了遗传致病的决定意义。

分析:该文没有对照,也没有统计分析,仅凭 64 例病人的血型分布,就得出高血压病的发病与血型有关的结论,显然是不妥的。因为,根据常识,正常人群中的血型构成本来就不是非常均衡的;再者,64 名患者的血型构成是否与发病有关,必须经与对照组进行比较,并得到统计学假设检验的支持。如果正常人群的血型分布与高血压病患者的血型分布情况,经检验差异存在统计学意义,则认为血型构成可能与高血压病的发病有关,如果差异无统计学意义，则可以认为高血压病发病与血型构成无关。

（2）对照不当

例 14-14 还原性谷胱甘肽联合丹参注射液治疗慢性乙型肝炎 80 例。

原作者将慢性乙型肝炎患者随机分为两组，治疗组 80 例，接受还原性谷胱甘肽和丹参注射液联合治疗，对照组 50 例，接受肌苷、维生素 C 的治疗；两组在性别、年龄、病程、病情等方面差异均无统计学意义。比较两组肝功能指标恢复正常率，得出结论：两药联合应用治疗慢性乙型肝炎有良好的协同作用。

分析：这个研究，如果想得出两药联合应用治疗慢性乙型肝炎是否有协同作用，应该要考虑采用析因设计为好；而从药物作用上看，丹参注射液单独应用对慢性乙型肝炎似乎没有治疗作用。所以，原作者研究的真正目的可能是将还原性谷胱甘肽与丹参注射液联合应用治疗慢性乙型肝炎的效果，是否比单独使用还原性谷胱甘肽治疗的效果好。如果是这个目的，该研究的对照就有问题了，因为此例中设置的对照无法显示两药合用是否会比单独用还原性谷胱甘肽的疗效好的结论。正确的做法是，对照组给予还原性谷胱甘肽加安慰剂治疗，安慰剂在剂型、外观、剂量等方面与丹参注射液相同。采用双盲的方法进行分组和处理，会很好地消除主观偏性，得到的结果会更为准确可靠。

例 14-15 高血压病患者肾脏早期损害指标的探讨。

原作者探讨高血压患者早期肾脏损害的诊断方法，研究对象为 84 例高血压患者，男性 53 例，女性 31 例，中位年龄 60 岁(40～73 岁)；对照组为 50 名体检健康的职工。

分析：这个研究设计虽然有对照组，但没有介绍对照组与试验组间的可比性情况。显然，年龄和性别等重要的非试验因素可能会对研究结果带来一定程度的影响；本试验在设计时，就应将年龄和性别等作为选取对照的重要影响因素。

（四）重复原则问题

实验设计中重复原则指的是“重复实验”，即在相同的实验条件下，做两次或两次以上的独立实验。这里的“独立”，是指要用不同的受试对象（个体或样品）做实验，而不是在同一受试对象上做多次实验。重复原则的作用在于它有利于使随机变量的统计规律性充分地显露出来。常见的错误是把重复测量当作重复实验、样本量不足。

例 14-16 为了说明两台仪器测定结果之间的差别没有统计学意义，选择一名健康者作为受试对象。

先用 A、B 两台仪器分别对该名受试者进行 4 次重复测量，1 个月后，再用 A、B 两台仪器分别对该名受试者进行 4 次重复测量，每一个指标共获得 16 个数据。然后采用方差分析和 t 检验进行统计学处理，得出两台仪器测定的结果之间差异无统计学意义，认为自制的廉价仪器可取代进口的昂贵仪器。

分析：用同一台仪器在同一时间对同一个体进行重复测定，这实际上是“重复取样”，数据的波动反映了测定值技术熟练程度的高低。1 个月前后采用同样的方法对同一个人进行两次测定，这是“重复测量”，目的往往是考察受试者接受某种处理后，随着时间的推移，受试者体内某些指标的动态变化趋势。本例受试者未接受任何处理，前后的变化仅仅反映了指标的生理变化，没有实际意义。本例中，虽然每个指标均有 16 个原始测定值，但真正的样本大小，及独立受试对象的个数应该是 1，而非 16。本例严重违反了实验设计的“重复原则”。

（五）均衡问题

所谓均衡，是指某因素各水平组中的受试对象所受到的非实验因素的影响是完全平衡的，即这些组间的差别完全是由于该因素采取了不同水平所致，而并非其他因素取值不同所造成的影响。常见错误是设计不当，难以满足均衡的要求。

例 14-17　研究耐力训练与提高战士体质的关系。

进行如下设计：从某连队选取 20 名战士构成试验组，按训练方案进行耐力训练；以机关同龄的 20 名战士组成对照组，只进行日常活动。观察经 4 周试验后，两组战士进行一定量的运动时血乳酸的变化。得出的结论：按此方案进行训练能降低运动时血乳酸的蓄积，提高战士的耐力。

分析：首先，根据这样的设计得出如此结论是不妥当的。因为该实验设计违反了均衡原则，对照组的选择不合理。对照组除训练因素外，其他应尽可能与实验组一致，而机关战士和连队战士由于工作性质的不同，体能的基础可能存在较大的差别，所以研究开始时两组间就不具备可比性。另外，研究回答的问题缺乏实际意义，因为人们早就知道训练和不训练是不一样的。可以研究不同训练方案对提高战士体质之间的差异有无统计学意义，以探索最大限度地提高战士体质的最佳方案。

第三节　科研设计的基本内容

医学科研设计就是科学研究具体内容方法的设想和计划安排。亦即在科学研究之前，由在学术方面有一定专业水平的人员，对科学研究工作全面计划和具体方案的设计和制订。

其中以人为研究对象的试验为临床试验，在具体定义上，2004 年 9 月，国际医学期刊编辑委员会(ICMJE)对临床试验的定义是：以人为对象的前瞻性研究，预先将受试者分配到干预组和对照组，以研究医学干预和健康结局之间的因果关系，同时 ICMJE 要求所有以影响临床实践为主要目的的试验都需要注册，而以评价主要的未知毒性或测定药物动力学参数的试验则不需要注册。2005 年 WHO 成立的国际临床试验注册平台(WHO ICTRP)则定义临床试验为“所有以人体为研究对象的上市、未上市药物、装置和设备、外科、咨询的随机/非随机对照试验、对照/非对照临床研究”。

（一）有关临床研究的相关概念

伦理委员会(ethics committee)，由医学专业人员、法律专家及非医务人员组成的独立组织，其职责为核查临床试验方案及附件是否合乎道德，并为之提供公众保证，确保受试者的安全、健康和权益受到保护。该委员会的组成和一切活动不应受临床试验组织和实施者的干扰或影响。伦理审核将对参加试验的受益(好处)与风险进行综合权衡，只有当参加试验的受益大于风险时，这个临床试验才会通过独立伦理委员会的审核，然后医生们才会按照要求进行临床试验。

研究者(investigator),实施临床试验并对临床试验的质量及受试者安全和权益的负责者。研究者必须经过资格审查,具有临床试验的专业特长、资格和能力。

协调研究者(coordinating investigator),在多中心临床试验中负责协调参加各中心研究者工作的一名研究者。

申办者(sponsor),发起一项临床试验,并对该试验的启动、管理、财务和监察负责的公司、机构或组织。

监察员(monitor),由申办者任命并对申办者负责的具备相关知识的人员,其任务是监察和报告试验的进行情况和核实数据。

1. 申办者的职责

(1) 申办者负责发起、申请、组织、监察和稽查一项临床试验,并提供试验经费。申办者选择临床试验的机构和研究者,认可其资格及条件,以保证试验的完成。

(2) 申办者提供研究者手册,在获得国家食品药品监督管理总局批准并取得伦理委员会批准件后方可按方案组织临床试验。

(3) 申办者、研究者共同设计临床试验方案,述明在方案实施、数据管理、统计分析、结果报告、发表论文方式等方面职责及分工。签署双方同意的试验方案及合同。

(4) 申办者任命合格的监察员,并为研究者所接受。

(5) 申办者应建立对临床试验的质量控制和质量保证系统,可组织对临床试验的稽查以保证质量。

(6) 申办者负责递交试验的总结报告。

2. 研究者条件及职责

(1) 在医疗机构中具有相应专业技术职务任职和行医资格。

(2) 具有试验方案中所要求的专业知识和经验。

(3) 对临床试验方法具有丰富经验或者能得到本单位有经验的研究者在学术上的指导。

(4) 熟悉申办者所提供的与临床试验有关的资料与文献。

(5) 有权支配参与该项试验的人员和使用该项试验所需的设备。

(6) 研究者必须详细阅读和了解试验方案的内容,并严格按照方案执行。

(7) 研究者应了解并熟悉试验药物、器械的性质、作用、疗效及安全性,同时也应掌握临床试验进行期间发现的所有与之有关的新信息。

(8) 研究者负责做出与临床试验相关的医疗决定,保证受试者在试验期间出现不良事件时得到适当的治疗。

(9) 研究者应保证将数据真实、准确、完整、及时、合法地载入病历和病例报告表。接受申办者派遣的监察员或稽查员的监查和稽查及药品监督管理部门的稽查和视察,确保临床试验的质量。临床试验完成后,研究者必须写出总结报告,签名并注明日期后送申办者。

3. 监察员的职责

监察员是申办者与研究者之间的主要联系人,监察员应遵循标准操作规程,督促临床试验的进行,以保证临床试验按方案执行。具体内容包括以下几项。

(1) 在试验前确认试验承担单位已具有适当的条件,包括人员配备与培训情况,实验室设备齐全、运转良好,具备各种与试验有关的检查条件,估计有足够数量的受试者,参与研究人员熟悉试验方案中的要求。

（2）在试验过程中监查研究者对试验方案的执行情况，确认在试验前取得所有受试者的知情同意书，了解受试者的入选率及试验的进展状况，确认入选的受试者合格。

（3）确认所有数据的记录与报告正确完整，所有病例报告表填写正确，并与原始资料一致。

（4）确认所有不良事件均记录在案，严重不良事件在规定时间内做出报告并记录在案。

（5）核实试验用药品按照有关法规进行供应、储藏、分发、收回，并做相应的记录。

（6）协助研究者进行必要的通知及申请事宜，向申办者报告试验数据和结果。

（7）应清楚如实记录研究者未能做到的随访、未进行的试验、未做的检查，以及是否对错误、遗漏做出纠正。

（8）每次访视后作一书面报告递送申办者，报告应述明监查日期、时间、监察员姓名、监察的发现等。

4. 受试者的权益保障

临床试验的过程中，必须对受试者的个人权益给予充分的保障，并确保试验的科学性和可靠性。受试者的权益、安全和健康必须高于对科学和社会利益的考虑。伦理委员会与知情同意书是保障受试者权益的主要措施。受试者参加"试验"之前，须保证其在自愿、知情的情况下签署知情同意书。不允许以给予报酬等条件进行诱导，或对不愿参加的受试者进行指责或歧视等，受试者的权益和个人隐私权应得到充分保护。

（二）研究设计应包括以下内容

1. 立题

选题是科研工作的第一步，也是十分重要的一步，集中体现了研究者的科学思维、学术水平、研究能力及其预期目的。

选择课题的原则：①需要性原则：尽量选择防病治病中有重要意义或迫切需要解决的关键问题。例如，常见病、多发病的防治研究，地方病、职业病、恶性肿瘤、老年病等影响人类健康疾病的研究，以及有利于提高人类健康水平、促进医学发展的理论、基础研究。②创新性研究：创新性是医学科研的灵魂，"创"是指前人或他人没有研究过的题目，而不是重复别人的工作。"新"是指研究项目的独到之处，而不是模仿抄袭的低水平重复。创新程度可有不同，但一定要有创新，对于国外引进项目，必须具有填补国内空白的价值。③科学性价值：选题必须以事实为根据，不是主观臆想，不能与正确的科学规律和理论相矛盾，选题必须具体和明确，反映研究者的思想的清晰度和深刻性。选题设计符合科学要求，受试对象、施加因素、观察措施和指标等选择合理，科研方法先进、统计学设计正确，具有科研价值。④可行性原则：是指科研选题的基本条件，包括人员、技术、设备、经费、信息等条件是否具备，预期的目的能否达到。⑤效应性原则：预期成果可能收到的效应，一般基础研究课题要求具有理论（或知识）意义与潜在的应用价值，应用性课题要求具有经济效应或社会效益。

立题亦称命题，即为研究课题拟定最适当的题目，作为该项研究的课题。这个题目是科研设计的总纲或其指导中心，也可以说设计中的全部内容皆由此而发，假设、实验、措施等皆为此而设，因此它必须是整个科研设想与过程的高度浓缩物。一个好的课题名称，能使人对该项研究工作一目了然、不仅可知其目的、内容和主要方法，甚至透过题目还能看出其假说的科学性。欲达此目的，立题必须力争做到鲜明、具体、确切，若能同时反映出“立意新颖”则属更佳。

在拟定某些(而不是全部)研究课题的名称时，可适当考虑采用下列形式：立题＝处理因素(具体而不含糊)＋受试对象(明确而不省略)＋预期效应(限定而不笼统)＋工作定性(适当表达留有余地)。

目前，有些科研设计的立题尚不够理想，其中最常见的问题，不是题目过大就是笼统模糊，有的甚至使人观后不解其意或者文题不尽符合。

大的研究题目亦并非绝对不能成立，如果从宏观角度出发制订一项大的科研计划，其题目必然也会很大；但此类题目毕竟是属于战略性的，其下一系列分题仍需各有一战术性的题目名称。战略性题目是总的探索方向，战术性的题目则是一个个具体的进攻目标。

2. 前言

有的科研设计书专门设有这一项，并明确规定应该填写的内容；有的则以“简要说明”代之，其性质与前者基本相同。许多科研设计书内虽无此项要求，设计者也常主动加上一段，称为前言、引言、序言或绪言。这一小段文字主要是引导文章开端，起“破题”作用，在文章中往往是不可少的，但在科研设计书中(特别是填写式的)若无此项目则完全可以不要，可直接写“立题依据”。

3. 立题依据

立题依据是设计书最重要部分，是其灵魂。此部分主要介绍该课题研究的重要性、理论意义和实践意义以及处在国际和国内的水平，使人们了解该课题研究的必要性和重要性。要达到上述要求，必须阅读足够数量的文献资料。如何在浩如烟海的文献中，高效率地查阅文献。查阅文献应紧紧围绕以下5个问题：①有助于认识本课题意义的文献；②有关本课题的既往研究工作；③本课题研究的现状；④供借鉴的方法；⑤关于本课题的不同见解与争论，特别是与自己假设相反的见解及工作。

此项内容要求回答“为什么要研究这个课题”，应该着重说明选定此课题的出发点以及主观与客观的条件是什么，选题的独创性、完成的可能性及其实际意义(实用性)。必要时尚需进一步说明，这个课题是根据什么临床经验、动物实验或其他间接经验提出来的。情报调研的情况和预试验的初步结果亦应在本项中反映出来，以增加确立这一选题的依据性。使之具体而不抽象，摆出事实，言之有据，令人信服。

4. 国内外现状

国外现状与国内现状应分别叙述，不要忽外忽内搅在一起。先以数语简要交代一下有关该问题的历史沿革并非不可，但没有必要做过多的久远追溯。文字不宜过长，亦无须把外国人的观点都重复一遍，重点是介绍有关这一课题最近几年的研究进展和目前状况。把握好本项内容的关键在于“全”和“新”两个字。即全面掌握情况，除日常所见到的一些资料之外，更重要的是在定题之前要进行一次系统的文献查阅并广泛收集信息；在拥有大量资料的基础上，通过时间上和认识深度上的比较，自然可以了解到哪些成果或结论是新的和最新的，这就是现状。

然而，有些设计者未能很好地做到这一点，常常是随便找几篇近期文献，便以此为据作为“国内外”现状加以介绍。由于文献的查阅面和收集范围很窄，所了解到的情况必然具有一定的局限性，比较的余地也不会太多，自己选定的课题是在创新还是在重复他人早已做过的工作，实无把握。一旦有人指出："该问题早已有了结论，请阅某年某期某刊某文"，这样一来不仅现状"失真"，整个课题设计就等于一张废纸。

5. 目前水平与发展趋势

前一项是要求摆出已有的客观事实，这一项则要求陈述自己的主观见解。因此，重点是对最近的一些同类研究成果进行综合性评价，并在此基础上推测将要出现的势头和指出未来的方向。例如，有关这一课题的研究已经达到了什么样的地步，当前在同类研究中有何不足之处，有无相互矛盾的研究结果或结论，有待进一步阐明或解决的问题是什么，知识的空白点在哪里，推进或发展此课题的关键何在等。在推测未来时还应指出，最近有关本课题的动向是什么，都有些什么新的苗头，正在朝哪方面前进，发展速度如何；有时还需要对当前的某些发展趋势做出估价和判断，是应该努力追赶或超越，还是应该改变研究方向。这些都需要以高度的洞察力进行观察，并用冷静的头脑进行深入分析，提出自己的独立见解。当然，所有这些认识和见解，均应与本课题的研究内容呼应起来。

需要避免的是，在科研设计中将本项内容与前述国内外现状合二而一，或是将前一项中的部分内容在本项中加以重复，或者是"你中有我，我中有你"，把客观事实与主观见解搅在一起，很难使人看出研究者的认识与判断究竟如何。这些不足之处，往往可以反映出设计者在思路上不够清晰，或者是思维上的懒惰，应该注意克服。

6. 研究目标与内容

包括阶段的和最终目标，即该项研究工作的段落和终点。因此，在此项中应着重说明这一研究课题最后要解决什么样的问题。为了解决这个问题，在研究中将分作几个步骤，都需要做些什么，拟从何处入手，重点研究哪个侧面，主攻方向是什么，到达哪一步或什么程度算是完成，将出现什么样的预期效果等。总之，要目标明确，内容具体，十分清楚地规定出自己的研究任务。

7. 研究方法

这是科研设计中一个重要的核心部分，全部内容都旨在说明"如何具体地进行研究"，因此这一项实际上就是通常所说的实验设计。实验设计是指导整个实验过程的重要依据，是达到研究目的的一项重要保证。实验设计要为验证假设选择一种最佳方案；以较少的人力、物力和时间，换取最大的科学研究成果。在正确的实验设计指导下，可使实验误差减少到最低限度，取得更多的数据资料，保证实验结果的可靠性。

实验设计方案的类型有多种，采用哪一种最合适，主要取决于研究的内容与目的。不论采用哪一种方案，均应重点说明受试对象的种类、选用标准、抽样方法、样本含量、对照分组，处理因素的性质、质量、强度、施加方法，效应观察的项目或指标、检测方法、判断标准，以及数据资料的收集方法和统计学处理方法等。为实验所制订的操作规程和记录表格，亦应在本项内容中加以说明，具体的条文和格式可附于科研设计书之后。

总之，研究方法或其实验设计，就是针对题意并遵循科研三原则：重复、对照，随机化，对科研三要素：对象、因素、效应，进行合理安排的一个过程。

(1) 研究对象

① 具体诊断标准(用公认的或统一的，并阐明出处；如没有统一的标准也应写明是自定标准)、制定入选(纳入)标准及排除标准。

② 研究对象选择范围(包括对照组)及选样和分组方法(使用正确的随机方法选样和分

组;在实验对象的分组和施加因素分配实验组、对照组上,都要随机化)。

③ 根据统计学原理计算要达到试验预期目的所需的病例数(说明确定样本含量的依据)。

(2) 处理因素(详细写):

处理因素设置要求:抓住主要因素;找出非处理因素(混杂因素);处理因素标准化。

① 设备(或试剂,或药物)生产厂家(来源)及型号(剂量)。

② 治疗方法及操作程序(包括对照组)。

③ 操作过程中的质量控制(包括方法、人员、设备三统一及实验质控手段等)。

④ 技术关键。

(3) 研究结果

确定研究效应的测量指标及测定方法,要考虑与待评价的结果有关联性、客观性、灵敏性、特异性及实用性等。

① 疗效判断标准(用公认的或统一的,并阐明出处;如没有统一的标准也应写明是自定标准。)。

② (近期、远期)观察指标(各组观察指标应一致)及观察方法。

③ 科研记录表格及汇总表格式样。

④ 统计方法及指标确定,预计结果。

⑤ 科研质量控制措施(包括科研全过程的各环节,如:预试验工作、分组、施加处理因素、临床观察及随访、原始资料的记录及收集、资料整理等方面质量控制措施)。

(4) 创新设想(本研究的)

创新性不仅包括前人或他人未研究过的课题,还包括在前人或他人工作基础上的进一步深入、发展、补充、修正,在研究手段和研究深度上都可以有突破和提高。

8. 现有研究条件

研究条件主要指人员条件和物质条件两个方面。人员条件包括研究组成员的数量与质量,特别是科研工作经验、现有技术水平和能投入该项研究的时间。本项只要求重点介绍课题负责人的主要情况,例如,在医学科研方面曾做过哪些工作,在与本课题有关的方面都做过些什么等;其他一般情况以及研究组的其他成员,可在另一项“组织与人员”中介绍。物质条件包括仪器、设备、材料、经济力量以及研究对象(包括实验动物)等;其中最主要的是本项研究所需之仪器和设备是否齐全或基本具备、其性能如何、精确度有多高、可供使用的程度有多大等亦需作一说明。一些较大的研究课题,还要说明有无专门的实验室或其他实验措施。若为大样本的临床研究,必须清楚交代本单位现有床位数、年均住院病人数以及病种构成指标概况等。如果是一项跨单位的协作研究,则协作单位的现有研究条件亦应一并提供。

研究条件是保证完成课题的重要基础,因而在课题审批的过程中对于此项内容亦颇受重视。有些设计者在陈述现有研究条件时,总是想把情况说得好一些,旨在表明完成设计中所列各项内容问题不大,目标可望实现;但在仪器设备方面有时也会产生一种矛盾心理,因为此项内容与请求资助的经费金额有一定的制约关系。若仪器设备完全齐备则申请经费过多缺乏理由,若仪器设备不足又唯恐因现有研究条件不够而课题难获批准。科研人员想通过课题研究为自己的实验室建设多增加一些仪器设备,这种心情和愿望是可以理解的，但在科研经费并不富裕的情况下，最好的办法还是实事求是。

9. 计划进度指标

本项内容要求说明两个问题：完成整个研究课题所需要的时间；几项主要工作的具体进度计划（各研究阶段所要达到的目标和时间）。制定出这种指标，既便于有关方面随时进行检查，又有利于研究组各成员按部就班地进行工作。对于督促课题的如期完成很有好处。

10. 研究经费预算

过去，我国的科学研究经费，一直是由政府有关单位以无偿科研拨款形式支付。近年随着改革的不断深入发展，这种形式正在发生着改变，在某些经济效益较为明显的科研合同中，已经出现了关于如何偿还科研经费的条文，以社会效益为主的医学科研所需经费，究竟应该采取何种形式为最佳，人们也正在积极研究和探索之中。

编制研究经费概算时，可以从以下几个方面加以考虑：仪器设备费；试剂材料费；技术协作费；其他费用支出。

此中包括情报调研、图书资料、人员培训、经验交流、差旅交通、仪器维修、办公用品等所需各项费用。如果在研究过程中还要涉及其他人，则经济补贴问题亦需加以考虑。

11. 参考文献

在科研设计中（特别是前述第3～5项内容）常需引用一些重要的观点、数据、结论等，对此必须注明其出处，以便于审查时进行核对。如果所涉及的参考文献不多，亦可在正文中的引句之后注明之；若参考文献在5条以上，最好是在引句处用肩号标明顺序，单独设立“参考文献”一项。个别的科研设计有在文末写“参考文献从略”者，这是绝对不能容许的。科研设计不能与普通的文章相比，而且科研设计书也不像某些刊物那样有较严格的篇幅限制，因而“从略”是没有道理的，只能反映其“三严”较差。

第十五章

国际标准解读

一、正常组织放射耐受剂量

（一）常规标准治疗条件下人体正常组织耐受剂量

常规放射治疗中正常组织的耐受量一般可参考表 15-1。表中 $TD_{5/5}$ 为最小耐受剂量，指在标准治疗条件下，治疗后 5 年内小于或等于 5%的病例发生严重并发症的剂量。$TD_{50/5}$ 为最大耐受剂量，指在标准治疗条件下，治疗后 5 年，50%的病例发生严重并发症的剂量。此处标准治疗条件是指从超高压治疗（1～6 MeV），1 000 cGy/周，每天 1 次，治疗 5 次，休息 2 天。整个治疗根据总剂量在 2～8 周内完成（表 15-1）。

表 15-1　正常组织的放射耐受剂量　　剂量单位：cGy

器官	损伤	1%～5%（$TD_{5/5}$）*	25%～30%（$TD_{50/5}$）*	照射面积或长度
皮肤	溃疡，严重纤维化	5 500	7 000	100 cm^2
口腔黏膜	溃疡．黏膜发炎	6 000	7 500	50 cm^2
食管	食管炎，溃疡，狭窄	6 000	7 500	75 cm^2
胃	溃疡，穿孔，出血	4 500	5 500	100 cm^2
小肠	溃疡，穿孔，出血	5 000	6 500	100 cm^2
结肠	溃疡，狭窄	4 500	6 500	100 cm^2
直肠	溃疡，狭窄	6 000	8 000	100 cm^2
涎腺	口腔干燥	5 000	7 000	50 cm^2
肝脏	急性，慢性肝炎	2 500	4 000	全肝
		1 500	2 000	全肝条状照射
	肝功能衰竭、腹水	3 500	4 500	全肝
肾脏	急、慢性肾炎	2 000	2 500	全肾
		2 000	全肾条状照射	1 500
膀胱	挛缩	6 000	8 000	整个膀胱

（续表）

器官	损伤	1%～5%（$TD_{5/5}$）*	25%～30%（$TD_{50/5}$）*	照射面积或长度
输尿管	狭窄	7 500	10 000	5～10 cm
睾丸	永久不育	100	400	整个睾丸(5 cGy/d,散射)
卵巢	永久不育	200～300	625～1 200	整个卵巢
子宫	坏死、穿孔	>10 000	>20 000	整个子宫
阴道	溃疡、瘘管	9 000	>10 000	全部
乳腺 儿童	不发育	1 000	1 500	全乳
成人	萎缩、坏死	>5 000	>10 000	全乳
肺	急、慢性肺炎	3 000	3 500	100 cm^2
		1 500	2 500	全肺
毛细血管	扩张、硬化	5 000～6 000	7 000～10 000	
心脏	心包炎、全心炎	4 500	5 500	60%
骨及软骨 儿童	生长受阻、侏儒	1 000	3 000	整块骨或 10 cm^2
成人	坏死、骨折、硬化	6 000	10 000	整块骨或 10 cm^2
脑	梗死、坏死	6 000	7 000	全脑
	梗死、坏死	7 000	8 000	25%
脊髓	梗死、坏死	4 500	5 500	10 cm
眼	全眼炎、出血	5 500	10 000	全眼
角膜	角膜炎	5 000	>6 000	整个角膜
晶体	白内障	500	1 200	整个或部分晶体
耳(中耳)	严重中耳炎	6 000	7 000	整个中耳
前庭	梅尼埃综合征	6 000	7 000	整个前庭
甲状腺	功能低下	4 500	15 000	整个甲状腺
肾上腺	功能低下	>6 000		整个肾上腺
垂体	功能低下	4 500	20 000～30 000	整个垂体
肌肉 儿童	萎缩	2 000～3 000	4 000～5 000	整块肌肉
成人	纤维化	6 000	8 000	整块肌肉
骨髓	再生不良	200	450	全身骨髓
		3 000	4 000	局部骨髓
淋巴结及淋巴管	萎缩、硬化	5 000	>7 000	整个淋巴结
胎儿	死亡	200	400	整个胎儿
外周神经	神经炎	6 000	10 000	10 cm^2
大动脉	硬化	>8 000	>10 000	10 cm^2
大静脉	硬化	>8 000	>10 000	10 cm^2

（二）局部照射的正常组织耐受量（供常规分次治疗参考）

1. 照射 1 000～2 000 cGy 剂量范围：一些对放射线最敏感的组织受到影响，生殖腺：卵巢、睾丸的生殖功能丧失。发育中的乳腺、生长中的骨和软骨有严重的损伤，骨髓功能明显抑制。大于 2 000 cGy 生长中的骨与软骨完全停止生长，局部骨髓照射后不能再生，晶体浑浊并发生进行性白内障。胎儿受 1 000 cGy 照射将死亡。

2. 照射 2 000～4 500 cGy 水平的中等剂量范围：整个消化系统、大部分或全部胃、小肠、结肠受此剂量范围的照射后基本不发生严重的并发症。双侧肾、全肺照射 2 500 cGy 以上即有一定比例发生放射性肾炎及放射性肺炎。全肝照射 4 000 cGy 以上，发生一定比例的放射性肝炎。全心照射 4 000 cGy 以上会有心肌受损的可能。甲状腺、垂体在一定情况下也受到影响，产生功能低下。生长中的肌肉可以萎缩。淋巴结受此剂量水平的照射后可萎缩。

3. 照射 5 000～7 000 cGy 剂量范围：皮肤、口腔黏膜、食管、直肠、唾液腺、胰腺、膀胱有 1%～5%发生严重并发症。成熟的骨和软骨、中枢神经系统、脊髓、眼、耳、和肾上腺等器官，如照射较高剂量（7 500 cGy）将有 20%～50%发生严重损伤。

4. 一般性临床高剂量照射：照射 7 500 cGy 以上不发生严重并发症的有输卵管、子宫、成人乳腺、成人肌肉、血液、胆道、关节软骨及周围神经。肺尖可以耐受 6 000～9 000 cGy 的剂量，有些肺尖癌在照射 9 000 cGy 后得到根治。

二、患者一般状况评分

通过对患者评估全面把握患者的基本现状和诊疗服务的需求，为制定适宜患者的诊疗方案提供依据和支持；当病情变化的时候能够及时调整修改治疗方法，使患者得到科学有效地治疗。目前常用的评估标准有以下 3 种：Karnofsky（卡氏，KPS，百分法）功能状态评分标准、体力状况（performance status）分析标准 Zubrod-ECOG-WHO（ZPS，5 分法）、肿瘤病人的生活质量评分（QOL）。

（一）Karnofsky（卡氏，KPS，百分法）功能状态评分标准

表 15-2

体力状况	评分
正常，无症状和体征	100
能进行正常活动，有轻微症状和体征	90
勉强可进行正常活动，有一些症状或体征	80
生活可自理，但不能维持正常生活工作	70
生活能大部分自理，但偶尔需要别人帮助	60
常需人照料	50
生活不能自理，需要特别照顾和帮助	40
生活严重不能自理	30
病重，需要住院和积极地支持治疗	20
重危，临近死亡	10
死亡	0

得分越高，健康状况越好，越能忍受治疗给身体带来的副作用，因而也就有可能接受彻底的治疗。得分越低，健康状况越差，若低于 60 分，许多有效的抗肿瘤治疗就无法实施。

（二）体力状况(performance status)分析标准

表 15-3　Zubrod-ECOG-WHO(ZPS，5 分法)

体力状况	级
正常活动	0
症轻状，生活自在，能从事轻体力活动	1
能耐受肿瘤的症状，生活自理，但白天卧床时间不超过 50%	2
肿瘤症状严重，白天卧床时间超过 50%，但还能起床站立，部分生活自理	3
病重卧床不起	4
死亡	5

行为能力评分，Karnofsky 评分一般要求不小于 70，PS 评分一般要求不大于 2 才考虑化疗等

（三）肿瘤病人的生活质量评分(QOL)

我国于 1990 年参考国际指标制定了一个草案，其标准如下(括号内为得分)。

（1）食欲：①几乎不能进食；②食量<正常 1/2；③食量为正常的 1/2；④食量略少；⑤食量正常。

（2）精神：①很差；②较差；③有影响，但时好时坏；④尚好；⑤正常，与病前相同。

（3）睡眠：①难入睡；②睡眠很差；③睡眠差；④睡眠略差；⑤大致正常。

（4）疲乏：①经常疲乏；②自觉无力；③有时常疲乏；④有时轻度疲乏；⑤无疲乏感。

（5）疼痛：①剧烈疼痛伴被动体位或疼痛时间超过 6 个月；②重度疼痛；③中度疼痛；④轻度疼痛；⑤无痛。

（6）家庭理解与配合：①完全不理解；②差；③一般；④家庭理解及照顾较好；⑤好。

（7）同事的理解与配合(包括领导)：①全部理解，无人照顾；②差；③一般；④少数人理解关照；⑤多数人理解关照。

（8）自身对癌症的认识：①失望，全不配合；②不安，勉强配合；③不安配合一般；④不安，但能较好的配合；⑤乐观，有信心。

（9）对治疗的态度：①对治疗不抱希望；②对治疗半信半疑；③希望看到疗效，又怕有副作用；④希望看到疗效，尚能配合；⑤有信心，积极配合。

（10）日常生活：①卧床；②能活动，多半时间需卧床；③能活动，有时卧床；④正常生活，不能工作；⑤正常生活工作。

（11）治疗的副作用：①严重影响日常生活；②影响日常生活；③经过对症治疗可以不影响日常生活；④未对症治疗可以不影响日常生活；⑤不影响日常生活。

（12）面部表情。

目前试用的生活质量分 5 级，满分为 60 分：生活质量极差为<20 分，差为 21～30 分，一般为 31～40 分，较好为 41～50 分，良好为 51～60 分。

三、放射治疗损伤分级标准

放射损伤的轻重程度与该组织对放射线的敏感程度直接相关，还与肿瘤敏感性、放射剂量、设野大小、照射方式、有无合并感染和损伤及全身状况等密切相关。放疗引起正常组织的损伤有早期损伤和晚期损伤两种。在放疗开始至3个月内发生的放射损伤为急性放射反应（又称早期反应），在放疗3个月后发生的放射损伤则为晚期放射反应（又称后期反应）。早期损伤发生在照射期间或照射后数天之内。这些损伤一般可以修复，不会引起严重后遗症。常见的早期损伤是皮肤、黏膜反应。晚期损伤多发生在放疗后3个月至数年之间，好发生在脊髓、肾脏、肺、肝、皮肤、骨、软组织等组织和器官。损伤一般较难修复，严重的放疗损伤影响病人的生存质量。因此我们在日常的放射治疗过程中要注意对患者正常组织的保护，减少及避免正常组织的受损，从而起到减少远期并发症，提高患者生活质量的目的。

根据美国放射肿瘤研究组（RTOG）和欧洲放射肿瘤学会（EORTC）关于放射损伤分级标准，将各组织器官放射毒性反应分为4级。表15-4是急性放射损伤分级标准，表15-5是晚期放射损伤分级标准。

表15-4 RTOG/EORTC急性放射损伤分级标准

部位	0级	1级	2级	3级	4级
皮肤	无变化	点或片状红斑或脱毛或干性脱皮或出汗减少	明显红斑或斑状湿性脱皮或水肿	融合性湿性脱皮，凹陷性水肿	溃疡或出血、坏死
黏膜	无变化	红斑或轻微疼痛不需要止痛药	斑状黏膜炎，浆液渗出或重度疼痛需要止痛药	融合性纤维膜炎或严重疼痛需麻醉药	溃疡、出血或坏死
眼	无变化	轻微结膜炎可伴有或不伴有拱膜充血，流泪增加	伴有或不伴有需用激素或抗生素处理角膜炎的中度角膜炎，需人工泪液的炎症，伴有畏光的虹膜炎	伴有角膜溃疡的严重的角膜炎，客观的视力、视野减少，急性青光眼，全眼球炎	失明（单侧或双侧）
耳	无变化	伴红斑疼痛的外耳道炎，可有继发性干性脱皮，但无需药物治疗	需用药物治疗的中度外耳道炎，浆液性中耳炎	经检查有渗出或湿性的严重外耳道炎，症状性听力下降，非药物性耳鸣	耳聋
唾液腺	无变化	轻微口干，轻度黏稠唾液，轻度味觉改变（如金属味），进食习惯的改变（如进食时增加用水）	中度口干，黏稠唾液，明显味觉改变	完全口干	急性唾液腺坏死
咽和食管	无变化	轻微吞咽困难需一般的止痛药或非麻醉药镇痛，需半流饮食	中度吞咽困难，麻醉药镇痛，流质	严重吞咽困难，脱水或体重下降大于15%，需胃饲或静脉输液	完全阻塞，溃疡，穿孔，窦道
喉	无变化	轻、中度声嘶，不需止咳药水的咳嗽，黏膜水肿	持续声嘶但能发声，牵扯性耳痛、喉痛、片状纤维渗出或轻度杓状水肿但不需要麻醉药，需止咳药的咳嗽	轻声说话，喉痛或牵涉性耳痛需麻醉药，融合性纤维渗出，明显杓状软骨区水肿	明显呼吸困难，喘鸣，需气管切开的咯血或需插管

(续表)

部位	0级	1级	2级	3级	4级
肺	无变化	轻度干咳或用力性呼吸困难	需麻醉药、止咳药的持续咳嗽，轻微活动时呼吸困难	麻醉药、止咳药无效的严重咳嗽或静息时呼吸困难，有临床或放射学证据的肺炎，需间隙吸氧或激素治疗	严重通气不足，持续吸氧或辅助通气
上消化道	无变化	厌食伴体重下降不大于5%治疗前水平，恶心但不需止呕药，不需抗副交感神经药或止痛药的腹部不适	厌食伴有体重下降在5%～15%治疗前水平，恶心、呕吐需止呕药，需抗副交感神经药或止痛药的腹部不适	厌食伴体重下降大于15%治疗前水平，需鼻胃管或肠道外营养支持，恶心、呕吐需鼻胃管或肠道外营养支持，药物不能止的严重腹痛、腹胀(X线平片证实扩张肠环)	亚急性或急性肠梗阻，胃肠穿孔，需输血的出血，需胃肠减压或肠管改道的腹痛
下消化道	无变化	不需药物处理的大便次数增加或者习惯的改变，不需止痛药的直肠不适	需抗副交感神经药的腹泻，不需卫生纸垫的黏液排除，需止痛药的腹痛	需鼻肠外营养支持的腹泻或需卫生纸垫的出血，腹胀(X线平片证实扩张肠环)	急性或亚急性肠梗阻，窦管，穿孔和需输血的出血，需胃肠减压或肠管改道的腹痛或里急后重
生殖泌尿	无变化	小便次数或夜尿两倍于治疗前水平，不需药物治疗的小便困难、尿急	小便或夜尿间隔超过1 h，需局部麻醉的小便困难、尿急、膀胱痉挛	小便或夜尿间隔小于1 h，需频繁定时麻醉药治疗的小便困难、盆腔痛、膀胱痉挛，伴有或不伴有血狂的肉眼血尿	需输血的血尿，不是继发于尿道血块溃疡或坏死的急性膀胱阻塞
心　脏	无变化	无症状但心电图有客观改变或无其他心脏病的心包异常	有症状伴心电图有客观改变和放射学发现充血性心衰或心包疾病，不需特别治疗	对治疗有反应的充血性心衰、心悸或心包疾病	充血性心衰、心悸或心包疾病，对非外科治疗无反应的心律失常
中枢神经系统	无变化	功能完全正常(如能工作)伴有轻微神经症状，不要用药治疗	需家庭护理的神经症状，需护理支持，需激素、抗癫痫药	需住院治疗的神经症状	严重神经损害包括瘫痪、昏迷，癫痫发作大于每周3次，需住院治疗
白细胞(10^9/L)	≥4.5	3.0～4.5	2.0～3.0	1.0～2.0	<1.0
血小板(10^9/L)	>130	90～130	50～90	25～50	<25或自发出血
中性粒(10^9/L)	≥1.9	1.5～1.9	1.0～1.5	0.5～1.0	<0.5或败血症
血红蛋白(g)	>11	9.5～11	<9.5	需成分输血	
血细胞比容(%)	≥32	28～32	28	需成分输血	

表 15-5 RTOG/EORTC 晚期放射损伤分级标准

部位	0级	1级	2级	3级	4级
皮 肤	无变化	轻度萎缩,色素沉着,部分头发脱落	片状萎缩,中度毛细血管扩张,全部头发脱落	明显萎缩,交叉性毛细血管扩张	溃疡
皮下组织	无变化	轻度硬化(纤维化)和皮下脂肪组织丧失	中度纤维化但无症状,轻度照野内组织收缩,小于边长10%	严重硬化和皮下组织丧失,野内组织收缩>10%	溃疡
黏 膜	无变化	轻度萎缩和干燥	中度萎缩和毛细血管扩张,少黏液	明显萎缩和完全干燥,严重毛细血管扩张	溃疡
唾液腺	无变化	轻微口干,对刺激反应好	中度口干,对刺激反应差	明显口干,对刺激无反应	纤维化
脊 髓	无变化	轻度 Lhermitte 综合征	严重 Lhermitte 综合征	在照射水平或以下出现客观的神经症状	单、双或四肢麻痹
脑	无变化	轻度头痛或昏睡	中度头痛,严重昏睡	严重头痛,严重 CNS 障碍(部分肌力减退或运动障碍)	癫痫发作, 瘫痪,昏迷
眼	无变化	无症状性白内障,轻微角膜溃疡或角膜炎	症状性白内障,中度角膜溃疡,轻度视网膜病变或青光眼	严重角膜炎,严重视网膜病变或剥离,严重青光眼	全眼球炎,眼盲
喉	无变化	声嘶,轻度的杓状软骨区水肿	中度杓状软骨区水肿,软骨炎	严重水肿,严重软骨炎	坏死
肺	无变化	无症状或轻微症状(干咳)轻微放射影响征象	中度有症状的纤维化或肺炎(严重咳嗽),低热,斑点状放射影像征象	严重又症状的纤维化肺炎,致密状放射影像征象	严重通气不足,持续吸氧或辅助通气
心 脏	无变化	无症状或轻微症状,暂时性T波倒置和ST段改变,窦性心律过速大于110次/min	中度劳力后心悸,轻微心包炎,正常心形,持续异常T波和ST段改变,低QRS	严重心悸,心包积液,缩窄性心包炎,中度心衰,心脏增大,EKG异常	心包填塞,严重心衰,严重缩窄性心包炎
食 管	无变化	轻微纤维化,进食固体食物时轻微吞咽困难,无吞咽痛	不能正常地进食固体食物,半流,有扩张指征	严重纤维化,流质,有吞咽痛,需扩张	坏死,穿孔,窦道
小肠、大肠	无变化	轻微腹泻,轻微痉挛,每天大便5次,轻微直肠渗液或出血	中度腹泻,中度痉挛,每天大便大于5次,过多直肠渗液或间歇出血	需外科处理的阻塞出血	坏死,穿孔,窦道
肝	无变化	轻微疲倦,恶心,消化不良,轻微异常肝功能	中度症状,某些肝功能异常,血清蛋白正常	肝功能不全,肝功能明显异常,低白蛋白,水肿或腹水	坏死,肝性昏迷或脑病

（续表）

部位	0级	1级	2级	3级	4级
肾	无变化	暂时蛋白尿，无高血压，轻微肾功能损害，尿素4.2～5.9 mmol/L肌酐32.6～176.8 μmol/L，肌酐清除率大于75%	持续中度蛋白尿（++），轻微高血压，无相关贫血，中度肾功能损害，尿素6.0～10.0 mmol/L肌酐221～353.6 μmol/L，肌酐清除率50%～74%	严重蛋白尿，严重高血压，持续贫血，重度肾功能损害，尿素大于10.0 mmol/L，肌酐大于353.6 μmol/L，肌酐清除率小于50%	恶性高血压，尿毒症昏迷，尿素大于16.7 mmol/L
膀胱	无变化	轻微上皮萎缩，轻微毛细血管扩张（显微镜下血尿）	中度尿频，全面毛细血管扩张，间歇性肉眼血尿	严重尿频，排尿困难，严重毛细血管扩张（常为瘀点），常血尿，膀胱容量减少（小于150 ml）	坏死缩窄性膀胱（容量小于100 ml），严重出血性膀胱炎
骨	无变化	无症状，无生长迟缓，骨密度减少	中度疼痛或压痛，生长迟缓，不规则骨硬化	严重疼痛或压痛，生长停滞，致密性骨硬化	坏死，自发性骨折
关节	无变化	轻度关节僵硬，轻度运动受限	中度关节僵硬，重度关节痛，重度关节运动受限	严重关节僵硬，疼痛并严重关节运动受限	坏死，完全固定

四、化学治疗毒性标准

通过评估患者化疗用药后的状态能够及时处理各类化疗药物的不良反应，同时能够为下一周期的化疗用药提供更多的依据。因此化疗过程依据化学治疗毒性标准评估患者化疗用药过程中的状态非常有必要，同时也是每个临床医师必须掌握的内容。目前常用的WHO的抗癌药物常见毒副反应分级标准。

表15-6 WHO的抗癌药物常见毒副反应分级标准

毒副反应指标		分级（度）				
		0	1	2	3	4
骨髓抑制（血液系统）	血红蛋白(g/L)	≥110	95～109	80～94	65～79	<65
	白细胞（$\times 10^9$/L）	≥4.0	3.0～3.9	2.0～2.9	1.0～1.9	<1.0
	粒细胞（$\times 10^9$/L）	≥2.0	1.5～1.9	1.0～1.4	0.5～0.9	<0.5
	血小板（$\times 10^9$/L）	≥100	75～99	50～74	25～49	<25
	出血	无	瘀点	轻度失血	明显失血	严重失血
胃肠道及肝功损害	胆红素	≤1.25×*N*[*]	1.26～2.50×*N*	2.6～5.0×*N*	5.1～10.0×*N*	>10×*N*
	谷丙转氨酶	≤1.25×*N*	1.26～2.50×*N*	2.6～5.0×*N*	5.1～10.0×*N*	>10×*N*
	碱性磷酸酶	≤1.25×*N*	1.26～2.50×*N*	2.6～5.0×*N*	5.1～10.0×*N*	>10×*N*
	口腔	无异常	红斑、疼痛	红斑、溃疡，可进食	溃疡，只能进流食	不能进食
	恶心呕吐	无	恶心	暂时性呕吐	呕吐，需治疗	难控制的呕吐
	腹泻	无	短暂（<2天）	能忍受（>2天）	不能忍受，需治疗	血性腹泻

(续表)

毒副反应指标		分级(度)				
		0	1	2	3	4
肾、膀胱	尿素氮	≤1.25×*N*	1.26～2.50×*N*	2.6～5.0×*N*	5.1～10.0×*N*	>10×*N*
	肌酐	≤1.25×*N*	1.26～2.50×*N*	2.6～5.0×*N*	5.1～10.0×*N*	>10×*N*
	蛋白尿	无	+，<0.3 g/100 ml	++，+++，0.3～1.0 g/100 ml	++++，>1.0 g/100 ml	肾病综合征
	血尿	无	镜下血尿	严重血尿	严重血尿，带血块	泌尿道梗阻
	肺	无症状	症状轻微	活动后呼吸困难	休息时呼吸困难	需完全卧床
	发热(药物性)	无	<38℃	38～40℃	>40℃	发热伴低压
	过敏	无	水肿	支气管痉挛，不需注射治疗	支气管痉挛，需注射治疗	过敏反应
	皮肤	无	红斑	干性脱皮，水疱、瘙痒	湿性皮炎，溃疡	剥脱性皮炎、坏死，需手术
	头发	无	轻度脱发	中度、斑状脱发	完全脱发，可再生	脱发，不能再生
	感染(特殊部位)	无	轻度感染	中度感染	重度感染	重度感染伴低血压
心脏	节率	正常	窦性心动过速，休息心率>100次/分	单灶PVC，房性心律失常	多灶性PVC	室性心律不齐
	心功能	正常	无症状，但有异常心脏征象	短暂的心功不足，但不需治疗	有症状，心功不足，治疗有效	有症状，心功不足，治疗无效
	心包炎	无	有心包积液，无症状	有症状，但不需抽积液	心包填塞，需抽积液	心包填塞，需手术治疗
神经系统	神志	清醒	短暂时间嗜睡	嗜睡时间不及清醒的50%	嗜睡时间超过清醒的50%	昏迷
	周围神经	正常	感觉异常或腱反射减退	严重感觉异常或轻度无力	不能忍受的感觉异常或显著运动障碍	瘫痪
	便秘	无	轻度	中度	腹胀	腹胀，呕吐
	疼痛(非肿瘤引起)	无	轻度	中度	严重	难控制

* *N*=正常值上限

五、肿瘤治疗疗效评价标准

(一) 实体瘤的疗效评价标准(response evaluation criteria in solid tumors，RECIST)

细胞毒化疗药是通过肿瘤缩小量来评价其抗肿瘤作用，1979年WHO确定了实体瘤双径测量的疗效评价标准。20多年来，这个标准被国内外的研究者和研究组普遍采用，但WHO的标准存在如下问题：①由WHO确定可评价的和可测量大小病灶的改变混为一体，来判断疗效在各研究组间各不相同。②最小病灶的大小及病灶的数量亦无明确的规定。

③PD的定义在涉及单个病灶还是全部肿瘤（可测量肿瘤病灶的总和）不明确。④新的诊断病变范围的影像学方法，如CT和MRI已被广泛的应用。

针对以上问题，1994年EORTC、美国NCI（National Cancer Institute）和加拿大NCI在回顾普遍使用的WHO疗效评价的基础上，在WHO疗效评价标准的基础上进行了必要的修改和补充，采用简易精确的单径测量代替传统的双径测量方法，保留了WHO标准中的CP、PR、SD、PD。

1．肿瘤病灶的测量

（1）肿瘤病灶基线的定义

肿瘤病灶基线分为可测量病灶（至少有1个可测量病灶）：用常规技术，病灶直径长度≥20 mm或螺旋CT≥10 mm的可以精确测量的病灶。不可测量病灶：所有其他病变（包括小病灶即常规技术长径＜20 mm或螺旋CT＜10 mm）包括骨病灶、脑膜病变、腹水、胸腔积液、心包积液、炎性乳腺癌、皮肤或肺的癌性淋巴管炎、影像学不能确诊和随诊的腹部肿块和囊性病灶。

（2）测量方法

基线和随诊应用同样的技术和方法评估病灶。①临床表浅病灶（如：可扪及的淋巴结或皮肤结节）可作为可测量病灶，皮肤病灶应用有标尺大小的彩色照片。②胸部X片：有清晰明确的病灶可作为可测量病灶，但最好用CT扫描。③CT和MRI：对于判断可测量的目标病灶评价疗效，CT和MRI是目前最好的并可重复随诊的方法。对于胸、腹和盆腔，CT和MRI用10 mm或更薄的层面扫描，螺旋CT用5 mm层面连续扫描，而头颈部及特殊部位要用特殊的方案。④超声检查：当研究的End point是客观肿瘤疗效时，超声波不能用于测量肿瘤病灶，仅可用于测量浅表可扪及的淋巴结、皮下结节和甲状腺结节，亦可用于确认临床查体后浅表病灶的完全消失。⑤内窥镜和腹腔镜：作为客观肿瘤疗效评价至今尚未广泛充分的应用，仅在有争议的病灶或有明确验证目的高水平地研究中心中应用。这种方法取得的活检标本可证实病理组织上的CR。⑥肿瘤标志物：不能单独应用判断疗效。但治疗前肿瘤标志物高于正常水平时，临床评价CR时，所有的标志物需恢复正常。疾病进展的要求是肿瘤标志物的增加必须伴有可见病灶进展。⑦细胞学和病理组织学：在少数病例中，细胞学和病理组织学可用于鉴别CR和PR，区分治疗后的良性病变还是残存的恶性病变。治疗中出现的任何渗出，需细胞学区别肿瘤的缓解、稳定及进展。

2．肿瘤缓解的评价

（1）肿瘤病灶基线的评价要确立基线的全部肿瘤负荷，对此在其后的测量中进行比较，可测量的目标病灶至少有1个，如是有限的、孤立的病灶需组织病理学证实。①可测量的目标病灶：应代表所有累及的器官，每个脏器最多5个病灶，全部病灶总数最多10个作为目标病灶，并在基线时测量并记录。目标病灶应根据病灶长径大小和可准确重复测量性来选择。所有目标病灶的长度总和，作为有效缓解记录的参考基线。②非目标病灶：所有其他病灶应作为非目标病灶并在基线上记录，不需测量的病灶在随诊期间要注意其存在或消失。

（2）缓解的标准

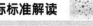

目标病灶的评价CR：所有目标病灶消失。PR：基线病灶长径总和缩小≥30%。PD：基线病灶长径总和增加≥20%或出现新病灶。SD：基线病灶长径总和有缩小但未达PR或有

增加但未达 PD。非目标病灶的评价 CR：所有非目标病灶消失和肿瘤标志物水平正常。SD：一个或多个非目标病灶和/或肿瘤标志物高于正常持续存在。PD：出现一个或多个新病灶或/和存在非目标病灶进展。

3. 总的疗效评价(见表 15-7)

(1) 最佳缓解评估

最佳缓解评估是指治疗开始后最小地测量记录直到疾病进展/复发(最小测量记录作为进展的参考)；虽然没有 PD 证据，但因全身情况恶化而停止治疗者应为“症状恶化”并在停止治疗后详细记录肿瘤客观进展情况。要明确早期进展、早期死亡及不能评价的患者。在某些情况下，很难辨别残存肿瘤病灶和正常组织，评价 CR 时，在 4 周后确认前，应使用细针穿刺或活检检查残存病灶。

(2) 肿瘤重新评价的频率

肿瘤重新评价的频率决定于治疗方案，实际上治疗的获益时间是不清楚的，每 2 周期(6～8 周)的重新评价是合理的，在特殊的情况下应调整为更短或更长的时间。治疗结束后，需重新评价肿瘤决定于临床试验的 end point，是缓解率还是到出现事件时间(time to event, TTE)，即到进展/死亡时间(time to progression, TTP / time to death, TTD)。如为 TTP/TTD 需要常规重复的评估，二次评估间隔时间没有严格的规定。

表 15-7 总疗效评价

靶病灶	非靶标病灶	新病灶	总疗效
CR	CR	无	CR
CR	未达 CR/SD	无	PR
PR	无 PD	无	PR
SD	无 PD	无	SD
PD	任何	有/无	PD
任何	PD	有/无	PD
任何	任何	有	PD

(3) 确认客观疗效

确认的目的是避免 RR 的偏高，CR、PR 肿瘤测量的变化必须反复判断证实，必须在首次评价至少 4 周后复核确认，由试验方案决定的更长时间的确认同样也是合适的。SD 患者在治疗后最少间隔 6～8 周，病灶测量至少有一次 SD。对于以无进展生存(progression-free survival, PFS)和总生存(overall survival, OS)为 end point 的临床研究并不需要反复地确证肿瘤大小的变化。

(4) 缓解期

是从首次测量 CR 或 PR 时直到首次疾病复发或进展的时间。

(5) 稳定期

是从治疗开始到疾病进展的时间，稳定期与临床的相关性因不同的肿瘤类型、不同的分化程度而变化。缓解期、稳定期以及 PFS 受基线评价后随诊频率的影响，由于受到疾病的类型、分期、治疗周期及临床实践等多种因素的影响，至今尚不能确定基本的随诊频率，这在一定程度上影响了试验 end point 的准确度。

(6) PFS/TTP

在一些情况下(如脑肿瘤或非细胞毒药物的研究)PFS/TTP 可考虑作为研究的 end point,尤其是非细胞毒作用机制的生物药物的初步评估。

(7) 独立的专家委员会

对于 CR、PR 是主要的研究 end point,强调所有缓解都必须被研究外的独立专家委员会检查。

4. 结果报告

试验中的所有患者包括偏离了治疗方案或不合格的患者必须判断对治疗的疗效(intend to treatment、ITT),每个患者都必须按如下分类:CR、PR、SD、PD、死于肿瘤、死于毒性、死于其他肿瘤、不明(没有足够的资料评估)。所有符合标准合格的患者都应包括在 RR 的分析中,所有 PD 和死亡都应考虑为治疗失败。结论是基于符合标准的患者,其后的进一步分析可在患者的不同亚群中,并提供 95%的可信区间。

5. WHO 与 RECIST 疗效评价标准比较见表 15-8。

表 15-8　WHO 与 RECIST 疗效评价标准比

疗效	WHO (两个最大垂直径乘积变化)	RECIST (最长径总和变化)
CR	全部病灶消失维持 4 周	全部病灶消失维持 4 周
PR	缩小 50%维持 4 周	缩小 30%维持 4 周
SD	非 PR/PD	非 PR/PD
PD	增加 25%	增加 20%
病灶增加前非 CR/PR/SD	病灶增加前非 CR/PR/SD	

(二) NHL 疗效评价标准

多年来,NHL 的疗效评价借用实体瘤疗效评价标准,但这对 NHL 并不合适,很显然 NHL 不同于其他的实体瘤,有其特殊的共同特征。各 NHL 研究协作组都发展了各自判断 RR 和有效期的标准,但这些标准不具有可比性,为了确保临床试验间具有可比性,促进研究者之间的交流,早在 1987 年,Dixon 等提出 NHL 要用临床、实验室和影像学的研究,统一疗效评价标准,特别强调 CR 率、生存、到治疗失败时间(time to treatment failure, TTF)和 CR 复发时间,但由于始终未能提供几个主要 end point 的准确定义,一直未能解决 NHL 统一的疗效评价标准。1998 年 5 月代表肿瘤/血液内科、放射学、放射肿瘤学、病理学的美国和国际淋巴瘤专家在回顾、复习了大量临床研究的基础上进行了讨论、认可,取得了共识,制定了成人惰性和进展 NHL 的疗效评价标准。标准包括治疗后 CT 扫描正常淋巴结最长径可达 1.5 cm, CR/CRU (unconfirmed/uncertain)为治疗后肿瘤缩小≥75%但仍有残存肿块。

1. 诊断、分期和重新分期

(1) 淋巴结活检

对可疑淋巴结足够的标本的活检是淋巴瘤诊断所必需的。标本不够充足在区别惰性与弥漫性淋巴瘤、纤维化或硬化病变、T 细胞淋巴瘤、富 B 细胞的 T 细胞淋巴瘤或在淋巴结仅是部分淋巴瘤侵及是困难的。

(2) 骨髓评估

疗前骨髓的评估对临床分期是重要的,采用双侧髂骨多部位活检取得骨髓侵犯从10%提高到20%。在低度恶性淋巴瘤病人中,鉴别骨髓侵犯与良性淋巴样增生是困难的,淋巴瘤骨髓报告不仅应描述是阳性或阴性,还应描绘侵犯的百分比和淋巴瘤的亚型。

(3) 正常淋巴结大小

淋巴瘤病人的疗效评价是以增大的淋巴结及淋巴结肿块缩小为基础,因此多大淋巴结属正常淋巴结是关键。通过对没有恶性疾病患者的淋巴结活检、尸检和CT扫描大量的研究,一般情况下正常淋巴结上限考虑为1 cm,但在不同的解剖部位如纵膈、腹部、盆腔是有差别的。在NHL患者治疗中,有时候以淋巴结大小的变化评价疗效是困难的,淋巴瘤肿块可存在正常结构,一个淋巴结可部分复发或全部复发。有效地治疗后肿块可缩小不消失,而是正常的淋巴结;亦可因纤维化、坏死、炎症而导致增大。此外,融合成肿块的淋巴结治疗后可变成数个小淋巴结。参考了英国Cotswolds会议确定HD患者正常淋巴结标准为≤1.5 cm,使用最长横径能提供更准确地疗效。在治疗后的随诊中,有残存的肿块并不总意味着有残存的肿瘤,尤其是腹部残存的肿块,物理检查可以是正常的,但有影像学的异常,没有其他临床和实验室疾病的证据,这些患者剖腹探查重新分期仅有部分患者有残存肿瘤。有研究者曾用"可能CR"的术语,腹部或纵膈肿块经历了缩小>50%,稳定了2~4个月无其他可测量的病变,应不妨碍其评价为CR。

2. 疗效评价(见表15-9)

(1) CR:①所有临床上、影像学上可发现的疾病及疗前与疾病相关的症状、生化异常(如LDH)全部消失。②所有的淋巴结及肿块必须缩小至正常(疗前最大横径>1.5 cm者缩小至≤1.5 cm,疗前最大横径1.1~1.5 cm者缩小至≤1 cm)或两个最大垂直径乘积之和(SPD)缩小>75%。③疗前CT扫描脾增大,必须回缩并物理检查不能扪及。疗前其他器官的增大如肝、肾考虑为淋巴瘤侵犯,必须有大小的描述。④疗前骨髓侵犯,需重复同样部位的穿刺或活检。目前,流式细胞计数、分子学或细胞遗传学的研究,尚不常规作为疾病存在的依据。

(2) CRU:包括上述"(1)-①"和"(1)-③"且具有如下1个或2个特征。①残存淋巴结肿块>1.5 cm但与疗前比较SPD缩小>75%,单个淋巴结与疗前融合肿块相比SPD缩小>75%。②不确定的骨髓侵犯。

(3) PR:①6个最大淋巴结或淋巴结肿块SPD缩小≥50%。所选择的淋巴结应该是:两个垂直径能准确测量;尽可能在身体的不同部位;若纵膈、腹膜后受侵,应包括这些部位。②其他部位淋巴结、肝、脾不增大。③脾、肝结节SPD缩小>50%。④除脾、肝结节外,其他器官的侵犯考虑为可评价但不能测量的病变。⑤骨髓侵犯作为可评价和不能测量的病变。⑥无新病灶。

(4) SD:缩小未达PR但不是进展。

(5) PD:①任何疗前明确异常淋巴结在PR或无效时的SPD最小值基础上增加≥50%。②治疗期间或治疗结束出现新病灶。

(6) CR/CRU复发:①任何新病变的出现或疗前侵犯部位增大≥50%。②疗前在短轴大于1 cm淋巴结其最长径增大≥50%或超过1个以上淋巴结的SPD≥50%。

3. 最终目的(end point)

临床试验的 end point 应包括无事件生存(event-free survival, EFS)或到治疗失败时间(time to treatment failure, TTF),是指失败或任何原因的死亡;无进展生存(progression-free survival, PFS);到进展时间(time to progression, TTP)和全部生存(overall survival, OS)。其他的临床试验目的还有有效率(response rate)、有效期(response duration)、无病生存(disease-free survival, DFS)、到下次治疗时间(time to next treatment, TTT)、与疾病相关死亡(cause-specific death, CSD)。

表 15-9 NHL 疗效标准

疗效	物理检查	淋巴结	淋巴结肿块	骨髓
CR	正常	正常	正常	正常
CRU	正常	正常	正常	不确定
正常	正常	缩小>75%	正常或不确定	
PR	正常	正常	正常	阳性
正常	缩小≥50%	缩小≥50%	无关	
肝/脾缩小	缩小≥50%	缩小≥50%	无关	
Relapse 肝/脾增大	新病变或	新病变或	再发	
/PD	新病变	增大	增大	

注:CR(complete response),完全缓解;PR(partial response),部分缓解;NC(no change),无变化;PD(progressive disease),疾病进展。

表 15-10 临床试验目的

目的	疗效范畴	定义	测量点
OS	所有病人	任何原因死亡	进入试验
EFS	CR/CRU/PR	失败或任何原因死亡	进入试验
PFS	所有病人	疾病进展或 NHL 相关死亡	进入试验
DFS	CR/CRU	到复发时间	到首次复发时间
TTP	CR/CRU/PR/SD	到进展时间	到首次进展时间
RD	CR/CRU/PR	到复发或进展时间	到首次复发时间
TTT	所有病人	当需要新的治疗时间	进入试验
CSD	所有病人	与 NHL 相关死亡	死亡

4. 随诊

诊断 NHL 复发最敏感的方法是镓扫描、物理检查、LDH,随诊的策略基于基本的影像学方法(X 线、CT、MRI)和血液学检查。临床试验的患者在完成治疗后 2 年内,至少每 3 个月重新评估,然后每 6 个月评估 3 年,5 年后每年 1 次至少 5 年。随诊常规内容包括病史、物理检查淋巴结、腹部肿块、脏器的增大和包括血细胞量和 LDH 的血液学检查。

5. 特殊技术的应用

镓扫描、单光子发射断层扫描(single-photo emission computed tomography、SPECT)、正电子发射断层(positron emission tomography、PET)等新技术已用于判断残

存的肿瘤，但仍需进行前瞻性研究。MRI 或免疫闪烁图可提高骨髓侵犯的准确性。

（三）HD 疾病的评估和分期

多年来，国内外一直采用的 Ann Arbor 分期方法，但该方法并没有包含决定治疗方法和影响预后因素的病变大小、病变淋巴结部位的多少及新的诊断病变范围技术（如：CT、MRI）的广泛应用。1989 年在英国的 Costwolds 会议上病理学家、放射学家、肿瘤内科学家重新评价了 Ann Arbor 分期，并在此框架上进行了修正补充，用“X”代表巨大病变，巨大病变的标准是单个淋巴结或数个融合淋巴结最大直径≥10 cm，腹部巨大肿块是单个淋巴结或数个融合淋巴结在 CT、MRI、淋巴造影、B 超上最大直径≥10 cm，纵膈巨大肿块是在后前位 X 片上，纵膈肿块的最大直径≥胸椎 5/6 水平胸腔内径的 1/3。由有病变的淋巴结直接有限地播散至横膈同侧邻近的淋巴外组织，为结外病变，局限的结外病变以“E”表示，广泛的结外病变为Ⅳ期。对 Ann Arbor 主要的修正是：①CT 扫描在发现、测量腹内及胸内病变与淋巴造影有同样的作用，确立了 CT 扫描在腹内病变的作用。②在 Ann Arbor 分类中，剖腹探查研究已证明肝脾临床侵犯标准不确切，CT 扫描虽不如肝楔形活检或脾切除，但已增加了准确临床分期的可能性，对临床上肝脾侵犯重新定义。③巨块是预后不良的因素，确定巨块肿块的概念。④放、化疗后残存的影像学异常并不总是意味着有活动的肿瘤，引起了对不明确 CR(CRU)的注意。

1. 疗前评估

应做全淋巴结外科活检病理检查，如其他部位存在可疑的淋巴结，尽量不做腹股沟淋巴结活检。详细的组织学资料应获取患者年龄、性别、有否原因不明的发热及延续时间、原因不明的夜间出汗及其严重性、原因不明的体重减轻、原因不明的皮肤瘙痒及范围和严重性、一般状况（PS）、酒精性疼痛及淋巴细胞增生性疾病家族史等临床资料。实验室资料包括有各种细胞分类和绝对数的血象检查、肝肾功能及生化检查，这些检查虽然不直接影响分期，但它会影响治疗方案的制定及执行。影像学检查应包括胸部 X 片、胸腹盆腔的 CT 增强扫描、双下肢的淋巴造影。

2. 特殊情况下可考虑的评估方法

应包括同位素镓扫描、超声波检查、MRI 及需要解决临床症状体征的其他扫描、骨髓检查、经皮或腹腔镜的肝活检、CT 指导下骨活检、经皮或开胸肺活检、任何结外组织部位的活检。剖腹探查一般在疗后进行。

3. 临床分期

（1）淋巴结侵犯：临床上可疑的淋巴结增大有理由选择病理排除；X 线、CT、淋巴造影可显示淋巴结增大。

（2）脾侵犯：与影像学不一致的肋下扪及或与影像学增大一致的扪及，既不是囊性病变也不是血管病变。

（3）肝侵犯：至少两个成像技术证实既不是囊性也不是血管病变。

（4）肺侵犯：排除其他可能，尤其是感染的影像学上实际侵犯。

（5）骨侵犯：有 X 线或其他影像学证据（同位素、CT、MRI）的疼痛史或 AKP 增高。

（6）中枢神经系统侵犯：脊髓 X 片、CT 和/或 MRI 发现脑脊髓膜沉积物。

（7）其他部位侵犯：其他结外部位的临床侵犯，只有在此部位相邻或近端淋巴结已知肿瘤侵犯(即 E 病变)可诊断。E 的范畴可包括一个明显不连续,但从侵犯淋巴结区域扩展的单个结外病变,不包括多个结外病变。

4. 病理分期

病理分期决定于特殊部位(如:骨、骨髓、肺、肝、皮肤等)的组织学证实。

5. B 症状标准

(1) 诊断前 6 个月内原因不明体重下降>10%。

(2) 诊断前 1 个月内原因不明反复发热≥38.0℃。

(3) 诊断前 1 个月内反复夜间监汗。

6. 分期标志

对于临床分期(CS)和病理分期(PS),有症状均注明“B”,无症状注明“A”。Ⅰ～Ⅲ期为淋巴结病变。Ⅰ期:单个淋巴结区域或淋巴样组织(如:脾、胸腺、韦氏环)侵犯。Ⅱ期:膈肌同侧两个或两个以上淋巴结区域淋巴结构侵犯,侵犯部位的数目应标明(如:$Ⅱ_3$)。纵膈内所有的淋巴结数目考虑为单个淋巴结区域。Ⅲ期:膈肌两侧淋巴结区域或淋巴结构侵犯,$Ⅲ_1$ 为脾、脾门、腹腔及肺门淋巴结侵犯;$Ⅲ_2$ 为主动脉旁、回肠或肠系膜淋巴结侵犯。“X”:代表巨块疾病。“E”:代表结外病变。Ⅳ期:广泛的结外病变。病理分期:分别用 M(骨髓)、H(肝)、L(肺)、O(骨)、P(胸膜)、D(皮肤)标明。

7. 疗后评价标准

CR:没有临床上、影像学或其他 HD 的证据,需考虑治疗的影响,如放射性纤维化。CRU:病人缓解情况不清楚,处于健康的状况,无临床上 HD 证据,但存在影像学异常。PR:所有可测量病变最大垂直径乘积缩小≥50%,无法评价的病变有改善,但临床上有恶性病的证据,“B”症状缓解。PD:至少有 1 个可测量病变增大≥25%或出现新病灶,无法解释的“B”症状重新出现。

8. 随诊

完成治疗后,第 1、2 年每 3 个月重新评估;第 3 年每 4 个月;第 4、5 年每 6 个月;以后每年随诊重新评估,影像学检查的方法和部位应反映最初疾病的部位,相应地检查应包括任何有关的症状和疾病可能复发的体征及治疗后长期并发症的判断。

参考文献

[1] Beiderwellen K, Grueneisen J, Ruhlmann V, et al. ^{18}F-FDG PET/MRI vs. PET/CT for whole-body staging in patients with recurrent malignancies of the female pelvis: initial results[J]. Eur J Nucl Med Mol Imaging, 2015,42(1):56-65.

[2] Dowling JA, Lambert J, Parker J, et al. An atlas-based electron density mapping method for magnetic resonance imaging (MRI)-alone treatment planning and adaptive MRI-based prostate radiation therapy[J]. Int J Radiat Oncol Biol Phys, 2012, 83(1):e5-11.

[3] Maletz KL, Ennis RD, Ostenson J, et al. Comparison of CT and MR-CT fusion for prostate post-implant dosimetry[J]. Int J Radiat Oncol Biol Phys, 2012, 82(5): 1912-1917.

[4] Van Rossum PS, Fried DV, Zhang L, et al. The Incremental value of subjective and quantitative assessment of 18F-FDG PET for the prediction of pathologic complete response to preoperative chemoradiotherapy in esophageal Cancer[J]. J Nucl Med, 2016, 57(4):691-700.

[5] Zhong X, Yu J, Zhang B, et al. Using ^{18}F-flurorodexoyglucose-pssitron emission tomography to estimate the length of gross tumor in patients with squamous cell carcinoma of the esophagus [J]. Int J Radiat Oncol Bio Phys, 2009,73(1):136-141.

[6] Oh D, Lee JE, Huh SJ, et al. Prognostic significance of tumor response as assessed by sequential 18F-fluorodeoxyglucose-positron emission tomography/computed tomography during concurrent chemoradiation therapy for cervical cancer[J]. Int J Radiat Oncol Biol Phys, 2013, 87(3): 549-554.

[7] Vellayappan BA, Soon YY, Earnest A, et al. Accuracy of ^{18}F-flurodeoxyglucose-positron emission tomography/computed tomography in the staging of newly diagnosed nasopharyngeal carcinoma: a systematic review and meta-analysis[J]. Radiol Oncol. 2014, 48(4):331-338.

[8] Varoquaux A, Rager O, Lovblad KO, et al. Functional imaging of head and neck squamous cell carcinoma with diffusion-weighted MRI and FDG PET/CT: quantitative analysis of ADC and SUV[J]. Eur J Nucl Med MolImaging, 2013, 40(6):842-852.

[9] Collettini F, Hamm B. Uterine cervical cancer: Preoperative staging with magnetic resonance imaging[J]. Radiology, 2011, 51(7):589-595.

[10] Schilling K, Narayanan D, Kalinyak JE, et al. Positron emission mammography in breast cancer presurgical planning: comparisons with magnetic resonance imaging[J]. Eur J Nucl Med Mol Imaging, 2011,38(1):23-36.

[11] Fuertes S, Setoain X, Lopez-Guillermo A, et al. Interim FDG PET /CT as a prognostic factor in diffuse large B-cell lymphoma[J]. Eur J Nucl Med Mol Imaging, 2013, 40(4): 496-504.

[12] CasasnovasRO, Meignan M, Berriolo-Riedinger A, et al. SUV_{max} reduction improves early prognosis value of interim positron emission tomography scans in diffuse large B-cell lymphoma [J]. Blood, 2011,118(1): 37-43.

[13] Pregno P,Chiappella A,Bello M,et al. Interim ^{18}F-FDG-PET /CT failed to predict the outcome in diffuse large B-cell lymphoma patients treated at the diagnosis with rituximab-CHOP[J]. Blood, 2012;119(9): 2066-2073.

[14] Moon SH, Cho SK, Kim WS, et al. The role of ^{18}F-FDG-PET/CT for initial staging of nasal type natural killer/T-cell lymphoma: a comparison with conventional staging methods[J]. J Nucl Med, 2013,54(7):1039-1044.

[15] Seok JW, Choi YS, Chong S, et al. Sentinel lymph node identification with radiopharmaceuticals in patients with breast cancer: a comparison of 99mTc-tin colloid and ^{99m}Tc-phytate efficiency[J]. Breast Cancer Res Treat, 2010, 122(2):453-457.

[16] Rauscher I, Eiber M, Souvatzoglou M, et al. PET/MR in Oncology: Non-^{18}F-FDG tracers for routine applications[J]. J Nucl Med, 2014, 55(Supplement2):25S-31S.

[17] Eiber M, Takei T, Souvatzoglou M, et al. Performance of whole-body integrated ^{18}F-FDG PET/MR in comparison to PET/CT for evaluation of malignant bone lesions[J]. J Nucl Med, 2014, 55(2):191-197.

[18] Li X, Zhang H, Xing L, et al. Mediastinal lymph nodes staging by ^{18}F-FDG PET/CT for early stage non-small cell lung cancer: a multicenter study[J]. Radiother Oncol, 2012,102(2): 246-250.

[19] Donahue KP, Shah NP, Lee SL, et al. Initial staging of differentiated thyroid carcinoma: continued utility of posttherapy ^{131}I whole-body scintigraphy[J]. Radiology, 2008,246(3): 887-894.

[20] Helyar V, Mohan HK, Barwick T, et al. The added value of multislice SPECT/CT in patients with equivocal bony metastasis from carcinoma of the prostate[J]. Eur J Nucl Med Mol Imaging, 2010,37(4):706-713.

[21] Zhang J, Xue HD, Li S, et al. Value of magnetic resonance imaging in parametrial invasion of cervical cancer[J]. Chin J Magn Reson Imaging, 2014, 5(4): 287-290.

[22] Lee EY, Yu X, Chu MM, et al. Perfusion and diffusion characteristics of cervical cancer based on intraxovel incoherent motion MR imaging-a pilot study[J]. European radiology, 2014, 24(7): 1506-1513.

[23] Kuhn FP, Crook DW, Mader CE, et al. Discrimination and anatomical mapping of PET-positive lesions: Comparison of CT attenuation-corrected PET images with coregistered MR and CT images in the abdomen[J]. Eur J Nucl Med Mol Imaging, 2013,40(1):44-51.

[24] Reiner CS, Stolzmann P, Husmann L, et al. Protocol requirements and diagnostic value of PET/MR imaging for liver metastasis detection[J]. Eur J Nucl Med Mol Imaging, 2014,41(4): 649-658.

[25] Maffione AM, Lopci E, Bluemel CA, et al. Diagnostic accuracy and impact on management of ^{18}F-FDG-PET and PET/CT in colorectal liver metastasis: A meta-analysis and systematic review [J]. Eur J Nucl Med Mol Imaging, 2015,42(1):152-163.

[26] Barkhausen J, Quick HH, Lauenstein T, et al. Whole-body MR imaging in 30 seconds with real-time true FISP and a continuously rolling table platform: feasibility study[J]. Radiology, 2001, 220(1):252-256.

[27] Li SJ, Wang XK, Wang J, et al. Value of high-b-value diffusion-weighted Imaging in the differential diagnosis of prostate cancerand prostatitis[J]. Chin J Med Imaging, 2012, 20(12): 887-889.

[28] Aoyagi T, Shuto K, Okazumi S, et al. Apparent diffusion coefficient values measured by

diffusion-weighted imaging predict chemoradiotherapeutic effect for advanced esophageal cancer [J]. Dig Surg, 2011, 28(4): 252-257.

[29] Yamada I, Hikishima K, Miyasaka N, et al. Esophageal carcinoma: ex vivo evaluation with diffusion-tensor MR imaging and tractography at 7 T [J]. Radiology, 2014, 272(1):164-173.

[30] Imanishi S, Shuto K, Aoyagi T, et al. Diffusion-weighted magnetic resonance imaging for predicting and detecting the early response to chemoradiotherapy of advanced esophageal squamous cell carcinoma [J]. Dig Surg, 2013,30(3):240-248.

[31] Wang L, Han C, Zhu S, et al. Investigation of using diffusion-weighted magnetic resonance imaging to evaluate the therapeutic effect of esophageal carcinoma treatment[J]. Oncol Res Treat, 2014,37(3):112-116.

[32] MUijs C T, Schreurs L M, Busz D M, et al. Consequences of additional use of information for target volume delineation and radiotherapy dose distribution for esophageal cancer[J]. Radiother Oncol, 2009, 93(3):447-453.

[33] Hou DL, Shi GF, Gao XS, et al. Improved longitudinal length accuracy of gross tumor volume delineation with diffusion weighted magnetic resonance imaging for esophageal squamous cell carcinoma[J]. Radiat Oncol, 2013, 8(1):169-176.

[34] Fischer B, Lassen U, Mortensen J, et al. Preoperative staging of lung cancer with combined PET-CT[J]. N Engl J Med, 2009, 361(1):32-39.

[35] Vali FS, Nagda S, Hall W, et al. Comparision of stardardized uptake value-based positron emission tomography and computed tomography target volumes in esophageal cancer patients undergoing radiotherapy[J]. Int J Radiat Oncol Biol PHYS, 2010,78(4):1057-1063.

[36] Hung SC, Deng WP, Yang WK, et al. Mesenchymal stem cell targeting of microscopic tumors and tumor stroma development monitored by noninvasive in vivo positron emission tomography imaging[J]. Clin Cancer Res, 2005, 11(21):7749-7756.

[37] Chemaly M, Scalone O, Durivage G, et al. Miniprobe EUS in the pretherapeutic assessment if esophageal neoplasia[J]. Endoscopy, 2008,40(1):2-6.

[38] Byrne MF, Jowell PS. Gastrointestinal imaging: Endoscopicultrasound[J]. Gastroenterology, 2002, 122(6): 1631-1648.

[39] Sturgeon CM, Hoffman BR, Chan DW, et al. National Academy of Clinical Biochemistry Laboratory Medicine Practice Guidelines for use of tumor markers in clinical practice: quality requirements[J]. Clin Chem, 2008,54(8):e1-e10.

[40] Sturgeon CM. Tumor markers in the laboratory: closing the guideline-practice gap[J]. Clin Biochem, 2001, 34(5):353-359.

[41] Sturgeon CM, Duffy MJ, Hofmann BR, et al. National Academy of Clinical Biochemistry Laboratory Medicine Practice Guidelines for Use of Tumor Markers in Liver, Bladder, Cervical, and Gastric Cancers[J]. Clin Chem, 2010, 56(6): e1-48.

[42] Sturgeon CM, Duffy MJ, Stenman UH, et al. National Academy of Clinical Biochemistry. National Academy of Clinical Biochemistry laboratory medicine practice guidelines for use of tumor markers in testicular, prostate, colorectal, breast, and ovarian cancers[J]. Clin Chem, 2008,54(12):e11-79.

[43] Eleftherios P Diamandis, Catharine Sturgeon, Barry Hoffman. NACB: Practice Guidelines And Recommendations For Use Of Tumor Markers In The Clinic[J]. Washington DC: AACC press, 2006.

[44] Ravdin PM, Siminoff LA, Davis GJ, et al. Computer program to assist in making decisions about adjuvant therapy for women with early breast cancer[J]. J Clin Oncol, 2001,19(4):980-991.
[45] Lakhani SR, Ellis LO, Schnitt SJ, et al. WHO classification of tumours of the breast[M]. Lyon:1 ARC Press, 2012.
[46] Edge SB, Byrd DR, Compton CC, et al. AJCC Cancer Staging Manual 7th ed. New York: Springer, 2010.
[47] Coates AS, Winer EP, Goldhirsch A, et al. Tailoring therapies-improving the management of early breast cancer: St Gallen International Expert Consensus on the Primary Therapy of Early Breast Cancer 2015[J]. Ann Oncol, 2015, 26(8):1533-1546.
[48] Rice TW, Ishwaran H, Ferguson MK, et al. Cancer of the Esophagus and Esophagogastric Junction: An Eighth Edition Staging Primer[J]. J Thorac Oncol, 2017,12(1):36-42.
[49] Wunderlich V. Early references to the mutational origin of cancer[J]. Int J Epidemiol, 2007, 36(1):246-247.
[50] Olopade OI, Pichert G. Cancer genetics in oncology practice[J]. Ann Oncol, 2001, 12 (7):895-908.
[51] Alberti C. Hereditary/familial versus sporadic prostate cancer: few indisputable genetic differences and many similar clinicopathological features[J]. Eur Rev Med Pharmacol Sci, 2010, 14(1):31-41.
[52] Peters J. The role of genomic imprinting in biology and disease: an expanding view[J]. Nat Rev Genet, 2014, 15(8):517-530.
[53] Difilippantonio MJ, Ghadimi BM, Howard T, et al. Nucleation capacity and presence of centrioles define a distinct category of centrosome abnormalities that induces multipolar mitoses in cancer cells[J]. Environ Mol Mutagen, 2009, 50(8):672-696.
[54] Fukasawa K. Oncogenes and tumour suppressors take on centrosomes[J]. Nat Rev Cancer, 2007, 7(12):911-924.
[55] Molyneux EM, Rochford R, Griffin B, et al. Burkitt's lymphoma[J]. Lancet, 2012, 379(9822): 1234-1244.
[56] Croce CM. Oncogenes and cancer[J]. N Engl J Med, 2008, 358(5):502-511.
[57] Knudson AG Jr. Mutation and cancer: statistical study of retinoblastoma[J]. Proc Natl Acad Sci U S A, 1971, 68(4):820-823.
[58] Baker SJ, Markowitz S, Fearon ER, et al. Suppression of human colorectal carcinoma cell growth by wild-type p53[J]. Science, 1990, 249(4971): 912-915.
[59] Nicolson GL, Moustafa AS. Metastasis-Associated genes and metastatic tumor progression[J]. In Vivo, 1998, 12(6):579-588.
[60] Steeg PS, Bevilacqua G, Kopper L, et al. Evidence for a novel gene associated with low tumor metastatic potential[J]. J Natl Cancer Inst, 1988, 80(3): 200-204.
[61] Tannapfel A, Köckerling F, Katalinic A, et al. Expression of nm23-H1 predicts lymph node involvement in colorectal carcinoma[J]. Dis Colon Rectum, 1995, 38(6): 651-654.
[62] Nakayama T, Ohtsuru A, Nakao K, et al. Expression in human hepatocellular carcinoma of nucleoside diphosphate kinase, a homologue of the nm23 gene product[J]. J Natl Cancer Inst, 1992, 84(17): 1349-1354.
[63] Tran TA, Ross JS, Boehm JR, et al. Comparison of mitotic cyclins and cyclin-dependent kinase expression in keratoacanthoma and squamous cell carcinoma[J]. J Cutan Pathol, 1999,

26(8):391-397.

[64] Fang C, Fan C, Wang C, et al. CD133+CD54+CD44+ circulating tumor cells as a biomarker of treatment selection and liver metastasis in patients with colorectal cancer[J]. Oncotarget, 2016, 7(47):77389-77403.

[65] Liu Z, Chu S, Yao S, et al. CD74 interacts with CD44 and enhances tumorigenesis and metastasis via RHOA-mediated cofilin phosphorylation in human breast cancer cells [J]. Oncotarget, 2016, 7(42):68303-68313.

[66] Motohara T, Fujimoto K, Tayama S, et al. CD44 Variant 6 as a Predictive Biomarker for Distant Metastasis in Patients With Epithelial Ovarian Cancer[J]. Obstet Gynecol, 2016, 127(6):1003-1011.

[67] Tian L, Duan YJ, Nie LZ, et al. The regulation of CD44 expression by new tumor suppressor gene Arid2 and the influence of Arid2 on the invasion and metastasis in hepatocellular carcinoma cells[J]. Zhonghua Gan Zang Bing Za Zhi, 2016, 24(3):196-201.

[68] Ismail TM, Bennett D, Platt-Higgins AM, et al. S100A4 elevation empowers expression of metastasis effector molecules in human breast cancer[J]. Cancer Res, 2017, 77(3):780-789.

[69] Buetti-Dinh A, Pivkin IV, Friedman R. S100A4 and its role in metastasis-computational integration of data on biological networks[J]. Mol Biosyst, 2015, 11(8):2238-2246.

[70] Januchowski R, Sterzyńska K, Zaorska K, et al. Analysis of MDR genes expression and cross-resistance in eight drug resistant ovarian cancer cell lines[J]. J Ovarian Res, 2016, 9(1):65.

[71] Inuzuka H, Shaik S, Onoyama I, et al. SCF(FBW7) regulates cellular apoptosis by targeting MCL1 for ubiquitylation and destruction[J]. Nature, 2011, 471(7336):104-109.

[72] Wertz IE, Kusam S, Lam C, et al. Sensitivity to antitubulin chemotherapeutics is regulated by MCL1 and FBW7[J]. Nature, 2011, 471(7336):110-114.

[73] Park JK, Lee YJ, Lee JK, et al. K-ras mutation analysis of washing fluid from endoscopic ultrasound-guided fine needle aspiration improves cytologic diagnosis of pancreatic ductal adenocarcinoma[J]. Oncotarget, 2017, 8(2):3519-3527.

[74] Huang P, Zhang H, Zhang XF, et al. Evaluation of intraductal ultrasonography, endoscopic brush cytology and K-ras, p53 gene mutation in the early diagnosis of malignant bile duct stricture[J]. Chin Med J (Engl), 2015, 128(14):1887-1892.

[75] Lu QF, Bai M, Zhang HJ, et al. Co-detection of p21, p53 and HSP70 and their possible role in diagnosis of polycyclic aromatic hydrocarbons (PAHs)-related lung cancer[J]. Zhonghua Lao Dong Wei Sheng Zhi Ye Bing Za Zhi, 2003, 21(5): 359-361.

[76] El-Din HG, Ghafar NA, Saad NE, et al. Relationship between codon 249 mutation in exon 7 of p53 gene and diagnosis of hepatocellular carcinoma[J]. Arch Med Sci, 2010, 6(3):348-355.

[77] Boesky A. Fromdiagnosis to gnosis: writing, knowledge, and repair in breast cancer and BRCA memoirs[J]. Perspect Biol Med, 2015, 58(1):74-88.

[78] Wei Q, Yu D, Liu M, et al. Genome-wide association study identifies three susceptibility loci for laryngeal squamous cell carcinoma in the Chinese population[J]. Nat Genet, 2014, 46(10):1110-1114.

[79] Becker A, Stadler P, Lavey RS, et al. Sever anemia is associated withpoor tumor oxygenation in head and neck squamous cell carcinomas[J]. Int JRadiat Oncol Biol Phys, 2000, 46(2):459-466.

[80] Dubray B, Mosseri V, Brunin F, et al. Anemia is associated with lowerlocal-reginal control and survival after radiation therapy for head and neckcancer: a prospective study[J]. Radiology,

1996, 201(2):553-558.
[81] McCormack M, Nias AHW, Smith E. Chornic anaemia, hyperbaric oxygenand tumor radiosensitivity[J]. Br J Radiol, 1990, 63(754):752-759.
[82] Deleyiannis FWB, Piccirillo JF, Kirchner JA. Relative prognosti c importanceof histologic invasion of the laryngeal f ramework by hypopharyngealcancer. Ann Otol Rhinol Laryngol, 1996, 105(2):101-108.
[83] Unsal D, Mentes B, Akmansu M, et al. Evaluation of nutritional status in cancer patients receiving radiotherapy: a prospective study[J]. Am J Clin Oncol, 2006, 29(2): 183-188.
[84] Lees J. Incidence of weight loss in head and neck cancer patients on commencingradiotherapy treatment at a regional oncology centre[J]. European Journal of Cancer Care, 1999, 8(3):133-136.
[85] Ng K, Leung SF, Johnson PJ, et al. Nutritional consequences of radiotherapy innasopharynx cancer patients[J]. Nutrition and Cancer, 2004, 9 (2):156-161.
[86] Ravaseo P, Monteiro-Grillo I, Vidal PM, et al. Cancer disease and nutrition are key determinants of Patients quality of life[J]. Support care cancer, 2004, 12 (4):246-252.
[87] Semple CJ, Dunwoody L, Kernohan WG, et al. Development and evaluation of a problem-focused psychosocial intervention for patients with head and neck cancer[J]. Supportive Care in Cancer, 2009,17(4): 379-388.
[88] Schuchte LM, Glicd J. The curren tstatus of WR-22721 (amifostine): A chemotherapy and radiationtherapy protector[J]. BiolTherCancer, 1993, 3(1):1-3.
[89] Coleman CN, Bump EA, Kramer RA. Chemical modifiers of cancer treatment[J]. J ClinOncol, 1988, 6(4):709-733.
[90] Antonadou D, Pepelassi M, Synodinou M, et al. Prophylactic use of amifostine to prevent radiochemotherapy indused mucositis and xerotomia in head and neck cancer [J]. Int J Radiatoncol Biol Phys, 2002,52(3):739-747.
[91] Lee N, Xia P, Quivey JM, et al. Intensity modulated radiotherapy in the treatment of nasopharyngeal carcinoma: an update of the UCSF experience[J]. Int J Radiat Oncol Biol Phys, 2002,53(1): 12-22.
[92] Pow EH, Kwong DL, McMillan AS, et al. Xerostomia and quality of life after intensity-modulated radiotherapy vs. conventional radiotherapy for early-stage nasopharyngeal carcinoma: initial report on a randomized controlled clinical trial[J]. Int J Radiat Oncol Biol Phys, 2006, 66(4):981-991.
[93] Kwong DL, Pow EH, Sham JS, et al. Intensity-modulated radiotherapy for early-stage nasopharyngeal carcinoma: a prospective study on disease control and preservation of salivary function[J]. Cancer, 2004,101(7):1584-1593.
[94] Wolden SL, Chen WC, Pfister DG, et al. Intensity-modulated radiation therapy (IMRT) for nasopharynx cancer: update of the Memorial Sloan-Kettering experience[J]. Int J Radiat Oncol Biol Phys, 2006, 64(1):57-62.
[95] Blomhoff R, Skrede B, Norum KR. Uptake of chylomicron remnant retinyl ester via the low density lipoprotein receptor: implications for the role of vitamin A as a possible preventive for some forms of cancer[J]. J Intern Med, 1990,228(3):207-210.
[96] Rebecca W, Richard M. Combined chemotherapy and radiotherapy (without surgery) compared with radiotherapy alone in localized carcinoma of the esophagus[J]. Cochrane Database of Systematic Reviews, 2006, 6(1): 117-118.

[97] ICRU. Prescribing, Recording and Reporting Photon Beam Therapy (Report 62) (Supplement toICRU Report 50). Bethesda, MD:ICRU; 1999.

[98] KealI PJ, Mageras GS, Baiter JM, et al. The management of respiratory motion in radiation oncology report of AAPM task group 76[J]. Med Phys, 2006,33:3874-3900.

[99] Guckenberger M, Wulf J, Mueller G, et al. Dose-response relationship for image-guided stereotactic body radiotherapy of pulmonary tumors: relevance of 4D dose calculation[J]. Int J Radiat Oncol Biol Phys, 2009,74(1):47-54.

[100] Wright CD. Management of thymomas[J]. CritRev Oncol Hematol. 2008; 65(2): 109-120.

[101] Luo T, Zhao H, Zhou X. The clinical features, diagnosis and management of recurrent thymoma[J]. J Cardiothorac Surg, 2016,11(1):140.

[102] Kleinerman RA, Tucker MA, Abramson DH, et al. Risk of soft tissue sarcomas by individual subtype in survivors of hereditary retinoblastoma[J]. J Natl Cancer Inst, 2007, 99(1):24-31.

[103] Jelinek JA, Stelzer KJ, Conrad E, et al. The efficacy of radiotherapy as postoperative treatment for desmoid tumors[J]. Int J Radiat Oncol Biol Phys, 2001,50(1):121-125.

[104] Keus RB, Nout RA, Blay JY, et al. Results of a phase Ⅱ pilot study of moderate dose radiotherapy forinoperable desmoid-type fibromatosis-an EORTC STBSG and ROG study (EORTC62991—22998)[J]. Ann Oncol, 2013, 24(10):2672-2676.

[105] Dharmarajan KV, Wexler LH, Wolden SL. Concurrent radiation with irinotecan andcarboplatin in intermediate-and high-risk rhabdomyosarcoma: a report on toxicity and efficacy from a prospective pilot phaseⅡ study[J]. Pediatr Blood Cancer, 2013,60(2):242-247.

[106] Mullinax JE, Zager JS, Gonzalez RJ. Current diagnosis and management of retroperitoneal sarcoma[J]. Cancer Control, 2011,18(3):177-187.

[107] Gluck I, Griffith KA, Biermann JS, et al. Role of radiotherapy in the management of desmoid tumors[J]. Int J Radiat Oncol Biol Phys, 2011, 80(3):787-792.

[108] Ballo MT, Zagars GK, Pollock RE, et al. Retroperitoneal soft tissue sarcoma: an analysis of radiation and surgical treatment[J]. Int J Radiat Oncol Biol Phys, 2007,67(1):158-163.

[109] Petersen IA, Haddock MG, Donohue JH, et al. Use of intraoperative electron beam radiotherapy in the management of retroperitoneal soft tissue sarcomas[J]. Int J Radiat Oncol Biol Phys, 2002,52(2):469-475.

[110] Gronchi A, Casali PG, Fiore M, et al. Retroperitoneal soft tissue sarcomas: patterns of recurrence in 167 patients treated at a single institution[J]. Cancer, 2004,100(11):2448-2455.

[111] Giraud P, Elles S, Helfre S, et al. Conformal radiotherapy for lung cancer: different delineation of the gross tumor volume (GTV) by radiologists and radiation oncologists[J]. Radiotherapy & Oncology, 2002, 62(1):27-36.

[112] Chang J, Thakur S, Perera G, et al. Image-fusion of MR spectroscopic images for treatment planning of gliomas[J]. Med Phys,2006,33(1):32- 40.

[113] Marks LB, Yorke ED, Jackson A, et al. Use of normal tissue complication probability models in the clinic[J]. Int J Radiat Oncol Biol Phys, 2010,76(3 Suppl): S10-S19.

[114] Nationalcomprehensive cancer network clinical practice guidelines in oncology. Head and neck cancers. Version 1. 2014.

[115] Mars LB, Yorek ED, Jackson A, et al. Use of normal tissue complication probability models in the clinic[J]. Int J Radiat Oncol Biol Phys, 2010, 76(3 Suppl):S10-S19.

[116] Emami B, Lyman J, Brown A, et al. Tolerance of normal tissue to therapeutic irradiation[J].

Int J Radiat Oncol Biol Phys, 1991,21(1):109-122.

[117] Keall PJ, Mageras GS, Balter JM, et al. The management of respiratory motion in radiation oncology report of AAPM task group 76[J]. Med Phys, 2006,33(10):3874-3900.

[118] Garas J, McGuirt WF Sr. Squamous cell carcinoma of the subglottis[J]. Am J Otolaryngol, 2006,27(1):1-4.

[119] Tupehong L, Scott CB, Blitzer PH, et al. Randomized study of preoperative versus postoperative radiation therapy in advanced head and neck carcinoma: long-term follow-up of RTOG study 73-03[J]. Int J Radiat Oncol Biol Phys, 1991, 20(1):21-28.

[120] Jaffer A, Thomas A, Khaodaul A, et al. The NCCN esophageal and esophagogastric junction cancers. Fort Washington: NCCN, 2014.

[121] Lightdale CJ. Esophageal cancer. American College of Gastroenterology [J]. Am J Gastroenterol, 1999, 94(1):20-29.

[122] Detterbeck FC, Parsons AM. Thymic tumors[J]. Ann Thorac Surg, 2004,77(5):1860-1869.

[123] Rsecht A,Edge SB,Solin LJ,et al. Postmastectomy radiotherapy:clinical practice guidelins of the American Society of Clinical Oncology[J]. J Clin Oncol, 2001,19(5):1539-1569.

[124] Harmenberg U, Hamdy FC, Widmark A, et al. Curative radiation therapy in prostate cancer [J]. Acta Oncol, 2011, 50 Suppl 1:98-103.

[125] Bradley J, Graham MV, Winter K, et al. Toxicity and outcome results of RTOG 9311: a phase Ⅰ-Ⅱ dose-escalation study using three-dimensional conformal radiotherapy in patients with inoperable non-small-cell lung carcinoma[J]. Int J Radiat Oncol Biol Phys, 2005, 61(2): 318-328.

[126] Peng G, Wang T, Yang KY, et al. A prospective, randomized study comparing outcomes and toxicities of intensity-modulated radiotherapy vs. conventional two-dimensional radiotherapy for the treatment of nasopharyngeal carcinoma[J]. Radiother Oncol, 2012,104(3): 286-293.

[127] Begg AC, Hofland I, Van Glabekke M, et al. Predictive value of potential doubling time for radiotherapy of head and neck tumor patients: results from the EORTC cooperative trial 22851 [J]. Int J Radiat Oncol Biol Phys, 1990,19(6):1449-1453.

[128] Bentzen SM. High-tech in radiation oncology: should there be a ceiling? [J]. Int J Radiat Oncol Biol Phys, 2004, 58(2):320-330.

[129] Bentzen SM,Saunders MI,Dische S,et al. Radiotherapyrelated early morbidity in head and neck cancer: quantitative clinical radiobiology as deduced from the CHART trial[J]. Radiother Oncol, 2001,60(2):123-135.

[130] Brenner DJ. Toward optimai external-beam fractionation for for prostate cancer[J]. Int Radiat Oncol Biol Phys, 2000, 48(2):315-316.

[131] Fowler J,Chappell R,Ritter M. Is alpha/beta for prostate tumors really low? [J]. Int Radiat Oncol Biol Phys, 2001,50(4):1021-1031.

[132] Peters LJ,Ang KK. The role of altered fractionation in head and neck cancers[J]. Semin Radiat Oncol, 1992,2(3):180-194.

[133] Brenner DJ. Hypofractionation for prostate cancer radiotherapy-what are the issues? [J]. Int Radiat Oncol Biol Phys, 2003,57(4):912-914.

[134] Dische S, Saunders M, Barrett A, et al. A randomised multicentre trial of CHART versus conventional radiotherapy in head and neck cancer[J]. Radiother Oncol, 1997,44(2):123-136.

[135] Hendry JH,Bentzen SM,Dale RG,et al. A modelled comparison of the effects of using different ways

to compensate for missed treatment days in radiotherapy[J]. Clin Oncol, 1996, 8(5):297-307.

[136] ChenL N, Suy S, Uhm S, et al. Stereotactic body radiation therapy(SBRT) for clinically localized prostate cancer: the Georgetown University experience[J]. Radiat Oncol, 2013, 8:58-67.

[137] Khan FM, Doppke KP, Hogstrom KR, et al. Clinical electron-beam dosimetry: report of AAPM radiation therapy committee task group No. 25[J]. Med Phys, 1991, 18(1):73-109.

[138] Fraass B, Doppke K, Hunt M, et al. American Association of Physicists in Medicine Radiation Therapy Committee Task Group 53: quality assurance for clinical radiotherapy treatment planning[J]. Med Phys, 1998, 25(10):1773-1829.

[139] Chavaudra J. Last ICRU recommendations for the prescription, recording and reporting of external bean therapy[J]. Cancer × Radiother, 1998, 2(5):607-614.

[140] Internatianal Atomic Energy Agency, Internatianal atomic energy agency. The use of plane parallel ionization chambers in high energy electron and photon beam-an international code of practice for dosimetry[J]. IAEA Technical Report No. 381, Vienna: IAEA, 1997.

[141] International Communittee on Radiation Units and Measurements. Prescribing recording and reporting photon beam therapy. ICRU report 50, 1993.

[142] American Association of Physicists in Medicine. Radiation treatment planning dosimetryverification. AAPM Report 55. 1995.

[143] Cheng A, Harms WB Sr, Gerber RL, et al. Systematic verification of a three-dimensional electron beam dose calculation algorithm. Med Phys, 1996, 23(5):685-693.

[144] Intensity Modulated Radiation Therapy Collaborative Working Group. Intensity-modulated radiotherapy: current status and issues of interest[J]. Int J Radiat Oncol Biol Phys, 2001, 51(4): 880-914.

[145] Webb S. Optimizing the planning of intensity-modulated radiotherapy[J]. Phys Med Biol, 1994, 39(12):2229-2246.

[146] Mohan R, Arnfield M, Tong S, et al. The impact of fluctuations in intensity patterns on the number of monitor units and the quality and accuracy of intensity modulated radiotherapy[J]. Med Phys, 2000, 27(6):1226-1237.

[147] International Communittee on Radiation Units and Measurements. Prescribing recording and reporting photon beam therapy. ICRU report 62, 1999.

[148] Timmerman R, McGarry R, Yiannoutsos C, et al. Excessive toxicity when treating central tumors in a phase II study of stereotactic body radiation therapy for medically inoperable early-stage lung cancer[J]. J Clin Oncol, 2006, 24(30): 4833-4839.

[149] Chang JY, Balter PA, Dong L, et al. Stereotactic body radiation therapy in centrally and superiorly located stage I or isolated recurrent non-small cell lung cancer[J]. Int J Radiat Oncol Biol Phys, 2008, 72(1): 967-971.

[150] Song SY, Choi W, Shin SS, et al. Fractionated stereotactic body radiation therapy for medically inoperable stage I lung cancer adjacent to central large bronchus[J]. Lung Cancer, 2009, 66(1): 89-93.

[151] Fakiris AJ, McGarry RC, Yiannoutsos CT, et al. Stereotac-tic body radiation therapy for early-stage non-small-cell lung carcinoma: four-year results of a prospective phase II study[J]. Int J Radiat Oncol Biol Phys, 2009, 75(3): 677-682.

[152] Milano MT, Chen Y, Katz AW, et al. Central thoracic lesions treated with hypofractionated stereotactic body radiotherapy[J]. Radiother Oncol, 2009, 91(3): 301-306.

[153] Haasbeek CJ, Lagerwaard FJ, Slotman BJ, et al. Outcomes of stereotactic ablative radiotherapy for centrally located early-stage lung cancer[J]. J Thorac Oncol, 2011, 6(12): 2036-2043.

[154] Senthi S, Lagerwaard FJ, Haasbeek CJ, et al. Patterns of disease recurrence after stereotactic ablative radiotherapy for early stage non-small-cell lung cancer: a retrospective analysis[J]. Lancet Oncol, 2012, 13(8): 802-809.

[155] Zeng J, Harris TJ, Lim M, et al. Immune modulation and stereotactic radiation: improving local and abscopal responses[J]. Biomed Res Int, 2013, 2013(15): 1-8.

[156] Modh A, Rimner A, Williams E, et al. Local control and toxicity in a large cohort of central lung tumors treated with stereotactic body radiation therapy[J]. Int J Radiat Oncol Biol Phys, 2014, 90(5): 1168-1176.

[157] Chang JY, Li QQ, Xu QY, et al. Stereotactic ablative radiation therapy for centrally located early stage or isolated parenchymal recurrences of non-small cell lung cancer: how to fly in a "no fly zone"[J]. Int J Radiat Oncol Biol Phys, 2014, 88(5): 1120-1128.

[158] Mangona VS, Aneese AM, Marina O, et al. Toxicity after central versus peripheral lung stereotactic body radiation therapy: A propensity score matched-pair analysis[J]. Int J Radiat Oncol Biol Phys, 2015, 91(1): 124-132.

[159] Li Q, Swanick CW, Allen PK, et al. Stereotactic ablative radiotherapy (SABR) using 70 Gy in 10 fractions for non-small cell lung cancer: exploration of clinical indications [J]. Radiother Oncol, 2014, 112(2): 256-261.

[160] Park HS, Harder EM, Mancini BR, et al. Central versus peripheral tumor location: influence on survival, local control, and toxicity following stereotactic body radiotherapy for primary non-small-cell lung cancer[J]. J Thorac Oncol, 2015, 10(5): 832-837.

[161] De Felice F, Piccioli A, Musio D, et al. The role of radiation therapy in bone metastases management[J]. Oncotarget, 2017, 8(15): 25691-25699.

[162] Bostel T, Förster R, Schlampp I, et al. Spinal bone metastasis in colorectal cancer: a retrospective analysis of Stability, prognostic factors and survival after palliative radiotherapy[J]. Radiat Oncol, 2017, 12(1): 115.

[163] GS Yoo, HC Park, JI Yu, et al. Stereotactic ablative body radiotherapy for spinal metastasis from hepatocellular carcinoma: its oncologic outcomes and risk of vertebral compression fracture [J]. Oncotarget, 2017, 8(42): 72860-72871.

[164] Infusion Nurses Society. Infusion Nursing Standards of Practice[J]. J Infus Nurs, 2006, 29(1 Suppl): S1-92.

[165] Turcotte S, Dubé S, Beauchamp G. Peripherally inserted central venous catheters are not superior to central venous catheters in the acute care of surgical patients on the ward[J]. World Jourl of Surgery, 2006, 30(8): 1605-1619.

[166] Kurul S, Saip P, Aydin T. Totally implantable venous-access ports: local problems and extravasation injury[J]. Lancet Oncol, 2002, 3(11): 684-692.

[167] Polovich M, Whitford JM, Olsen M, et al. Chemotherapy and biotherapy guidelines and recommendations for practice[J]. 3th ed. Pittsburgh: Oncology Nursing Press, 2009: 105-111.

[168] Pildal J, Chan AW, Hróbjartsson A, et al. Comparison of descriptions of allocation concealment in trial protocols and the published reports: cohort study[J]. BMJ, 2005, 330(7499): 1049.

[169] Chan AW, Hróbjartsson A, Jørgensen KJ, et al. Discrepancies in sample size calculations and data analyses reported in randomized trials: comparison of publication with protocols[J]. BMJ,

2008,337:a2299.

[170] Smyth RM, Kirkham JJ, Jacoby A, et al. Frequency and reason for outcome reporting bias in clinical trials: interviews with trialists[J]. BMJ, 2011,342: C7153.

[171] Chan AW, Tetzlaff JM, Gotzsche PC, et al. SPIRIT 2013 explanation and elaboration: guidance for protocol of clinical trial[J]. BMJ, 2013, 346: e7586.

[172] Ellimoottil C, Vijan S, Flanigan RC. A primer on clinical trial design[J]. Urol Oncol, 2015, 33(3):116-121.

[173] McKeown A, Gewandter JS, McDermott MP, et al. Reporting of sample size calculations in analgesic clinical trials: ACTTION systematic review[J]. J Pain, 2015,16(3):199-206.

[174] 钟丽丹,郑颂华,吴泰相,等. SPIRIT 2013 声明:定义临床研究方案的标准条目[J]. 中国中西医结合杂志,2014,34(1):115-122.

[175] 张伟,杨建军,万茹,等. 临床试验设计的基本规范[J]. 临床麻醉学杂志,2016,32(12):1236-1238.

[176] 王济东,王俊杰. 中心型早期非小细胞肺癌立体定向放射治疗研究进展[J]. 癌症进展,2016,14(03):217-220.

[177] 于金明,谢鹏,邢力刚. Ⅰ期非小细胞肺癌立体定向放射治疗研究进展[J]. 癌症进展,2011,09(06):617-619.

[178] 张建鑫,郝春成,罗佳宁,等. 早期非小细胞肺癌的体部立体定向放射治疗进展[J]. 现代肿瘤医学,2016,24(16): 2644-2647.

[179] 王玉华,林岫付,丽佳,等. 中药防治放射性皮肤损伤的研究进展[J]. 中华放射医学与防护杂志,2014,34(4):314-316.

[180] 吴慧华,吴子刚,王爱英. 放射性肠炎治疗的研究进展[J]. 医学综述,2014,20(3):453-455.

[181] 张毅,任秦有,郑瑾. 放射性肺损伤的研究进展[J]. 现代肿瘤医学,2015,23(5):712-715.

[182] 赵增虎,刘俊堂,范青建. 放射性肝损伤研究及防治进展[J]. 现代肿瘤医学,2011,19(10):2110-2112.

[183] 高汉晶,吕仲虹. 中枢神经系统放射损伤机制及其靶向治疗[J]. 医学综述,2006,12(22):1384-1386.

[184] 田勇泉. 耳鼻咽喉头颈外科学:第 7 版[M]. 北京:人民卫生出版社,2008.

[185] 闻曲,成芳,李莉. 实用肿瘤护理学:第 2 版[M]. 北京:人民卫生出版社,2015.

[186] 王建荣. 输液治疗护理实践指南与实施细则[M]. 北京:人民军医出版社,2009.

[187] 中华人民共和国卫生部. 临床护理实践指南[M]. 北京:人民军医出版社,2011.

[188] 钟华荪. 静脉输液治疗护理学[M]. 北京:人民军医出版社,2007:233.

[189] 徐波. 肿瘤治疗血管通道安全指南[M]. 北京:中国协和医科大学出版社,2015.

[190] WS/T 433—2013. 静脉治疗护理技术操作规范[S]. 北京:中华人民共和国国家卫生和计划生育委员会,2013.

[191] Camp-Sorrell Dawn. 肿瘤治疗通路工具指南护理实践与教育[Z]. 北京:北京大学医学出版社,2011.

[192] 赵丽娜. 肿瘤骨转移放疗期间的护理探讨[J]. 中外医疗,2013,32(32):140-142.

[193] 冯万芹. 帕米磷酸二钠联合放疗治疗肿瘤骨转移的护理分析[J]. 护理实践与研究,2012,09(4):88-89.

[194] 丁晔,俞小娟. 肿瘤患者 PICC 局部皮肤过敏原因分析与护理干预[J]. 实用临床医药杂志,2010,14(16):3.

[195] 刘丽芳,吴唯勤,金凤芳,等. 水胶体敷料在 PICC 穿刺后应用的效果研究[J]. 实用医技杂志,2008,15(33):4844-4845.

[196] 陈红琢,刘薇群,屠庆. 非化疗药物致输液性静脉炎机制的研究现状[J]. 中华护理杂志,2011,6(46):627-629.

[197] 张晓菊,陆箴琦,戴宏琴,等. 超声导引结合改良塞丁格技术行上臂 PICC 置入与盲穿置管比较[J].

中华护理杂志，2011，1(1)：42-44.
[198] 张朝梅.导管相关性血流感染的研究现状及影响因素[J].护理研究，2011，24(6)：1415-1417.
[199] 林斌，张宇.成年肿瘤患者 PICC 相关性血栓形成及危险因素[J].福建医药杂志，2013，35(4)：13.
[200] 卢琼芳，谭惠连.PICC 置管导管堵塞预防及护理的研究进展[J].护理实践与研究，2009，6(11)：95-97.
[201] 杨凤.静脉留置针发生堵塞原因及其护理措施探讨[J].中外医疗，2013，6：162-164.
[202] 叶春珍.化疗药物外渗的防治及护理[J].临床合理用药，2012，5(1A)：108.
[203] 纪翠红.外周静脉留置针透明敷贴固定方法的探讨[J].护理学杂志，2013，28(6)：8-9.
[204] 翁小杰，艾玉.化疗药物外渗的处理方法和护理措施[J].职业与健康，2011，3(27)：134-135.
[205] 黄艳萍，黄立丽，陈华萍.湿润烧伤膏治疗化疗性静脉炎 50 例疗效观察[J].中国现代药物应用，2009，3(7)：126-127.
[206] 何娅娜.如意金黄散合矾冰液外敷治疗化疗药物外渗的效果观察[J].中国实用护理杂志，2009，25(10)：70-71.
[207] 周敏.化疗药物外渗原因分析及护理干预体会[J].临床护理，2012，50(26)：108-110.
[208] 许世伟.化疗药物外渗致患者皮肤损害的药学监护与干预[J].药品评价，2013，10(12)：29-30.
[209] 殷蔚伯，余子豪，徐国镇，等.肿瘤放射治疗学：第 4 版[M].北京：中国协和医科大学出版社，2008.
[210] 胡逸民.肿瘤放射物理学[M].北京：原子能出版社，1999.
[211] 黄晓东，易俊林，高黎，等.放疗前贫血对鼻咽癌预后的影响[J].中华放射肿瘤学杂志，2006，15(2)：73-76.
[212] 雷风，陆小军.中晚期 NPC 放化综合治疗近期疗效观察[J].实用肿瘤学杂志，2000，14：230-231.
[213] 蔡小勇.红细胞在肿瘤免疫中的作用与地位[J].中国肿瘤临床，1999，22(3)：231-233.
[214] 冯善臣，赵书学，廖福锡.两种不同体位固定技术在鼻咽癌放疗摆位中的精度比较[J].医疗卫生装备，2012，1(33)：69-72.
[215] 胡逸民，杨定宇.肿瘤放射治疗技术[M].北京：北京医科大学，中国协和医科大学联合出版社，1999.
[216] 肖泽芬，杨宗贻，吕宁，等.放射治疗食管癌穿孔预后因素的分析[J].中华放射肿瘤学杂志，1997，(4)：218-220.
[217] 蓝小林，张相民.下颌下腺移位预防鼻咽癌放疗后口干燥症[J].中华耳鼻咽喉头颈外科杂志，2007，14：348-350.
[218] 高凤莉，张福泉，鲁重美.头颈部肿瘤病人放疗期间营养状态变化及放疗毒副反应的研究[J].临床消化病杂志，2008，20(4)：214-219.
[219] 李旭红，廖遇平，唐劲天，等.早期康复训练对鼻咽癌患者放疗后张口困难的防治效果[J].癌症，2007，26(9)：987-990.
[220] 罗峻极，王世飞.鼻咽癌患者放疗后大出血 9 例临床分析[J].广东医学，2006，27：996-997.
[221] 俞岑明，葛琴，蔡晶，等.PET-CT 在局部晚期非小细胞肺癌调强放疗靶区勾画中的应用及其影响[J].临床肿瘤学杂志，2015，20(11)：1032-1035.
[222] 孙璐，潘隆盛，王伟君，等.F-ML-10 凋亡显像 PET-CT 在勾画颅内肿瘤放疗靶区中的应用[J].解放军医学院学报，2016，37(6)：537-540.
[223] 任雯廷，陈辛元，戴建荣.磁共振放疗模拟定位技术应用现状与问题[J].中华放射肿瘤学杂志，2015，24(1)：93-96.
[224] 刘国才，胡泽田，朱苏雨，等.头颈部肿瘤 PET 与 MRI 融合放疗靶区自适应区域生长勾画[J].中国医学物理学杂志，2016，33(3)：222-230.
[225] 佟旭，罗福申，杨光润，等.PET-MRI 与 MR、CT 对脑胶质瘤精确放疗靶区影响的研究[J].齐齐哈尔医学院学报，2016，37(12)：1535-1536.

[226] 王铃燕,成国建. CT-MRI 融合图像在确定鼻咽癌调强放疗靶区中的应用[J]. 江苏医药,2014,40(15):1843-1844.
[227] 张海南,汤日杰,张书旭,等. 多模态融合图像与病理学在盆腔肿瘤靶区勾画中的差异性研究[J]. 中国医学工程,2011,19(4):13-15.
[228] 杨熙,徐子海. 图像融合技术在放疗靶区勾画中的应用进展[J]. 中国医疗设备,2015,30(10): 79-83.
[229] 高献书,亓昕. 前列腺癌根治性放疗靶区勾画共识与争议[J]. 中华放射肿瘤学杂志,2014,23(4):279-281.
[230] 郑向东,李天然,郑志铖,等. 磁共振弥散加权成像测量食管癌病变长度的应用价值[J]. 功能与分子医学影像学(电子版),2015,4(2):661-665.
[231] 刘辉,时高峰,贾丽涛,等. 磁共振扩散加权成像应用于食管癌靶区勾画的最佳 b 值[J]. 河北医药,2016,38(11):1667-1670.
[232] 孙新臣. 临床分子肿瘤学[M]. 南京:东南大学出版社,2008 年.
[233] 周晖,吴俊娇,范洁琳,等. 多模态分子影像技术应用于肿瘤的研究进展[J]. 中国医学影像学杂志,2011:794-797.
[234] 纪春祥,于金明. 肿瘤学[M]. 北京:科学出版社,2003.
[235] 刘树铮. 医学放射生物学:第 3 版[M]. 北京:原子能出版社,2006.
[236] 吴德昌. 放射医学[M]. 北京:军事医学科学出版社,2001.
[237] 苏燎原,刘芬菊. 医学放射生物学基础[M]. 北京:中国原子能出版社,2013.
[238] 王鹏程. 放射治疗剂量学[M]. 北京:人民军医出版社,2007.
[239] 申文江,王绿化. 放射治疗损伤[M]. 北京:中国医药科技出版社,2001.
[240] 柏树令,应大君. 系统解剖学:第 8 版[M]. 北京:人民卫生出版社,2013.
[241] 基思. L. 莫尔. 临床应用解剖学[M]. 李云庆,译. 第 4 版. 郑州:河南科学技术出版社,2006.
[242] 雷霆. 脑肿瘤学[M]. 北京:中国医药科技出版社,2004.
[243] 王中和. 口腔颌面—头颈肿瘤放射治疗学[M]. 上海:上海世界图书出版公司,2013.
[244] (美)霍尔(Hall,E. J.),等. 放射生物学:放射与放疗学者读本[M]. 卢铀,等,译. 北京:科学出版社,2015:371-390.
[245] 石梅,马林,周振山,等. 肿瘤放射治疗新技术及临床实践[M]. 西安:第四军医大学出版社,2015.
[246] Michael Joiner, Albert van der Kogel. 临床放射生物学基础[M]. 王中敏,译. 北京:军事医学科学出版社,2010.
[247] 黄梁,王灏,郁宝铭,等. p53 基因突变结合术前肿瘤标志物检测对结直肠癌患者预后的评估[J]. 中华胃肠外科杂志,1999,2(3):171-173.
[248] 支修益,石远凯,于金明,等. 中国原发性肺癌诊疗规范[J]. 中华肿瘤杂志,2015,37(1):67-78.
[249] 中华医学会呼吸病学分会肺癌学组. 原发性支气管肺癌早期诊断中国专家共识(草案)[J]. 中华结核和呼吸杂志,2014,37(3):172-176.
[250] 中华医学会内分泌学分会. 甲状腺结节及分化型甲状腺癌诊治指南[J]. 中华内分泌代谢杂志,2012,28(10):779-797.
[251] 王鸿利. 实验诊断学[M]. 北京:人民卫生出版社,2005.
[252] 丛玉隆,王鸿利,仲人前,等. 实用检验医学(上册)[M]. 北京:人民卫生出版社,2009.
[253] 李少林,王荣福. 核医学:第 8 版[M]. 北京:人民卫生出版社,2013.
[254] 黄钢. 中华临床医学影像学:PET 与分子影像分册[M]. 北京:北京大学医学出版社,2015.
[255] 黄钢. 核医学与分子影像[M]. 上海:上海交通大学出版社,2016.
[256] 汤钊猷. 现代肿瘤学[M]. 上海:上海医科大学出版社,1993.
[257] 杨文涛,步宏. 乳腺癌雌、孕激素受体免疫组织化学检测指南[J]. 中华病理学杂志,2015,

(4):237-239.
[258] 杨文涛,步宏. 乳腺癌新辅助化疗后的病理诊断专家共识[J]. 中华病理学杂志,2015,(4):232-236.
[259] 中国抗癌协会乳腺癌专业委员会. 中国抗癌协会乳腺癌诊治指南与规范(2017 年版)[J/OL]. 中国癌症杂志,2017,(09):695-760.
[260]《乳腺癌 Her-2 检测指南(2014 版)》编写组. 乳腺癌 Her-2 检测指南(2014 版)[J]. 中华病理学杂志,2014,43(4):262-67.
[261] 中国鼻咽癌临床分期工作委员会. 中国鼻咽癌分期:2017 版(2008 鼻咽癌分期修订专家共识)[J]. 中华放射肿瘤学杂志,2017,26(10):1119-1125.